全国高等医药院校医学检验技术专业第四轮规划教材

临床实验室管理

第4版

（供医学检验技术专业使用）

主　　编　王　前　邓新立
副 主 编　郑　磊　欧启水　闵　迅　孙美艳
编　　者　（以姓氏笔画为序）
　　　　　万腊根（南昌大学第一附属医院）
　　　　　王　前（南方医科大学珠江医院）
　　　　　王厚照（厦门大学附属成功医院）
　　　　　王培昌（首都医科大学宣武医院）
　　　　　王雅杰（首都医科大学附属北京地坛医院）
　　　　　邓新立（中国人民解放军总医院）
　　　　　田润华（青岛大学附属医院）
　　　　　刘　敏（中山大学附属第一医院）
　　　　　孙美艳（吉林医药学院）
　　　　　李永哲（北京协和医学院北京协和医院）
　　　　　应斌武（四川大学华西医院）
　　　　　闵　迅（遵义医科大学附属医院）
　　　　　张继瑜（南方医科大学南方医院）
　　　　　陈　鸣（陆军军医大学第一附属医院）
　　　　　陈　瑜（浙江大学医学院附属第一医院）
　　　　　欧启水（福建医科大学附属第一医院）
　　　　　周华友（南方医科大学南方医院）
　　　　　郑　磊（南方医科大学南方医院）
　　　　　郝晓柯（空军军医大学第一附属医院）
　　　　　徐克前（中南大学湘雅医学院）
　　　　　黄宪章（广州中医药大学第二附属医院）
　　　　　翟培军（中国合格评定国家认可中心）
编写秘书　张继瑜（南方医科大学南方医院）

中国健康传媒集团
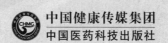
中国医药科技出版社

内容提要

本教材是"全国高等医药院校医学检验技术专业第四轮规划教材"之一。全书共十四章，主要内容有临床实验室管理的内容、特点和相关法律法规；临床实验室质量管理体系的建立，包括管理体系的组成与运行、临床检验方法性能验证与确认、质量控制、仪器与试剂的质量管理、分析过程的质量管理等；临床实验室安全管理；临床实验室与临床科室的沟通；临床实验室信息管理；临床实验室的设计与布局；临床实验认可；各专业全面质量管理等。本教材为书网融合教材，即纸质教材有机融合电子教材、教学配套资源（PPT、微课、视频、图片等）、题库系统、数字化教学服务（在线教学，在线作业）。

本教材可供高等院校医学检验技术（医学检验）专业及相关专业本科、专科和成人教育（专升本）各层次学生使用，也可作为临床检验工作、继续教育和职称考试的参考用书。

图书在版编目（CIP）数据

临床实验室管理/王前，邓新立主编. —4 版. —北京：中国医药科技出版社，2019.12

全国高等医药院校医学检验技术专业第四轮规划教材

ISBN 978 - 7 - 5214 - 0771 - 6

Ⅰ.①临… Ⅱ.①王… ②邓… Ⅲ.①医学检验 - 实验室管理 - 医学院校 - 教材 Ⅳ.①R446

中国版本图书馆 CIP 数据核字（2019）第 288697 号

美术编辑 陈君杞
版式设计 友全图文
出版　**中国健康传媒集团** | 中国医药科技出版社
地址　北京市海淀区文慧园北路甲 22 号
邮编　100082
电话　发行：010 - 62227427　邮购：010 - 62236938
网址　www.cmstp.com
规格　889 × 1194 mm $\frac{1}{16}$
印张　20
字数　435 千字
初版　2010 年 2 月第 1 版
版次　2019 年 12 月第 4 版
印次　2023 年 5 月第 2 次印刷
印刷　三河市百盛印装有限公司
经销　全国各地新华书店
书号　ISBN 978 - 7 - 5214 - 0771 - 6
定价　55.00 元

获取新书信息、投稿、为图书纠错，请扫码联系我们。

数字化教材编委会

主　　编　王　前　邓新立

副主编　郑　磊　欧启水　闵　迅　孙美艳

编　　者　(以姓氏笔画为序)

王　前（南方医科大学珠江医院）

王丽娜（广州中医药大学第二附属医院）

王科宇（中国人民解放军总医院）

邓新立（中国人民解放军总医院）

丛培珊（青岛大学附属医院）

冯品宁（中山大学附属第一医院）

朱　燕（中南大学湘雅医学院）

向加林（遵义医科大学附属医院）

伊　强（福建医科大学附属第一医院）

刘芃菲（北京大学人民医院）

刘持翔（南方医科大学南方医院）

孙美艳（吉林医药学院）

李　蕊（空军军医大学第一附属医院）

肖玉玲（四川大学华西医院）

闵　迅（遵义医科大学附属医院）

闵　嵘（首都医科大学宣武医院）

张　玲（厦门大学附属成功医院）

张　翔（空军军医大学第一附属医院）

张继瑜（南方医科大学南方医院）

张蜀澜（北京协和医学院北京协和医院）

陈保德（浙江大学医学院附属第一医院）

欧启水（福建医科大学附属第一医院）

郑　磊（南方医科大学南方医院）

赵晓涛（北京大学人民医院）

赵晶晶（南方医科大学南方医院）

胡冬梅（中国合格评定国家认可中心）

姜　琳（吉林医药学院）

殷商启（首都医科大学附属北京地坛医院）

黄清水（南昌大学第一附属医院）

唱　凯（陆军军医大学第一附属医院）

编写秘书　张继瑜（南方医科大学南方医院）

　　全国高等医药院校医学检验技术专业规划教材是在教育部、国家药品监督管理局的领导和指导下，在广泛调研和充分论证基础上，由中国医药科技出版社组织江苏大学医学院、温州医科大学、中山大学中山医学院、华中科技大学同济医学院、中南大学湘雅医学院、广东医科大学、上海交通大学医学院、青岛大学医学部、广西医科大学、南方医科大学、中国人民解放军总医院等全国20多所医药院校和部分医疗单位的领导和专家成立教材建设委员会，在出版社与委员会专家共同规划下，由全国相关院校的专家编写出版的一套供全国医学检验技术专业教学使用的本科规划教材。

　　本套教材坚持"紧扣医学检验专业本科教育培养目标，以临床实际需求为指导，强调培养目标与用人需求相结合"的原则，近20年来历经三轮编写修订，逐渐形成了一套行业特色鲜明、课程门类齐全、学科系统优化、内容衔接合理的高质量精品教材，深受广大师生的欢迎，为医学检验技术专业本科教育做出了积极贡献。

　　本套教材的第四轮修订，是在我国高等教育教学改革的新形势和医学检验专业更名为医学检验技术专业、学制由5年缩短至4年、学位授予由医学学士变为理学学士的新背景下，为更好地适应新要求，服务于各院校教学改革和新时期培养医学检验专门人才需求，在2015年出版的第三轮规划教材的基础上，由中国医药科技出版社于2019年组织全国40余所本科院校300余名教学经验丰富的专家教师不辞辛劳、精心编撰而成。

　　本轮修订教材含理论课程教材10门、实验课教材6门，供全国高等医药院校医学检验技术专业教学使用。具有以下特点：

　　1.适应学制的转变　第四轮教材修订符合四年制医学检验技术专业教学的学制要求，为目前的教学提供更好的支撑。

　　2.坚持"培养目标"与"用人需求"相结合　紧扣医学检验技术专业本科教育培养目标，以医学检验技术专业教育纲要为基础，以国家医学检验技术专业资格准入为指导，将先进的理论与行业实践结合起来，实现教育培养和临床实际需求相结合，做到教师好"教"、学生好"学"、学了好"用"，使学生能够成为临床工作需要的人才。

　　3.充实完善内容，打造教材精品　专家们在上一轮教材基础上进一步优化、精炼和充实内容。坚持"三基、五性、三特定"，注重整套教材的系统科学性、学科的衔接性。进一步精练教材内容，突出重点，强调理论与实际需求相结合，进一步提高教材质量。

　　4. 书网融合，使教与学更便捷更轻松　全套教材为书网融合教材，即纸质教材与数字教材、配套教学资源、题库系统、数字化教学服务有机融合。通过"一书一码"的强关联，为读者提供全免费增值服务。按教材封底的提示激活教材后，读者可通过PC、手机阅读电子教材和配套课程资源（PPT、微课、视频等），并可在线进行同步练习，实时反馈答案和解析。同时，读者也可以直接扫描书中二维码，阅读与教材内容关联的课程资源，从而丰富学习体验，使学习更便捷。教师可通过PC在线创建课程，与学生互动，开展在线课程内容定制、布置和批改作业、在线组织考试、讨论与答疑等教学活动，学生通过PC、手机均可实现在线作业、在线考试，提升学习效率，使教与学更轻松。此外，平台尚有数据分析、教学诊断等功能，可为教学研究与管理提供技术和数据支撑。

　　编写出版本套高质量的全国高等医药院校医学检验技术专业规划教材，得到了相关专家的精心指导，以及全国各有关院校领导和编者的大力支持，在此一并表示衷心感谢。希望本套教材的出版，能受到全国高等医药院校医学检验技术专业广大师生的欢迎，对促进我国医学检验技术专业教育教学改革和人才培养做出积极贡献。希望广大师生在教学中积极使用本套教材，并提出宝贵意见，以便修订完善，共同打造精品教材。

中国医药科技出版社

2019 年 10 月

前言
QIANYAN

从经验医学向实验医学转化是现代医学发展的主要标志之一，实验医学依赖于疾病各阶段人体样本的检测数据，为临床提供诊断和治疗的依据，临床实验室也就应运而生。现代医学飞速发展，临床实验室仪器设备不断增加，信息化水平不断提升，检验项目不断拓展，国家标准对实验室的要求不断规范，实验室人员必须不断学习并应用现代经营和管理理念，推动临床实验室快速、健康、持续发展。临床实验室管理成为医学检验学科的重要组成部分。

为了适应我国医学检验事业发展的需要，培养合格医学检验人才，不断提升临床实验室的管理水平，本教材在上一版的基础上进行了全面修订，注重科学性和实用性。主要适用于高等医学院校医学检验技术专业教学使用，也可作为临床检验医务工作者和相关研究人员的参考用书。

教材内容主要包括临床实验室的设计与布局、临床实验室质量管理体系、临床检验方法性能验证与确认、室内质量控制、室间质量评价、仪器与试剂的质量管理、临床实验室安全管理、临床实验室咨询服务、临床实验室信息管理和临床实验室认可等。重新修订的"临床实验室各专业质量管理概述"一章，是本教材的一大特色。该章结合全面质量管理体系、过程控制理论及血液学、体液学、生物化学、免疫学、病原学、分子生物学等各专业检验技术特点，并新增"临床输血检验"，全面系统地介绍这些专业质量管理的问题、措施和程序。

纸质教材和数字教材融合是本次教材改版修订的重要内容和特色。在纸质教材修订过程中，搭建与其配套的网络教学平台，建设数字教材，提供知识点体系、课件、微课、案例、题库以及知识拓展等多种形式的数字资源。数字教材内容可通过在线平台学习，也可直接扫描二维码学习。书网融合教材使教材内容更加贴合临床，更加生动形象，促进理论与实践有效结合。

本教材的编者均是我国医学检验学界的专家教授，具有丰富的教学、科研和临床工作经验，他们严谨治学的态度和辛勤敬业的工作是编好教材的重要保证。因时间所限，书中难免存在不足之处，敬请读者、同行和专家提出宝贵意见，以便进一步修订和完善。

编　者
2019 年 11 月

第一章　临床实验室概论

> **教学目标与要求**
>
> 1. **掌握**　临床实验室的定义、作用和分类。
> 2. **熟悉**　临床实验室的组建要素和工作范围。
> 3. **了解**　临床实验室管理的法律法规和规章制度。

第一节　临床实验室概述

临床实验室（clinical laboratory）是随着现代医学的发展而建立起来的，为疾病诊疗全过程提供依据（数据）的实验场所。现代医学发展的主要标志之一是从经验医学向实验医学转化，实验医学依赖于疾病各阶段人体样本的检测结果来提供诊断和治疗的依据，临床实验室也就应运而生。机械电子技术、计算机技术和医学生物技术等现代科技的飞速发展，并与医学检验学科广泛深入地渗透融合，使医学检验的内涵和外延发生显著改变，已从单纯的疾病诊断扩展到健康促进、疾病预防、亚健康评估、疾病诊断、治疗和预后判断等。检验医学（laboratory medicine）作为一门新兴的边缘学科逐渐发展起来并为人们所认可，临床实验室的概念也逐渐清晰。

一、临床实验室的定义

临床实验室又称为医学实验室（medical laboratory），是指以预防、诊断和治疗人体疾病以及评估人体健康状况为目的，对人体的各种样本进行检测，报告检测结果并对结果进行解释和咨询的机构。临床实验室的主要作用是以科学的方式收集、处理、分析患者或健康体检者的血液、体液、分泌物、排泄物和其他组织样本，并及时准确地提供检验结果信息，为临床诊断、筛查疾病、监测疾病发展过程以及观察患者的疗效、判断预后及疾病康复等提供有力参考。

国际标准化组织（The International Organization for Standardization，ISO）和中国合格评定国家认可委员会（China National Accreditation Service for Conformity Assessment，CNAS）在关于临床实验室质量和能力的要求中，均将检验结果的解释、进一步检查的建议以及检验项目的咨询服务都归为临床实验室的业务范围，提示临床实验室已经不应只是收样本、做检验、发报告的单纯技术科室，而应该作为为疾病诊疗提供实验室诊断信息的诊断科室，积极主动地参与到临床疾病的预防、诊断、治疗、预后评估等医疗活动中。

临床实验室在医院属于诊断科室的范畴。诊断科室包括开展影像诊断的放射科、核医学科、超声波检查室等；开展电生理检查的心电图检查室、脑电图检查室等；开展生理功能检查的肺功能检查室、电测听室等；还包括开展病理学检测和诊断的临床实验室。在许多国家，医院的临床实验室主要指的是病理科（pathology department），其中包括临床病理

1

（clinical pathology）和组织病理（tissue pathology）两部分，临床病理相当于我国医院的检验科（或化验室、检验中心等），组织病理相当于我国医院的病理科。也有一些国家（或地区）临床实验室的体制和我国相似，临床病理和组织病理是分开的，名称也不尽相同。

随着生活质量的不断改善和提高，人们对高质量、高水平医疗服务的需求也日益增加，现代化的临床实验室，已不仅仅是单纯分析患者的各种样本并提供检验信息的医疗单元，同时也是配合医院为患者提供整体医疗服务的机构之一，临床实验室的服务范围也日趋扩大，服务对象可包括医生、患者及其家属、健康人群以及感染控制部门、疾病控制中心、社会福利机构等医疗相关部门。

二、临床实验室的分类

临床实验室可有不同的分类方法。按是否具有法人资格来分，临床实验室可分为独立实验室和非独立实验室两类。非独立实验室一般设在医疗机构、采供血机构、疾病预防控制中心、卫生检疫部门或计划生育指导站，是这些机构的一个下设科室，大多不具有独立的法人资格，目前我国大多数临床实验室属于这种类型。

独立实验室具有独立法人资格，独立承担相应法律责任，在西方国家发展较早。独立实验室在人力、物力和信息资源等方面具有较大优势，可以实现检验样本的集中检测，不但大大节省费用，更重要的是可以提高检测效率和质量，降低错误发生率。我国的独立实验室虽然起步较晚，但颇具生命力和竞争力，呈现出快速发展的良好势头。目前国内已有医学独立实验室30多家，虽然规模各不相同，但均代表着临床实验室的重要发展方向。

此外，临床实验室按是否营利还可分为营利性实验室和非营利性实验室。非营利性实验室主要由政府或慈善机构兴办，而营利性实验室一般为社会投资者兴办，独立实验室多为营利性实验室。

三、临床实验室的工作范围

临床实验室按照安全、准确、及时、有效、经济、便民和保护患者隐私的原则开展临床检验工作，为临床疾病的诊断、治疗、筛查和预后判断提供实验室依据。此外，随着检验医学的发展和服务范畴的扩展，临床实验室在教学、科研、健康普查和健康咨询方面也发挥越来越重要的作用。

（一）临床检验医疗工作

为疾病的诊断提供依据是临床实验室最重要的作用之一，如肌钙蛋白检测对急性心肌梗死的诊断、甲胎蛋白检测对原发性肝癌的诊断、凝血因子测定对血友病的诊断等。需要注意的是，由于受到检测方法的工作原理、敏感性、特异性以及样本采集方法的限制和影响，绝大部分检验项目的结果只能作为疾病诊断的指标之一而不是唯一依据，必须结合病史、临床症状和体征以及其他辅助检查，综合分析判断。

为疾病的治疗提供依据也是临床实验室的重要作用，主要体现在两个方面，一是指导临床合理选用药物，如对致病菌株进行药物敏感试验，帮助临床选取敏感的抗菌药物；另一个方面是判断疗效，如乙肝病毒DNA的含量可有效反映机体内乙肝病毒的含量和复制程度，其定量测定已广泛应用于乙肝治疗的疗效监测判断。

临床实验室在疾病预后方面可发挥重要作用，如肌酐测定可用于尿毒症的预后判断，肌钙蛋白检测可用于急性心肌梗死的预后判断，再如白血病治愈（或缓解）后，定期监测微小残留病变，可了解疾病预后和监测复发情况。

进行疾病筛查也是临床实验室的主要作用之一。随着人们生活水平的提高和健康意识的增强，进行定期的体检已成为监测自身身体状况的重要方式。如常见的肝功普查、血糖筛查和肿瘤标志物的筛查等，对于及早发现疾病发挥重要作用。

（二）医学检验教育培训

一个较大规模的临床实验室，一定是高新技术的集中地，专业人才的培养必然要向临床实验室提出教学要求，而临床实验室也应充分发挥自身的资源和价值优势，通过教学为社会培养专业人才。世界上许多大型临床实验室都是教学和科研的优秀基地。

在我国，许多临床实验室不仅承担检验专业本、专科学生的专业课程（如临床检验基础、临床血液学检验、临床生物化学检验、临床免疫学检验、临床微生物学检验等）的理论、实习、毕业论文指导等教学任务，还承担其他医学相关专业的实验诊断学理论和实验教学任务；承担博士、硕士研究生的研究指导、论文答辩等培养工作；承担医院同行的进修培训任务；另外，我国已建立450余个住院医师规范化培训基地，可承担检验医师的规范化培训和考核工作。

为了使在职人员的知识、能力和素质与时俱进，必须对在职人员进行专业理论和专业技术的持续教育，特别是新理论、新方法、新技术方面的教育。临床实验室在本科室职工的教学工作上，要制定严密的教学计划，定期组织培训和考核，积极参加专业学术交流活动。此外，临床实验室应加强与医护人员的经常性交流和沟通，特别是在新项目、新技术、质量管理等方面，要加强对临床医护人员和样本运送人员的培训和教育，在保证检验结果准确性的同时，使临床能够更加充分地利用实验室资源。

（三）医学检验科研工作

科学技术是第一生产力，临床实验室新技术和新项目的开展依赖于科学研究，而临床实验室的技术、设备和人才也为开展科研项目提供了良好的平台。临床实验室应重点结合实际工作中的问题（如检验项目的方法学评价、检验技术的升级改进、检验结果的干扰因素分析、加强质量管理等），积极开展科学研究，促进检验医学与临床医学的结合，促进检验医学学术水平的提高和发展，不断提升临床实验室的医疗质量。

（四）健康普查和健康咨询

临床实验室对人民群众进行定期体检、健康普查和健康宣传教育，可及早发现疾病并采取积极有效的防治措施，还可了解群众的卫生和健康状况，提高疾病的防治意识和水平，同时为群众提供健康咨询，通过报纸杂志、科普读物、宣传栏等积极向群众宣传检验常识，以提高生活质量和健康水平，特别对优生优育、提高人口素质都有重要作用。

第二节　临床实验室的组建

临床实验室的组建是一个持续改进、不断完善的系统工程。组建团队不仅需要现代检验医学知识，还必须具备现代企业管理知识、经济管理知识、信息管理知识、人力资源管理知识和人文知识底蕴。首先要制定临床实验室组建计划，根据服务范围和服务对象，结合当前的人员、资金和场地等条件，确定临床实验室组建的近期目标和远景目标。其次要确立科室文化，营造和谐的氛围，逐步培养团队精神。从技术层面来讲，临床实验室的组建工作包括两个方面：硬件方面主要有资金筹集、人员招聘、实验室布局设计、仪器设备和试剂的采购等；在软件方面主要有建立全面质量管理体系、制定规章制度、确定检验项目和工作流程、人员培训和技术准备、建设实验室信息系统等。

一、临床实验室的人员组成

临床实验室的主体是实验技术人员，主要包括主任技师、主管技师、技师和技士等，还要有一定的检验医师、护士和工勤人员，少量的教学和科研编制。临床实验室应根据科室的规模和承担的任务，制定各类人员的编制比例。临床实验室以临床检验工作为主，实验技术人员应占较大比例。检验医师的主要职责是与临床医护人员进行有效沟通，参与制定检验项目及其组合，对检验结果进行专业判断和解释等，必要时参与临床会诊。护士的主要工作有静脉采血、样本收集和报告查询等。工勤人员主要参与样本运送和前处理、实验室清洁与洗涤工作等。除此以外，临床实验室还应设置管理岗位，主要包括实验室主任、技术主管、质量主管、生物安全主管和专业组长等；承担教学和科研任务的临床实验室还需设教学主管和科研主管；而对于独立实验室来说，还可设立财务主管和部门经理等。

实验室主任是临床实验室的领导者和管理者。实验室主任特别是较大型医院的实验室主任应由受过高等教育、具有丰富临床和（或）实验室工作经验的专业人员担任。实验室主任的个人行为和管理行为对临床实验室的建设和发展发挥决定性作用。一个理想的实验室主任除了具有较高的专业技术水平并有能力跟踪国内、外检验医学的发展趋势外，还要具有较高的法律意识，能够遵纪守法、以身作则和廉洁自律；具有事业心，能够以科室的发展为己任；具有一定的现代管理（包括经济管理、信息管理）知识和管理技巧，有能力建立科学的管理系统，乐于管理、敢于管理、善于管理；具有一定的人格魅力和良好的沟通能力，能够将全科的人力资源凝聚起来并使其获得最大限度的发挥。

实验室主任的职责应包括与临床实验室工作相关的专业、学术、顾问或咨询、组织、管理及教育事务，主要有以下方面：①根据所在机构赋予的职能范围，对实验室服务实行有效领导，包括预算策划和财务管理；②与相应的认可和监管部门、相关行政管理人员、卫生保健团体、所服务的患者人群以及正式的协议方进行有效联系并开展相关工作；③确保实验室具有适当数量的、经过充分培训的、有相关经验和资格的员工，以提供满足患者需求的实验室服务；④确保质量方针的实施，专业人员应参加本专业的各种质量改进委员会；⑤建立符合良好规范和适用要求的安全的实验室环境；⑥积极参加所在机构（医院、血库、疾病预防控制中心、独立实验室等）的各种组织活动，保持与相关行政管理部门的良好沟通联系，争取各种条件和资源保证实验室的正常运转和持续改进；⑦向临床提供试验的选择、实验室服务的应用及检验结果的解释等方面的建议；⑧参与选择实验室所用仪器、试剂及耗材的供应方并监控其服务质量；⑨选择受委托实验室并监控其服务质量；⑩为员工提供专业发展计划，并为其提供机会参与相关的专业学术活动；⑪制定、实施并监控实验室服务绩效和质量改进标准；⑫监控实验室开展的全部工作以确定输出给临床的相关信息；⑬处理实验室员工和实验室服务对象的投诉、要求或建议；⑭设计、实施并定期验证应急计划，以确保实验室在服务条件有限或不具条件等紧急情况下能提供必要服务；⑮规划并指导本实验室的研究开发工作。

技术主管作为实验室主任的助手全面负责技术运作，并提供资源以满足实验室程序规定的质量要求，可以一名或多名，在许多实验室他们同时也是各专业组组长，其工作职责是：监督和保证本部门职工按质量标准并在规定时间内完成检验任务；参与制订并改进实验室的规定和程序并报经主任批准执行；保证本部门工作遵守相关法令法规和（或）国家实验室认可委员会的规定；安排本部门职工的培训并评价职工的工作等。

为了加强全面质量管理，不断提升检验质量，实验室主任还应任命质量主管（或质量内审员等），赋予其权力和职责以监督实验室所有活动遵循质量管理体系的要求。质量主管应能有序组织和开展建立、实施和维持质量管理体系所需的各种工作；就质量管理体系运行情况和改进需求向负责实验室方针、目标和资源决策的实验室管理层报告；在整个实验室不断推进理解用户需求和服务患者的意识。

为了做好实验室的生物安全工作，实验室主任还应任命一名生物安全主管，负责生物安全手册的建立、生物安全知识的培训、自查和持续改进等。为了使临床实验室的一些关键工作或关键职能能够很好地受控运行，实验室主任还可根据需要任命专项工作的授权代理人和（或）授权签字人。此外，为了让实验室主任能够有更多的时间抓好主要业务工作，在一些西方国家还安排了经理职务，帮助主任做好科室技术工作以外的日常事务，如科室预算、核算、日常采购、报表、统计和资料管理等。

二、临床实验室的专业划分

可根据规模的大小来设置各专业实验室，一般来讲可分为临床基础检验实验室、临床化学实验室、临床血液学实验室、临床微生物学实验室、临床免疫学实验室、输血医学实验室、分子生物学实验室、细胞学实验室、临床病理学实验室等。近年来，由于自动化的样本识别、分配、输送和检测仪器的发展，一些不同专业、不同性质的检测项目可能安排在一条流水线上进行，专业的概念在实验室的分区上被逐步打破，可将不同检测功能的设备模块组合在一起，组建自动化实验室。

三、临床实验室的用房与功能分区

临床实验室的用房面积应能满足临床检验工作功能分区的需要，空间设计规范合理，符合样本采集、处理和检验流程需要，有利于进行实验室安全管理。临床实验室的功能分区一般包括三部分：门诊检验室、急诊检验室和中心检验区。如果门诊和急诊紧靠在一起，可在急诊与门诊的接合部安排实验室，同时服务于门诊和急诊，有利于节省人力、物力和财力。但是，门诊与急诊合一必须保证急诊优先，以不影响急诊在尽量短的时间内发报告为前提。

中心检验区是临床实验室的主要功能区，除上述各专业实验室之外，还要设置样本接收室、试剂库、试剂配制室、消毒室、洗涤室等。此外，临床实验室还需配备值班室、更衣室、办公室、学习室（或会议室）、资料室等。大型综合性医院或专科医院的临床实验室还要设置特殊实验的用房，如结核病实验室、基因扩增实验室、艾滋病检查实验室等。实验室的分区设计应有利于控制无关人员进入影响检验质量的区域，同时应符合生物安全的要求，以保证人员、样本、环境和资源的安全。

四、临床实验室的设备和试剂

仪器设备是临床实验室的重要组成部分，涉及与样本采集、制备、处理、检验和存放有关的一系列装备，包括相对永久性的仪器和非永久性的用品（如注射器、采样管、试管等）。仪器设备选购前要经过充分的调研和论证，符合检验质量的要求，并与临床实验室的发展相符合。在满足上述条件的情况下，还要考虑性能价格比，性价比高者可优先选择。试剂和非永久性用品的选择原则与仪器设备选购相似。另外，仪器、设备和试剂的选购等还应考虑环境保护方面的要求。

五、临床实验室的环境要求

临床实验室的环境要求包含两个方面，一方面是实验室的环境应适合其所开展的工作，样本、设备、操作者和检测结果不受环境影响，特别是采集和检验原始样本的环境不能影响检验结果或对任何测量的质量产生不利影响。临床实验室应具备能源、光照、通风、供水、废弃物处置等方面的条件，并制定相应办法和程序，检查环境对样本采集、设备运行有无不利影响。当环境因素可能影响检验结果的质量时，实验室应监测、记录并控制环境条件，实时监控微生物、灰尘、电磁、辐射、湿度、电压、温度、声音及振动等环境因素的影响，并采取适当的改进措施排除环境干扰，同时也应考虑这些干扰因素对操作者的健康是否产生不利影响。另一方面，临床实验室不能对周围的环境造成不良影响，特别是实验室活动可能产生的生物因子、医疗废弃物等，应进行必要的控制和无害化处理。

六、临床实验室的检验项目

临床实验室开展的检验项目要根据实验室的性质和服务范围来确定。综合性医院与专科医院有所不同；不同级别和规模的医院亦有所不同；非独立实验室和独立实验室也不尽相同。项目的确定还要考虑送检量和经济效益，因送检量太少而效益不高的项目，可考虑外送委托实验室检验。项目的开展不是一成不变的，要吸收最新研究成果，要根据循证医学的原则，对项目的临床价值进行再评价，选用确实有较高临床价值的项目，舍弃临床意义不确定的项目，使检验医学得以不断发展。

第三节　法律法规和规章制度

随着医疗卫生体制改革的不断深入及人们法制意识的增强，依法行医已经逐步成为我国医疗机构和医务工作者的自觉行为。为了规范医疗行为，国家与卫生行政部门不断出台相应的法律法规，这些法律法规对于依法从事医疗活动、有效维护医患双方合法权益起着重要保证作用，更是临床实验室工作逐步走向法制化管理的必然途径。

一、临床实验室管理办法

为了加强对临床实验室的管理，提高临床检验水平，保证医疗质量和医疗安全，原卫生部颁布了《医疗机构临床实验室管理办法》，并于 2006 年 6 月 1 日起执行。《医疗机构临床实验室管理办法》是临床检验质量保证的基础，是实验室必须达到的要求。凡开展临床检验活动的医疗卫生机构实验室均应根据本办法要求开展临床检验质量管理和质量控制工作，这里所指的卫生机构也包括疾病预防与控制中心、采供血机构等所属的开展临床检验服务的实验室。对某些在设施、环境、人员等方面有特殊要求的检验技术如临床基因扩增检验技术的应用由国家卫生和计划生育委员会另行制定相应管理办法。《医疗机构临床实验室管理办法》对临床实验室提供的临床检验服务、专业技术人员、场所、设施、设备、检验报告等方面作了相关规定，同时明确要求医疗机构应当加强临床实验室质量控制和管理、临床实验室生物安全管理及临床实验室的日常监督管理。

二、临床实验室医学伦理

医疗机构应设置专门的医学伦理委员会，临床实验室的医疗、教学、科研活动应遵循医学伦理的要求，临床实验室的专业人员要受到与其各自岗位相关的伦理规范的约束。临床实验室应首先确保患者的福利和利益，临床实验室应公平、毫无歧视地对待所有患者。为正确识别患者，使所申请的检验项目和其他实验室程序得以实施，临床实验室应收集足够的信息，但不得收集非必需的个人信息，同时患者应知道被收集的信息及其用途。临床实验室对患者采取的任何样本采集操作均应告知并得到患者的同意。所有检验均应依据适当的标准及在预期的专业技术和能力水平下进行，不得伪造检验结果，针对每一特定患者的检验结果应保密，未经授权不得公开。临床实验室应确保患者资料存放得到合理的保护，防止丢失、未授权访问、篡改或其他形式的不当使用。未经事先同意，临床实验室将样本用于检验之外的目的时必须以匿名方式使用剩余样本或混合样本。当财务安排对检验委托或患者委托有诱惑作用，或可能干扰医师对患者最佳利益独立做出评估时，临床实验室不得介入委托执业者或基金组织的财务安排。

三、医疗机构从业人员行为规范

《医疗机构从业人员行为规范》自2012年6月26日起施行，规定了医疗机构从业人员基本行为规范，同时也规定了包括临床实验室工作人员在内的医技人员的行为规范。医技人员行为规范如下：①认真履行职责，积极配合临床诊疗，实施人文关怀，尊重患者，保护患者隐私；②爱护仪器设备，遵守各类操作规范，发现患者检查项目不符合医学常规的，应及时与医师沟通；③正确运用医学术语，及时、准确出具检查、检验报告，提高准确率，不谎报数据，不伪造报告，发现检查检验结果达到危急值时，应及时提示医师注意；④指导和帮助患者配合检查，耐心帮助患者查询结果，对接触传染性物质或放射性物质的相关人员，进行告知并给予必要的防护；⑤合理采集、使用、保护、处置样本，不违规买卖样本，谋取不正当利益。

四、临床实验室管理相关的标准

1. **相关的国际标准**　由于临床实验室肩负着为疾病诊断、治疗效果监测和疾病的预后判断提供客观依据的任务，其服务质量直接涉及患者的身体健康乃至生命安全。为了加强临床实验室的管理，一些发达国家和国际组织制订的一些法规和标准可供我们借鉴，如美国国会1967年通过的临床实验室改进法案（CLIA'67），1988年又通过的对CLIA'67的修正案（CLIA'88），2003年进行的第5次修订版称为最终法规，即CLIA Final Ruler；法国政府于1999年11月26日发布的关于正确实施医学生物分析实验的决议（NOR：MESP9923609A）；2012年国际标准化组织重新修订的《医学实验室质量和能力认可准则》，即ISO 15189：2012（具体内容详见相关章节）。需强调的是ISO 15189主要强调实验室内部质量体系的建立，在此基础上建立的实验室认可制度是一种自愿行为，是实验室质量保证的较高标准；而CLIA'88则着眼于政府对临床实验室质量的外部监控，是政府对实验室强制执行的资格要求，两者存在互补性。此外，美国于 1967 年成立了美国国家临床实验室标准化委员会（NCCLS）并于 2005 年更名为临床实验室标准化协会（CLSI），迄今为止，CLSI 已为临床试验室提供了 160 项标准和指南。

2. 相关的国家和行业标准 为保证临床实验室检验结果的正确性，提高和确保检验结果的质量，原卫生部全国临床检验标准化委员会已完成多项临床检验行业标准的制修订工作，各临床检验行业标准详见国家卫生健康委员会网站。旨在从样本采集、标识、运输、处理、检验到结果报告和解释，全面规范临床实验室的检验过程，同时，依据国际通用标准，对临床实验室的质量管理和安全管理提出标准化要求。科学化的管理和规范化的操作，对提高我国临床实验室检验结果准确性和可比性，起到极大的推动作用。随着我国临床检验标准化进程的深入，临床实验室工作将有标准可依。

五、临床实验室的规章制度

规章制度是规范实验室建设、管理、工作流程中工作人员行为的准则，是临床实验室管理工作的重要抓手。为了保证临床检验质量、优化服务流程，临床实验室必须建立自己的一系列规章制度。常用的临床实验室的规章制度包括：①各级人员职责、文档管理、工作流程、环境卫生、试剂管理、仪器管理、劳动纪律及考勤等临床实验室工作制度；②样本采集、样本验收、样本的保存、室内质量控制、室间质量评价、结果报告等临床实验室质量管理制度；③生物安全、消防安全、辐射安全、用电安全、化学品安全、人员准入等临床实验室安全管理制度，实验室安全管理是临床实验室管理的重要内容（具体内容详见相关章节）。不同实验室应根据自身的具体情况制订相应的规章制度。

本 章 小 结

临床实验室是指以预防、诊断和治疗人体疾病以及评估人体健康状况为目的，对人体的各种样本进行检测，报告检测结果并对结果进行解释和咨询的机构。临床实验室为临床疾病的诊断、治疗、筛查和预后判断提供实验室依据，并在教学、科研、健康普查和健康咨询等方面发挥重要作用。

临床实验室的组建是一个持续改进、不断完善的系统工程。在硬件方面的工作主要有资金筹集、人员招聘、实验室布局设计、仪器设备和试剂的采购等；在软件方面主要有建立全面质量管理体系、制定规章制度、确定检验项目和工作流程、人员培训和技术准备、建设实验室信息系统等。

国家与卫生行政部门出台各种法律法规和规章制度，对于临床实验室依法从事医疗活动、有效维护医患双方合法权益起着重要保证作用，更是临床实验室工作逐步走向法制化管理的必然途径。

扫码"练一练"

（王　前　张继瑜　欧启水）

第二章　临床实验室的设计与布局

扫码"学一学"

教学目标与要求

1. **掌握**　临床各专业实验室的布局，基因扩增检验实验室的分区。
2. **熟悉**　临床实验室设计原则。
3. **了解**　实验室相关系统的配置。

随着检验医学的发展，特别是生物化学、免疫学、分子生物学、材料科学、信息科学等新技术、新成果在检验医学中的应用，极大地推动了检验医学的现代化进程，特别是大量高精尖设备在临床实验室的应用使医学检验告别了手工操作的时代，使检验医学突飞猛进地发展。但原有的临床实验室往往使用面积小，位置分散，材料落后，不利于检验医学的发展，成为制约检验科发展的瓶颈。随着对外交流和现代化装备的引进，国外先进的管理理念也得到了国内同行的认可和借鉴，发达国家无不把宽敞的环境、有效的使用面积、人性化的设计作为建设临床实验室的基本要求。

第一节　临床实验室的设计

临床实验室是由临床实验技术人员根据临床工作的任务和要求，在配备专用实验设备和条件下，进行临床检测实验的工作场所。临床实验室的条件，对临床实验工作带来直接影响，所以在对临床实验室的设计和建设中，应充分考虑到临床实验室各专业工作的特殊性。

现代临床实验室的设计指导思想是要为临床诊断工作的需要提供快速检测、避免污染、自动化程度高，环境舒适的现代医学检验的工作场所。所以在设计时，不仅要参考历史资料和目前具体情况，更重要的是要考虑到整个医院、临床实验室乃至各检测专业的 5～10年内的发展需要。

一、设计原则

建筑设计是一种艺术，更是一种文化，能给人力量，是团队精神的表现。实验室的设计要体现"以患者为中心"的人文关怀和人与环境的和谐；设计的主题思想是：沟通交流无障碍。无论医患外部沟通，还是工作人员的内部沟通都无障碍。设计所预期达到的目的：安全、舒适、高效。首先，实验室选址、设计和建造应符合国家和地方建设规划、生物安全、环境保护和建筑技术规范等规定和要求。在此基础上，实验室的设计应充分考虑工作方便、流程合理、人员舒适等问题。在满足工作要求、安全要求的同时，还应充分考虑节能和冗余。总而言之，一个先进的临床实验室的设计在严格遵循法规的基础上，应符合合理性、顺序性、灵活性、可扩展性的原则，并充分考虑到生物安全防护和文化建设。

二、临床实验室的环境与位置

（一）环境的基本要求

所谓环境（environment），是指在人周围的非生物环境（空气、土壤、液体）和生物环境（植物、动物、微生物）的总和。它是由物理的、化学的和生物的因素组成。

创造一个良好的环境，通常是要求其无害、肃静、整洁、美观，从而使临床实验室能在这种环境下正常进行工作。

1. 无害　主要是指不发生医源性感染，使患者和工作人员免遭病原性感染的危害。

2. 肃静　是指在实验室周围环境中不允许有嘈杂、吵闹声，尽可能避免噪声，以保证实验室在良好的条件下工作。国内实验室的噪声一般以 40～50 分贝为宜（国际标准：实验室允许噪声为 38～42 分贝），国家对城市区域环境噪声已有统一标准和要求（表 2-1）。

表 2-1　我国城市区域环境噪声标准（平均声级分贝）

区域	白天（天）	晚上（天）
特别安静区（郊区住宅、医院、疗养院、别墅）	45	35
安静区（城市住宅、学校、文静区、机关）	50	40
混合区（小商业、小交通干线和居民混合）	55	45
市中心区（商业区、街道工厂）	60	45
工业区（大工业集中地）	65	55
交通干线两侧	70	55

3. 整洁　要求整个实验室周围及门窗整齐、清洁、下水道要畅通，厕所要清洁。

4. 美观　尽可能地绿化环境，室内的各种物品摆设要合理，给人幽美舒适的印象。

（二）位置

临床实验室是医院诊疗工作的重要辅助部门之一，无论门诊还是病房，对临床实验室的需求都是非常高的。从医院总体安排来看，临床实验室的位置设在门诊和病房之间为最佳。同时，为了减少交叉感染，临床实验室应独成一体。但是，由于每所医院大楼的设计是根据医院整体的规划而设计的，实验室的平面结构没有固定的模式，实验室的总面积也没有统一的要求。因此，实验室只有根据所分得的面积大小和平面结构规划安排实验室布局。在安排实验室整体布局时，应在保证实验室生物安全的前提下，既要考虑工作流程，工作起来方便，效率高，同时还要考虑各专业的发展。

三、建筑要求

在临床实验室设计和建筑过程中，虽然临床实验室的工作人员不是实验室的直接设计者，但有责任向设计人员提出一些根据临床实验室的特点而必须具备的特殊的建筑要求和措施。

（一）实验室空间基本要求

空间规划是实验室设计最重要的部分，适当的实验室空间是保证实验室检测质量和工作人员安全的基础。空间不足是实验室的安全隐患，并影响实验室的工作质量。

在《医学检验实验室基本标准和管理规范》国卫医发［2016］37 号用房面积中规定，

设置 1 个临床检验专业的，建筑面积不少于 500 平方米；设置 2 个以上专业的，每增设 1 个专业建筑面积应增加 300 平方米。

在制定空间分配计划前，应对仪器设备、工作人员数量、工作量、实验方法等因素作全面分析。在仔细分析各种因素后，对空间标准的要求进行评估，并计算区域的净面积和毛面积。特殊功能的区域，根据其功能和活动情况的不同决定其分配空间的不同。同时，应从发展眼光确定实验室空间大小，以便在较长时间内能容纳新添置的仪器和设备，保证高效、安全地完成临床工作。空间分配总原则是让工作人员感到舒适，又不产生浪费，综合考虑工作人员的数量、分析方法和仪器的大小等因素。

工作空间的大小应保证最大数量的工作人员在同一时间工作，应将有效的空间划分为清洁区（办公室、休息室、学习室），缓冲区（储存区、供给区），污染区（工作区、洗涤区、标本储存区），工作区应包括工作人员所占面积和来回走动的空间。储存区和供给区的大小和位置对实验室的正常运行和安全有重要的影响，储存区包括工作台下、高架上、冷藏区和冷冻区。通道的规划也是空间规划的重要部分，应设置一些预备区，如接收标本，准许进入实验室人员和参观者的通道。实验室部分空间推荐标准可见表 2-2 所示。

表 2-2　实验室部分空间推荐标准

类别	推荐空间（m）
工作台间通道宽度	1.5～1.8
工作台距墙壁空间宽度	1.2～1.5
工作台宽度	0.76

（二）废物处理渠道畅通

1. 污水处理　临床实验室每天将排出大量的污水，其中包括生活污水、有机污水、无机污水等。污水中常含有大量的致病微生物及寄生虫卵等，所以必须对污水进行处理后才能排放到下水道。处理污染的办法很多，有物理、化学、生物三大类，常用的有生物转盘法、高压蒸汽法、臭氧法、漂白粉法，液态氯法等。

2. 污物处理　临床实验室每天会产生大量的污物，如废培养基、废血、废便（大、小便）等，在这些废、污物中也同样存在大量的致病微生物，应及时加以处理。在处理污物时，应将污物分类，需要焚烧处理的应考虑焚烧场地，需要进行高压消毒的，应配备高压消毒锅或建立必要的消毒池（缸）等。

3. 废气处理　在临床实验室内经常因配制试剂，或在进行化学分析时产生一定量的不利于身体健康的废气。实验室应及时将这类废气排出。所以在实验室内要建立通风排气管道，管道出口最好要高出屋顶，要防止废气倒灌的现象发生。

4. 放射性废物处理　在许多临床实验室内已开设了放射免疫检测技术和方法。因放射性核素能放出带正电的甲种射线，带负电的乙种射线和不带电的丙种射线，这些射线被机体吸收后，可使机体发生物理的、化学的反应，从而引起机体的损伤。但这种损伤往往是非常缓慢的，所以不论对在检测中的射线还是对废弃的放射性物质，均应加以适当的处理，以减少对机体的损伤。常用的方法如下。

（1）埋藏法　对含有放射性物质，先进行焚烧，然后将灰烬深埋，对半衰期较长的放射性物质应深埋 2～3m。

（2）稀释法　常用于半衰期较短的放射性物质，如空气和水，可将局部空气流入大气中进行稀释；将少量污水放入其他污水中稀释处理。

（3）自然衰变法　将被放射性污染的物质放到专门的容器或密闭的塑料袋内放置一定的时间后，按一般污物进行处理。

（三）合适的工作条件

1. 临床实验室的温、湿度　临床实验室要进行有效的检测，对温、湿度有一定的要求，因室内微小的气候变化包括室温、湿度和气流速度等，均会影响检测工作和实验仪器的正常工作。理想的实验室的温湿度是：夏季温度为18~28℃，冬季为16~20℃；湿度为30%~70%。而对精密仪器室的温、湿度要求更高，夏季温度26℃，冬季温度20℃。夏季湿度50%，冬季湿度50%。

2. 临床实验室的电磁屏蔽　在临床实验室内拥有许多电子检测仪器，它们对于外来的电磁干扰特别敏感。电磁辐射会影响实验室内的仪器正常工作，所以为了保证电子检测仪器的正常工作，一定要避免电磁辐射，尽可能不受电磁污染。

3. 临床实验室的洁净度　在临床实验室中含尘量不能过高，如果灰尘多，这些微粒落在仪器设备内的元器件表面上，就有可能构成障碍，甚至造成短路和其他潜在危险，同样这些微粒也会影响元器件的散热，从而增加元器件表面的热阻抗。因此，保持实验室的洁净度是非常重要的。对一些洁净度较高的特殊实验室除了要减少空气中的尘粒，还应对室内的墙面，顶棚都应采取特殊的要求。

4. 临床实验室的噪声控制　随着社会的进步，人们对污染环境的噪声提出了越来越高的要求与限制。在这方面，先进国家尤其重视。创造一个舒适、安静的临床实验室环境既是实验室设计的人文关怀的体现，同时也是保证检验工作正常运行的重要环节。必要时，实验室应提供安静和不受干扰的工作环境（例如，细胞病理学筛选、血细胞和微生物的显微镜分类、测序试验的数据分析以及分子突变结果的复核等场所）。

目前，对于如何减低临床实验室内部噪声的污染，尚无明确规定。但国际认可实验室已有一些具体的经验可供我们借鉴学习，如建筑中尽可能使用吸声隔音材料；设计通风橱时，可将风机放在室外，通风管采用部分软连接；在冰箱、离心机与地面接触的部位安装垫片，减轻工作时的机器震动。

（四）空间布局

实验室的布局是一个独立的和具体化的过程，首先应考虑工作人员、患者流动和样本的转运，还应对一个实验室的每一具体区域的门、工作台和仪器作周密布局。仪器、设备和家具数量、供给和流向应充分考虑，这些因素均可能影响实际的空间需要。

临床实验室的主要工作是检测患者体内各种成分含量的变化，工作场所的合理性是实验室反映患者最真实的数据所必须具备的条件之一。目前，国内临床实验室的布局基本格式有两大类：一类是开放式，即将同专业的所有检测项目均放在一个大空间进行，可以优化工作流程、合理使用配置、人员集中调配，但是人员、噪音、温湿度等因素容易产生干扰，交叉污染的风险也比较高；另一类是分隔式，即将同专业的相同性质的检测项目分类列室，相互干扰比较小，也不容易产生交叉污染，但是不利于工作沟通协调，公共资源比较浪费。这两类布局各有利弊，可由各部门具体选择。相邻实验室部门之间如有不相容的业务活动，应有效分隔。在有楼的医院里，临床实验室一般设在二楼或三楼为宜。为了减少样本或在操作过程中因阳光直接照射而发生化学、物理变化，所以实验室的操作室的朝向为北面。为了使空气畅通，以及采光的需要，要求实验室的窗、门尽可能地大些，窗最好是双层，目的是为了保温和减少交叉感染；门应选择折叠式，方便仪器设备以及其他物品的运送。

第二节 临床实验室的设置与布局

扫码"看一看"

临床实验室的安全性必须放在首位，相关的法律法规及要求详见本书第十章"临床实验室安全管理"。

临床实验室要有合理的规划布局。规划布局是反映设计的基本理念和价值观的表现，既要充分考虑目前要求又要考虑将来发展需要，各个检验科虽然规模不同，但其功能是相同的，所以一些共性的东西值得探讨。这里主要探讨窗口设计和内部空间设计，因为这两者直接影响检验科的外部沟通和内部沟通，也是影响检验质量持续改进的因素。无论外部沟通还是内部沟通交流都将与诊断、治疗、医德、医疗纠纷等密切相关，同时也对医学发展有促进作用。一个科室的贡献能力等于技术能力加沟通交流能力。

一、室内布置的基本要求

临床实验室的室内布置，对于各专业来讲各有不同的要求，但原则上要求放置仪器的位置须防震、防潮、防腐蚀，避光，使用方便。同时应考虑各种物件摆设的美观。特别对精密仪器的摆放更要注意。

（一）窗口设计

窗口是检验科与外界直接沟通最多的地方，按照沟通无障碍的设计原则，最好把有形的窗口设计为无形窗口。通过窗口，患者可以了解检验科工作流程、状态，充分尊重患者的知情权，透过窗口也使工作人员自觉接受患者监督，规范操作行为，更加亲民。要充分体现以人为本，保证医患双方在视觉上、语言上沟通畅通，使双方互相尊重、平等式服务，力争医患双方信息平等。在布局上要充分考虑到：采样、送检、人流、物流、等候、报告、咨询、投诉的方便。患者样本采集设施应有隔开的接待，等候和采集区。这些设施应考虑患者的隐私、舒适度及需求（如残疾人通道，盥洗设施），以及在采集期间的适当陪伴人员（如监护人或翻译）。窗口不合理往往是引起患者投诉最多的原因。

（二）内部空间设计

内部空间设计是否合理将直接影响工作流程、工作效率，影响内部沟通。它的设计原则上是：能合并的合并、能相通的相通，尽可能减少不合理的人为障碍，把环境设计成大方、美观、舒适、安全、高效的场所，充分体现科室的团队精神，提高凝聚力。样本接收区位于窗口，用于样本接收、计算机录入、样本分配及离心血清处理。因此，在窗口附近应有较大的工作台，计算机网络，离心处理区，如果有样本前处理系统可放在此区域。

1. 实验操作区

实验操作区分准备区、手工操作区和仪器操作区。

（1）准备区　用于试剂准备及配制，可配置相应的实验台。

（2）手工操作区　一些需要手工操作的检验项目的实验区，可配置相应的实验台。

（3）仪器操作区　实验仪器设备区。

2. 储存区　用于试剂储存和实验完成后样本保存。储存空间和条件应确保样本材料、文件、设备、试剂、耗材、记录、结果和其他影响检验结果质量的物品的持续完整性。应以防止交叉污染的方式储存检验过程中使用的临床样本和材料。危险品的储存和处置设施应与物品的危险性相适应，并符合适用要求的规定。

3. 办公学习和休息区　在实验室设计时除了实验区域的设计外，还有充分考虑工作人员的办公学习和休息区域的设计。在有条件的检验科，可将此区域独立为清洁区，并有专用通道，进出实验室更换工作服。但在一般医院检验科，办公、学习和休息区域是和实验室在一起的，只能做到相对清洁区。因此，办公、学习区应尽量与实验区分开，做到相对独立，室内办公桌可用隔断隔离，便于学习和私密性。休息区应尽量做到温馨，方便，尽量远离实验区，便于饮水和就餐（一般要求检验科工作区禁止就餐）。

（三）工作台的设计

一个实验室应有足够多的外形美观的工作台，但过多的工作台会占据实验室有效空间。实验室的设施应保证从事不同工作的工作人员舒适、方便、安全地工作。实验室工作人员应参与工作台和设施的设计。一般的实验室大门宽度是 1.2m，各室门宽一般为 0.91m。将工作台设计为单元式的模块式工作台，可以方便搬运。工作台有两种类型，为固定式和组合式。固定式工作台适用于工作相对固定的实验室，组合式工作台便于组装和搬运。为了实验室的工作和安全，在选择工作台和附属设施时，请注意以下几点建议：可选择不同颜色和材料的工作台面，应根据实验室的工作类型选择材料；承受力及对热、酸碱、染液、有机溶剂和冲击的抵抗力是选用工作台材料的重要因素，最可靠的方法是从供应商处取一块 0.6m×0.9m 的工作台面，用以上所列的重要因素对其进行实验，一般要浸泡 12h，再看是否容易清洗和表面的永久性损伤程度；另外，应考虑到一些特殊材料的台面容易滋生微生物，不能选用此类工作台面；应注意工作台面拐角处的角度应避免对人或物造成伤害；固定式工作台的材料可选用钢材、木材或塑料薄板；可从类型、面料和构造等方面选择。其他要求可参见表 2-3 和图 2-1 所示。

表 2-3　实验室工作台及设施标准

项目	最低标准	推荐标准
转椅（s）高度（h）靠背（B）可调	SH	SHB
椅子上下调节范围	12.7cm	15.2cm
人坐下膝周空间高度	68.6cm	71.1cm
抽屉负重	20kg	20kg
两工作台间通道宽度	1.5m	1.5~1.8cm
工作台与墙的距离	1.2m	1.5m

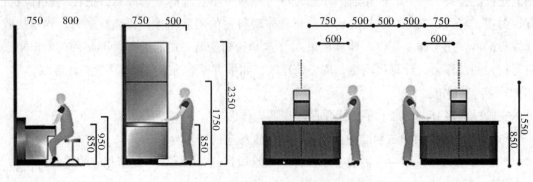

图 2-1　工作台与工作台通道划分示意图

（四）无菌室的设计要求

无菌室的基本要求是结构合理，简单实用，光线充足，并且便于消毒灭菌。无菌室一般设立两个缓冲区，第一缓冲区用于更换工作衣、帽、鞋等；第二缓冲区可放置无菌器材。两个缓冲区的门，不宜对应开设。尽可能减少与外界空气的直接交换和接触。无菌室内可分为一至二个工作室，紫外线灯与地面保持一定的距离，距地面的距离不要超过 2.1m，使紫外线起到有效的消毒灭菌的作用，一般在工作室内经消毒灭菌后，用血平板作空气的细菌培养 24 小时后，菌落少于 5 个，为有效。无菌室的空调或其他保温设备应装置在缓冲区，而不能直接通入无菌的工作室内（具体内容详见本书第十章"临床实验室安全管理"）。

二、各专业实验室的室内特点及布置

随着医学检验事业的发展，临床实验室中的各专业的分支越分越细，检测项目越来越多。在临床实验室的各专业的实际工作中，各自具有不同的特点。

（一）临床常规检验室

特点：工作量大，患者流动快。

考虑到血液分析工作站的应用，实验室应采用大开间，根据检验项目分区，如血液测定区、体液测定区等，工作台可采用中心双面操作台和边操作台，地面应采用耐酸、耐火塑胶地板。如有抽血中心应与实验室连接，方便样本运输，抽血台应是敞开式或半封闭式。

（二）临床生化检验室

特点：测定项目多，但仪器相对单一，化学药品多。

目前生化测定仪越来越大，并且样本前处理与生化测定仪连接已成为大型医院的趋势，这样就必须有足够的空间，应配备充足的电源插座、纯水通路和必要的通风设施。整个生化室可以是一个大开间，但有些特殊仪器则需要单独实验室，如微量元素测定室（有火焰分光光度计）。

（三）临床免疫检验室

特点：测定项目多，仪器种类多。

目前免疫测定项目繁多，而且各类免疫测定仪种类较多，没有一种仪器可以完成全部的免疫测定项目，因此，免疫室的设备在检验科是最多的，并且目前由于血清工作站（样本前处理）的应用，免疫测定仪与生化测定仪连接流水线在一些大型医院已经开始，由于这个特点，大型医院应考虑免疫室与生化室同在一个大开间实验室。但一些特殊要求实验室应有独立的实验室，如艾滋病检测实验室（应按国家有关部门要求设置）、自身抗体测定室（免疫荧光）等。

（四）临床微生物检验室

特点：样本检测周期长，环节多，无菌要求高。

临床微生物室主要是由细菌检测室、无菌室、血清室、培养基配制室、洗涤消毒室等组成。主要家具是通风柜、生物安全柜、药品柜、工作台等。

由于微生物的特点，微生物实验室应该是相对独立，而且不能设计成大开间实验室，要根据微生物分类要求分为各自的实验室，如样本接收处理室（有通风柜、生物安全柜、培养箱等）、常规操作室、仪器室、试剂准备室、高危实验室（Ⅱ级生物安全，用于结核、病毒等）、真菌实验室（有通风柜、生物安全柜、培养箱等）等。另外微生物实验室需要安装急救冲淋装置。其设计应符合原卫生部《微生物和生物医学实验室生物安全通用准则》的要求。

（五）临床基因扩增检验实验室

特点：测定流程复杂，环境要求高。

目前大型医院已有分子诊断实验室，如临床基因扩增检验实验室，对于此类实验室应按照原卫生部《医疗机构临床基因扩增管理办法》（卫办医改发〔2010〕194 号）及《医疗机构临床基因扩增检验实验室工作导则》的规定设计建设。

1. 临床基因扩增检验实验室区域设计原则　原则上临床基因扩增检验实验室应当设置以下区域：试剂储存和准备区、样本制备区、扩增区、扩增产物分析区。这 4 个区域在物理空间上必须是完全相互独立的，各区域无论是在空间上还是在使用中，应当始终处于完全的分隔状态，不能有空气的直接相通（图 2-1）。根据使用仪器的功能，区域可适当合并。例如使用实时荧光 PCR 仪，扩增区、扩增产物分析区可合并（图 2-3）；采用样本处理、核酸提取及扩增检测为一体的自动化分析仪，则样本制备区、扩增区、扩增产物分析区可合并。

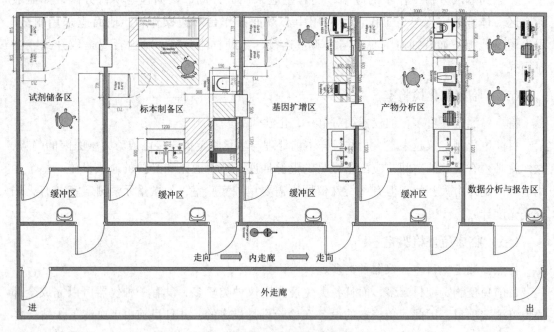

图 2-2　四区 +1 实验室分区参考方案

2. 临床基因扩增检验实验室的空气流向　临床基因扩增检验实验室的空气流向可按照试剂储存和准备区→样本制备区→扩增区→扩增产物分析区进行，防止扩增产物顺空气气流进入扩增前的区域。可按照从试剂储存和准备区→样本制备区→扩增区→扩增产物分析区方向空气压力递减的方式进行。可通过安装排风扇、负压排风装置或其他可行的方式实现。

3. 临床基因扩增检验实验室各区功能和仪器设备要求

（1）**试剂储存和准备区**　贮存试剂的制备、试剂的分装和扩增反应混合液的准备，以及离心管、吸头等消耗品的贮存和准备。贮存试剂和用于样本制备的消耗品等材料应当直

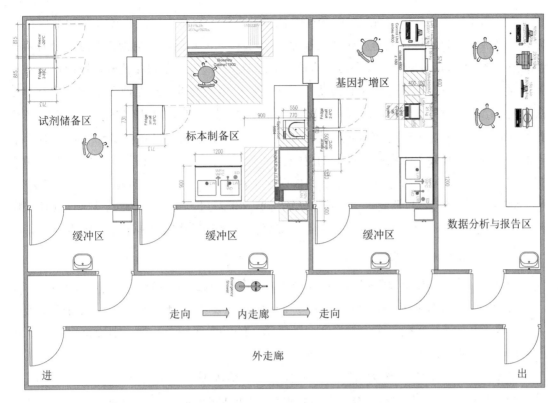

图 2-3　三区 +1 实验室分区参考方案

接运送至试剂贮存和准备区，不能经过扩增检测区，试剂盒中的阳性对照品及质控物不应当保存在该区，应当保存在样本处理区。

此区应配置的基本仪器设备：2～8℃和 -20℃以下冰箱、混匀器、微量加样器（覆盖0.2～1000μl）、可移动紫外灯（近工作台面）；消耗品：一次性手套、耐高压处理的离心管和加样器吸头、专用工作服和工作鞋（套）、专用办公用品等。

（2）样本制备区　核酸（RNA、DNA）提取、贮存及其加入至扩增反应管。对于涉及临床样本的操作，应符合生物安全二级实验室防护设备、个人防护和操作规范的要求。由于在样本混合、核酸纯化过程中可能会发生气溶胶所致的污染，可通过在本区内设立正压条件，避免从邻近区进入本区的气溶胶污染。为避免样本间的交叉污染，加入待测核酸后，必须盖好含反应混合液的反应管。对具有潜在传染危险性的材料，必须在生物安全柜内开盖，并有明确的样本处理和灭活程序。

此区应配置的基本仪器设备：2～8℃冰箱、-20℃或-80℃冰箱、高速离心机、混匀器、水浴箱或加热模块、微量加样器（覆盖0.2～1000μl）、可移动紫外灯（近工作台面）、生物安全柜、一次性手套、耐高压处理的离心管和加样器吸头（带滤芯）、专用工作服和工作鞋（套）、专用办公用品、如需处理大分子DNA，应当具有超声波水浴仪。

（3）扩增区　cDNA合成、DNA扩增及检测　为避免气溶胶所致的污染，应当尽量减少在本区内的走动。必须注意的是，所有经过检测的反应管不得在此区域打开。

此区应配置的基本仪器设备：核酸扩增仪、微量加样器（覆盖0.2～1000μl）、可移动紫外灯（近工作台面）、一次性手套、耐高压处理的离心管和加样器吸头（带滤芯）、专用工作服和工作鞋、专用办公用品等。

（4）扩增产物分析区　扩增片段的进一步分析测定，如杂交、酶切电泳、变性高效液

17

相分析、测序等。核酸扩增后产物的分析方法多种多样，如膜上或微孔板或芯片上探针杂交方法（放射性核素标记或非放射性核素标记）、直接或酶切后琼脂糖凝胶电泳、聚丙烯酰胺凝胶电泳、Southern 转移、核酸测序方法、质谱分析等。本区是最主要的扩增产物污染来源，因此必须注意避免通过本区的物品及工作服将扩增产物带出。在使用 PCR - ELISA 方法检测扩增产物时，必须使用洗板机洗板，废液必须收集至 1mol/L HCl 中，并且不能在实验室内倾倒，而应当至远离 PCR 实验室的地方弃掉。用过的吸头也必须放至 1mol/L HCl 中浸泡后再放到垃圾袋中按程序处理，如焚烧。由于本区有可能会用到某些可致基因突变和有毒物质如溴化乙啶、丙烯酰胺、甲醛或放射性核素等，故应当注意实验人员的安全防护。

此区应配置的基本仪器设备：微量加样器（覆盖 0.2 ~ 1000μl）、可移动紫外灯（近工作台面），消耗品：一次性手套、加样器吸头（带滤芯）、专用工作服和工作鞋、专用办公用品。

（六）高通量测序实验室

特点：与传统的分子诊断技术相比，高通量测序更加复杂，易污染，影响因素比较多。

近年二代基因测序（next - generation sequencing，NGS）技术快速发展，其应用已进展至临床检测，如遗传疾病、实体肿瘤、血液肿瘤、感染性疾病、人类白细胞抗原分析及非侵袭性产前筛查等。

NGS 检测实验室的总体设计与要求应参考《分子病理诊断实验室建设指南（试行）》《医疗机构临床基因扩增检验实验室工作导则》《个体化医学检测质量保证指南》《肿瘤个体化治疗检测技术指南》《个体化医学检测实验室管理办法》《测序技术的个体化医学检测应用技术指南（试行）》进行。

目前高通量测序通常都涉及基因扩增，而且检测具有高灵敏的特点，实验室分区设计同样应遵循"各区独立、注意风向、因地制宜、方便工作"的十六字原则，一般将检测过程分成试剂准备区、标本与文库制备区、文库扩增与检测区、测序区四个独立的实验区。整个区域有一个整体缓冲走廊。每个独立实验区设置有缓冲区，同时各区通过气压调节（图 2 -4）。

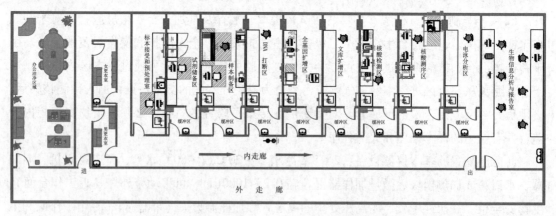

图 2 -4　医疗机构临床分子诊断实验室设计参考方案

在十六字一般原则的基础上，各实验室应根据所使用的检测平台、检测流程、检测项目及具体工作量"个性化"地制定分区数量和各区域面积大小。比如，一个高通量测序实验室使用 Illumina 平台进行染色体非整倍体 NIPS/NIPT，则至少需要 4 个区，即试剂准备区、标本与文库制备区、文库扩增与检测区、测序区。若使用 Ion Torrent 平台则需要 5 个分区，即在文库扩增与检测区之后增加扩增二区，进行乳液 PCR 和文库富集的操作。

若基于病理评估的组织样本（FFPE、新鲜），检测流程比 NIPS/NIPT 要复杂得多，分区也应相应增加，应包含：样本前处理区、试剂储存和准备区、样本制备区、文库制备区、杂交捕获区/多重 PCR 区域（第一扩增区）、文库扩增区（第二扩增区）、文库检测与质控区、测序区、数据存储区。各工作区空气及人员流向需要严格按照《医疗机构临床基因扩增检验实验室工作导则》。分区可根据实际情况合并，但是在前处理和建库时，血液样本应与组织样本分开。

有些实验室依然使用琼脂糖凝胶电泳方法对提取后的 DNA 或超声打断后的 DNA 进行片段分析，需要单独在电泳区进行，使用生物分析仪对 DNA 进行片段化分析也可以在此区完成，但不同的检测项目可以共用该区域。

高通量测序实验室设计需注意的几点：测序区应为恒温恒湿实验室，2 小时温度波动应小于 2℃；无创产前筛查实验室，因血浆提取为胎儿微量 DNA，为防止污染，不能与其他项目的标本制备区共用；实验室通风换气（＞10 次/小时）、生物安全柜等要求同普通基因扩增实验室。

（七）生物安全实验室

特点：指工作人员在实验过程中，通过吸入方式，吸入某些固有或外来物质而引起致命的或严重疾病的实验室区域。

由于 SARS、禽流感等的传播，目前在设计实验室时，必须强调生物安全性水平。由于这些物质的潜在危险性，在设计临床实验室时，应有相应的生物安全实验室及处理原则。实验室必须在一独立的建筑区或隔离区，如在检验科，应在一个相对独立区域，并设有自动关门系统。洗手池必须靠近门，而且是非手动式，要求有洗眼处。实验室应该严格分区，即更衣区、准备区、实验区。更衣室须有淋浴，进出实验室的物质必须通过熏蒸室和双层高压灭菌门进行实验室材料的输入和输出。当物质通过雾状形式而严重威胁到生命安全的区域，就必须按生物安全水平 4 级要求设计，对这种实验室的设计要求比水平 3 级更严格。

生物安全实验室的具体要求详见本书第十章"临床实验室安全管理"。

（八）临床输血实验室

二级以上医院应设独立输血科（血库），负责临床输血技术指导和技术实施。输血科实验室应具有特殊的地理位置，应远离污染源，采光明亮、空气流通，设在方便于临床科室抢救取血、标本送检等医疗活动的区域，并考虑以下因素：靠近手术室、重症医学科、急诊科等主要服务对象。科室用房面积应能满足其任务和功能的需要，原则上三级医院不少于 $80m^2$，二级医院不少于 $50m^2$，贮血室不少于 $30m^2$。

布局应符合卫生学要求，环境净化效果要符合国家输血行业标准，业务区与办公区分开、污染区与非污染区分开、血标本接收窗口和发血窗口分开。输血科工作用房包括：血型鉴定与配血实验室、输血相容性检测实验室、输血治疗室、血液处置室、储血室、发血室；值班室、资料档案室、办公室；应配备卫生、更衣等场所和设施，与业务工作区相对独立。

按工作流程分室分区，应用清洁区、半清洁区和污染区，各室或各区域有明显的标示。血液贮存、发放处和输血治疗室应设在清洁区，血液检验和处置室设在污染区，办公室设在半清洁区。

图 2－5 为××医院检验科布局平面图。

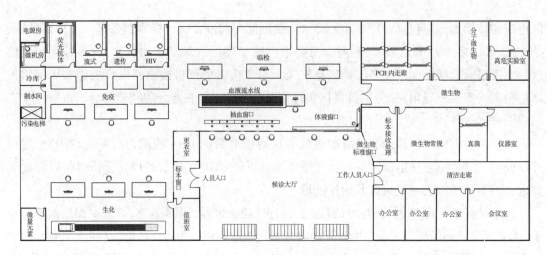

图 2 - 5　××医院检验科布局平面图

第三节　重要系统的匹配

电力系统、网络系统、给排水系统、采光通风冷暖系统、消毒感控系统，这些系统的网管设施布局是否合理将直接影响实验室的安全性，甚至影响检验结果的准确性。

一、电力系统

分为照明用电、动力用电和设备用电。电力系统设计要电气工程师科学计算负载及相匹配的网管、电线、开关、插座，否则有严重的用电安全隐患。

实验室所需照明设备的数量由以下因素决定：工作的类型、工作台面的颜色、工作室天花板和墙壁的颜色、固定照明与工作台面之间的距离、需要照明空间的大小。上述因素以及所需照明度标准一旦确定，即可选择一定数量的、符合照明度标准的照明设备。照明设备应安装成与工作台面呈垂直或对角线，这既统一布局又可消除物体遮挡产生的阴影。净化区应采用密闭灯具，普通实验区可根据吊顶材料选用普通灯具。实验室应配紫外灭菌灯，可按 $10 \sim 15m^2$ 配备一支紫外线灯，安装在天花板上的固定紫外灯，距地面的距离不要超过 2.1m。

设备电力网络要采用不间断电源与市电双回路设计，确保仪器运行不受停电或 UPS 故障的影响。在设计电源时除考虑实验室主要设备的用电功率外，应考虑今后实验室的发展，要有足够多的扩展量。生物安全实验室应设置专用配电箱。要设置切断电源的总闸刀和电源安全保护，并配备应急电源。

总的安全原则：要有合理的用电回路；要设置切断电源的总闸刀和电源安全保护。

二、通讯系统

空气运输系统和电脑网络分别用于实验室内和实验室与医院各科之间标本、信息交流。在检验流程的设计过程中就要充分考虑样本的采集与收检、检验与审核、报告的发放是否简捷，是否和网络的布设一致，是否能和医院网络对接、服务器的存放位置是否适中等，并做好隐藏布线工作。总之，实验室内的通信系统与机构的规模、复杂性相适应，以确保信息的有效传输。

除了传统的网络传输系统，气动管道系统也是新型智能检验发展所涵盖的重要部分。气动管道系统是以专用传输管道将医院的各个部门紧密地连接起来，构成一个封闭的管道网络，在中央控制中心的控制和监控下，以空气为动力使传输瓶在任意站点间往返活动。该系统可以实现样本、药品和其他轻便物品的自动传送。临床实验室一般用直径10.2cm的空气运输管将标本从收集区传送到实验室。该系统能提升医院的工作效率，同时有效避免样本运输所带来的交叉感染，将医院小型物品传输流从传统的人工传送变成了自动化智能传输。

三、给排水系统

此系统除了严格按消毒感控的要求外，要充分考虑目前及将来设备用水的需要，生化分析仪、酶免分析仪、洗板机、化学发光分析仪、血球计数仪等这些设备均需要去离子等不同级别的水质，可考虑集中水处理系统供水。可根据所有设备满负荷运行所需纯水水量及等级来确定合适制水设备及合适的供水点，所选设备水处理能力也应预留足够空间。另外要考虑仪器工作中的排污排水，因为检验科的给排水系统一定要并入医院的给排水系统才能达到排污消毒要求。实验室的出口处应设有洗手装置，洗手装置应使用非手动水龙头，生物安全实验室建议配自动手消毒装置，给水材料符合国家相关要求，不同等级实验室给排水设施要求见表2-4所示。

表2-4　不同等级实验室给排水设施要求

实验室级别	给排水设施要求
BSL-1	应设洗手池，宜设置在靠近实验室的出口处
BSL-2	每个实验室都应在靠近出口处设置洗手池、洗眼设施、紧急喷淋装置等
BSL-3	在半污染区和污染区的出口处设置洗手装置，其供水应该安装防回流的装置，应为非手动开关供水管。清洁区应该设淋浴装置，必要时在半污染区域设置紧急消毒喷淋装置等。主实验室内部不应设置地漏，半污染区和污染区的排水应同其他排水进行完全隔离，通过专门的管道收集，并进行消毒杀菌处理
BSL-4	除同BSL-3要求外，应在半污染区和污染区之间的缓冲间设置化学淋浴装置

四、通风、冷暖系统

在设计供热、通风和空调系统方面，应仔细全面地了解每间房间的用途，以达到理想要求。为了实验室的安全，必须装备中央空气处理系统。实验室区域的空气处理系统的大小和数量取决于许多因素，如控制区域大小和空间大小，该区域每台设备产生的热量和耐受性、员工数量、烟囱和有无生物安全室等。在最初通气设计中，对于空气处理系统的排除设备的扩展程度应是15%~25%，最好保证每小时至少12~16次空气交换。高危实验室、微生物实验室、基因扩增实验室、有洁净度要求的实验室等应有独立的送排风系统。还应注意：①室内气流，应使气流由清洁空间流向污染空间、由低污染空间流向高污染空间；室内送排风应采用上送下排方式；室内排风口应设在室内被污染风险最高的区域，且布置于一侧。②生物安全柜（biological safety cabinet，BSC），BSC不宜安放在送风口下方以免气流受到后者的干扰。

每个实验室的排气管道必须通过它们各自独立的路线到建筑物外面。必须远离摄入的新鲜空气，同时在顺风处。污染的空气通过各类烟囱和生物安全柜来处理。实验室烟囱的排气管道可以和实验室内的其他排气系统连在一起，但任何实验室烟囱排出的空气不可被再循环。

由于设备的不同，产生不同的热量和有不同的操作耐受性，每个实验室应该有自己的温度控制装置。当设备增加时，温度需要调节。空调系统应为独立系统。一是生物安全需要，二是便于根据室内温度随时调整开启时间，原则上设备用房的空调要加大功率以便满足工作环境温度需求，一些高精尖设备对环境要求高的，要安装冷暖两用空调。

五、消毒感控系统

消毒感控的设备、制度、监测是保证实验室的生物安全性基础，要严格按照法律法规和行业标准装备，建筑设计取材时要使用光滑、易洁、耐腐材料，环境卫生无死角。自动感应设施、空气消毒、环境消毒、动态消毒、静态消毒相结合，空气消毒最好使用动态消毒，体现"以人为本"的人文关怀，确保工作环境的消毒安全有效。

六、储存系统（冷藏和非冷藏）

存储空间大小和类型可根据实验室所需物品的订货周期、存储寿命和温度要求等因素进行估算。一般来讲，适当的储存空间应占实验室净面积的12%～17%。实验室不需要的物品和记录应放在实验室工作外的地方，同时应按要求放置足够时间。对一些不需冷藏的试剂，应用专一房间储藏。冷库是为需要控制储存温度的物品提供大的集中的储存区域。除了必须用冷库外，一般选用可移动冰箱和冷冻柜。冰箱的门要求用玻璃门，其优点在于能看见冰箱中的物品，可降低冰箱开关的次数。

储存区域的局部暖气、冰箱和空调标准应在实验室设计时加以考虑。对在一个大的集中储存区域，要求有独立的温度控制和监控系统。

七、消防设施

实验室有许多电器设备和电路，还有一些化学易燃易爆试剂。因此，防火防爆尤为重要，目前大多数医院设计均使用的是常规喷淋灭火，这是不对的，实验室的消防灭火设施应使用气体（七氟丙烷）灭火，这样对设备没有损坏。应设计紧急撤离路线，紧急出口处应有明显的标识。

八、生物安全

具体要求详见本书第十章"临床实验室安全管理"。

本 章 小 结

检验科的建筑设计涉及面广，专业性强，要把检验科设计成规划合理、布局科学、安全舒适、大方美观的科室，给患者信任感，给员工归宿感和自豪感。这单纯靠检验科难以完善，必须从医院领导决策层开始，从思想认识上转变，动员医务科、设备科、感控科等部门共同参与，以法律法规、国家标准《医学实验室质量和能力的专用要求》和行业标准为依据，这种无障碍式的设计充分体现了"以患者为中心"的人文关怀，和人与环境的和谐，它使环境安全舒适、沟通无阻，给人产生愉快心情。通过合理的设计，不但患者投诉大幅下降，检验质量也明显上升，科内工作人员互动互助增加，凝聚力空前上升，工作效率大幅提高。工作环境的改善促进了医患关系融洽，最终提高了医疗质量，医院也充分享受到：沟通交流是生产力，环境是生产力，医患关系也是生产力所带来的快乐，这些正是科学合理设计所带来的结果。

（郝晓柯）

扫码"练一练"

扫码"学一学"

第三章　临床实验室质量管理体系

第一节　临床实验室质量管理体系的概念和组成

一、质量管理体系的概念

GB/T 19001 – 2008《质量管理体系标准》对质量管理体系进行了定义："在质量方面指挥和控制组织的管理体系"。它对管理体系的定义是："建立方针和目标并实现这些目标的体系"。它对体系的定义是："相互关联或相互作用的一组要素"，综合起来，临床实验室质量管理体系是指挥和控制实验室建立质量方针和质量目标并实现质量目标的相互关联或相互作用的一组要素。GB/T 27025 – 2008《检测和校准实验室能力的通用要求》对质量体系进行了定义："为实施质量管理所需的组织结构、程序、过程和资源"。对临床实验室而言，两者的含义是一致的，前者着重于质量管理体系的精确含义，而后者更侧重于质量管理体系的组成。临床实验室主要工作是为临床诊断和治疗提供实验数据，最终成果主要体现在检验报告上，因此，能否向临床提供高质量（准确、可靠、及时）的检验报告，得到患者和临床的信赖与认可，满足患者和临床的要求，始终是临床实验室质量管理体系的核心问题。

二、质量管理体系的构成

按照 GB/T 27025 – 2008《检测和校准实验室能力的通用要求》对质量管理体系的定义，质量管理体系由组织结构、程序、过程和资源四部分组成。

1. 组织结构　组织结构是指一个组织为行使其职能，按某种方式建立的职责权限及其相互关系。组织结构的本质是实验室职工的分工协作关系，目的是为实现质量方针、目标，内涵是实验室职工在职、责、权方面的结构体系。

2. 程序　为进行某项活动所规定的途径称之为程序。实验室为了保证组织结构能按预定要求正常进行，除了要进行纵横向的协调设计外，程序或管理标准的设计也非常必要。程序性文件是实验室人员工作的行为规范和准则。明确规定从事与某一程序文件对应的工作应由哪个部门去做，由谁去做，怎样做，使用何种设备，需要何种环境条件下去做等等。凡是形成文件的程序，称之为"书面程序"或"文件化程序"。编制一份书面的或文件化的程序，其内容通常包括目的、范围、职责、工作流程、引用文件和所使用的记录、表格等。建立程序文件时，应实事求是，不要照搬其他实验室的文件，必须能客观反映本实验室的现实和整体素质。程序性文件既然作为客观工作的反映，就应对实验室的人员有约束力，任何涉及某一工作领域的人员均不能违反相应的程序。

3. **过程**　将输入转化为输出的一组彼此相关的资源和活动。从过程的定义可以理解为，任何一个过程都有输入和输出，输入是实施过程的依据或基础，输出是完成过程的结果，完成过程必须投入适当的资源和活动。过程是一个重要的概念，有关实验室认可的 ISO 标准或导则都是建立在"所有工作是通过过程来完成的"这样一种认识的基础之上的。

4. **资源**　资源包括人员、设备、设施、资金、技术和方法。衡量一个实验室的资源保障，主要反映在是否具有满足检验工作所需的各种仪器、设备、设施和一批具有丰富经验、有资历的技术人员和管理人员，这是保证具有高质量检验报告的必要条件。检验科为了维持、发展和提高学术素质与技术水平必须做好六个方面的工作，即全面管理、人才培养、仪器装备、全面质量保证、创新和特色建设及临床意识（即不断地将实验室与临床工作相结合）。

前已述及，质量体系分为组织结构、程序、过程和资源，彼此间是相对独立的，但其间又有互相依存的内在联系。

三、组织结构的确定和资源配置

（一）组织结构的确定

实验室应明确各个组成部分（部门），并对各个部分（部门）的隶属、管理关系进行清晰的描述。例如，某临床实验室由若干个专业实验室构成，各个专业实验室负责各自专业领域的检验；实验室还设有技术管理层和质量管理层，各个专业实验室也应接受这两个部门的管理；技术管理层和质量管理层也存在协调统一的关系等。实验室上述组织结构可以用结构图并辅以文字说明来描述。在图中，可用方框表示各种管理职务或相应部门，用箭头表示权利的指向，通过箭头线将各方框连接，可标明各种管理职务或部门在组织结构中的地位以及它们之间的关系，下级（箭头指向）必须服从上级（箭头发出）领导。在这里要着重指出的是，实验室的组织结构应能满足服务的全过程的需要，也就是说从样本采集前到检验结果报告发出后的全过程，以及相关的技术管理、质量管理、器材采购、培训再教育等过程，均应有相应的机构负责。

其次，还要明确实验室的隶属关系，例如，医院所属的实验室，要接受所在医院人事、财务、器材等部门的管理。这种关系也可以用结构图来进行描述。要求结构图能确定实验室在母体组织（如医院）中的地位，描述清楚实验室与母体组织中各个机构的关系。如果结构图不能完整描述，就应辅以文字说明。除此之外，临床实验室还可能与其他机构发生关系，例如，国家或地方规定的实验室质量控制部门、计量校准部门，如实验室与这些机构发生关系，就应对这种关系进行明确规定。

第三，实验室还应对内部所有成员关系进行规定。这就要求对所有实验室成员进行岗位描述，这种描述层次可从上至下进行，如先描述质量主管，然后再描述质量管理小组各成员；先描述专业实验室组长，再描述专业实验室成员。各岗位职责描述，要求简单明确地指出该岗位的工作内容、职责和权利、与组织中其他部门和职务的关系。这里要着重指出的是，岗位不能漏人，即实验室设立了该岗位，却没有相应的人员设置。当然，一个人可同时负责多个岗位。实验室应该规定各岗位的任职条件，如岗位要求的基本素质、技术知识、工作经验等条件。并对成员的资质进行评定，没有一定的资质就不能委任相应的职务。

另外依据国家实验室认可的准则《医学实验室质量和能力的专用要求》，实验室还必须（非全部）设置的职能单位有：

1. 应设立负责培训及其监督的管理者（或机构） 实验室成员的培训在此标准中占有十分重要地位。负责成员培训和监督的人员应具备相当的资质。标准规定他们应熟悉相关检验目的、程序和检验结果评价。

2. 应设立技术管理层 技术管理层应该由多名在实验室某个专业领域内基本知识、基本技能、学术研究等方面领先的人员组成。他们的主要职责是对实验室的运作和发展进行技术指导，并提供相应的资源。

3. 实验室管理层应任命一名质量主管（也可以采用其他名称） 质量主管应有明确的职责和权利，拥有一定的实验室资源，以保证他能监督实验室整个质量管理体系的有效运行；质量主管直接对实验室管理层（者）负责，其工作不受实验室内其他机构和个人的干扰。

（二）资源配置

资源包括人员、设备、设施、资金、技术和方法。资源是实验室建立质量管理体系的必要条件。例如，临床实验室要建立血常规分析管理体系，管理者就应该配备有能力进行血常规分析的人员和相应的仪器设备，提供一定的设施和环境以保证血常规分析能正常运行，还应给予一定的资金支持，此外，血常规分析还必须有符合标准的技术和方法。但是资源的配置以满足要求为目的，不可造成浪费。

四、人员管理

实验室应制定文件化程序，对人员进行管理并保持所有人员记录，以证明满足要求。

（一）人员资质与岗位要求

1. 人员资质 实验室管理层应将每个岗位的人员资质要求文件化。该资质应反映适当的教育、培训、经历和所需技能证明，并且与所承担的工作相适应。对检验做专业判断的人员应具备适当的理论和实践背景及经验。对 PCR 等检验项目检验人员需获得专门资质。特殊检验项目需检验医师批准报告。

2. 岗位描述 实验室应对所有人员的岗位进行描述，包括职责、权限和任务。

（二）人员培训

1. 新员工岗前教育 实验室应有程序向新员工介绍组织及其将要工作的部门或区域、聘用的条件和期限、员工设施、健康和安全要求（包括火灾和应急事件）以及职业卫生保健服务。

2. 培训内容 实验室应为所有员工提供培训，包括质量管理体系、所分派的工作过程和程序、适用的实验室信息系统、健康与安全，包括防止或控制不良事件的影响，伦理、患者信息的保密等。对在培人员应始终进行监督指导。应定期评估培训效果。

3. 能力评估 实验室应根据所建立的标准，评估每一位员工在适当的培训后，执行所指派的管理或技术工作的能力。应定期进行再评估。必要时，应进行再培训。

4. 员工表现的评估 除技术能力评估外，实验室应确保对员工表现的评估考虑了实验室和个体的需求，以保持和改进对用户的服务质量，激励富有成效的工作关系。

5. 继续教育和专业发展 应对从事管理和技术工作的人员提供继续教育计划。员工应参加继续教育。应定期评估继线教育计划的有效性。员工应参加常规专业发展或其他的专业相关活动。

（三）人员记录

应保持全体人员相关教育和专业资质、培训、经历和能力评估的记录。这些记录应随时可供相关人员利用，并应包括（但不限于）以下内容：教育和专业资质、证书或执照的复件（适用时）、以前的工作经历、岗位描述、新员工入岗前介绍、当前岗位的培训、能力评估、继续教育和成果记录、员工表现评估、事故报告和职业危险暴露记录、免疫状态（与指派的工作相关时）等。

第二节 临床实验室质量管理体系的建立

临床实验室建立质量管理体系首先是一种自我认识、自我评价的过程，然后才是引进国际先进管理经验，提高管理水平，不断发展的过程。

一、质量管理体系建立的依据及基本要求

（一）质量管理体系建立的依据

临床实验室质量管理体系建立的依据应该是相应的国家或国际标准，国际标准ISO15189（2012 版）《医学实验室质量和能力的专用要求》对管理要求和技术要求均做出了详细的规定，临床实验室可遵照执行。

扫码"看一看"

（二）建立质量管理体系的要求

1. 注重质量策划 策划是一个组织对今后工作的构思和安排。没有好的策划，建立质量管理体系是不可能的；有效的质量管理体系也不是偶然能达到的，往往需要经过精心的策划和周密的计划安排。事实上，质量管理体系的任何一项活动，要取得成功，第一步就是要做好质量策划。

2. 注重整体优化 质量管理体系是一种体系，是相互关联或相互作用的一组要素组成的整体。研究体系的方法是系统工程，系统工程的核心是整体优化。实验室在建立、运行和改进质量管理体系的各个阶段，包括质量管理体系的策划、质量管理体系文件的编制、协调各部门和各要素质量活动之间的接口，都必须树立总体优化的思想。

3. 强调预防为主 预防为主，就是将质量管理的重点从管理"结果"向管理"因素"转移，不是等出现不合格才去采取措施，而是恰当地使用来自各方面的信息，分析针对潜在的不合格因素，将不合格消灭在形成过程中，做到防患于未然。

4. 一切以满足患者和临床医护部门的要求为中心 满足患者和临床医护部门的要求是临床实验室建立质量管理体系的核心，所建立的质量管理体系是否有效，最终应体现在能否满足患者和临床医护部门的要求上。

5. **强调过程概念** 将活动和相关的资源作为过程进行管理，可以更高效地得到期望的结果。任何利用资源并通过管理，将输入转化为输出的活动，都可视为过程。

6. **重视质量和效益的统一** 质量是临床实验室生存的目的，效益是实验室生存的基础。一个有效的临床实验室质量管理体系，既要能满足患者和临床医护部门的要求，也要能充分实现实验室本身的利益。实验室应在考虑利益、成本和风险的基础上使质量最佳化。

7. **强调持续的质量改进** 所有的有关质量管理体系的国家或国际标准都特别重视质量改进，不能得到持续改进的质量管理体系不能长期维持。当然，持续改进也是实验室生存、发展的内在要求。

8. **强调全员参与** 全体员工是临床实验室的基础。实验室的质量管理不仅需要管理者的正确领导，还有赖于全员的参与。在质量管理体系中，要特别强调团队精神。

二、质量管理体系的策划与准备

质量管理体系的策划与准备是成功建立质量管理体系的关键，尤其在我国现阶段，质量管理体系对大多数临床实验室来说是新事物，从管理层到一般工作人员对质量管理体系的概念、依据、方法，甚至目的都缺乏了解，更没有建立质量管理体系的经验，所以医学实验室质量体系建立过程中的策划与准备就显得尤为重要。

首先要对实验室全员进行教育培训。让每个成员对质量管理体系的概念、目的、方法、所依据的原理和国际标准都有充分的认识，同时要让他们认识到实验室的质量管理现状与先进管理模式之间的差异，认识到建立先进质量管理体系的意义。对决策层，要在对有关质量管理体系国际标准的充分认识上，明确建立、完善质量体系的迫切性和重要性，明确决策层在质量体系建设中的关键地位和主导作用；对管理层，要让他们全面了解质量管理体系的内容；对于执行层，主要培训与本岗位质量活动有关的内容。

质量方针是由实验室的最高管理者正式发布的该实验室总的质量宗旨和质量方向，它是指引实验室开展质量管理的大纲，是建立质量管理体系的出发点。质量方针是实验室质量管理文件中必不可少的部分。标准规定，质量方针应涵盖以下内容：实验室计划提供的服务范围，如检验、咨询等；实验室管理层制定的服务标准以及相应的向服务对象的承诺；质量管理体系的中长期目标，一般为 3~5 年（年度目标属短期目标，可不在质量手册中出现，而在年度计划中出现）；所有的实验室成员熟悉并遵守该实验室质量管理体系文件规定的承诺；实验室保证具有良好的职业规范、合格的检验质量以及所有活动符合质量管理体系规定的承诺等。如上所述，质量方针包括的内容较多，但应尽可能简明扼要，因为它是以"口号"的形式来表述的。当然，为了便于员工理解，可以在质量手册中加以适度的解释说明。所有实验室成员必须熟记质量方针，并落实到自己的本职岗位上。

质量目标是质量方针的具体化，为在一定的时间范围内或限定的范围内，实验室所规定的与质量有关的预期应达到的具体要求、标准或结果。质量目标是与质量有关的目标，它是围绕质量方针来展开的，与质量无关的实验室目标不应写进质量目标中；质量目标应尽量量化，具有可测量性。

质量管理体系都有其方针和目标，但每个实验室的具体情况不同，质量方针和目标也不同，质量目标要符合实验室的实际情况，不可过高或过低，是实验室预期能达到的，且能反应实验室的能力。依据国际标准建立的质量管理体系最终受益的将是三方：实验室本身、服务对象及实验室资源供应方。不同的临床实验室，应根据自己的具体情况，也就是根据与自己相关的以上三方的具体情况，来制定质量管理体系。质量管理体系方针和目标的制定应考虑以下四个方面的内容：①实验室的服务对象和任务：以检测为主，还是以校准为主；以服务临床患者为主，还是科研为主；综合性医院的实验室还是专科医院实验室；是否服务疑难危重患者；是否服务特殊患者等。一般而言，科研的临床实验室要求实验结果的准确性和精确性，临床实验室还应考虑患者的满意度；综合大医院要求实验项目齐全，社区小医院则具备一般实验项目即可。实验室的服务对象和任务不同，其质量方针和目标肯定不同。②实验室的人力资源、物质资源及资源供应方情况。不同规模、不同实力的实验室所能达到的质量是不一样的，质量方针和质量目标既不可偏高，也不可偏低。③要与上级组织保持一致，实验室的质量方针和目标应是上级组织的质量方针和目标的细化和补充，绝对不能偏离。④各个实验室成员能否理解和坚决执行，不能理解和执行的方针和目标是毫无意义的。

质量管理体系的建立来源于对实验室的现状调查和分析，调查分析的目的是为了合理地选择质量体系的要素。调查和分析的具体内容包括：实验室已有的质量体系情况、检测结果要达到何种要求、实验室组织结构、检测设备、人力资源等。经过调查和分析后，确定要素和控制程序时要注意：是否符合有关质量体系的国际标准；是否适合本实验室检测/校准的特点；是否适合本实验室实施要素的能力；是否符合相关法规的规定。

三、过程分析与过程管理

系统地识别和管理实验室所有的过程，特别是这些过程之间的相互作用，就是"过程方法"；识别出过程中的各个环节及其相互作用，即为过程分析，它是质量管理考虑问题的一种基本思路，是过程管理的前提。质量管理体系是通过一系列过程来实现的，质量策划就是要通过识别过程，确定输入和输出，确定将输入转为输出所需的各项活动、职责和义务，所需的资源、活动间的接口等。

在检验科所进行的每一项样本的检查或分析过程就是一组相互关联的与实施检测有关的资源、活动和影响量。资源包括检测人员、仪器（包括试剂）、程序（包括各项规章制度、操作手册）、检测方法等。影响量是指由环境引起的，对测量结果有影响的各种因素。检测过程的输入是被测样本，在一个测量过程中，通常由检测人员根据选定的方法，校准的仪器，经过溯源的标准进行分析，检测过程的输出为测量结果，即向临床发出的检验报告。

在检验科日常工作中，每一项检验报告都要经历：医生申请检查项目、样本采集与运送、样本编号、检测、记录、发出报告、实验数据准确地运用于临床等多个过程，这些过程的集合形成全过程。上一过程质量控制完成后即作为下一过程的输入，下一过程得到上一过程的输入结果，经过质量控制再将结果输入给它的下一过程。如此传递，并涉及过程相关的横向过程，从而形成完成检验报告的全过程。

在医学检验中，经常将这一过程分为 3 个阶段，即分析前质量控制、分析中质量控制和分析后质量控制。分析前质量控制主要包括两个过程，第一是医生能否根据患者的临床表现和体征，为了明确诊断和治疗，从循证医学的角度选择最直接、最合理、最有效、最经济的项目或项目组合申请检测。第二是样本在采集过程、保存与运送方向的质量控制措施。如果医护人员不能及时送检样本，样本还没有检测，已经就有了使实验结果不准确的因素了。分析中的质量控制主要涉及人员素质、仪器校准、量值溯源、方法选择、试剂匹配等多方面因素。这些都需实验室有完整的质量体系和标准化、规范化管理为基础的。分析后质量控制方面涉及实验结果的再分析、再确认，保证合格的报告的发生及保证实验结果发给临床，临床医生能合理地分析报告，正确的运用数据，用于诊断和治疗。这就需要检验科经常地与临床科室进行信息交流和学术往来。可以看出在这个全过程中，只有每个过程的输出均能满足下一个过程的质量要求时，才能确保全过程输出的质量要求。因此，在检验报告形成的全过程中，任何一个小过程或相关过程的输出质量都会影响全过程的最终输出结果。所以要对所有质量活动过程进行全面控制，即全面质量管理体系。

过程分析一般采用先主干后分支的方法来进行，如实验室对试剂的管理可分析成如图 3-1 所示。

任何事物均有一个发展的过程，事物的发展过程即为"过程"，所以质量管理体系中各要素均可分析为一个过程。如人员管理可分析成如图 3-2 所示。

然后对主干中各分支进行分析，还可能对分支的分支进行分析，如岗前培训可分为：初次上岗、长期离岗、转岗等情况；转岗又可分为专业内转岗和专业间转岗。当然，从事新的岗位前，必须经过相对应的专业技能培训和质量管理培训。上述的专业内转岗，在医学实验室也比较常见，例如，某位员工原先在免疫实验室从事检测工作，但现在要从事检验结果的确认和检验报告的审核工作，这种情况下，也应经过培训。

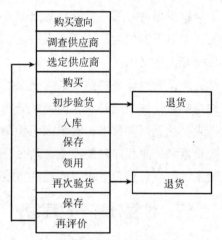

图 3-1　试剂管理过程

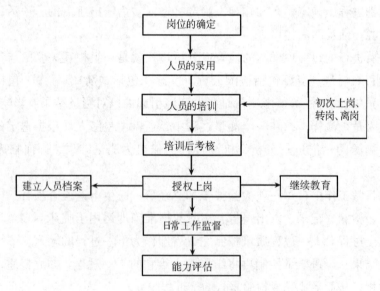

图 3-2　人员管理过程

对过程进行详细的分析后，得出主干、分支中的各环节、各要素，然后对各环节、各要素进行规定。环节、要素的规定要满足四个条件：什么人负责或做这件事，怎么做这件事，在什么时限内做这件事，做完这件事后要留下什么记录。如图 3-3 中，在对检验结果修改这一环节进行分析时，可分析出检验结果修改可发生在检测完毕后、数据传输或输入、确认结果后、检验报告发出后、回顾性分析的几个时段；在各个时段修改检验结果要明确修改的权限、如何修改、修改完后要留下何种记录等。

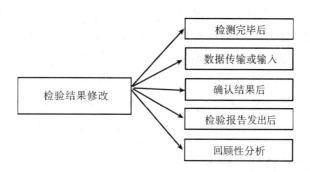

图 3 - 3 检验结果修改各环节分析

四、质量指标

1. **定义** 质量指标（quality indicator，QI）：是一组内在特征满足要求程度的度量。

质量指标是质量的测量"标尺"，其可度量影响实验室服务和检测质量的因素或过程，衡量实验室满足用户要求的程度，是传统质量控制方法的有益补充。质量指标大体可分为检验（分析）前、检验（分析）中和检验（分析）后过程的质量指标，其可用具体的数值（如规定的时间）、产出百分数（在规定要求内的百分数）、缺陷百分数（在规定要求外的百分数）、百万机会缺陷数或六西格玛级别等形式表示。如"要求"为实验室所有检测项目都必须开展室内质量控制，则开展室内质量控制的检验项目数占同期实验室内检验项目总数的百分比（率）就是对此要求或此过程质量的一个度量。

2. **重要的质量指标** 检验前过程质量指标有标本类型错误率、标本容器错误率、标本采集量错误率、血培养污染率、抗凝标本凝集率、检验前周转时间中位数等，检验过程质量指标有室内质控项目开展率、室内质控项目变异系数不合格率、室间质评项目参加率、室间质评项目不合格率、无室间质评计划检验项目实验室间比对率、实验室内周转时间中位数等，检验后过程质量指标有检验报告不正确率、危急值通报率、危急值通报及时率等。此外，医护满意度、患者满意度、实验室投诉数等也被纳入质量指标监控。

3. **质量指标的意义** 临床实验室的服务和检验质量对医疗决策起着至关重要作用，而影响其服务和检测质量的因素贯穿于分析前、分析中和分析后的全过程。医学实验室认可的核心是建立全面的质量管理体系，实施过程分析和过程管理，其中过程控制的手段和方法之一即为建立质量指标。

质量指标就是从实验室服务的各个过程中挖掘出来用以评价质量过程好坏的量度，其可用于监测和评价检验全过程中各个关键步骤的性能是否满足要求或满足要求的程度。同时还可监测实验室非检验过程，包括实验室安全和环境、设备性能、人员能力、文件控制系统的有效性。因此，临床实验室质量指标是质量和患者安全的基本工具。

临床实验室应建立和实施质量指标以识别问题、度量和量化检验全过程的关键环节，减少误差，增加患者安全，提高实验室的服务和检测质量，满足全面质量管理的要求。

4. **质量指标的用途** 实验室通过质量指标的纵向数据比较，可帮助实验室发现检验全过程中存在的潜在危害因素，及时采取适当的应急措施和/或纠正措施，甚至导出预防措施。同时通过质量指标的外部评价，与同行比较数据，可评价和定位自身的实验室服务质量。

（1）帮助实验室达到制定的质量目标。

（2）帮助实验室监测检验性能、识别过程差错，决定采取行动的阈值。

（3）通过参加第三方组织的室间质量评价计划，发现自身难于发现的问题，参照基准调整制定自身的行动计划，实施并加以验证持续改进质量管理水平。

（4）为管理体系的内审或管理评审提供实验室质量管理过程的横向比较依据，制定具体的改进措施提供有价值的数据信息。

（5）为实验室参加第三方组织的认可或认证提供客观的评价依据。

五、质量管理体系文件的编制

编制质量管理体系文件，是建立标准化的质量管理体系的过程中的一项重要工作。质量体系文件是质量体系存在的基础和依据，也是体系评价、改进、持续发展的依据。

质量手册是指按规定的质量方针和目标以及适用的国际标准描述质量体系；质量体系程序是指描述为实施质量体系要素所涉及的各职能部门的活动；其他质量文件是指详细的作业文件。

质量体系文件具体包括：质量手册；质量体系程序文件；作业指导书，也叫标准操作规程（standard operation produce，SOP）；表格和记录。（图3-4）

质量体系文件的编制过程中应注意以下问题：①文件应具有系统性。质量体系文件应反映一个实验室质量体系的系统特征，是全面的，各种文件之间的关系是协调的，任何片面的、相互矛盾的规定都不应在文件体系中存在。②文件应具有法规性。文件经最高管理者批准后，对实验室的每个成员而言，它是必须执行的法规文件。③文件应

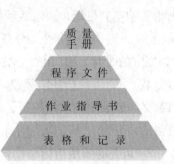

图3-4 质量体系文件

具有增值效用。文件的建立应达到改善和促进质量管理的目的，它不应是夸夸其谈的实验室装饰品。④文件应具有见证性。编制好的质量体系文件应可作为实验室质量体系有效运行的客观证据，这也是文件的重要作用之一。⑤文件应具有适应性。质量体系决定文件，而不是文件决定质量体系，质量体系发生变化，文件也应作相应变化。

体系文件编制的基本步骤：①根据准则确定适用的质量管理体系文件要求。②通过各种手段，如问卷调查和面谈，收集有关现有质量管理体系和过程的数据。③列出现有适用的质量管理体系文件，分析这些文件以确定其可用性。④对参与文件编制人员进行文件编制以及适用的质量管理体系标准或选择的其他准则的培训。⑤从运作部门寻求并获得的其他源文件或引用文件。⑥确定拟编制文件的结构和格式。⑦编制覆盖质量管理体系范围中所有过程的流程图。⑧对流程图进行分析以识别可能的改进并实施这些改进。⑨通过试运行，确认这些文件。⑩在实验室内使用其他适宜的方法完成质量管理体系文件。⑪在发布前对文件评审和批准。

以下分别介绍各种质量体系文件的具体含义及编制要领。

（一）质量手册

质量手册的核心是质量方针目标、组织机构及质量体系要素描述。质量手册中"质量方针目标"章节，应规定实验室的质量方针，明确实验室对质量的承诺，概述质量目标。

还应证明该质量方针如何为所有员工熟悉和理解，并加以贯彻和保持。"组织机构"章节应明确实验室内部的机构设置，可详细阐明影响到质量的各管理、执行和验证职能部门的职责、权限及其接口和联系方式。"质量体系要素"章节应明确规定质量体系由哪些要素组成，并分别描述这些要素。

质量手册通常包括如下内容：①标题、引言和范围，通常情况下，实验室的质量管理体系如未涉及某些专业，则应在适用范围内说明，如"本质量管理体系不适用分子生物学专业"；②目次；③评审、批准和修订，即质量手册的文件控制信息；④授权书，包括实验室母体组织法人对实验室负责人的授权书；⑤临床实验室简介，资源以及主要任务；⑥实验室公正性声明，包括实验室保证员工公正、诚实的声明以及遵守有关标准、准则的声明；⑦质量方针和质量目标；⑧组织、职责和权限；⑨质量管理体系的描述；⑩质量管理体系文件构架的描述；⑪附录，即支持性文件附录、程序文件汇总表、作业文件汇总表、检验项目一览表、记录汇总表等。

（二）质量体系程序文件

质量体系程序文件是对完成各项质量活动的方法所作的规定。其含义可从如下方面加以理解：①对影响质量的活动进行全面策划和管理，规定的对象是"影响质量的活动"。②包括质量体系的一个逻辑上独立的部分。③不涉及纯技术性的细节，这些细节应在作业指导书中加以规定。④不是工作程序文件，是质量管理的程序文件。程序文件是质量手册的核心内容，是质量手册的支持性文件，是质量手册中原则性要求的展开与落实。因此，编写程序文件时，必须以手册为依据，符合手册的规定和要求。程序文件应具有承上启下的功能，上接质量手册，下接作业指导书，控制作业文件，并把手册纲要性的规定具体落实到作业文件中，从而为实现对报告/证书的有效控制创造条件。

程序文件的结构和内容应遵循"5W + 1H"原则：

Why（目的）：即执行程序文件的目的、执行程序文件要达到什么目的；

What（做何事）：即程序的主要内容，执行程序文件要做什么事；

Who（何人做）：规定哪些人为程序的执行者；

When（何时做）：规定程序的执行时间或时间顺序；

Where（何地做）：规定程序的执行地点或空间顺序；

How（如何做）：规定程序的具体执行过程。

1. 程序文件的结构设计　每个程序文件在编写前应先进行结构的设计，设计的方法是：

（1）列出每个程序中涉及的活动对应的要求；

（2）按活动的逻辑顺序展开；

（3）将实验室的具体活动方法进行分析，并写入相应的结构内容中；

（4）考虑运作程序时应保存的记录。

2. 程序文件编写的基本方法

（1）根据类似的程序文件结构的流程图进行展开；

（2）流程图中内容作为文件中主要考虑的大构架即大条款；

（3）根据构架增加具体的内容细则即结构内容，将结构内容作为大条款中的分条款；

（4）结构内容中应主要描述谁实施这些工作，如何实施的步骤及实施后应保存的记录等。

3. 程序文件的内容

（1）标题　标题应能明确识别程序文件。

（2）目的　程序文件应规定其目的，说明为什么开展该项活动。即为什么做（why）。

（3）范围　程序文件应描述其适用范围，活动涉及的（产品、项目、过程、活动等），包括适用和不适用的情况。

（4）职责和权限　程序文件应明确人员和（或）实验室职能部门的职责和权限。即谁、做什么（who 和 what）。

（5）活动的描述　对活动描述的详略程度取决于活动的复杂程度、使用的方法以及从事活动的人员所必需的技能和培训的水平。不论其详略程度如何，适用时，对活动的描述应考虑以下方面：①明确实验室及其顾客和供方的需要。②以与所要求的活动相关的文字描述和（或）流程图的方式描述过程。③明确做什么、由谁或哪个职能、为什么、何时、何地以及如何做。④描述过程控制以及对已识别的活动的控制。即描述影响质量的因素的控制：人、机器、材料、方法、测试、环境、信息、溯源、抽样、样本等。⑤明确完成活动所需的资源（人员、培训、设备和材料）。⑥明确与要求的活动有关的文件。⑦明确过程的输入和输出。⑧明确要进行的测量。

实验室可以决定将上述部分内容在作业指导书中加以描述是否更为适宜。

（6）记录　在程序文件中的该部分或其他相关部分应规定所涉及活动的记录，适用时应明确这些记录所使用的表格，应规定记录的填写、归档以及保存的方法。

（7）附录　在程序文件中可包括附录，其中包含一些支持性的信息，如图表、流程图和表格等。

（8）评审、批准和修订　应明确程序文件的评审和批准以及修订的状态和日期。

（三）作业指书

详见本章第三节。

（四）表格和记录

制定和保持表格是为了记录有关的数据，以证实满足了质量管理体系的要求。表格包括标题、标识号、修订的状态和日期。表格应被引用或附在质量手册、程序文件和（或）作业指导书中。表格要具有自明性，用填空、选择方式或有填写说明，即不用看程序、作业文件等也可操作填写；表格还要具有简便性，能画钩的就不写数字，能写数字的就不写字母，能写字母的就不写汉字，能写汉字的就不做简答题，能做简答题的就不做论述题，简洁为上。宜用电子记录。

记录是质量管理的一项重要基础工作，是质量体系中的一个关键要素。记录的定义是：阐明所取得的结果或提供所完成活动的证据的文件。它为可追溯性提供文件，它是实验室活动结果的表达方式之一，是活动已经发生及其效果的证据性文件。如实验室对所有仪器进行了校准并形成记录，那么仪器校准这一活动的结果就可在记录上表达出来，仪器校准这一活动就可追溯，如果没有记录，所有活动的可追溯性就无从谈起。它是记载过程状态和过程结果的文件，是一种客观证据，可证实实验室的质量保证。它可为采取预防措施和纠正措施提供依据。实验室采取纠正措施、预防措施，此过程如何、达到何种效果，都可以通过相应的记录得到验证。记录还是信息管理的重要内容，离开及时、真实的质量记录，信息管理就没有实际意义。

实验室不但要建立足够和符合要求的记录，而且要对记录进行严格的管理。实验室应建立记录管理程序，对下述方面进行规范：记录应有惟一标识，便于识别；记录的采集，即如何进行记录，应包括记录的方式与形式（实验室有各种各样的活动，产生各种各样的结果，记录的方式和形式自然有所不同）；实验室应对记录有统一管理，建立记录目录或索引；规定记录查取的方式和权限；规定记录保存的方式、责任人及持续时间；记录的维护以及安全处理，如记录出现破损怎么办，如何防止记录的丢失、盗用等。

记录应清晰，不能字迹模糊；记录的内容和表达要明确，不得模棱两可，以便于检索者查阅和准确理解。记录的存放形式，特别是实验室中有重要意义的医疗记录，要符合国家、地区或当地法规的要求。记录的存放要注意安全，防止丢失或被人盗用；要有一个适宜的环境，以防损毁、破坏。

六、质量管理体系文件的管理

1. 建立文件控制程序 实验室应建立文件控制程序，对文件的制定、批准、唯一识别、发布、使用、保存、修订、废止等进行详细规定。实验室应对制定质量文件所依据的文件和信息（内源性和外源性信息）进行控制，以保证文件的正确性和有效性。例如，实验室在制定红细胞计数的作业指导书时，可能要参考某些标准和科研资料，那么，在引用时，就要对这些标准和科研资料进行详细的审核，以保证正确引用。所有文件均应有副本。文件的原版在交付使用部门使用后，副本用于保存。实验室负责人应规定每一文件副本的保存时限。文件保存的时限、方式要遵循国家、地区的相关规定。

2. 文件管理应注意的问题 文件的管理过程中应注意以下问题：

（1）文件在发布前，必须由获授权人员对之进行审核并签字批准后方可投入使用，以保证现行文件的权威性和有效性。

（2）记录文件现行版本的有效性是指标明文件的审核人、批准人及批准时间；文件的发行情况时是指文件的发布部门、已发布到哪些部门、发布时间、接收文件者的姓名等。编制文件控制记录，目的是便于查阅、管理，避免使用失效或作废的文件。

（3）在使用部门的文件应是现行的、经审核和签字批准的文件版本，禁止使用未经批准的、废止的或已过文件使用时限的文件版本。

（4）实验室应根据各种文件的内容和具体情况，定期对文件进行评审、修订，修订后的文件须经被授权人签字批准后方可再投入使用。

（5）无效或废止的文件不可再存放在所有使用部门，任何部门和个人不得使用无效或废止的文件。

（6）保留或存档的被废止文件必须有明显标志，如标有"作废"字样。

（7）文件的手写修改需注意以下问题：①实验室的文件控制程序允许对该文件进行手写修改，并经被授权人签字后可有效使用；②实验室的文件控制规定中有该文件手写修改的程序和授权；③手写修改之处必须有签字和时期，修改的内容必须书写清楚（不得字迹潦草，难以辨认）；④实验室应尽快对已手写修改的文件进行再版重新发布，不应长期使用手写修改的文件。

（8）计算机系统中运行的文件的更改和控制具有一定的特殊性，实验室应制定程序对之进行控制。如设置计算机中文件成可供所有实验室成员浏览、仅可被授权者修改等。

3. 文件的唯一标识 其标识内容应包括标题、版本号（如已修订应加上修订号）、发布日期（如已修订，应加上修订号）、总页数及每页的页码、文件发布部门、来源的标识。

扫码"看一看"

第三节 临床检验操作规程

操作规程是一种作业指导书，规定某项工作的具体操作程序的文件，也就是检验科室常用的"操作手册"。

一、临床实验室操作规程的作用和意义

操作规程是指导保证过程质量的最基础的文件和为开展纯技术性质量活动提供指导，也是质量体系程序文件的支持性文件。

二、操作规程的分类

临床实验室的操作规程大致可以分为四类：方法类、设备类、样本类和数据类。

1. 按发布形式分类 书面操作规程、口述操作规程。

2. 按内容分类

（1）用于操作、检验、安装等具体过程的作业指导书。

（2）用于指导具体管理工作的各种工作细则、计划和规章制度等。

（3）用于指导自动化程度高而操作相对独立的标准操作规范。

三、操作规程的编写和要求

1. 基本要求

（1）内容应满足 ①满足"5W+1H"原则，任何操作规程都须用不同的方式表达出：在哪里使用此操作规程；什么样的人使用该操作规程；此项操作的名称及内容是什么；此项操作的目的是干什么；如何按步骤完成操作。②"最好，最实际"原则：最科学、最有效的方法；良好的可操作性和良好的综合效果。

（2）数量应满足 ①不一定每一个工位，每一项工作都需要成文的操作规程。②"没有操作规程就不能保证质量时"才用。③描述质量体系的质量手册之中究竟要引用多少个程序文件和操作规程，就根据各组织的要求来确定。④培训充分有效时，操作规程可适量减少。⑤某获证企业质量手册中引用的操作规程清单。

（3）格式应满足 以满足培训要求为目的，不拘一格；简单、明了、可获唯一理解；美观、实用。

2. 编写步骤

（1）操作规程的编写任务一般由具体部门承担。

（2）明确编写目的是编写操作规程的首要环节。

（3）当操作规程涉及其他过程（或工作）时，要认真处理好接口。

（4）编写操作规程时应吸收操作人员参与，并使他们清楚操作规程的内容。

3. 操作规程的管理

（1）操作规程的批准 操作规程应按规定的程序批准后才执行，一般由部门负责人批准；未经批准的操作规程不能生效。

（2）操作规程是受控文件 经批准后只能在规定的场合使用；严禁执行作废的操作规程；按规定的程序进行更改和更新。

四、操作规程编写的具体内容

（一）样本采集作业指导书

样本采集作业指导书是对原始样本采集进行规定的一类重要文件，ISO15189 对其内容进行了详细的规定，主要包括两部分内容：

实验室对采集前活动的指导应包括以下内容：

（1）申请单或电子申请单的填写；

（2）患者准备（例如：为护理人员、采血者、样本采集者或患者提供的指导）；

（3）原始样本采集的类型和量，原始样本采集所用容器及必需添加物；

（4）特殊采集时机（需要时）；

（5）影响样本采集、检验或结果解释，或与其相关的临床资料（如用药史）。

实验室对采集活动的指导应包括以下内容：

（1）接受原始样本采集的患者身份的确认；

（2）确认患者符合检验前要求，例如：禁食、用药情况（最后服药时间、停药时间）、在预先规定的时间或时间间隔采集样本等；

（3）血液和非血液原始样本的采集说明、原始样本容器及必需添加物的说明；

（4）当原始样本采集作为临床操作的一部分时，应确认与原始样本容器、必需添加物、必需的处理、样本运输条件等相关的信息和说明，并告知适当的临床工作人员；

（5）可明确追溯到被采集患者的原始样本标记方式的说明；

（6）原始样本采集者身份及采集日期的记录，以及采集时间的记录（必要时）；

（7）采集的样本运送到实验室之前的正确储存条件的说明；

（8）采样物品使用后的安全处置。

（二）检验程序文件

检验程序文件的内容应包括以下内容：①检验目的；②检验程序的原理和方法；③性能特征；④样本类型（如：血浆、血清、尿液）；⑤患者准备；⑥容器和添加剂类型；⑦所需的仪器和试剂；⑧环境和安全控制；⑨校准程序（计量学溯源）；⑩程序性步骤；⑪质量控制程序；⑫干扰（如脂血、溶血、黄疸、药物）和交叉反应；⑬结果计算程序的原理，包括被测量值的测量不确定度（相关时）；⑭生物参考区间或临床决定值；⑮检验结果的可报告区间；⑯当结果超出测量区间时，对如何确定定量结果的说明；⑰警示或危急值（适当时）；⑱实验室临床解释；⑲变异的潜在来源；⑳参考文献。

当实验室拟改变现有的检验程序，而导致检验结果或其解释可能明显不同时，在对程序进行确认后，应向实验室服务的用户解释改变所产生的影响。

实验室负责人应负责保证检验程序内容的完整和现行有效，并定期进行全面评审。

第四节 质量管理体系的运行及影响因素

质量管理体系运行的准则为质量管理体系建立所依据的国际或国家标准。由于质量体系文件是组织根据相关国际或国家标准和组织本身的具体情况编制而成，所以质量体系文件应是质量管理体系运行的依据。当然，在质量管理体系的运行过程中，有时需要随时根据具体情况对文件进行修改，特别是在质量管理体系运行的初期。

扫码"看一看"

一、质量管理体系的运行

质量管理体系运行的第一步是质量管理层对所有成员进行质量体系文件的宣贯。由于质量管理体系文件是质量管理体系运行的依据，所以实验室成员必须熟悉并准确理解与自己有关的所有文件。如前所述，质量体系文件具体包括质量手册、质量计划、质量体系程序文件、详细作业文件、质量记录等。质量手册是质量方针目标、组织机构及质量体系所有要素的描述，所以所有的成员都必须认真学习，掌握实验室质量管理体系的基本构成，并准确理解实验室的质量方针和质量目标。对于程序文件，因为它是"为进行某项活动或过程所规定的途径"，它可能与实验室所有成员有关，也可能仅与部分或个别实验室成员有关，其宣贯针对有关部门和人员进行即可。作业指导书主要与具体的操作者有关，其宣贯针对全部操作者即可。质量记录是一类源于上述文件执行过程中的文件，所以在上述文件的宣贯过程，附加宣贯即可。

二、质量管理体系运行的影响因素

质量管理体系的运行要注意以下几个问题。首先，要充分注意实验室的具体实际情况。实验室质量管理体系建立所依据的国际或国家标准是通用标准，实验室在执行过程中符合其要求即可，而满足其要求的形式可以是多种多样的。例如 ISO 15189《医学实验室质量和能力的专用要求》规定检验申请表中患者应具有唯一标识，但患者的唯一标识可采用多种形式，例如，患者所住医院名称加上患者所住病房的名称，再加上患者在此病房的床号，即可构成患者的唯一标识（因为在一定时刻，某医院某病房的某病床上只可能有一个病人）；患者的身份证号码；患者所在医院的名称及其门诊号；患者所在医院的名称及其住院号等。其次，运行过程中要准确及时地收集反馈信息。任何一件事情的成功都需要经过反复实践，质量管理体系的成功运行也不例外。质量管理体系文件通过试运行必然会出现问题，实验室管理层应根据出现的问题进行全面分析，及时提出纠正措施，使质量管理体系得以逐步完善。再次，质量管理体系的运行过程中要注意协调各方面、各部门的工作。质量管理体系是一个系统，各方面的工作是相互关联的，某个方面出现问题有可能跟多个方面、多个部门有关，所以，要注意综合处理问题。最后，要加强监督作用。因为质量管理体系运行初期，实验室成员往往根据以往的工作经验，有许多不自觉的违背质量管理体系文件的行为，实验室管理层应严格进行监督，并及时纠正。

质量管理体系运行一段时间后，要及时进行内部评审、检验程序评审、管理评审，并采取预防措施、纠正措施，使质量管理体系能成功运作。

第五节　质量管理体系的持续改进

依据国家、国际标准建立质量管理体系是实验室提高管理水平的一种有效途径，但仅仅建立是不够的，还要保证它有效运行，并使质量管理体系得到持续改进。所以质量改进在质量管理体系的运行中占着重要地位。

GB/T 19001－2008《质量管理体系标准》对持续质量改进活动进行了描述，大致为：

·分析和评价组织的现状，识别需改进的领域；

·确定改进目标；

·寻找可能达到质量改进目标的解决办法；

·评价这些解决方法并做出选择；

·实施选定的解决方法；

·测量、验证、分析和评价实施的结果，确定质量改进目标是否实现；

·正式采纳质量改进的措施。

上述途径可以大致概括为找到需要改进的领域、寻找并确定改进方法加以实施、对实施结果进行评价并确定改进措施。以下，笔者将按照 GB/T 19001－2008《质量管理体系标准》和实验室认可的国家标准的有关规定，重点介绍与临床实验室的质量改进有关的活动。

一、收集外部信息以识别需改进的领域

要能识别实验室质量管理体系中需改进的领域，收集相关的信息是至关重要的。实验室认可的国家标准 4.12.4 条款规定："实验室管理层应建立质量指标，用于系统性监控、评价实验室在患者医疗护理方面的功效。"标准中提到的质量指示系统，可包括多个方面，既包括内部的信息，也包括外部的信息。前者如质量体系的内部审核、实验室检验程序的全面评审、管理评审等，后者如实验室面向患者和临床部门的实验室服务质量问卷调查、参加的外部质量评价、参加的实验室间的比对等，这样的系统是非常有利于实验室发现质量改进的机会的。现针对我国医学实验室的情况，对有关质量改进的外部信息的收集进行简单介绍。

1. 建立与外部交流的程序 实验室可以建立与外部交流的程序，规范、加强实验室和患者、临床医护部门、供应商等进行的交流，收集关于实验室的意见与建议，提高服务质量。

我国临床实验室在日常工作中接触最频繁的是临床医护部门及其有关人员，因此，实验室应定期召开与临床医护部门的交流会议，会议内容可包括实验室服务中涉及临床医护部门的全部内容，例如检测项目的应用范围是否合适、检测项目是否出现新的局限性、检验申请单的书写格式是否需要变动、检测项目所需样本的采集方式是否合适、样本运送中存在的问题、检测结果的报告方式是否合适、检验报告的发放时间、检测结果的正常参考范围是否合适、检测方法的干扰因素、检验过程的安全性等。当然，实验室与临床医护部门的交流方式还有很多，如实验室参与的查房、病例讨论、临床医护部门直接向上级组织反映的关于实验室的意见和建议等，实验室可以通过这些交流，从临床医护部门那里获取质量改进的信息。

实验室与患者交流的方式也多种多样。但在我国，大多数实验室与患者交流的方式多是被动接受患者的抱怨，这很重要，但远远不够。实验室应更主动地从患者那里获取有关质量改进的信息，如对一定群体的患者进行问卷调查、在医疗服务过程中征求患者的建议、在提供解释咨询服务中征求患者的建议等。

实验室可以建立与供应商的交流沟通机制，从供应商那里获取新产品、新技术的信息，要求供应商提供更好的服务，从供应商那里获取仪器、试剂使用的经验和技术支持等。

2. 建立满意度检测的程序 实验室可以建立满意度监测的程序，及时掌握实验室的服

务质量情况。由质量管理小组定期进行调查，调查内容可包括：工作人员的服务态度、工作人员医德医风表现、患者的就诊环境是否合适、实验室检测结果与患者的临床情况的符合度、医师和患者对实验室提供的医疗咨询是否满意、检验报告单的书写是否正确规范、检测报告单发放是否及时、检测报告单是否存在丢失现象、不满意的人和事、满意的人和事以及对科室的建议等。

这种针对实验室满意度的调查，范围要广，应覆盖所有的服务对象。质量管理小组应对调查结果进行集中统计，上报管理层。

3. **外部组织对实验室质量的评价**　这种评价对实验室的质量改进是至关重要的。这种评价可包括多个方面，例如第三方对实验室质量体系的评审、实验室参加的权威实验室组织的室间质量评价活动等。这种外部组织的评价不但能直接指出实验室问题的所在，且往往带有指导意义。

值得指出的是，实验室收集的外部信息，也是通过实验室的自身评审并制定相应措施，来进行质量改进。

二、实验室的自身评审及相应的质量改进

实验室认可的国家标准4.12.1条款规定："实验室管理层应根据质量管理体系的规定，定期对所有的运行程序进行系统评审，以识别任何潜在的不符合项来源，或质量管理体系或技术操作的改进机会"。从外部获取质量改进的信息往往是有限的，实验室持续改进的主要途径是通过定期对所有运行程序进行的系统评审。现简单介绍实验室认可的国家标准中强调的质量体系内部审核（以下简称内部审核）和管理评审。

（一）内部审核

内部审核对实验室质量管理体系的改进和服务质量的提高都具有重要的作用。内部审核的依据一般应包括实验室的质量管理体系文件、认可准则及其认可准则在特殊领域的应用说明、国家实验室认可委员会的其他认可要求等。实验室也可以根据审核的目的的不同，来决定审核的依据。

实验室管理者应认真研究如何建立内部审核的组织机构，确定其职责和制定其工作方针，其中最重要的是任命负责内部审核的管理者代表，或称内部审核组组长。内部审核组组长负责组建内部审核小组，建立内部审核的组织和程序，培训人员，制订计划，实施内部审核和审批审核报告。当审核组和被审部门发生争执时，应由他或通过他报请实验室管理者来进行仲裁。同时，他也是实验室的各部门和职工就质量管理问题向实验室管理者反映各种意见的重要渠道。实验室管理者还应该认识到，内部审核是一项长期的正规的工作，需要有一个常设机构来负责进行，而不能由一个临时性机构来从事此项工作。内部审核需要一批合格、称职的审核员，因此培训审核员是一项重要的工作。应在实验室选择一批熟悉实验室业务、了解质量管理的基本知识、有一定的学历或职称及工作经验、有交流表达能力和正直的人员进行培训，使之成为质量体系内部审核员。内审员的培训，可以派遣到国家培训中心或认证机构的培训班去学习，也可以请教师到实验室进行讲课。内审员应有一定的数量，足以应付例行的和特殊的内部审核任务，还要尽量保证其独立于被审核的部门和活动，即内审员应与受审部门和活动没有责任关系，以确保内部审核的独立性和公正性。

实验室应建立并保持实验室内部审核的书面程序。内部审核程序是实验室内部审核各项活动总的指导和规定，其内容通常包括：目的、范围、职责、内部审核的组织、内部审核的基本要求、内审员的确定与职责、内部审核计划、内部审核的基本步骤、方法和要求、内部审核结果的分析与记录、内部审核报告的编写、跟踪审核等。

1. 审核策划　内部质量审核应在质量体系建立并试运行一段时间之后进行。质量管理小组负责策划和制订年度内部质量体系审核计划。该计划需规定审核的准则、范围、频次和方法等，应确保覆盖全科质量体系的内部质量审核每年不少于一次，两次审核的间隔不超过12个月。该计划经内部审核小组组长审核、实验室管理者批准后实施。

各专业实验室内部质量体系审核：各专业实验室在与全科内部质量体系审核年度计划不冲突的前提下，可根据本实验室质量情况、工作状况等，自行策划和制订审核计划，并经各实验室负责人批准后，自行组织实施。

2. 审核准备

（1）编制实施计划　内部质量体系审核组组长指定其成员制订具体的《内部质量体系审核实施计划》，并对其审批，质量管理小组备案。该计划内容应包括：审核的目的、范围、依据、类型和方法、审核组成员分工、审核日程安排等内容，经质量主管批准后发至受审单位。审核员不能审核本单位的工作。

（2）编写检查表　内部质量体系审核组成员在审核实施前，应熟悉相关文件和资料，对照标准和质量管理体系文件的要求，结合受审核部门的特点，编制被审核部门的《内部质量体系审核检查表》。

（3）通知受审核部门　内部质量体系审核组应在审核实施3天前，与受审核部门负责人沟通，确定审核具体事宜，包括审核的具体时间、受审核部门的陪同人员。

3. 审核实施

（1）首次会议　由审核组组长主持召开首次会议，审核组成员、受审核部门负责人及质量管理小组等相关人员参加。会议内容应包括：介绍审核组成员，重申审核的范围和目的，介绍实施审核的程序、方法和时间安排，确立审核组和被审核方的正式联系，确认审核工作所需设备、资源已齐备，确认审核期间会议安排，澄清审核计划中不明确的内容等。会议应有专人负责记录，并存档保存。

（2）现场审核　审核组组长控制审核全过程，即控制审核计划、进度、气氛和审核结果等，严格执行纪律，确保审核客观公正。审核人员按照《内部质量体系审核实施计划》以及《内部质量体系审核检查表》对受审核部门实施现场审核，并做好审核记录。

现场审核注意事项：首先抽样要做到随机、分层、均衡；其次证据的收集要做到问、听、看相结合，现场观察和文件、记录的查阅相结合。要确保证据的真实性、客观性、可追溯性，要认真做好记录。

（3）填写不合格报告　审核员发现不合格后，应做好记录。经审核组确定的不合格项，由主审核员填写《内部质量体系审核不合格报告》。

（4）审核结果汇总分析　审核组长召开审核组全体会议，依据审核员提交的《内部质量体系审核不合格报告》，进行汇总分析，评价受审核部门质量体系的符合性和有效性，拟定审核结论。审核组要在末次会议前，与受审核部门负责人就不合格项进行沟通、确认，以达成共识。如争论确实难以协调，应提请实验室管理者解决。

（5）末次会议　现场审核结束后，召开末次会议，由审核组组长主持，审核组全体成员、受审核部门负责人或其委派的代表以及质量管理小组相关人员参加，必要时可扩大参加人员的范围。

末次会议上，审核组组长报告审核结论，审核结论应包括受审核部门在确保整个组织的质量体系的有效运行、实现总的质量目标和部门质量目标的有效性、该部门质量工作的优缺点等方面做出客观公正的评价。然后，按重要程度依次宣布不合格报告的数量和分类，要求受审核部门负责人在不合格报告上签名认可，并在规定期限内制订出措施、计划。审核组组长还应澄清或回答受审核部门提出的问题，并告知审核报告发送的日期。会议由专人负责记录，并存档保存。

（6）审核报告的编写与发放　内部质量体系审核后，由审核组组长编写《内部质量体系审核报告》，向实验室管理者报告，并由内部审核小组发至受审单位。

审核报告的内容应包括：审核的目的和范围，审核组成员、受审核部门名称及其负责人、审核日期，审核的依据文件，不合格项的观察结果（全部不合格报告作为附件），审核结论，审核报告的发放清单。

《内部质量体系审核报告》及其附件等应存档保存。

4. 纠正、预防和改进措施　措施的制定：内审中提出的不合格项，由受审核部门调查分析原因，有针对性地提出措施，以及完成纠正措施的期限。措施提出后应进行评价，目的是确保措施实施的有效性。措施应满足以下要求：针对性强，具体可操作，时间、分工要合理、明确；便于实施，能经济有效地解决问题，不会产生其他负面效应；解决问题有一定深度，能较好地消除和预防问题的发生。

5. 跟踪审核　跟踪审核是对被审核方采取的纠正、预防和改进措施进行评审、验证，并对措施的有效性和实施情况进行判断和记录。审核组进行跟踪审核，如纠正措施不落实，及时与受审核部门负责人沟通，并向审核组长报告。纠正措施完成后，审核组应及时验证，验证内容包括各项纠正措施落实情况、完成时限及纠正效果。纠正、预防和改进措施的验证应形成记录并保存。

（二）管理评审

管理评审是一项重要的质量活动，是实验室最高层次的对质量体系的全面检查。GB/T 19001-2008《质量管理体系标准》对管理评审进行了定义："由最高管理者就质量方针和目标，对质量体系的现状和适应性进行的正式评价"。它与内部审核不同，是针对实验室质量管理体系及实验室全部的医疗服务（包括检验及咨询工作）而言的，内部审核是针对实验室整个质量管理体系而言，内部审核的结果是管理评审的内容之一。GB/T 19001-2008《质量管理体系标准》、实验室认可的国家标准都要求实验室建立内部审核的书面程序，但对管理评审却不作要求，因为管理评审可能涉及质量体系以外的内容。现对管理评审的大致内容介绍如下。

1. 评审的依据　一般应包括实验室的质量管理体系文件、认可准则及其认可准则在特殊领域的应用说明、国家实验室认可委员会的其他认可要求、有关的行业标准和法规、临床和病人的需求。

2. 评审频次　管理评审至少每年进行1次，如实验室质量体系发生重大变化或出现重要情况可随时增加管理评审的次数。

3. 评审内容　评审内容应至少包括：上次管理评审的执行情况；质量方针和质量目标

的实施情况，质量方针是否适宜，质量目标是否适宜、实际；质量管理体系是否适宜、充分并有效实施；实验室的组织结构是否合适，各部门及人员的职责是否明确；实验室的人员、设备、设施、资金、技术和方法配置是否充分；满意度情况及病人投诉处理情况；纠正和预防措施的实施情况；质量管理体系是否有改进的机会和变更的需要；管理人员或监督人员的报告；近期内部审核的结果；外部机构的评审结果；实验室间比对的结果；用于监测实验室在患者保健工作中的服务质量指示系统是否有效；不符合项；检验周期监控；持续改进过程的结果；对供应商的评价。

4. **管理评审会议** 管理评审以会议的形式进行，由实验室管理者负责制定管理评审计划，明确评审会议的时间、议程、参加人员和各实验室应准备的评审资料、计划。

会议由实验室管理者主持，参加人员包括科室部门领导、各实验室负责人、质量管理小组成员、技术管理层人员、教育与培训管理层人员、安全管理人员等。

参加会议的人员根据会议议程对评审内容进行评审，对出现的问题制定相应的纠正、预防和改进措施，并形成会议记录。

5. **管理评审报告** 实验室管理者根据会议记录组织编写《管理评审报告》，然后发至各部门执行。管理评审报告应妥善保存。管理评审报告中决定的事项，由各有关部门负责实施。实验室管理层负责组织监督检查和验证，直到符合要求。

当然，实验室质量改进可能还有更多的方法和途径，实验室管理者应致力于经常寻找改进的机会，不断使实验室质量体系更加完善。

本 章 小 结

临床实验室质量管理体系依据国际和国家标准并根据科室的具体情况而建立，运行后应发挥重要作用，预防问题的发生、规避风险，发现问题并解决问题。

（黄宪章　田润华）

扫码"练一练"

第四章　临床检验方法性能验证与确认

教学目标与要求

1. **掌握**　临床检验方法的选择、验证和确认、质量规范、误差、量值溯源、测量不确定度的概念。
2. **熟悉**　定量检验方法性能验证与确认的方法。
3. **了解**　定性检验方法性能验证与确认的方法。

医学实验室质量和能力认可准则（CNAS‑CL02：2012）技术要求（5.5 检验过程）明确规定实验室应选择预期用途经过确认的检验方法及程序，且每一检验方法及程序的规定要求（性能特征）应与该检验的预期用途相关。在常规应用前，应由实验室对未加修改而使用的已确认的检验方法及程序进行独立验证。实验室应对非标准方法，实验室设计或制定的方法，超出预定范围使用的标准方法，修改过的确认方法等检验方法及程序进行确认。方法确认应尽可能全面，并通过客观证据（以性能特征形式）证实满足检验预期用途的特定要求，当对确认过的检验方法及程序进行变更时，应将变更所引起的影响文件化，适当时应重新进行确认。

第一节　概　述

扫码"学一学"

一、基本概念

1. 检测系统（measuring system）　完成一个项目检测所涉及的仪器、试剂、校准品、操作程序、质量控制、保养计划等的组合。若是手工操作，还必须包括具体操作人员。有的将真空样本采集管、配套离心机等也纳入了检测系统。本章临床检验方法性能验证与确认可解释为检测系统的性能验证与确认。

2. 验证（verification）　通过检查和提供客观证据表明某一规定项目能够满足特定要求。定义中的"规定项目"可以是过程、测量程序、物质、化合物或测量系统。"特定要求"可以指达到厂家的技术性能。在化学测量中，涉及实体的本质或性能的验证，要求描述该实体的结构或特性并能达到测量系统的工作性能或法规要求。

3. 确认（validation）　通过检查和提供客观证据，表明能够满足预期应用的特定要求的验证。预期应用或用户需要是在测量系统以外并与其无关，但是工作性能是测量系统或测量程序的一部分，也就是它在测量系统之内（验证）。

4. 质量规范（quality specification）　包括了允许不精密度（CV%），允许偏移（bias）及允许总误差（TEa）等质量指标。检验质量规范通常以这些形式来表示。其中以允许总误差要求最为重要，它反映了从临床实用角度所能接受的分析误差大小。

5. 误差（error）　对于真值或对于可接受的、预期真值或参考值的偏离，分为随机误差和系统误差。

6. 总误差（total error）　能影响分析结果准确度的确定误差的组合，包括随机误差和系统误差，是不准确度的估计。

7. 系统误差（systematic error）　可重复条件下，对相同的被测量无数次检测结果的均值与被测量真值的差异。表示系统误差的统计量为偏移。

8. 测量偏移（measurement bias）　简称偏移，指系统测量误差的估计值。常通过将测量结果的平均值减去参考值（如有证参考物质的值）获得，偏移可为正数或负数。可计算绝对偏移，也可计算相对偏移。

9. 随机误差（random error）　在可重复的条件下，对相同的被测量无数次检测结果的均值与检测结果的差异。以该均值下的标准差大小来衡量。

10. 溯源性（traceability）　通过文件规定的不间断的校准链，将测量结果与参照对象联系起来的测量结果的特性，校准链中的每项校准均会引入测量不确定度。"溯源性"有时候也是指"计量溯源性"。

11. 不确定度（uncertainty）　又称为测量不确定度（measurement uncertainty）。定义为根据所用到的信息，表征赋予被测量量值分散性的非负参数。

给出不确定度的参数分为三种：①用标准偏差给出时，称为标准不确定度（standard uncertainty）；②用标准偏差的倍数给出时，称为扩展不确定度（expanded uncertainty）。所用的倍乘因子 k 称为包含因子（coverage factor），一般取 $k=2$ 或 $k=3$；③说明了置信概率 P 的区间的半宽，也称为扩展不确定度。

12. 定义不确定度（definition uncertainty）　指由于被测量定义中细节量有限所引起的测量不确定度分量，是在任何给定被测量的测量中实际可达到的最小测量不确定度。其中"细节"的任何改变导致另一个定义的不确定度。

13. 目标测量不确定度（target measurement uncertainty）　简称目标不确定度（target uncertainty），指根据测量结果的预期用途确定，并规定了上限的测量不确定度。

二、临床检验方法的选择、验证和确认

1. 总则　实验室应选择预期用途经过确认的检验方法及程序，应记录检验过程中从事操作活动的人员身份。每一检验方法及程序的规定要求（性能特征）应与该检验的预期用途相关。首选方法及程序可以是体外诊断医疗器械使用说明中规定的方法及程序、公认/权威教科书、经同行审议过的文章或杂志发表的、国际公认标准或指南中的或国家、地区法规中的方法及程序。实际工作中，临床检验方法的选择还要考虑其经济性、实用性、效期、自动化程度等重要因素。

2. 检验方法的验证　在常规应用前，应由实验室对未加修改而使用的已确认的检验方法及程序进行独立验证。实验室应从制造商或方法开发者获得相关信息，以确定检验方法及程序的性能特征。实验室进行的独立验证，应通过获取客观证据（以性能特征形式）证实检验方法及程序的性能与其声明相符。验证过程证实的检验方法及程序的性能指标，应与检验结果的预期用途相关。实验室应将验证程序文件化，并记录验证结果。验证结果应由适当的授权人员审核并记录审核过程。

3. 检验方法的确认　实验室应对以下来源的检验方法及程序进行确认。

（1）非标准方法；

（2）实验室设计或制定的方法；

（3）超出预定范围使用的标准方法；

（4）修改过的确认方法。

方法确认应尽可能全面，并通过客观证据（以性能特征形式）证实满足检验预期用途的特定要求。检验方法及程序的性能特征应包括：测量正确度、测量准确度、测量精密度（含测量重复性和测量中间精密度）、测量不确定度、分析特异性（含干扰物）、分析灵敏度、检出限和定量限、测量区间、诊断特异性和诊断灵敏度。

实验室应将确认程序文件化，并记录确认结果。确认结果应由授权人员审核并记录审核过程。当对确认过的检验方法及程序进行变更时，应将改变所引起的影响文件化，适当时，应重新进行确认。

三、临床检验质量规范

帮助临床医学决策所要求的执行的水平给出了不同的名称。当前最广泛的名词是质量规范（quality specification）。其他的名词包括质量目标（quality goals）、质量标准（quality standards）、适当的标准（desirable standards）、分析目标（analytical goals）和分析性能目标（analytical performance goals）。

在理想情况下，对实验室程序的每一性能特征都应有质量规范，特别是可靠性特征、精密度和偏倚。为了执行适当的实验室质量管理体系，必须规定精密度和偏倚以及允许总误差的质量规范。

国际理论和应用化学联合会（IUPAC）、国际临床化学和检验医学联合会（IFCC）和世界卫生组织（WHO）于1999年4月在瑞典斯德哥尔摩召开了相关会议，讨论在检验医学领域内设定质量规范的全球策略上是否能达到协商一致，且声明中将可获得的模式以分等级结构方式进行表示（表4-1）。

表4-1 设定质量规范策略的分等级结构

等级	策略	条款
1	评价分析性能对特定临床决策的影响	特定临床情况下的质量规范
2	评价分析性能对一般临床决策的影响	A. 基于生物变异的一般质量规范 B. 基于医疗观点的一般质量规范
3	专业建议	A. 国家或国际专家小组指南 B. 个别或学会工作组专家指南
4	由法规机构或室间质量评价组织者制定的质量规范	A. 由法规机构制定的质量规范 B. 由室间质量评价组织者制定的质量规范
5	已发表的当前技术水平数据	A. 已发表的能力验证和室间质量评价的数据 B. 已发表的特定的方法学

分层依据是根据临床化学杂志早期社论的建议。层次中较高的模式优于层次中较低的模式，一般建议是适当的模式用于特定的临床目的。但这些建议并不是一成不变的，因为有可能获得新的和更好的模式，这样就有更好的模式用于特定的专业。

四、误差

误差即检测误差（error of measurement），是指被测量的结果和真值之差。真值（true

value）是指与给定的特定量定义一致的值，其为一理想的概念。误差值可正可负，根据误差的性质，可将其分为系统误差和随机误差两类。

1. 系统误差

（1）分类　系统误差可分为恒定系统误差（constant error，CE）和比例系统误差（proportional error，PE）。恒定系统误差指测定值与真值之间存在恒定的误差，其误差大小与干扰因素相关，而与被测物浓度无关。比例系统误差则与被测物浓度成正比。

（2）来源　系统误差的来源主要有：①方法误差。由检测方法分析性能固有的缺陷所致。如方法特异度低、抗干扰能力差，可通过改进或更改方法来减小方法误差。②仪器误差。由仪器的技术性能不佳所产生的误差。常见于仪器波长漂移、量器不准、温度或 pH 测量不准等引起，通过波长校准、计量器具的定期校验、仪器技术性能的认真考核等措施，可有效减小仪器误差。③试剂质量差、试验用水不符合要求、参考物不纯也会带来系统误差。④由于操作不规范，如反应的保温时间不足、加样不准等引起。

2. 随机误差　随机误差反映了分析方法的不精密度，由不可避免和难以预测的测定仪器、试剂、环境等实验条件的改变以及分析人员操作习惯等因素的变化而引起。严格按照标准化的操作规程进行试验及严格控制试验条件可减少随机误差。例如，在实验过程中，在同一条件下对同一对象反复进行测量，虽极力控制或消除系统误差后，每次测量结果仍会出现一些随机变化即随机测量误差，以及在抽样过程中由于抽样的偶然性而出现抽样误差。

随机误差具有统计规律性，主要包括：①对称性。随机误差的最本质特性，指绝对值相等而符号相反的误差，出现的次数大致相等，也即测量值是以它们的算术平均值为中心而对称分布。②有界性。指测量值误差的绝对值不超过一定的界限，不出现绝对值很大的误差。③单峰性。是指绝对值小的误差比绝对值大的误差数目多，即测量值是以它们的算术平均值为中心相对集中地分布。

系统误差和随机误差是相对的，随机误差和系统误差在一定条件下能相互转化。图 4 - 1 直观地表示出恒定系统误差、比例系统误差和随机误差。

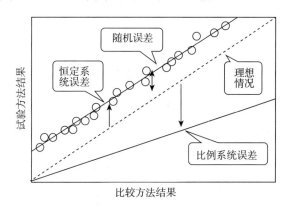

图 4 - 1　误差类型示意图

五、量值溯源

计量溯源性是国际间互相承认测量结果的前提条件。为了使检验医学的测量结果得到正确的医学应用，具有跨越时空的可比性，测量值必须有明确的定义，提供给医生或其他卫生人员及患者的结果必须准确。

临床检验的量值溯源可以有不同模式，但其中心内容是使各测量方法的测量值与公认的标准发生联系。图 3 - 2 为能在计量上溯源到 SI 的量值溯源图。一个样本或校准品的测量结果通过一系列校准而建立的溯源性，对比测量中的测量过程和校准物质的计量学等级由低到高组成一条连续的链（溯源链）。链的顶端是国际单位制（SI）单位（基本或导出单位）。SI 单位国际通用，不随时间和空间的变化而变化，因此它们是溯源链的最高级别。

一级参考测量方法是具有最高计量学特性的参考测量过程，它须是基于特异、无需同量校准而能溯源至 SI 单位、并具有低不确定度的测量原理，目前认为可用于一级参考测量方法的测量原理仅限于放射性核素稀释/质谱（ID/MS）、库仑法、重量法和滴定法测量等。一级参考物质（校准物）是测量单位的体现体，具有最可能小的测量不确定度，它可由一级参考测量方法直接定值，也可通过可靠的杂质分析间接定值，一级参考物质（校准物）一般是高度纯化的被测物质。

二级参考测量方法是经充分论证，其不确定度能满足特定要求，能用于低一级测量方法评价和参考物质鉴定的测量过程，二级参考测量方法用一级参考物质（校准物）校准。二级参考物质（校准物）用一种或多种二级参考测量方法定值，一般具有与实际样本相同或相似的基质，主要用于量值传播。

一级和二级参考测量方法的建立和维持及一级和二级参考物质（校准物）的制备有较高的知识、技术和设备要求，故一般由国际或国家计量机构及经认证的参考实验室完成。一级和二级参考物质（校准物）一般是经计量权威机构或行政机构认证的有证参考物质（CRM）。

图 4 - 2 中其他环节的工作原理与上述原理类似，只是计量学级别较低，也较灵活，可依各厂家或实验室的不同情况而异。溯源链自上而下各环节的溯源性逐渐降低，而不确定度则逐渐增加，因此量值溯源过程应尽量减少中间环节。从计量学角度上讲，理想的情况是用一级参考测量方法直接测量样本，省去所有中间环节，这在临床检验中显然很困难。

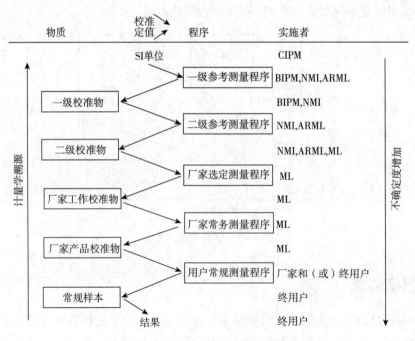

图 4 - 2　广泛的临床检验量值计量学溯源

六、测量不确定度

实验室应为检验过程中用于报告患者样本被测量值的每个测量程序确定测量不确定度。实验室应规定每个测量程序的测量不确定度性能要求，并定期评审测量不确定度的评估结果。

与实际测量过程相关联的不确定度从接收样本启动测量程序开始，至输出测量结果终止。测量不确定度可在中间精密度条件下通过测量质控物获得的量值进行计算，这些条件包括了测量程序标准操作中尽可能多而合理的常规变化，例如：不同批次试剂和校准物、不同操作者和定期仪器维护等。测量不确定度评估结果实际应用的例子，可包括确认患者结果符合检验科设定的质量目标，将患者结果与之前相同类型的结果或临床决定值进行有意义的比对等。

实验室在解释测量结果量值时应考虑测量不确定度。需要时，实验室应向用户提供测量不确定度评估结果。当检验过程包括测量步骤但不报告被测量值时，实验室宜计算有助于评估检验程序可靠性或对结果报告有影响的测量步骤的测量不确定度。

测量误差和测量不确定度是计量学中常用的两个概念，但"测量误差"和"测量不确定度"对测量结果的本质有明显差异。它们是相互有关但又各不相同的两个量，一般情况下不能相互代替。不确定度不是对误差的否定，它是误差理论的进一步发展。测量误差是指测量值与真值之差，又称测量的绝对误差。测量不确定度是表征合理地赋予被测量值的分散性，与测量结果相联系的参数（表4-2）。

表4-2 测量误差与测量不确定度比较

项目	测量误差	测量不确定度
定义	用于定量表示测量结果与真值的偏离大小。即测量结果减去被测量的真值 测量误差是一个确定差值，在数轴上表示为一个点	根据所用到的信息，表征赋予被测量量值分散性的非负参数 测量不确定度是一个区间，在数轴上用（置信）区间半宽度表示
分类	按照出现与测量结果的规律，分为系统误差和随机误差，它们都是无限多次测量下的理想化概念	按是否用统计方法求得，分为不确定度A类评定和不确定度B类评定，它们都以标准不确定度表示
可操作性	由于真值未知，所以不能得到测量误差的值 当用约定真值代替时，可求得测量误差的估计值 没有统一的评定方法	按实验、资料、理论分析和经验等信息进行分析评定，合理确定测量不确定度的置信区间和置信概率 由权威国际组织制定测量不确定度评定和表示的统一方法——GUM，具有较强的可操作性
表述方法	是一个带有符号的、确定的数值，非正即负（或零），不能用"±"表示	是一个无符号的参数，约定为（置信）区间半宽度，恒为正值
合成方法	误差等于系统误差加随机误差，由各误差分量的代数和得到	当各分量彼此独立、不相关时用方差和的平方根合成，否则要考虑加入相关项，考虑其是否相关
结果修正	已知系统误差的估计值时，可对测量结果进行修正，得到已修正测量结果	测量不确定度定义为一个量值区间，不能用测量不确定度修正测量结果，对已修正测量结果进行测量不确定度评定时，应评定修正不完善引入的不确定度
结果说明	误差是客观存在且不以人的认识程度而转移 误差属于给定的测量结果，相同的测量结果具有相同的误差，而与得到该测量结果的测量设备、测量方法和测量程序无关	测量不确定度与人们对被测量、影响量，以及测量过程的认识相关 在相同条件下进行测量时，合理赋予被测量的任何值，都具有相同的测量不确定，即测量不确定度与方法有关
自由度	不存在	可作为不确定度评定可靠程度的标准。自由度是与不确定度的相对标准不确定度有关的参数
置信概率	不存在	当了解分布时，可按置信概率给出置信区间

扫码"练一练"

扫码"学一学"

第二节 定量检验方法性能验证与确认

一、精密度试验

测定结果的可重复性（reproducibility）即测定的精密度（precision）。由于在数学上无法表达重复性的好坏，通常用不精密度（imprecision）表示测定的精密度。不精密度是表示测定过程中随机误差大小程度，也表示同一样本在一定条件下多次重复测定所得到的一系列单次测定值的符合程度，常用标准差（standard deviation，SD 或 s）或变异系数（coefficient of variation，CV）表示。CV 越小，精密度越好。许多因素可在不同程度上影响测定的精密度，因此在进行精密度评价时要充分考虑所有影响总不精密度的因素，当然临床实验室不必评价每种因素对总不精密度贡献的大小。用于描述与时间相关的不精密度的内容包括测定的批内、批间、日内和日间不精密度和总不精密度。精密度性能是检测系统的基本分析性能之一，也是其他方法学评价的基础，如果精密度差，其他性能评价实验则无法进行。

（一）基本概念

1. 精密度（precision） 在规定条件下所获得独立检测结果的接近程度。

2. 不精密度（imprecision） 特定条件下各独立测量结果的分散程度。

3. 批（run） 在检测系统真实性和精密度稳定的间隔期，一般不超过 24 小时或少于 2 小时。

4. 样本（sample） 源自总体的一个或多个部分，能提供总体的信息，通常作为总体的结论基础；例如：采自大量血清中的少量血清。

5. 重复性（repeatability） 在相同检测条件下对同一待测物进行连续测量所得结果的接近程度，以前称作批内精密度。

6. 重复性条件（repeatability conditions） 独立的检测结果在较短时间内，在同一实验室由同一操作人员于相同的仪器上运用同一方法对同一检测物质进行检测所获得。

7. 重现性（reproducibility） 在变化的检测条件下对同一待测物进行检测所获得结果的接近程度。

8. 重现性条件（reproducibility conditions） 检测结果由不同操作人员在不同的仪器上运用同一方法对相同检测项目进行测定所获得。

9. 中间精密度（intermediate precision） 中间精密度条件下的精密度。

10. 中间精密度条件（intermediate precision conditions） 测量结果在不同操作条件下，于同一仪器上运用相同的检测方法对同一检测项目进行测量所获得。

注：①操作条件有四个要素：时间，校准，操作者，仪器；②操作条件的变化因素需阐明；这在精密度评价中通常称作："批间""日内""日间""仪器内"以及"室内"。

（二）常用精密度试验方案

1. 方案一：稳定样本多次测量法 用标准差和变异系数表示。首先进行实验设计，实验中所用的被测量样本，其适宜浓度一般与厂家声明的浓度水平或医学决定水平相关，通常选择低、中、高三个水平的样本。对批内或日内的精密度进行评价，一般在一批内或一天内重复测量 20～30 次；对批间或日间的精密度进行评价，一般进行 20～30 批次测量或 20～30 日测量（每日进行一次测量），直接计算 s 和 CV 即可获得精密度评价数据。如果连续测定数天、一天内（或一批内）重复测定数次，可同时计算批内精密度和批间精密度。有学者将批内和批间精密度的总和称为实验室的总精密度，或简称为室内精密度。s 和 CV 的计算公式如下：

$$s = \sqrt{\frac{\sum (x_i - \bar{x})^2}{n - 1}}$$

$$\mathrm{CV} = \frac{s}{\bar{x}} \times 100\%$$

式中，s 为标准差；$\bar{x}$ 为样本均数；n 为独立检测样本的次数；x_i 为样本中各变量值，即每次测量结果。方案一可作性能验证试验。

扫码"看一看"

2. 方案二：EP15 – A2 方案

（1）实验步骤

①每天分析 1 个批次、2 个浓度，每个浓度重复测量 3 次，连续测量 5 天；

②每天进行常规的质量控制工作；

③如果某一批测量结果因为质量控制失败或操作困难而被拒绝，在找到原因并纠正后重新进行一批测量；

④一般不在实验进行过程中校准检测系统；

⑤记录实验数据。

扫码"看一看"

（2）计算批内不精密度

$$s_r = \sqrt{\frac{\sum\limits_{d=1}^{D} \sum\limits_{i=1}^{n} (x_{di} - \bar{x}_d)^2}{D(n - 1)}}$$

式中，s_r 为批内精密度；D 为总天数或总批数（实验规定为 5 天）；n 为每批重复测量次数（实验规定为 3 次）；x_{di} 为每批每次的结果；$\bar{x}_d$ 为一批中所有结果的均值。

（3）计算室内不精密度　室内不精密度（within – laboratory imprecision），代号为 s_l，实际上是实验室的总不精密度，是批内不精密度和批间不精密度的总和，先按下式算出批间不精密度 s_b：

$$s_b^2 = \frac{\sum\limits_{d=1}^{D} (\bar{x}_d - \bar{\bar{x}})^2}{D - 1}$$

式中，$\bar{x}_d$ 为某批所有结果的均值；$\bar{\bar{x}}$ 为所有结果的均值。

计算室内不精密度：

$$s_l = \sqrt{\frac{n - 1}{n} \times s_r^2 + s_b^2}$$

式中，s_l 为室内不精密度；n 为每批重复测量次数（实验室规定为 3 次）。

（4）实验的批内精密度与厂家声明的批内精密度比较　将由实验数据计算得到的批内不精密度与厂家声明的批内不精密度进行比较，验证厂家试剂在本实验室的性能是否能达到所声明的批内不精密度。厂家声明的批内不精密度用 CV_r 表示，按下述公式转换为厂家声明的标准差：

$$\sigma = \mathrm{CV}_r \cdot \bar{\bar{x}}$$

如果实验室获得的批内标准差（s_r）小于厂家声明的标准差（σ），则该方法可以在临床应用。

如果实验室获得的批内标准差大于厂家声明的，则需进行统计学检验，判断差异有无统计学意义。

判断是否有统计学意义的过程如下：

①计算批内精密度的自由度（ν）

$$\nu = D \cdot (n-1)$$

式中，D 为总天数（实验规定为5天）；n 为每批重复测量次数（实验规定为3次）。

②确定 χ^2 分布值（C）　χ^2 分布值 C 与自由度 ν 和测试的浓度个数有关，可查 C 值表（表4-3），也可通过计算机程序获得。对于推荐的5天实验、每批重复测量3次的自由度为10，在使用2个水平浓度时 C 值为20.48。

表4-3　χ^2 分布值表

自由度	浓度个数		
	2	3	4
3	9.35	10.24	10.86
4	11.14	12.09	12.76
5	12.83	13.84	14.54
6	14.45	15.51	16.24
7	16.01	17.12	17.88
8	17.53	18.68	19.48
9	19.02	20.21	21.03
10	20.48	21.71	22.56
11	21.92	23.18	24.06
12	23.34	24.63	25.53
13	24.74	26.06	26.98
14	26.12	27.48	28.42
15	27.49	28.88	29.84
16	28.85	30.27	31.25
17	30.19	31.64	32.64
18	31.53	33.01	34.03
19	32.85	34.36	35.40
20	34.17	35.70	36.76
21	35.48	37.04	38.11
22	36.78	38.37	39.46
23	38.08	39.68	40.79
24	39.36	41.00	42.12
25	40.65	42.30	43.35

③计算验证值：

$$\frac{\sigma_r \cdot \sqrt{C}}{\sqrt{\nu}}$$

④批内精密度与验证值比较　如果 s_r 小于验证值，s_r 与厂家声明的批内精密度差异不显著，无统计学意义；如果 s_r 大于验证值，应联系厂家请求技术支持。

（5）实验的室内精密度与厂家声明的室内精密度比较　厂家声明的室内不精密度用 CV_l 表示，可按下述公式转换为厂家的标准差：

$$\sigma_l = CV_l \cdot \overline{\overline{x}}$$

如果实验数据计算得到的室内标准差小于厂家声明的，则表明该方法可以在临床应用。

如果实验数据计算得到的室内标准差大于厂家声明的，则需进行统计学检验，判断差异有无统计学意义。

①计算室内精密度的自由度（T）：

$$T = \frac{\left[(n-1) \cdot s_r^2 + (n \cdot s_b^2) \right]^2}{\left(\dfrac{n-1}{D} \right) \cdot s_r^4 + \left[\dfrac{n^2 \cdot (s_b^2)^2}{D-1} \right]}$$

②确定 χ^2 分布值（C）：根据自由度 T 和测试浓度个数查 C 值表。

③计算验证值：

$$\frac{\sigma_l \cdot \sqrt{C}}{\sqrt{T}}$$

④室内精密度与验证值比较：如果 s_l 小于验证值，表明 s_l 与厂家声明的批内精密度差异不显著，无统计学意义；如果 s_l 大于验证值，应联系厂家请求技术支持。

3. **方案三：EP15 - A3 方案**　2014 年 9 月，CLSI 发表 EP15 - A3《User Verification of Precision and Estimation of Bias；Approved Guideline – Third Edition》，即《使用者精密度验证与偏移评估：批准指南—第三版》。精密度验证试验要求重复检测至少 2 个不同浓度的样本。基本的 5×5 设计，即检测 5 天，每天 1 批，每批重复 5 次，每个样本总共得到 25 个结果。

4. **方案四：EP5 - A2 评价方案**　该方案采用 2×2×20 的实验方案，即每天检测 2 批，每批检测 2 次，共进行 20 天获得 80 个有效数据。方案同时提供了较直观实用的实验记录表格，实验者将获得的数据通过简单计算就能得到批内、批间、日间以及总不精密度。另外实验者得到了不精密度数据后，如果大于厂家声明的要求，仍可通过 χ^2 检验来判断是否具有显著性差异，如无显著性差异则判断为可以接受，这与我们通常做法不同。

（1）实验方案和要求

①实验前准备

1）试剂和校准品：整个评价过程应使用同一批号的试剂和校准品。因为实验不独立评价这些变异因素，虽然加入这些变异能更真实的反映其性能。

2）实验样本：A. 基质。尽可能选择与临床样本类似的基质。通常选用稳定的、血清基质的质控物。B. 浓度。推荐使用 2 个浓度，尽可能选择与厂商声明性能相近的浓度或接近"医学决定水平"的浓度。

扫码"看一看"

扫码"看一看"

②实验方法　整个实验应收集 20 天有效数据，使用 2 个浓度实验样本，每天 2 批，每批重复检测 2 次，每个浓度应获得 80 个可接受数据。评价实验根据要求应分为几个渐进的阶段，每个阶段应采取必要的质量控制手段以检出离群值。方法熟悉阶段开始后每 5 天应进行前面所有数据的可接受性检验（详见质量控制），以保证结果的有效性。

1）仪器熟悉阶段：为避免在实际的仪器性能评价过程中出现问题，操作者应熟练掌握仪器的操作程序、保养程序、样本准备、校准以及检测程序等。该阶段可在厂家提供的培训期后或同时进行。在这个阶段不需要收集数据，直到操作者能正确操作仪器即可结束。

2）方法熟悉阶段：因为评价实验的一些步骤很少在常规测量中使用，为了防止这些不熟悉步骤影响评价实验的结果，在进行评价前需实践多次以熟悉方法。正式实验每天分 2 批进行，每批重复测定 2 次，每批至少间隔 2 小时，每个浓度每天能获得 4 个数据。该阶段一般持续 5 天并获得数据，记录数据。对于复杂仪器可适当延长方法熟悉阶段。该阶段数据若通过可接受性检验，将与后继实验阶段数据一起统计。

3）初步精密度评价阶段：在方法熟悉阶段末，需进行初步精密度评价实验。通常的做法是采用与精密度实验相同的质控物连续测量 20 次（2 个浓度），然后计算结果的标准差和变异系数。如果从预期的结果中发现了显著性差异，则需与厂商取得联系，同时中止后继实验直至问题得到解决。该阶段的数据还可用于判断方法熟悉阶段和后继实验中的批内离群值。

4）后继实验阶段：在方法熟悉阶段后，该实验仍需持续 15 天。实验方法同方法熟悉阶段。记录实验数据，每 5 天末需在一系列质控图中重新计算质控限并检验所有数据的可接受性。如果某一批因为质控或操作原因而被拒绝，需在找到并纠正原因后重新进行一批实验。可能的话，在每批检测中加入至少 10 个患者的样本以模拟实际的操作过程。

③质量控制：精密度评价实验中必须进行常规的质控程序。每批测量中至少应使用 1 个适当浓度的质控物。如果常规使用 2 个或更多浓度的质控，那么在本实验中也应如此。在方法熟悉阶段末应建立初步的质控图，采用最初 5 天的质控数据计算靶值 $\bar{x}$、标准差 SD。由于初步的估计具有较低的统计效能，因此采用 ±3SD 作为警告限，使用 ±4SD 作为失控限。将后继的质控数据描于图中，如果出现失控数据，则应找到原因，清除该质控数据，同时该批实验数据应去除，重新运行一批。每 5 天重新计算所有可接受数据的靶值、警告限和失控限。如果以前可接受的结果现在不可接受了，则拒绝该批数据继续实验直至获得 20 天共 40 批有效数据。

（2）数据的收集、处理与统计分析

①实验数据记录：为了便于数据的管理及统计学处理，可将每批可接受数据填于预先设计的表格内。记录表格可根据用户情况更改，只要使用方便即可。

②离群值检验

1）批间日间离群值：常规的质控程序可检出批间或日间离群值，失控批的数据在找到原因后应删除，再重新进行一批。

2）批内离群值：采用初步精密度评价实验获得的标准差作为批内重复测量结果的离群值的判断标准。如果重复测量的变异绝对值超出了 5.5 倍标准差，则该批数据被拒绝。发现离群值后，查找原因，并重复该批分析。如果超过 5% 的数据被拒绝同时查找不出原因，那么考虑可能是仪器性能不够稳定，应该联系厂家。

③精密度评价

1）重复性评价：重复性的评价采用下列公式。

$$S_r = \sqrt{\frac{\sum\limits_{i=1}^{I}\sum\limits_{j=1}^{2}(x_{ij1} - x_{ij2})^2}{4I}}$$

式中，I 为总的运行天数（通常为20）；j 为每日的批次（1 或者2）；x_{ij1} 为第 i 日第 j 批第1次的结果；x_{ij2}：第 i 日第 j 批第2次的结果。

在使用上述公式时每批都需要两个结果。如果在实验过程中有不超过10%的评价日只有1批结果，其结果的统计学计算仍然有效，否则应增加实验天数直至达到要求。

2）批间精密度：批间标准差 S_{rr} 计算见下列公式。

$$S_{rr}^2 = A^2 - \frac{S_r^2}{2}$$

$$A = \sqrt{\frac{\sum\limits_{i=1}^{I}(\bar{x}_{i1.} - \bar{x}_{i2.})^2}{2I}}$$

式中，I 为总的运行天数（有两个批次）；X_{i1} 为第 i 日第1批运行结果的均值；X_{i2} 为第 i 日第2批运行结果的均值；如果 S_{rr}^2 为负数，说明批间变异几乎都由批内变异形成，因此取值为0。

3）日间精密度：日间标准差 S_{dd} 计算见下列公式。

$$S_{dd}^2 = B^2 - \frac{A^2}{2}$$

$$B = \sqrt{\frac{\sum\limits_{i=1}^{I}(\bar{x}_i - \bar{x}_{...})^2}{I - 1}}$$

式中，I 为总的运行天数；x_i 为第 i 日所有结果的均值；$x_{...}$ 为所有结果的均值；如果 S_{dd}^2 为负数，说明日间变异几乎都由批间变异形成，因此取值为0。

4）室内精密度：室内精密度或总不精密度的评价见下列公式。

$$S_T = \sqrt{S_{dd}^2 + S_{rr}^2 + S_r^2}$$

上面的公式是评价仪器精密度的正确方法，因为它恰当地平衡了重复性以及日间和批间的成分。精密度评价的变异系数为 S_T 除以检测物的浓度再乘以100，结果以百分比表示。结合实验记录表中的有关内容，可将结果填入相应的表格内。

④结果与厂家性能要求或其他性能标准的比较：获得精密度评价实验的数据后应采用 χ^2 检验来判断是否可以接受。这里重复性与仪器精密度比较应分别进行。一般与厂家声明的性能比较或是其他性能标准如 CLIA'88 允许误差等。

1）重复性比较：重复性比较的卡方检验见下列公式。

$$\chi^2 = \frac{S_r^2 \cdot R}{\sigma_r^2}$$

式中，S_r^2 为表示用户重复性变异的平方；σ_r^2 为表示厂商重复性变异要求的平方；R 为表示总的批数（S_r^2 的自由度）；所计算的 χ^2 需要与卡方值表（自由度 R 的95%上限临界值，见表4-4）相比较。如果计算值低于表中数值，评价参数则和性能要求无显著性差异，重复性声明可被接受。

表 4 - 4　卡方界值表

自由度	95% 可信区间	99% 可信区间
5	11.1	1.51
6	12.6	16.8
7	14.1	18.5
8	15.5	20.1
9	16.9	21.7
10	18.3	23.2
11	19.7	24.7
12	21.0	26.2
13	22.4	27.7
14	23.7	29.1
15	25.0	30.6
16	26.3	32.0
17	27.6	33.4
18	28.9	34.8
19	30.1	36.2
20	31.4	37.6
25	37.7	44.3
30	43.8	50.9
35	49.8	57.3
40	55.8	63.7
50	67.5	76.2
60	79.0	88.4
70	90.5	100.4
75	96.2	106.4
79	100.7	111.1
80	101.9	112.3
90	113.1	124.1
100	124.3	135.6

2）室内精密度比较：室内精密度比较卡方检验见下列公式。

$$x^2 = \frac{S_T^2 \cdot T}{\sigma_T^2}$$

式中，S_T^2 为用户室内标准差的平方；σ_T^2 为制造商声明的仪器标准差的平方，或者医学决定标准差的平方；T 为 S_T 的自由度。

$$T = \frac{I\,(2ME + MR + MD)^2}{2ME^2 + MR^2 + \frac{I}{I-1}MD^2}$$

$ME = S_r^2$（批内或重复性变异的均方）；$MR = 2A^2$（批次的均方）；$MD = 4B^2$（天数的均方）

将最接近计算值的整数作为 S_T 自由度的准确值。

如果计算的 χ^2 值小于 95% 的计算值上限，精密度性能可接受。如果计算的 χ^2 值大于 95% 的计算值上限，精密度性能不在制造商的性能要求范围内，或者不在医学可接受水平内。

将上述评价数据填入精密度评价实验与性能要求比较表，即完成了整个实验。

5. **方案五：EP5－A3 方案**　2014 年 9 月，CLSI 发表 EP5－A3《Evaluation of Precision of Quantitative Measurement Procedures；Approved Guideline—Third Edition》，即《定量测量程序的精密度评价；批准指南－第三版》。EP05－A3 文件缩小了使用的范围，主要提供给制造商和开发商作为性能确认试验方案，如果用户建立新方法或更改厂家的检验程序，也可参考该文件。对于最终的实验室用户验证重复性和实验室内精密度，建议参阅 EP15 文件。

我们熟悉的单点的方案 EP05－A2 版本，要求对给定的样本和试剂批号每天运行两批次、每批重复两次，一共获得 20 天的测量结果，即"20×2×2"的设计仍然保留在 A3 版本。

对于 EP05－A3 文件新的内容是第二个标准化的实验：一个多点方案的要求，最低限度在三个点测量 5 天，即 3（点）×5（天）×5（每天重复次数）和 3（点）×5（天）×2（每天批次）×3（每批重复数）。这个方案评估了实验点之间的变异和对再现性的估计。

（三）结果判断标准

1. **与厂家声明的批内不精密度和室内不精密度比较**　如果根据实验数据得到的不精密度小于厂家声明的不精密度，则表明厂家声明的不精密度通过验证。在 EP5－A2 和 EP15－A2 评价方案中都论及由实验数据所得到的不精密度与厂家声明的不精密度不符时，如何应用统计学方法进行判别。

2. **与 CLIA'88 推荐的允许总误差（TEa）比较**　将计算得到的标准差或变异系数与 CLIA'88 规定的 *TEa* 进行比较，判断其不精密度是否可接受。

（1）批内精密度　CV 或标准差应小于或等于 TEa 的 1/4。

（2）批间精密度　CV 或标准差应小于或等于 TEa 的 1/3。

3. **与国家标准比较**　中华人民共和国卫生行业标准 WS/T 403－2012 规定了临床生物化学检验常规项目分析质量标准，实验室测量方法的 CV 应小于推荐 CV。

4. **实验室自定标准**　一些实验室根据自身的技术水平制定出适合自己的精密度要求，也有部分省临床检验中心根据本省的技术发展水平和经验自定 CV 标准，各省临床检验中心或各实验室自定的精密度要求应高于国家要求。

EP5－A2 主要用于确认测量程序的精密度性能，当然也可用来验证厂家声明的精密度性能，EP15－A2 仅用来验证实验室的精密度与厂家声明的是否一致。EP5－A2 是目前评价测量方法精密度最全面和最具统计学效能的方法，可同时评价批内精密度、批间精密度和总精密度，但实验过程繁琐，统计方法复杂，在许多情况下实用性不强。EP15－A2 方案实验过程简单，可在不同规模的实验室应用，既适用于仅用床旁检测（POCT）的诊所，又适用于拥有大型仪器设备的大学附属医院临床实验室，而且其提供的统计学计算方法简便，所得结论也足够严密。稳定样本多次测量方法存在缺陷，首先其批内不精密度是在一个很短实验时间的抽样即只有一个批的结果并不能代表真正的批内不精密度；另外该方案得到的总的不精密度通常被不正确的称作日间不精密度，而它本身并未将批内和批间不精密度区分开来，因此只是代表性稍差的总不精密度。

扫码"学一学"

二、正确度试验

正确度性能是检测系统或方法重要的分析性能之一，是分析测量范围、分析灵敏度以及生物参考区间评价等实验的基础。

（一）基本概念

1. 准确度（accuracy） 完整的表述应是测量准确度，是单次检测结果与被测量真值之间的一致程度。其与测量正确度和精密度有关。准确度为一种定性的概念而非定量的，只能描述为好或不好。从反面衡量准确度的估计是"偏离（diviation）"。

2. 不准确度（inaccuracy） 检测值与真值数量上的差异。通常用来衡量准确度的好坏。

3. 正确度（trueness） 完整的表述为测量正确度，是大批检测结果的均值与真值的一致程度。同样，其也是定性概念，也只能以程度来描述。其通常用与正确度相反的统计量"偏移（bias）"来表示。这个概念已经消除了不精密度的影响，如果还有偏移则说明具有系统误差。因此和准确度是有区别的。

（二）常用正确度试验方案

正确度评价实际上就是进行实验设计并计算偏移的过程。可通过与一个参考值比较计算偏移，该参考值可来自于参考物质、室间质量评价（EQA/PT）的靶值、方法学比较试验、回收试验等。

1. 方案一：回收试验 回收实验用于评估实验方法正确测定在常规样本中加入的被测量的（质量、浓度、活性）能力，通过测定比例系统误差，对实验方法的准确度进行评价。

（1）基本步骤 基本步骤见图4-3。

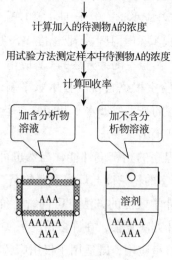

图4-3 回收试验流程

（2）试验要点

①加量体积：加入的标准液体积要尽可能少，使回收样本的基质成分与原始样本的接近，一般要求在总体积的10%以内。

②吸量准确：因加入分析物的浓度值是根据加入标准液体积及原样本的体积计算而得，吸量是否准确直接影响回收结果的准确性，应选择经校准的吸样器并按规范要求进行吸量。

③加入待测物的浓度：保证总浓度在方法分析测量范围内，最好使加标准液后的样本中被测物浓度达到医学决定水平。

④标准液浓度：因加量体积占总体积的 10% 以内，即标准液将被稀释约 10 倍，配制的标准液浓度应为回收浓度的 10 倍。

⑤重复测定：为了减少随机误差的干扰，每一个样本通常重复测定 2～3 次；一般需作高、中、低不同浓度的回收试验，分别计算各浓度的平均回收率。

⑥结果计算：回收实验一般用回收率表示，计算方法如下。

$$回收率\% = \frac{回收浓度}{加入浓度} \times 100\%$$

$$加入浓度 = \frac{标准液浓度 \times 标准液体积}{(基础样本体积 + 标准液体积)}$$

$$回收浓度 = 样本最终测定浓度 - 基础样本浓度$$

对加入不同浓度水平的样本在完成回收实验后，计算平均回收率。

$$比例系统误差 = 100\% - 平均回收率\%$$

（3）可接受性判断　将比例系统误差的大小与 CLIA'88 规定的总允许误差标准进行比较，若小于总允许误差即可接受。

2. 方案二：EP9 - A2 方案

（1）EP9 - A2 实验方案和要求

①实验前准备

样本准备　A. 来源：按照操作规程收集和处理的新鲜患者样本。B. 储存：如果可能的话，避免储存样本，当天收集当天测定；否则按照待测成分的稳定性来选择储存条件和时间。C. 样本数：至少分析 40 个样本。每个样本必须有足够量以备两种方法作双份测定。如果从一个患者得不到所需的样本量，可以将两个（不超过两个）病史相同，被测物浓度也大致相近的患者样本混合使用。D. 浓度：应在有临床意义的范围内，即医学决定水平范围内评价实验方法。通常应从低于参考范围到远高于参考范围，尽可能在分析测量范围内均匀分布。

②比较方法的选择：实验室当前使用的方法、厂家声明的方法和公认的参考方法都可作为比较方法。比较方法相对于实验方法应具有以下特点：具有比实验方法更好的精密度，不受已知干扰物质的干扰，使用与实验方法相同的单位，其结果具有溯源性。另外，比较方法的分析测量范围至少与实验方法相同，才可用于比较。

（2）实验方法

①仪器熟悉阶段：为避免在实际的仪器性能评价过程中出现问题，操作者应熟练掌握仪器的操作程序、保养程序、样本准备方法、校准以及检测程序等。

②正式实验阶段：两种方法每天测定 8 个样本，每个样本重复测定 2 次，共测定 5 天。在样本的重复测定中，指定第一次测定顺序，按反向顺序检测第二次。例如：样本可以按下述顺序进行：1、2、3、4、5、6、7、8 和 8、7、6、5、4、3、2、1。顺序中的浓度应尽可能随机排列。第二次样本的反向顺序可以减少交叉污染及漂移对重复测定样本平均值的影响。每天的样本应在 2 小时内测定完毕，以确保分析物的稳定。

③质量控制：在正式实验前应建立常规质量控制程序。任一方法出现失控时应重新测定，直到达到要求的样本数为止。

（3）数据的收集、处理与统计分析

①实验数据记录：为了便于数据的管理及统计学处理，可将每批可接受数据填于比对实验数据记录表内，记录表格可根据用户情况更改，只要使用方便即可。

②本方案中应用的缩写

X：比较方法；

Y：实验方法；

DX_i 或 DY_i：方法 X 或方法 Y 中双份测定值的绝对差值；

I：样本数；

N：样本总数；

1，2 或 j：双份或重复测定数（下标中）；

DX_i' 或 DY_i'：方法 X 或方法 Y 中双份测定值的相对差值；

E_{ij}：方法间的绝对差值；

$\overline{E}$：方法间平均绝对差值；

E_{ij}'：方法间相对绝对差值；

$\overline{E}'$：方法间相对平均绝对差值；

TL_E：检测限；

r：相关系数；

x：比较方法的观察值；

y：实验方法的观察值；

x_{ij} 或 y_{ij}：第 i 次测定中第 j 个重复观察值（x 或 y）；

$\overline{x}$ 或 $\overline{y}$：x 或 y 的均值；

b：斜率；

a：y 轴上的截距；

$\hat{Y}$：待评方法的预期值；

$S_{y\cdot x}$：估计值的标准误；

B_c：在浓度 c 时预期偏移的估计值；

X_c：医学决定水平浓度；

B_c：在医学决定水平浓度 X_c 的真正偏移；

N_K：K 组中数据的数目（$K=1$，2，3）；

$\sum\limits_{m=1}^{N_K}$：表示对 K 组中配对的 x 和 y 的值求和；

$\overline{B_K}$：K 组中的平均偏差（$K=1$，2，3）；

SD_K：K 组中偏移的标准差。

③方法内离群值检验：计算每个样本重复测定差值的绝对值：

$$DX_i = |x_{i1} - x_{i2}|$$

$$DY_i = |y_{i1} - y_{i2}|$$

式中，i 为样本号（由 1 到 N，N = 样本总数）。

计算每个方法重复测定的差值绝对值的均值：

$$\overline{DX} = \frac{\sum DX_i}{N}$$

$$\overline{DY} = \frac{\sum DY_i}{N}$$

以 4 倍的平均绝对差值作为每个方法重复测定绝对差值的可接受限。如果任一绝对差值超过此限，则再进一步计算其相对差值，即：

$$DX_i' = \frac{|x_{i1} - x_{i2}|}{\overline{\overline{x}}_i}$$

$$DY_i' = \frac{|y_{i1} - y_{i2}|}{\overline{\overline{y}}_i}$$

$$\overline{DX'} = \frac{\sum DX_i'}{N}$$

$$\overline{DY'} = \frac{\sum DY_i'}{N}$$

以 4 倍的相对差值的均值作为可接受限。如果有一个值超过上述可接受限，需检查原因，并从数据组中删除此值。将该样本的所有数据（X 和 Y）删除后再继续分析。如果删除的数据超过一个，则需扩大调查范围，查找出现偏差的原因。如果能够找到问题所在并能追踪到引起偏差的样本，则应替换这些样本，且将问题记录在案。如果能纠正问题但不能追踪到特定样本，则所有数据必须重新收集。如果既找不到问题也不能纠正，则可将两次重复测定差值与该浓度的临床允许不精密度进行比较，如未超过允许范围，则可继续进行后续步骤。如超出允许范围，则应停止实验并通知厂家。

④数据作图：将数据作四张图：第一张图是 $\overline{Y}_i$（两次测定的均值）对 $\overline{X}_i$（两次测定的均值）的散点图，以实验方法的结果为 Y，比较方法的结果为 X，同时作一条通过原点，斜率为 1 的直线。第二张图是以每个 Y_{ij} 的结果对 $\overline{X}_i$ 的均值按上述相同方式作图。第三张图是偏移图，当比较方法为参考方法时，每个样本测定的 Y 与 X 的均值之差（$\overline{Y}_i - \overline{X}_i$）相对于 $\overline{X}_i$ 作图，此图的水平中心线为零。第四张图同上，是单次测定的 Y 值与 $\overline{X}_i$ 的差值（$Y_{ij} - \overline{X}_i$）相对于 $\overline{X}_i$ 作图。如果比较方法不是参考方法或不能确定，那么第三张图就是每次单个样本测定的 Y 与 X 的均值之差（$\overline{Y}_i - \overline{X}_i$）相对于（$\overline{Y}_i + \overline{X}_i$）/2 作图，此图的水平中心线为零。同样第四张图是单次测定的 Y 值的差值与 $\overline{X}_i$ 的差值（$Y_{ij} - \overline{X}$）相对于（$\overline{Y}_i + \overline{X}_i$）/2 作图。这四张图是非常有用的，因为差异的大小可用来判定非线性关系、离群值、实验方法和比较方法的非齐性方差等。

⑤线性关系的目测检查：通过前面所作的散点图我们可以观察 X（比较方法）和 Y（实验方法）是否呈直线关系。如果线性关系看来满意，则继续进行后续分析。

⑥方法间离群值检验：检查数据分布图（见实验示例），目测有无离群值。如果没有，跳过这部分进行后续评价。如果有离群值，则可用类似前面方法内离群值检验的方法检出离群值。

计算两种方法的绝对差值及其均值，即：

$$E_{ij} = |y_{ij} - x_{ij}|$$

式中，i 为样本号 $1\cdots40$；j 为重复测定中的 1 和 2。

$$\overline{E} = \frac{1}{2N}\sum_i^N \sum_j^2 E_{ij}$$

计算检测限（TL_E），即 $4 \times \overline{E}$。把每一个 E_{ij} 与 TL_E 值比较，并标记超出 TL_E 值的点。计算两种方法的相对差值及其均值，即：

$$E_{ij}{}' = \frac{|y_{ij} - \overline{x}_i|}{\overline{x}_i}$$

$$\overline{E'} = \frac{1}{2N}\sum_i^N \sum_j^2 E_{ij}{}'$$

计算相对检测限值为 $4 \times \overline{E'}$，把每一个 E_{ij}' 与此检测限值比较，并标记超出检测限值的点。

任何一点（x_{ij}, y_{ij}）如未通过上述两种检测方法，则判断为离群值。每组数据中被删除的离群值不能超过 2.5%。如果发现有超过 2.5% 的离群值，则应调查是否存在干扰、人为错误或仪器故障。如果出现一个以上的离群点，但它们并未超出临床允许范围，则可保留并使用这些数据。如果进一步扩大调查范围查到离群值原因，则应分析更多样本以增加数据量满足实验要求。

⑦X 值合适范围的检验：为了保证回归分析的结果有效性，我们假设 X 变量没有误差；在临床实验室中这是不可能的，因为每一个检测都存在误差。但如果数据的取值范围足够宽，则这种误差对回归结果的影响可以忽略不计。X 值的取值范围是否够宽，可用相关系数 r 做粗略的估计。r 的计算公式如下。

$$r = \frac{\sum_i^N (\overline{x}_j - \overline{x})(\overline{y}_j - \overline{y})}{\sqrt{\sum_i^N (\overline{x}_j - \overline{x})^2}\sqrt{\sum_i^N (\overline{y}_j - \overline{y})^2}}$$

其中，

$$\overline{x} = \frac{\sum\sum x_{ij}}{2N}$$

$$\overline{y} = \frac{\sum\sum y_{ij}}{2N}$$

一般情况下，如果 $r \geq 0.975$（或 $r^2 \geq 0.95$），则可认为 X 值取值范围合适。如果根据测定数据算出的 r 能满足上述要求，则可认为 X 变量的误差已被数据范围所抵消。这时就可用简单的直线回归来估计斜率和截距。如果 $r^2 < 0.95$，则必须分析更多的样本以扩大数据浓度分布范围，然后再重新分析全部数据。如果 X 的取值范围无法扩大，则需采用后面描述的分部偏移法代替回归方法来评价平均偏移。

⑧线性回归分析

1）斜率和截距的计算：对于成对的数据（x_{ij}, y_{ij}），斜率 b 和截距 a 的计算公式分为两种。单个 y 测定值对 x 均值的斜率的计算：

$$b = \frac{\sum_i^N \sum_j^N (y_{ij} - \bar{y})^2 [\sum_i^N (\bar{x}_i - \bar{x})]}{\sum_i^N (\bar{x}_i - \bar{x})^2}$$

y 均值对 x 均值的斜率的计算：

$$b = \frac{\sum_i^N (\bar{x}_i - \bar{x})(\bar{y}_j - \bar{y})}{\sum_i^N (\bar{x}_i - \bar{x})^2}$$

$$a = \bar{y} - b\bar{x}$$

式中，$\bar{x}_i$ 为每个样本两次测定 x 均值，此处：

$$\bar{y} = \frac{\sum \sum y_{ij}}{2N}$$

$$\bar{x} = \frac{\sum \sum x_{ij}}{2N}$$

可用以下方程表示：

$$\hat{y} = bx + a$$

对于任何给定的 x 值，用此方程可以计算待评方法 y 的估计值（$\hat{y}$）。

2）离散度均匀性检查：目测离散图和偏移图，检查离散的均匀性。

⑨预期偏移及可信区间计算：如前面所讲，在计算预期偏移时就存在有三种情况。第一种是我们希望看到的也是最常见的，即数据通过合适范围和均匀离散度检验；第二种是数据未通过合适范围检验；第三种是未通过均匀离散度检验，即具有非恒定的精密度。因此我们需根据不同情况使用不同的方法来计算。

1）线性回归法（当数据通过适合范围和均匀离散度的检查）。在 Y 轴方向上数据点与回归线之差称为此点的残差，回归标准误（$S_{y\cdot x}$）是这些残差的标准差，是测量围绕回归线的数据点的"离散度"。用下列公式计算某一点（$\bar{x}_j, y_{ij}$）的残差：

$$残差_{ij} = y_{ij} - \hat{y}_{ij} = y_{ij} - (a - b)\bar{x}_j$$

对于均值（$\bar{x}_j, \bar{y}_j$）：

$$残差_j = \bar{y}_j - \hat{Y}_j = \bar{y}_j - (a + b\bar{x}_j)$$

对于单个 y_{ij} 来说，回归标准误的计算公式如下：

$$s_{y,x} = \sqrt{\frac{\sum \sum (y_{ij} - \hat{Y}_{ij})^2}{2N - 2}}$$

对于均值 $\bar{y}_j$：

$$s_{y,x} = \sqrt{\frac{\sum (\bar{y}_j - \hat{Y}_{ij})^2}{N - 2}}$$

在给定的医学决定水平 X_c 处的预期偏移（B_c）的估计值，按以下公式计算：

$$\hat{B}_c = a + (b - 1)X_c$$

Bc 的 95% 可信区间（在 Xc 处的真正偏移）按以下公式计算：

$$\left[\hat{B}_{c,\text{下限}}, \hat{B}_{c,\text{上限}}\right] = \hat{B}_c \pm 2S_{y\cdot x}\sqrt{\frac{1}{2N} + \frac{(X_c - \bar{x})^2}{\sum\sum(x_{ij} - \bar{x})^2}}$$

2）当数据未通过适合范围检查时，使用分部残差法计算平均偏移。按 X 递增的顺序制表，将数据分成三组（低、中、高），每组应含大约相同的数据。在纸上标记这些数据属于哪个组，然后分别用下列方程式计算每组的平均偏移。

$$\bar{B}_K = \frac{\sum\limits_{m=1}^{N_K}(y_m - x_m)}{N_K}$$

$$SD_K = \sqrt{\frac{\sum[(y_m - x_m) - \bar{B}_K]^2}{N_K - 1}}$$

式中，$N_K = K$ 组的数据数（$K = 1, 2, 3$），m 为"虚设的"下标，表示 K 组中成对 x 和 y。

$\bar{B}_K$ 是适当浓度范围内估计的预期偏移，相当于前面的 $\hat{B}_c$。如果三个 $\bar{B}_K$ 大致相等，则用 $\bar{B}$ 代表它们的均值。根据临床需要来选择医学决定水平，在医学决定水平浓度 X_c 处，通过选择对于 X_c 的适当 K 值并作如下计算，得出预期偏移 $\hat{B}_c$ 的 95% 可信区间：

$$\left[\hat{B}_{c,\text{下限}}, \hat{B}_{c,\text{上限}}\right] = \bar{B}_K \pm 2\frac{(SD_K)}{\sqrt{N_K}}$$

3）当数据有非恒定精密度时，用分部残差法计算预期偏移。如前所述把数据分成三组，每组中数据的数目应大致相等。然后对每组数据分别进行计算，此处 $N_K = K$ 组数据的个数（$K = 1, 2, 3$）。

$$SD_K = \sqrt{\frac{\sum\limits_{m=1}^{N_K}(Y_m - \hat{Y}_m)^2}{N_K - 1}}$$

在给定医学决定水平 X_c 处，预期偏移 $\hat{B}_c$ 的估计值为：

$$\hat{B}_c = a + (b - 1)X_c$$

按 X_c 的值选择适当的 K 组，按下列方式计算出 B_c 的 95% 可信区间：

$$\left[\hat{B}_{c,\text{下限}}, \hat{B}_{c,\text{上限}}\right] = \hat{B}_c \pm 2\frac{(SD_K)}{\sqrt{N_K}}$$

⑩预期结果与可接受标准的比较：用上述方法计算出预期偏移后，就应该与厂家声明或实验室内部性能标准来比较是否可以接受。目前国内通常都与美国临床实验室修正法规（CLIA'88）的性能要求比较，一般以其允许误差的 1/2 作为评价标准，也可以以生物学变异来作为可接受标准。如果预期偏移的可信区间包含了规定的可接受偏移，则说明实验方法的偏移小于可接受偏移，其性能得到验证。但是如预期偏移的可信区间不包含规定的可接受偏移时，则有两种可能：一是可接受偏移小于预期偏移可信区间的下限，则预期偏移大于可接受偏移，候选方法性能与比较方法不相当，不能被接受；二是可接受偏移大于预期偏移可信区间的上限，则预期偏移小于可接受偏移，因此实验方法性能与比较方法相当，可以接受。当然，如果两种方法不相当，而我们仍相信实验方法更特异，则不要拒绝新方法，在常规应用前重新收集新的临床数据（如建立新的参考区间等）。

3. 方案三：EP9 – A3 方案 2013 年 8 月，CLSI 发表 EP9 – A3《Measurement Procedure

Comparison and Bias Estimation Using Patient Samples；Approved Guideline—Third Edition》，即《用患者样本进行方法比对及偏移评估：批准指南—第三版》。为生产厂家和临床实验室提供最新的方法学比对指南。EP9 – A3 方法比对应用范围更广，用户可使用差异图进行目测并分析数据，利用加权选择法、Deming 和 Passing – Bablok 法进行回归分析，通过差异图或临床医学决定水平浓度点计算偏移及其可信区间等。

　　EP9 – A3 主要有 3 个用途：厂家新建立的测量方法与参比方法相关性研究；厂家对新建立的测量方法比对声明要求确认；临床实验室新引进测量方法与参比方法比对。EP9 文件可作为性能确认试验参考。

　　4. 方案四：EP15 – A2 方案　CLSI 2005 年出版了 EP15 – A2 文件即《用户对精密度和准确度性能的核实试验》批准指南。文件目的就是使用户通过最小的努力即可以核实厂家声明的精密度和准确度性能。该指南简便实用，能在不同实验室应用，而且其提供的统计学结论也足够严密；但其应用范围有限，仅仅用于验证研究。

　　该方案提供了两种程序来核实正确度：一种是用病人样本进行方法学比对，类似于EP9 – A2 文件，但实验时间、样本数量、重复次数以及统计学处理等较前者简单；另一种是通过检测定值的参考物质来计算回收率，判断是否与厂家声明或其他规定的性能要求一致。

　　（1）方法间患者样本结果的比较

　　①实验方案

　　1）收集 20 份患者样本，其浓度应分布整个线性范围，不要使用超出线性范围的样本。有些浓度不易得到，可将同一病种样本混合（不超过 2 份），应贮存收集的样本直至有足够的样本量。如果整个线性范围的样本不能获得，结论也仅仅适用已检测的范围。

　　2）在 3～4 天内，用实验方法和比较方法分别检测这 20 份样本，每天测定 5～7 个。每种分析方法都应在 4 小时内完成，如果是贮存的样本应在复融后 1～2 个小时内测定完毕。

　　3）每种方法都应有质控程序保障。任何一批样本因为质控或操作困难而未得到有效数据，应在问题纠正后重测该批样本。

　　②实验数据处理

　　1）计算每个样本两种方法间结果的差值：

$$偏移（b_i）=（实验方法结果 i - 比较方法结果 i）$$

$$百分偏移（\%b_i）=100 \times \frac{实验方法结果_i - 比较方法结果_i}{比较方法结果_i}$$

　　2）画出每个样本两种方法结果的偏移或百分偏移图：水平轴代表比较方法，垂直轴代表偏移或百分偏移。检查偏移图，看两种方法间在检测的浓度范围内样本结果差异是否相对一致，如果一致则可用下面的平均偏移与厂商声明比较；如果偏移或百分偏移在检测的浓度范围内不一致，数据应被分割成几部分，每部分独立计算平均偏移；如果偏移对浓度表现出一个渐进性的改变关系，不能计算平均偏移，这种情况下，需更多的数据去确认方法的正确性。

　　3）计算两种方法间的平均偏移：

$$\bar{b} = \frac{\sum_{i=1}^{I} b_i}{n}；\overline{\%b} = \frac{\sum_{i=1}^{I} \%b_i}{n}$$

4) 计算偏移或百分偏移的标准差：

$$s_{\bar{b}} = \sqrt{\dfrac{\sum\limits_{i=1}^{I}(b_i - \bar{b})^2}{n-1}} \; ; \; s_{\overline{\%b}} = \sqrt{\dfrac{\sum\limits_{i=1}^{I}(\%b_i - \overline{\%b})^2}{n-1}}$$

（2）与厂商声明的比较　如果偏移或百分偏移小于厂商声明的偏移或百分偏移，则已核实了厂商声明的偏移。如果偏移或百分偏移大于厂商声明的偏移或百分偏移，可用下述方法来检验这种差异有无统计学意义。

1) 假设错误拒绝率为 α，通常选 $a = 1\%$ 或 $a = 5\%$；

2) 确定 $t_{a,n-1}$ 的值，n 代表病人样本的数量。例如，如果 $a = 1\%$，$n = 20$，则 $t_{a,n-1} = 2.539$。其他的 $t_{a,n-1}$ 值可从统计书上获得。

3) 计算偏移和偏移百分比的验证限

$$\beta - \frac{t \cdot s_{\bar{b}}}{\sqrt{n}} \quad 和 \quad \beta + \frac{t \cdot s_{\bar{b}}}{\sqrt{n}}$$

$$\beta\% - \frac{t \cdot s_{\overline{\%b}}}{\sqrt{n}} \quad 和 \quad \beta\% + \frac{t \cdot s_{\overline{\%b}}}{\sqrt{n}}$$

式中，β 为厂商声明的偏移值；$\beta\%$ 为百分偏移值。

如果估计的偏移 $\bar{b}$ 或百分偏移 $\overline{\%b}$ 在验证限值内，就核实了实验室的偏移与厂商声明的偏移一致。如果测得的偏移或百分偏移大于厂商的声明，但在验证限内，实验室期望获得更好的统计学效能，则可通过加测 10～20 个患者样本，与原来的数据一起计算相应的统计量。如果估计的偏移超出验证限，则不能核实实验室的正确度与厂商的声明一致，需联系厂商寻求帮助。

使用此方案来核实正确度，比较方法的选择很关键。由于此方案较简单，仅具有较低的能力去检测方法间的偏移，因此最好使用厂商声明中使用的比较方法。另外，使用此方案时我们已经假定了这两种方法间偏移很小而且在不同浓度具有相对一致的偏移，这样在统计时才可使用各浓度的平均偏移。如果达不到上述要求，应参考 EP9 - A2 文件进行方法学比对实验。

（3）定值参考物质检测的回收试验　正确度的评价除上述常用的比对实验外，还可通过检测定值的参考物质计算其回收率或者偏移来验证。当然这里所说的参考物质并非局限于参考方法或决定性方法得出的参考物质，可以有多个来源。

5. 方案五：EP15 - A3 方案　2014 年 9 月，CLSI 发表 EP15 - A3《User Verification of Precision and Estimation of Bias; Approved Guideline—Third Edition》，即《使用者精密度验证与偏移评估：批准指南—第三版》。EP15 - A3 文件偏移评估实验方案不再介绍 EP15 - A2 文件方法间 20 份患者样本结果比较的实验方案。EP15 - A3 文件偏移评估实验方案，用已知浓度的样本。例如：参考物质、PT/EQA 样本或同类 QC 材料、加入已知浓度材料的回收试验样本、参照 EP09 进行方法学比较的患者血清样本等，用可溯源的参考方法定量检测的样本可作为参考物质，常规方法检测参考物质、PT/EQA 样本或同类 QC 材料需具有互通性，不具有互通性的样本存在基质效应。

偏移评估实验必须检测参考物质等样本 5 天或更多天（不必连续检测），每天检测 1 批，每批重复检测 5 次。如果没有缺失值，也没有统计学上的离群值，每个样本共得到 25 个结果。计算检测结果的均值和标准差（SD），计算靶值（TV）和均值的标准误（SE），计算 TV 的自由度（DF），计算 TV 的验证区间，确认均值是否在验证区间范围内，如果均值在验证区间范围内则用户可证明候选方法的偏移可接受，如果均值不在验证区间范围内则计算均值和 TV 之间的偏移，如果偏移小于用户定义的可允许偏移则用户也可证明候选方法的偏移可接受，如果偏移大于用户定义的可允许偏移需联系厂家解决问题。

6. 方案六：EP10 - A3 方案　CLSI　EP10 - A3《临床实验室定量检测方法的初步评价》，最初用于评价自动生化分析仪的性能，也可用于试剂盒、测量程序的方法学评价，主要关注新使用的试剂盒是否为临床所接受，是一种初步的评价方法，其评价的精确度不如 EP9 和 EP15，但方法比较简便，并可同时评价线性、偏移、线性漂移、样本携带污染和精密度等。一般取高、中、低三个浓度的样本，每天进行一个批次，重复测量三次，连续测量 5 天，然后进行数据分析。如厂商应用该方案进行确认试验时，可适当增加测量批次和测量天数。

7. 方案七：医疗机构内定量检验结果可比性验证　根据美国 CLSI EP31 - A 文件《医疗机构内定量检验结果可比性验证；批准指南》（原C54 - A 文件）要求，实验室内部可制定定量检验结果可比性验证文件。我国参考 C54 文件制定了 WS/T 407 -2012《医疗机构内定量检验结果的可比性验证指南》。

（1）使用条件　本指南规定的比对方案仅适用于最多 10 个检测系统的结果比对，比对物质的重复检测次数不超过 5 次。比较不同检测系统不精密度的大小，确定最大 CV 与最小 CV 间的差异是否小于 2 倍。如小于 2 倍，可使用本指南规定的比对方案；如大于 2 倍，则应参照 CLSI EP 9 和 EP 15 确认检测系统间的结果可比性。

（2）适用性　周期性比对不合格时；室间质评结果不合格时；检验结果有漂移时；室内质控结果失控时；更换试剂批号/校准品批号时；更换重要部件或重大维修后，或软件更新，或临床医生对结果的可比性有疑问时。

（3）样本来源　尽可能使用患者新鲜样本。有互通性的参考物质或正确度质控物，商品质控物，室间质评或能力验证盲样，在没有患者新鲜样本的情况下，也可考虑。但线性验证物、校准品不适合做比对样本。

（4）精密度估计　精密度估计可从长期的室内质量控制统计量 CV 进行估计。比较不同检测系统不精密度的大小，确定最大 CV 与最小 CV 间的差异是否小于 2 倍。如小于 2 倍，可使用本指南规定的比对方案；如大于 2 倍，则应参照 CLSI EP9 和 EP 15 确认检测系统间的结果可比性。$CV_{合并}$ 是同一质控物在 n 台仪器各自 CV 的合并值。通常一个项目有 2 个或 3 个质控物，每个质控物有各自的 $CV_{合并}$ 值。

$$CV_{合并}=\left[\left(CV_1^2+CV_2^2+\cdots CV_1^2+\cdots+CV_n^2\right)/n\right]^{1/2}$$

（5）确定比对样本浓度　比对样本浓度估计可从长期的室内质量控制统计量均值 m 进行估计。$m_{总}$ 是同一质控物在 n 台仪器各自均值 m 的合并值。通常计算样本范围为 $m_{总}\pm 20\%$。通常一个项目有 2 个或 3 个质控物，每个质控物有各自的 $m_{总}$ 值。

$$m_{总}=\left(m_1+m_2+\cdots m_1+\cdots+m_n\right)/n$$

（6）样本选择　根据计算的 $m_{总}$，挑选浓度范围在 $m_{总}\pm 20\%$ 的新鲜临床样本。通常一个项目有 2 个或 3 个质控物，挑选 2 个或 3 个新鲜临床样本。

（7）可接受标准　根据患者结果可比性试验可接受准则执行层次确定可接受标准。

①基于临床结果研究的建议确定是否在被比较测量系统性能规范之内（即比较的检测的长期 CV 小于推荐的可接受标准）；如果不是，进入下一个证明阶段。

②确定机构内临床医生基于其临床经验的特定建议是否在比较方法性能规范之内；如果没有，进入下一个证明阶段。

③基于生物学变异性的建议确定是否在比较方法性能规范之内；如果没有，进入下一个证明阶段。

④确定是否有认可机构设定的最低要求；如果没有，进入下一个证明阶段。

⑤基于室间质量评价（EQA）数据确定测量系统的分析能力；如果无法提供数据，进入下一个证明阶段。

⑥如果没有可应用的外部可比性的标准，基于内部不精密度数据确定测量系统的分析能力。

确定的推荐的总误差或偏移限，设定可比性检验的临界差值。

（8）重复次数 使用《极差检验临界差值（%）表》的临界值确定执行重复检测次数。列表有两列，一列代表参加比对系统个数，一列代表执行重复次数；列表的行代表合并 CV 值。根据表格的行列确定重复测定次数，这存在两种情况：①计算合成 CV 是整数。这种情况下，首先找到 CV 值的列，然后找出与接受标准最接近的临界值，并在相应的比对系统个数上查出重复测定次数，查出的测定数就是实验中需要执行的重复检测次数。②计算合成 CV 不是整数（如合成 CV 为 2.5%）。对于这种情况，查表方法则首先在比对测量系统个数的行之间找出接近计算 CV 值的列（如合成 CV 为 2.5%，则在 CV 值 3% ~ 4% 的列之间确定）；然后根据接受标准的最接近值确定重复测定次数。通常检测次数在 2 ~ 5 次之间。

（9）实施检测和比对数据结果分析 同一新鲜患者样本在尽可能短的时间内分别在不同的仪器按照查表的次数检测同一项目，计算各自仪器的均值 X_n，再计算合并均值 $X_{总} = (X_1 + X_2 + \cdots\cdots + X_n)/n$，计算绝对极差（最大均值与最小均值的差值），计算相对极差（绝对极差与合并均值的比值），相对极差的绝对值与设定的分析质量目标比较。

（10）结论 如果比对相对偏差小于设定的分析质量目标，实验室认为该项目在 n 台仪器上检测的结果具有可比性。如果比对相对偏差大于设定的分析质量目标，实验室认为该项目在 n 台仪器上检测的结果不具有可比性，可尝试剔除偏差最大的仪器数据，分析剩下仪器检测数据。不可比的项目或仪器要进行原因分析，直至解决问题。

8. 方案八：CNAS – CL 38：2012 检验结果可比性方案 用两套及以上检测系统检测同一项目时，应有比对数据表明其检测结果的一致性，实验方案可参考 WS/T 407 – 2012《医疗机构内定量检验结果的可比性验证指南》，或比对频次每年至少 1 次，样本数量不少于 20，浓度水平应覆盖测量范围；比对结果的偏移应符合 A.1 或 A.4 的要求。

A.1 适用时，性能指标应不低于国家标准、行业标准或地方法规的要求，如中华人民共和国卫生行业标准 WS/T 403 – 2012。

A.4 实验室内分析系统间定期比对要求：样本数 $n \geqslant 20$，浓度应覆盖测量范围，包括医学决定水平，计算回归方程，计算在医学决定性水平下的系统误差（偏移%），应 < 1/2TEa。

9. 方案九：CNAS – CL38：2012 检验结果不定期比对方案 实验室内分析系统间不定期比对（如设备故障修复后）要求：样本数 $n \geqslant 5$，浓度应覆盖测量范围，包括医学决定水平，至少 4 份样本测量结果的偏差 < 1/2TEa；或小于规定的偏移。

10. 方案十：CNAS – CL38：2012 留样再测方案 依据检测项目样本稳定性要求选取长期限样本，$n \geqslant 5$，覆盖测量范围，考虑医学决定水平，至少 4 份样本测量结果的偏差 <

1/3TEa。

（三）结果判断标准

正确度的性能是通过偏移来进行判断的，对正确度性能进行评价也是通过实验确定偏移的大小，再根据相关原则进行判断。测量程序的正确度是否可接受主要依据以下几种方法进行判断。

（1）与实验室自定标准比较　实验室可根据自身水平发展，制定适合本实验室的标准；但自定标准原则上只能高于国家标准和省标准。有些参考实验室规定，只要有证参考物质的测量结果在规定的参考值±扩展不确定度范围内即可。

（2）利用效能函数判断。

（3）与国家标准比较　2012年中华人民共和国卫生行业标准WS/T 403 – 2012《临床生物化学检验常规项目分析质量指标》规定了允许偏移的标准。

（4）与CLIA'88推荐的允许总误差比较　与CLIA'88的允许总误差（TEa）要求比较，一般偏移 < 1/2 TEa 时，被认为属于可接受水平。

（5）与厂家声明的偏移比较　如实验室得到的偏移小于厂家声明的，表明该方法可在临床应用；如大于厂家声明的，则需进行统计学处理后再进行比较，如EP15 – A2评价方案。

（6）通过方法性能决定图判断　精密度和正确度是方法性能中最重要的指标。应用Westgard方法决定图，根据试验方法的偏移和不精密度找出其在方法决定图上的位置，用以判别方法性能。

三、分析测量范围与临床可报告范围试验

分析测量范围即定量检测项目的线性检测范围，是整个检测系统（包括仪器、校准品、试剂、质控物、操作程序以及检验人员等）对应于系列分析物浓度（或活力）的仪器最终输出的信号间是否呈恒定比例的性能，是一个很重要的仪器性能指标。分析测量范围的评价有助于发现方法学原理、仪器、校准品、试剂、操作程序、质量控制计划等很多方面的误差来源。当厂商未提供商品化的线性验证品时，实验室可通过选择高浓度的病人样本，经过不同程度的稀释或配制后，将预期值与实测值进行比较，确定该方法的分析测量范围。

（一）基本概念

1. **分析测量范围**（analytical measurement range，AMR）　指患者样本未经任何处理（稀释、浓缩或其他预处理），由检测系统直接测量得到的可靠结果范围，在此范围内一系列不同样本分析物的测量值与其实际浓度（真值）呈线性比例关系。

2. **线性**（linearity）　检测样本时，在一定范围内可以直接按比例关系得出分析物含量的能力。

3. **线性范围**（linear range）　指覆盖检测系统的可接受线性关系的范围，非线性误差小于设定标准。

4. **线性偏离**（deviation from linearity，DL）　也称非线性程度，当某组数据被评价为非线性时，在某一浓度处最适二次（或三次）多项式与一次多项式（线性）拟合模型的差值。

5. **临床可报告范围**（clinical reportable range，CRR）　指定量检测项目向临床能报

告的检测范围，患者样本可经稀释、浓缩或其他预处理。对于 CRR 大于 AMR 的检验项目，需进行最大稀释度验证试验，并结合临床决定水平和功能灵敏度来共同确定该项目的 CRR。如定量检测项目的 CRR 比 AMR 窄，可通过最大浓缩度来确定 CRR。

（二）分析测量范围试验方案

分析测量范围是反映分析方法性能的重要指标，也是保证临床检测结果准确性的重要砝码。常用的线性评价方法有：①目测法是线性评价最直观的方法，但受非客观、人为因素影响较大。②回归分析受离群点的影响很大。③CLSI EP6 – A 方案是线性评价科学客观的方案，但该方案无法对临床可接受的非线性进行分析和评价。④近年来由美国临床病理学家协会（College Associate of Pathologists，CAP）推荐的多项式线性评价方案，能够对可报告范围内的非线性进行能否接受的评估，因此在实际应用中更有意义。

1. 方案一：线性试验方案 线性试验是指用试验方法对一系列浓度样本进行分析，对检测结果进行直线回归，评价该分析方法能准确报告的最低浓度、最高浓度或能检测到的范围。该方案可作为性能验证试验。

（1）基本步骤

①试验样本：常用的样本有如下几种。A. 混合患者血清。该样本与真实样本具有相同的基体状态。对于易获得病理高分析物浓度的样本，选择混合患者血清是最方便的。B. 在混合患者血清中加入一定量的待测物。可通过在混合患者血清中加入一定量的待测物，以得到高浓度的线性试验样本，并有适当的样本基质。用于制备难以获得病理高分析物浓度的样本。C. 经过特殊处理的混合人血清。可利用透析、热处理、层析等处理方法，用于制备低分析物浓度的样本。D. 标准品、商品化质控物或 PT（能力验证）材料。此类样本使用方便，但由于不是正常的生理样本，因基质效应，可能会与实际线性结果有偏移。

②样本数量：一般采用浓度从低到高的 5~6 份样本。可将低浓度和高浓度样本按比例混合。即按 4:0、3:1、2:2、1:3、0:4 的比例混合，可得到 5 份线性试验样本；若按 5:0、4:1、3:2、2:3、1:4、0:5 的比例混合，则可以得到 6 份线性试验样本。

③样本测定：全部试验在同一工作日内完成，分析序列应为随机排列，有显著携带污染时，应用空白隔开样本。每份样本测定 3~4 次，计算其平均值。

（2）统计学处理

①离群点检查：观察结果有无明显的数据错误，若有明显异常时，应判断是否为离群点。全部数据中的离群点如果有 2 点或以上，则应放弃全部数据或重新进行实验。

②以分析物浓度（已知）为 x 轴，测定均值为 y 轴，绘制 $x-y$ 线性图，目测分析测量范围。

③若所有实验点在坐标纸上呈明显直线趋势，用直线回归统计方法对数据进行处理，得直线回归方程 $y=bx+a$。理想状态下，预期值和实测值间呈通过原点、斜率为 1 的回归线，即 b 为 1，a 为 0。实际工作中，若 b 在 0.97~1.03 范围内，a 接近于 0，则可直接判断测定方法可报告范围在实验所涉及浓度。

④若 b 不在 0.97~1.03 的范围内，a 较大，试着舍去某组数据，另作回归统计。若缩小分析范围后，回归式有明显改善，若 b 接近于 1，a 趋于 0。此时，缩小的分析范围可作为真实的可报告范围。

2. 方案二：分析测量范围试验评价方案 CLSI 于 2004 年形成 EP6 – A 批准文件"定

量测量方法的线性评价统计方法"。EP6 - A 指南采用多项式回归作为分析线性的评价方法。该文件采用了二元一次直线回归、二次与三次的曲线回归统计处理，以统计估计值与实际检测值的差异（统计误差）来判断，统计误差最小的，为最适直线或曲线。而且在分析过程中和临床应用紧密结合，设定临床允许偏差。当线性评价的结果从统计学上认为非线性，但是若采用线性方式处理病人结果，引入的误差不超过临床允许误差，可以接受作为线性处理，称为临床可接受线性，这些做法与以前的线性评价方案相比，有了很多的改善。收集数据时要求有 5 ~ 11 个不同浓度的样本，重复多次测量，不同的浓度样本之间稀释关系已知，不强求各浓度之间呈等距关系。该方案可作为性能确认试验。

（三）临床可报告范围验证试验

临床可报告范围（clinical reportable range，CRR）为患者样本经稀释、浓缩或其他处理后，向临床所能报告的结果范围。首先选择高值样本进行稀释回收实验，稀释回收率 =（实测值/预期值）× 100%。回收率在 90% ~ 110% 结果为可接受。实验得到最大稀释度，结合线性范围上限来确定临床可报告范围。

四、生物参考区间

实验室应为检验项目提供可靠的参考区间，才能使临床对健康普查者的检验结果作出判断，对患者检验结果有大致的了解，发挥检验报告的作用。因此，获得检验项目可靠的参考区间是实验室的重要任务。美国 CLSI C28 - A3 文件《临床实验室如何定义、建立和验证参考区间核准指南—第三版》和我国卫生行业标准 WS/T 402 - 2012《临床实验室检验项目参考区间的制定》（WS/T 402 - 2012）可参考。

（一）基本概念

1. **观测值（observed value）**　通过观测或者测量受试者某样本而获得的值。临床可用该值来与参考值、参考范围、参考限或参考区间相比较。

2. **参考个体（reference individual）**　依据临床对某个检验项目的使用要求确定选择原则，以此选择检测参考值的个体。注意：确定该个体的健康状态非常重要。

3. **参考区间（reference interval）**　参考区间就是介于参考上限和参考下限之间的值，包括参考上限和参考下限。

4. **参考限**　依据所有参考值的分布特性以及临床使用要求，选择合适的统计方法进行归纳分析后确定的限值，包括参考上限和参考下限。参考值的一部分小于或等于参考下限，一部分大于或等于参考上限。参考限是用来描述参考值和区别其他类型的决定水平。

5. **参考群体**　所有参考个体的总和。注意：参考群体中的参考个体数量通常未知，因此它是一个假设的实体。

（二）建立参考区间的步骤

1. **新的分析物或新的分析方法**　为一个新的分析物建立参考值，或以前已检测过的分析物的一个新方法建立参考值，必须按照以下程序进行。

（1）查阅文献，列出该项目的生物变异和分析干扰因素，供选择参考个体时用；

（2）建立选择、排除和分组标准，并设计一个适当的调查表，该调查表能在潜在的参考个体中显示这些标准；

（3）为参考区间研究的参与者编制适当的书面知情同意书，参考个体完成调查表；

（4）根据调查表和其他健康评价结果对潜在的参考个体进行分类；

（5）依排除标准或其他指示缺乏良好健康状况的评价从参考样本组中排除不符合要求的候选对象；

（6）设定可信限，确定合适的参考个体数；

（7）将样本采集前和采集时对受检者的要求详细告诉各个受检参考个体，做好采样前的各项准备工作；

（8）正确收集和处理样本，处理方式须与为患者进行的实际常规操作一致；

（9）在良好的控制条件下，用事先指定的方法对处理好的样本进行检测，获得参考值结果；

（10）检查参考值数据，绘制直方图，了解数据的分布特征；

（11）检查有无明显的误差或离群值，若有，按事先约定的原则，剔除不符合要求的数据，再补上必需的数据；

（12）分析参考值，如选择一种评估方法，估计参考限和参考区间（如果合适，可对参考区间进行分组）；

（13）记录以上所有步骤和程序，并归档保存。

2. 已检测过的分析物　在合适的情形下，实验室基于其他实验室或厂商先前建立的、有效的参考值研究中转移参考区间是可以接受的，而不需要进行新的全程研究。但是必须注意到，只有待测试的群体和整个方法学（包括从测试个体的准备到分析测量）均是相同的或具有可比性，转移才能被认可和接受。不同检测系统或方法的可比性可使用 CLSI EP9 文件《利用患者样本进行方法学比对和偏移评估》验证确认。

（三）多中心参考区间研究

如果检测方法可比，那么由每个实验室决定自己的参考区间是假设参考人群之间存在差异。事实上有部分检测项目存在人群之间的差异，如血清肌酐浓度或者某些特异性蛋白等。但是对大部分被分析物而言，很少有数据表明在不同人群之间存在差异。因而通过多中心的努力形成统一的参考区间研究是可行的。为了实施一个多中心的参考区间研究，必须满足以下标准：

（1）采用推测法选择参考主体。参与分中心的数量，募集个体的数目，应当满足按年龄、性别和种族分组的要求。

（2）明确定义分析前阶段。

（3）证明检验结果的溯源性和实验室之间的标准化。理想的操作是使用两个或者两个以上经参考方法赋值的参考物质（冻存的样本）。这一点非常关键，因为它保证了结果可以溯源至更高级别的参考区间，从而在世界范围内都被承认。

（4）定义明确的质控规则，以此为依据接受或者拒绝每个实验室的分析数据。

实验数据能够体现不同人群之间的差异，如果观测到组间差异没有统计学意义，就可以合并所有数据。如果人群之间存在这些差异，那么差异必须记录在案。

一旦多中心参考区间被建立以后，每个独立实验室只需要验证参考区间。

（四）选择参考个体

如何从一个参考总体中选择参考个体来组成参考样本组是非常重要的。确定个体处于什么状态才被视为是健康的，是所有参考值研究的首要问题。选择参考个体的第一步就是要建立一个标准将非健康者排除在纳入的参考样本组之外。当然，每个机构或研究者可能对健康的标准有不同的理解，但这些标准应该在进行分析前被定义好。对候选参考个体的健康状况进行评估，可能要进行多种检查，包括病史调查、体格检查和（或）某些实验室检测。作为参考值研究的健康标准应该描述清楚并记录保存，以便别人能对你纳入的参考个体所处的健康状态进行评估。至少对每个参考个体的健康状态记录一个评估调查表。

临床实验室要确立参考区间时，健康个体的纳入标准视不同的项目而定，如下条件供参考：

（1）1个月内无急性感染史。

（2）发育、精神正常，无心血管、肺、肾和肝、胆、胰等器质性疾患。

（3）半年内无输血和大手术。

（4）3个月内未服用影响酶动力的药物（如异烟肼、对氨基水杨酸等抗结核药物；氯丙嗪、他巴唑等），2周内无中毒史，不接触毒物及其他有害物质。

（5）妇女不在妊娠期及哺乳期。

（6）家庭成员中无病毒性肝炎史。

（7）在受检对象中HbsAg阴性者。

（五）参考个体的分组

在选择参考个体时，应首先考虑有无分组的必要。最常见的是分年龄组和性别组。另外，还可列出其他可能分组的因素，其中有：生理节奏变异、民族、运动、地区、采样时的体位、采样时间、女性月经的不同时期、禁食与非禁食、饮食习惯、吸烟、地理位置等。这些因素可能会影响参考值的分布。

（六）样本调查表

设计良好的调查表是执行排除和分组标准的有效方法之一。调查表涉及的信息和结果应当保密，注意保护参考个体的隐私。问卷调查必须包含姓名、住址和联系电话，当结果异常时方便课题组联系参考个体。当然实验室应该建立合适的医学评估和保密性告知机制。有时采用匿名调查表，可以更好地获得某个必需的数据，此时实验室要有一套编号系统区分参考个体。

调查表应简便而非命令式，问题最好用"是"或"否"来回答，简单且不需要解释。调查表可以结合一些简单的检查，如血压、身高和体重等，也可以结合基本的询问，如适当的询问他们的健康状态，问询不能太专业化，应选用一些常识问题进行评估。

（七）知情同意书

实验室应及时地获得每个参考个体的书面知情同意书。该同意书应该清楚地表达实验室全体人员均有权获得样本，并有权使用有关的实验室检测数据和调查表信息来确定参考区间。调查表和知情同意书常同时进行。调查表、知情同意书和此研究本身的性质等，必须经过本机构内部的学术委员会或伦理委员会审查通过。

（八）分析前和分析中的影响因素

从参考群体中获得的分析结果，一定要反映所有能影响检验结果的分析前和分析中的因素。因此，所有的分析前影响因素，包括被测试者的准备，样本采集和处理，分析的方法和仪器等条件必须认真进行规定，而且保证不管是在为患者服务还是研究参考个体时均被同等实施。

一般来说，分析前影响因素主要包括生物学因素和方法学因素两种。生物学因素又包括代谢性和血流动力学两个方面的原因。必须考虑到从体育锻炼到静脉穿刺过程中可能造成的细胞破坏，排除使用诱导酶活性改变药物的受试者。分析前方法学因素涉及样本的收集和处理。需要考虑的因素包括样本采集技术，是否添加抗凝剂或促凝剂，以及采血管的采血次序等。

同一检验项目，采用不同的方法、不同的仪器或不同的检测系统进行检验，必须使用适当的程序来验证检验结果的可比性（参见 EP9 文件）。如果检验结果不可比就必须建立不同方法、不同仪器、不同检测系统的参考区间，特别是差异具有明显临床意义的数值类结果。

（九）数据分析与处理

1. 参考值最小数量　理论上，使用非参数的方法，至少要获得 $n = （100/P）－1$ 的观测例数，才能区分两种分布的百分位数（即 $P\%$）。以此类推，95% 参考区间（$P = 2.5$）的最低样本数：$n = （100/P）－1 = （100/2.5）－1 = 39$。此时参考样本组的两个极端观察值将是参考总体第 2.5 个百分位数和 97.5 个百分位数的估计值，这显然不合适。

为确保参考值数据的可靠性，文件建议至少需要 120 个参考值数据。若需要分组统计，则每个组也应有 120 个数据。这样才可能估计出参考上限和下限 90% 的可信区间。若估计95% 的分布区间上限和下限 95% 的可信区间，则需要 153 个参考值数据；若估计参考限99% 的可信区间，则需要 198 个参考值数据。对于严重偏态分布的结果，参考值数量可以高达 700 个。

在实际工作中的标准，120 例是推荐的最小样本量。建立每个参考区间时，倘若有异常值或离群值需要剔除，一定要注意及时选择新的参考个体进行补充，直到能获得至少 120个可接受的参考值。而且，假如要确立分组（如不同性别组或不同年龄段组）的参考区间，每个组别的推荐参考个体数目至少也是 120 例。

2. 检查有无明显的误差或离群点　数据中的疑似离群点的判断，建议将疑似离群点和其相邻点的差值 D 和数据全距 R 相除，D/R 若大于等于 1/3 考虑为离群点。若有 2 个或以上疑似离群点，可将最小的疑似离群点作如上处理，若都大于 1/3，则所有疑似点都剔去；若都小于 1/3，则保留所有数据。若有离群点被剔除后，应立即将其他数据补上。

3. 参考限的确定　绘制分布图，了解数据的分布特性：若数据呈高斯正态分布，或者数据经转换后呈高斯分布，可按 $\bar{x} \pm 1.96s$ 表示 95% 数据分布范围，或者 $\bar{x} \pm 2.58s$ 表示99% 分布范围等确定参考限和参考区间。若数据不呈高斯正态分布，则可用非参数法处理。最常见的是以百分位数法确定 2.5% 和 97.5% 位数的参考限，以此确定 95% 参考区间。

4. 确定参考值方法　建立可靠的参考区间首要考虑的问题是，选择适合的参考个体，收集足够数量的参考值，减少分析前的错误，最后用统计学的方法从观测数据中评估参考区间。通常有以下三种计算研究数据参考区间的方法。

（1）参数法　参数法假定参考观测值是遵循高斯（即"正态"）分布的。因为多数分析物的参考值不遵循高斯排列，故使用参数方法时需要将这些参考值进行数据转换（如对数形式，幂形式等），即将它们"正态化"。若数据呈正态分布，或者采用两步转换法进行数据转换后亦呈正态分布，可按参数法，用 mean（均数）±2SD（标准差）表示中心 95% 数据分布范围。

（2）非参数法　如果一个实验室在统计学或者计算机应用方面能够获得的支援较少，那么在建立参考区间时简单的非参数方法仍然是一种推荐的方法。非参数的方法不需要利用特别的数学表格来评估被观测参考值的可能性分布。通常剔除最低和最高的 2.5% 观测值，即可确定中心 95% 区域的数据分布范围。

（3）Robust 方法　非参数方法要求至少有 120 个样本用于统计分析。当样本量较小的时候，Horn 等人提出了一种可以计算参考区间域值的稳健的非参数方法，即 Robust 统计方法。Robust 方法被认为是参数和非参数方法之间的一个折中方法，具有以下特点：①无须像非参数方法那样需要大样本量；②无需要求数据进行正态转化；③而且由于它的方法学特性，还能有效对抗离群（或异常值）结果的影响；④由 Robust 方法得到的参考区间更加保守，即使是小样本（$n = 20 \sim 60$）计算的参考区间，也能保证其上下限有较高的置信度。

Robust 方法是一个双权方程，其计算方式比较复杂，需要计算机辅助。用 Robust 方法计算参考区间包含了一个重复的过程。首先通过中位值估算初始位置（中心），通过中位数绝对偏差（MAD）估算起始范围（分布）。在每次重复的过程中，代表最新中位趋势估算的 T_{bi} 被重新计算，直到连续计算值的变化可以忽略。

5. 参考值数据是否需要分组　主要根据临床意义，并且需做 Z 检验，确定分组后的均值间差异有无统计学意义。将原 120 个参考值数据按分组要求分成 2 个组（如男和女或两个年龄组），最好是 2 个组的数据个数较接近。计算 Z 值：

$$Z = \frac{\overline{x_1}\ \overline{x_2}}{\sqrt{\dfrac{s_1^2}{n_1} + \dfrac{s_2^2}{n_2}}}$$

式中，$\overline{x_1}$ 和 $\overline{x_2}$ 分别为两组各自的均值；$s_1{}^2$ 和 $s_2{}^2$ 分别为两组各自的方差；n_1 和 n_2 为两组各自的参考值个数。假定每组至少 60 个参考值；Z 检验实质上是一个非参数检验，原始数据不论是否为正态分布均适用。然而，如果原始数据分布严重不对称，通过一个简单的转换（如对数转换），产生一个接近正态分布的数据，然后进行 Z 检验。

统计的 Z 数值必须与"临界值"进行比较。"临界值" Z^* 的计算公式如下：

$$Z^* = 3\,(n_{均数}/120)^{1/2} = 3\left[(n_1 + n_2)/240\right]^{1/2}$$

此外，如果标准差 s_2 较大，应检查它是否大于 1.5 倍的 s_1；或者，$s_2/(s_2 - s_1)$ 是否小于 3。

6. 参考限的可信区间　参考个体是从某些特定的人群中抽样，理论上总体中的每个成员均有相同的机会被抽中。事实上，从一个参考总体中，每次抽取参考个体组成不同的参考样本组，其参考限不可能完全一样，因此应估计参考限的可信区间。参考限的可信区间就是参考限值的可能分布范围，通常选择置信水平为 90% 或 95% 时参考限值的分布宽度。增加参考个体的样本含量可提高参考区间估计的精度。

（1）非参数方法建立的可信区间　非参数法的可信区间可通过与某些秩号相关的观测值来决定。

（2）用 Robust 方法建立的参考区间的可信区间　用 Robust 流程建立的参考限的置信度不能通过简单的公式或者用统计学的表格加以计算。相反，它是通过自助抽样法（bootstrap sampling method）来计算相应的可信区间。

（十）参考区间转移

确定一个可靠的参考区间非常重要，但需要投入大量的人力物力，费用昂贵。通过一些经济、简便的验证程序，把一个实验室已建立的参考区间转移到另一个实验室是一个非常有用的方法。因此，临床实验室越来越多地依赖其他实验室或诊断试剂生产商建立或提供的参考值数据。

要把这些参考值数据转移到用户实验室必须满足某些必要条件方可接受。这些条件因不同的情况而定，转移参考区间需满足的条件主要包括以下内容：

（1）分析系统的可比性　如果已经存在目前使用的检测系统检验服务对象某一项目适当的参考区间，那么在同一实验室内，改变检测系统的组成（方法或仪器）后，参考区间的转移就成为两个检测系统的可比性的问题，可按照 CLSI EP9 文件利用患者样本进行方法比对和偏移评估。一般来说，如果上面提及的检测系统具有类似的不精密度和已知的干扰，使用相同的标准品或校准品，报告单位相同，在不同的检测系统进行检验，若测定结果的绝对值具有可接受的可比性，那么参考区间可以转移给新的或更改组成后的检测系统。但是，这种可比性若不能用 CLSI EP9 文件得到验证，那么实验室必须进行新的参考值研究。

（2）受试人群的可比性　如果临床实验室使用的检测系统与其他实验室或诊断试剂生产商的检测系统相同或具有可接受的可比性，希望把他们已经建立的参考区间转移到实验室，这种情况就要看检验服务对象或人群的可比性。此外，参考值研究的分析前因素也必须可比，如参考个体的分析前准备、样本采集和处理程序等。临床实验室进行这一类型参考区间的转移日益普遍。可以利用下节介绍的方法验证参考区间。

（十一）参考区间验证

相同或具有可比性的分析系统之间参考区间的转移，主要通过以下三种方法来评估其可接受性。

1. 主观评定　此种方法是通过认真审查原始参考值研究的有关因素来主观地评价转移的可接受性。要做到这些，参考总体中所有参考个体的地区分布和人口统计学情况都必须有适当的描述，相关资料亦可用于评审。分析前和分析过程中的有关细节、分析方法的性能、所有的参考值数据以及评估参考区间的方法等都必须加以说明。如果实验室工作人员要参与某些因素的判断，这些因素在接受实验室和检验服务对象都必须保持一致。那么，除上述所有考虑的因素需要文件化外，接受参考区间的实验室无须做任何验证研究，参考区间即可转移。

2. 小样本参考个体的验证　另一种情况是，用户或接收实验室希望或被要求验证试剂厂商或其他实验室报道的参考区间。接收实验室在检验服务的总体中抽出 20 个参考个体，比较小样本参考值和原始参考值之间的可比性。需要指出的是，接收实验室的操作必须和原始参考值研究的分析前和分析中各因素的控制保持一致。如果接受实验室和原始参考值研究的检验服务对象在地理分布或者人口统计学上存在导致参考区间差异的明显不同，参考区间的转移就毫无意义。

对于转移验证研究，参考个体的选择和参考值的获得必须和厂商或提供参考区间的实验室制定的方案保持一致。20 个参考个体应合理地代表接收实验室选择的健康总体，并且满足其排除和分组标准。依照标准操作规程检测样本，检测结果用 Reed/Dixon 进行离群值检验。发现离群值均应弃用，并用新的参考个体代替，以确保 20 例测试结果不含离群值。

如果 20 例参考个体中不超过 2 例（或 10% 的结果）的观测值在原始报告的参考限之外，厂商或提供参考区间的实验室报告的 95% 参考区间可以接收。若 3 例以上超出界限，再选择 20 个参考个体进行验证，若少于或等于 2 个观测值超过原始参考限，厂商或提供参考区间的实验室报告的参考区间可以接收。若又有 3 个超出参考限，用户就应该重新检查一下所用的分析程序，考虑两个样本总体生物学特征上可能存在差异，并且考虑是否按照大规模研究指南建立自己的参考区间。

3. 大样本参考个体的验证　有些时候实验室希望通过一个更加大规模的参考区间转移研究来分析一些对本地的临床解释起到决定性关键作用的分析物。在这种情形下，也可以选择稍微多一点（大约 60 例）的参考个体进行评估和验证。实验室从检验服务对象的总体中选择 60 个参考个体，按照上述 20 例参考个体验证参考区间的要求和方法，探讨与原始参考值数据之间的可比性。

五、检测限试验

扫码"学一学"

检测系统或方法可检测的最低分析物浓度为分析灵敏度或称检测限。对低浓度特别有意义的项目，确定其检测限对疾病的诊断或治疗监测有重要意义，如心肌肌钙蛋白（cTn）升高是诊断急性心肌梗死的重要依据。

（一）基本概念

1. 分析灵敏度和检测限　国际理论和应用化学联合会（IUPAC）将方法的（分析）灵敏度定义为校准曲线的斜率及对于规定量的变化分析程序所产生信号的变化。IUPAC 将检测限定义为给定分析程序具有适当的确定检出分析物的最小浓度或量。实际上，理想的方法应具有高的分析灵敏度水平和低的检测限。

2. 检测低限和空白限　检测低限（LLD）是指样本单次检测可以达到的非空白检测响应量对应的分析物量。以样本响应量与样本内分析物量呈正比例关系为例，通常的做法是对空白样本进行至少 10 次重复测量，以空白样本检测信号 $\bar{x} + 2s$（95% 的可信限）或 $\bar{x} + 3s$（99.7% 的可信限）所对应的分析物含量即为检测低限。

3. 生物检测限和检出限　生物检测限（BLD）是指某样本单次检测可能具有的最小响应量刚大于空白检测低限响应量时，该样本内含有的分析物浓度。以样本响应量随样本内分析物量呈正比例关系为例，通常的做法是制备几个浓度略高于 LLD 的低浓度样本批间至少重复测定 10 次，低浓度样本检测信号 $\bar{x} - 2s$（95% 的可信限）或 $\bar{x} - 3s$（99.7% 的可信限）刚大于 LLD 时，样本中所具有的分析物含量即为生物检测限。

4. 功能灵敏度和定量检出限　功能灵敏度（FS）是指以天间重复 CV 为 20% 时对应检测限样本具有的平均浓度，这是检测系统或方法可定量报告分析物的最低浓度。FS 的样本制备和实验过程同 BLD，计算每个低浓度样本检测信号的均值、标准差和 CV，从中选择 CV 最接近 20% 的低浓度样本均值对应的分析物浓度为功能灵敏度。

定量检出限（LoQ）是指在规定的可接受精密度和正确度条件下，能定量测出样本中分析物的最小量。即方法的偏差加 2 倍标准差在满足允许总误差质量目标的条件下样本中分析物的含量。LoQ 的估计更为复杂，因为方法的偏移很难估计，另外，FDA 也没有要求厂商给出符合质量规定的 LoQ。

5. 测量范围的低限和线性范围的低限　测量范围的低限（LMR）是符合限定条件的最低水平。这些限定条件包括方法所有规定的性能，如偏移和不精密度、不确定度和其他常见的性能。

线性范围低限（LLR）是指该方法响应与真实浓度间具有线性关系的最低浓度。这也要求实验室设定的非线性错误目标，必须与关于线性的所有规定相一致。

6. **"空白限""检出限"和"定量检测限"之间的关系**　最低的限值是"空白限"（LoB），是我们预期看到的不含有分析物样本系列结果的最大值。需要注意的是，LoB 是一个观察到的检测结果，而其他所有的限值是指分析物的实际浓度。第二个最低的限值是"检出限"（LoD），是指分析物的实际浓度，在该浓度处观察到的检测结果刚刚大于 LoB，因此称为"被检出"。"定量检测限"是分析物的最低实际浓度，在这个浓度下，分析物被可靠地检出，同时，观察到的检测结果的不确定度小于或等于实验室或厂商设置的质量目标。不确定度目标（或偏移与不精密度）必须与 LoQ 一致，或对实验室是可行的。以上限值具有 LoB < LoD ≤ LoQ 的关系。

（二）检测低限、生物检测限和功能灵敏度试验

1. **实验材料和要求**　实验一般需要制备两种不同类型的样本。一种是空白样本，即不含有分析物，分析物浓度为零，用于确定检测低限（LLD）；另一种是检测限样本，即含有低浓度的分析物。通常需要制备几份浓度介于 LLD 1~4 倍的检测限样本，用于确定生物检测限（BLD）和功能灵敏度（FS）。空白样本和检测限样本由检测系统作重复检测，计算各自的均值、标准差和变异系数。不同的检测限由空白和检测限样本数据作估计。

（1）空白样本　理想的空白样本应具有和检验的患者样本具有相同的基质。常使用检测系统的系列校准品中的"零浓度"校准品或不含分析物的样本专用稀释液作为空白。对某些项目，可使用术后已无某疾病的患者样本，如前列腺肿瘤术后病人的无 PSA 血清为空白样本。通常制备若干份空白样本，一份空白样本用作"空白"，其他几份用于制备检测限样本。

（2）检测限样本　证实方法的检测限时，在空白样本中加入分析物配制成检测限样本。加入的分析物量应是厂商说明的检测限浓度。在建立检测限时，需制备几份检测限样本，它们的浓度应介于检测低限浓度 1~4 倍的范围内。

（3）重复检测次数　没有硬性规定，但常推荐做 20 次重复测量，符合临床检验对重复检测实验的要求。CLSI 指南也建议实验室在验证厂商声明时做 20 次重复测量，但厂商在建立声明时最少做 60 次重复测量。厂商常推荐 10 次，为降低实验成本，实验室也可采纳做10 次。

（4）实验需要的时间　如果主要从空白样本的重复性了解检测低限，常常就做批内或短期实验。如果主要从"检测限"样本的重复性了解检测低限，推荐作较长时间的实验，代表天间检测性能，通常重复测量 10 次，每天 1 次，连续检测 10 天。

检测限评价样本制备及试验流程如图 4-4。

2. **检测低限评价试验**　统计说明如果空白响应量的波动服从正态分布规律：各个单次检测的空白响应量 $x_{空白}$ 有 95% 的可能性为：

$$\bar{x}_{空白} - 2s_{空白} \leq x_{空白} \leq \bar{x}_{空白} + 2s_{空白}，即：|x_{空白} - \bar{x}_{空白}| \leq 2s_{空白}$$

若某个样本的检测响应量较空白响应量均值大 $2s_{空白}$，被认为是空白响应量的可能性只有 5%，有 95% 的可能性属于样本内有分析物形成的检测响应量，它与空白均值相差 $2s_{空白}$以上。同理，响应量较空白均值相差 $3s_{空白}$ 以上时，还认为是空白响应量的可能性仅 0.3%；而有 99.7% 的可能性是样本内有分析物形成的响应量。所以，若检测样本的响应量大于空

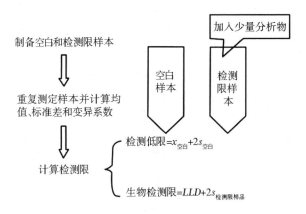

图 4 – 4　检测限评价试验流程

白均值，但和空白均值相差 $2s_{空白}$ 或 $3s_{空白}$ 以下的，只能说这些响应量是空白样本单次检测的响应量，样本内没有分析物存在，或者表示分析物为零。超过 $2s_{空白}$ 或 $3s_{空白}$ 的响应量才认为样本中真的含有分析物。检测低限示意图见图 4 – 5。

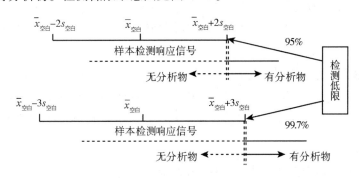

图 4 – 5　检测低限示意图

图 4 – 5 中 $\bar{x}_{空白}$ 为空白重复检测响应量的均值，检测低限（lower limit of detection，LLD）定义为样本单次检测可以达到的非空白检测响应量对应的分析物量。检测系统或方法小于或等于检测低限的分析物量只能报告"无分析物检出"。通常估计 95% 或 99.7% 的两种可能性：

置信概率为 95% 时：　　　　　　$LLD = \bar{x}_{空白} + 2s_{空白}$

置信概率为 99.7% 时：　　　　　$LLD = \bar{x}_{空白} + 3s_{空白}$

3. 生物检测限评价试验　　大于检测低限的响应信号说明样本内有分析物，但是方法还不能正确报告定量结果。因为在这样低的浓度或其他量值的范围内，单次检测样本的反应响应量重复性较差。生物检测低限的定义为：某样本单次检测可能具有的最小响应量刚大于空白检测低限响应量，该样本内含有的分析物浓度或其他量值为生物检测低限。度量时，以检测低限加 2 倍或 3 倍检测限样本标准差的方式，确定检测系统或方法可定量报告分析物的最低浓度或其他量值的限值。

生物检测低限（BLD）的具体度量方式为：

95% 的置信概率时：　　　　　　$BLD = LLD + 2 \times s_{检测限样本}$

99.7% 的置信概率时：　　　　　$BLD = LLD + 3 \times s_{检测限样本}$

在证实厂商声明的 BLD 时，检测限样本浓度的选择应和厂商的说明相同。生物检测低限的示意图见图 4 – 6。

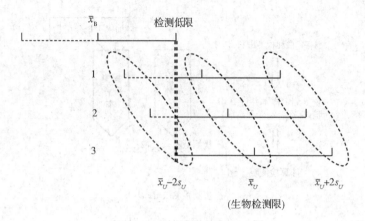

(生物检测限)

图 4 − 6　生物检测限示意图

图 4 − 6 中有 3 个检测限的样本。$\bar{x}_U$ 为检测限样本重复检测的均值，$\bar{x}_U - 2s_U$ 和 $\bar{x}_U + 2s_U$ 分别为 95% 检测响应量的低限和高限。第 1 和第 2 个样本的检测响应量比检测低限的响应量还低，因此无法与单作 1 次的响应量区分出是空白波动还是有分析物。只有第 3 个样本，有 95% 的可能性，它的检测响应量都比空白检测响应量大。所以，第 3 个样本重复检测响应量的均值可以用来计算生物检测限，即可定量报告结果的限值。

4. 功能灵敏度试验　为了估计功能灵敏度（functional sensitivity，FS），需用多个检测限浓度来确定在低浓度处的精密度表现，从中选择具有或最近于 20% CV 的对应浓度，为可定量报告的最低浓度或其他量值的限值。在证实厂商声明的 FS 时，使用的检测限样本浓度应和厂商的说明相同。

（三）空白限、检出限和定量检出限评价试验

2004 年 CLSI 发表了《确定检出限和定量检出限的方案》即 EP 17 – A 文件，该文件对如何建立检验方法的检出限，如何验证厂商声明的检出限，如何正确使用和解释各种限值，以及如何基于实验室在低水平浓度处的性能目标确定定量检出限提出了建议。此方案适用于所有的定量检验项目，尤其是医学决定水平非常低（如接近于 0）的检验项目。此方案不仅适用于临床实验室，同时也适用于体外诊断试剂生产厂商，但该方案复杂，可作为性能确认试验。

六、分析干扰试验

患者结果与真值间的偏离主要有三个原因，包括系统偏差、不精密度和干扰。在某种程度上由一个干扰物引起的未预料作用可使临床检验结果具有显著误差。厂商和实验室有必要在医学需要的基础上评价干扰物，告知临床已知有医学意义的误差来源。对厂商来说，分析干扰评价试验可以筛选潜在的干扰物质，量化干扰效应，证实患者样本中的干扰；对临床实验室来说，分析干扰评价试验可以验证和确认干扰声明，研究明确的干扰物质引起的结果差异。

（一）分析干扰试验方案一

由干扰物质引起的误差通常是恒定系统误差，与分析物的浓度无关系。有两种基本方法评价检测系统或分析方法对干扰的敏感性，但每一种方法都有内在局限性。

第一种方法：将阳性干扰物加入临床样本的混合液（干扰测定样本）中，与不加干扰物的同一混合液（干扰对照样本）组比较有无偏移，称为"配对差异"试验。混合液的干

扫码"学一学"

扰物浓度应具有临床决定性水平，根据分析物情况应做几个临床决定性水平浓度的实验。一般最有效的方法是在较高浓度下对系列可能的干扰物做初步筛选。如果不具有临床显著意义，则该物质不是干扰物，没有必要进一步做实验。反之，具临床显著意义的，应进一步做评价以确定干扰物浓度与干扰程度间的关系，这类实验称为"剂量效应"实验。

第二种方法：从被选择的患者样本组中寻找不准确的结果。选择原则：①疾病（如来自心脏病、肝病或肾病患者的样本）。②药物（如使用过某种想了解的药物的患者样本）。③其他不正常组分（如具不正常胆红素、脂质、血红蛋白或蛋白的样本）。该方法需要参考方法即具低干扰性的良好特异性的方法，以确定在比较研究中的"真值"。

第一种人为加入干扰物的方法是目前常用的干扰试验的方法。

1. 基本步骤　基本步骤见图 4－7。

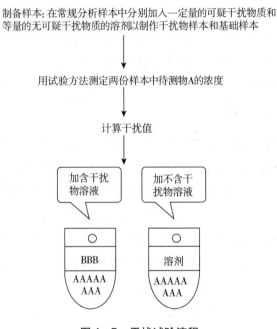

图 4－7　干扰试验流程

2. 试验要点

（1）试验样本　标准溶液或患者样本均可作为干扰试验的样本，由于患者样本来源方便、基质成分相同于实际样本，常选择患者样本作为试验样本。

（2）吸量精确　吸量的精密度要尽可能高，以保证干扰样本和基础样本的体积一致。

（3）加入干扰物的体积　加入干扰物的体积要尽可能小，以减少稀释。

（4）干扰物的浓度　加入干扰物的浓度须达到有价值的水平，尽可能达到病理样本的最高浓度值。

（5）可疑干扰物的选择　可根据方法的反应原理、干扰物数据库、厂家建议和文献提示选择可能的干扰物。一般常见的干扰因素包括黄疸、溶血、脂血、防腐剂、抗凝剂、某些药物成分和食物成分等。常采用加入胆红素标准品来制备黄疸样本、机械溶血来制备溶血样本、加入脂肪标准品制备脂血样本或对高脂样本超速离心前后对比等进行干扰试验。

（6）重复次数　每个样本通常要重复测定 2～3 次。

（7）计算干扰值　干扰值 = 干扰样本测得值 − 基础样本测得值。

3. 可接受性判断　将干扰引起系统误差的大小与 CLIA'88 规定的 PT 总允许误差标准

进行比较，若小于总允许误差即可接受。

4. 方法学评价　第一种人为加入干扰物方法的局限性有：在临床样本中的真实干扰物可能不是原来的药物而是代谢产物；实验样本基体并不代表典型的有问题的临床样本；加入的物质与临床样本中的干扰物不相同，例如，蛋白结合、沉淀或不均一性（异质性）而致；可能实验水平选择得太高或太低以致不真实。

第二种方法的局限性主要是对实验变异缺乏控制对照：本方法并不能确定原因与作用的关系，它只能说明偏移与估计的干扰物的某水平的相对关系；如果样本不新鲜，将会失去某些易变组分（如乙酰乙酸）；患者通常用多种药物，因此，难以证实何种药物的干扰作用；按疾病和用药对患者分类，不是不可能，但至少对许多实验而言非常困难；实验的成功取决于在检测的患者人群的样本中是否有此干扰存在；很少有公认的参考方法，有的参考方法难以在常规实验室中使用，另外，参考方法可能也同样被干扰。

以上两种方法评价检测系统或分析方法对干扰的敏感性都有内在局限性，建议一起使用以相互补充。第二种方法是惟一可检出药物代谢物干扰作用的方法，它也是可肯定在真实样本中有干扰的一种方法。方案一可作为性能验证试验。

（二）分析干扰试验方案二

2005 年 11 月，CISI 批准了 EP7 – A2《临床化学干扰试验 – 批准指南》（第 2 版），该文件是目前分析干扰评价实验最规范的标准。该文件利用 3 种实验方案进行干扰评价试验。第 1 种方案为"干扰筛选"（将潜在的干扰物添加到样本中评价干扰效应）。把一个潜在的干扰物质添加到测试组中，然后评价相对于未加干扰物的对照组的偏移，即"配对差异"（paired – difference）试验。如果引起的偏移无显著临床意义，则该物质不是干扰物质，无须进一步实验。反之，具有显著临床意义的偏移的物质被认为是干扰物，这些物质需要进一步评价，以确定干扰物浓度和干扰程度两者之间的关系，即第 2 种实验方案—"剂量效应"（dose – response）实验。第 3 种方案为"利用患者样本作偏移分析"评价干扰效应。为最大程度地减少患者血清样本中可能遇到意想不到的干扰情况的发生，该方法将分析来自患者的真实样本以评价内在的不同血清样本间的变异性。如果某个样本中出现一个可重复的"离群值"，则说明该样本中有潜在的干扰物质存在。可重复的与样本相关的高"离散度"偏移将能很好地证明干扰物质的存在。

EP7 – A2 提供实验方案都有其优点和内在局限性，目前没有一种有效的干扰试验方法能够鉴别所有的干扰物。

"干扰筛选"方案由于是人为加入干扰物，存在一些局限性：① 添加到血浆中的化合物的特性可能不同于那些在体内自然循环状态下的化合物；② 实验样本基质并不代表典型的有问题的临床样本；③ 样本中真实的干扰物可能不是原来的药物，而是代谢产物；④ 试验浓度水平可能选择太低或太高以至不真实。

"利用患者样本作偏移分析"实验方案是目前唯一能够检测药物代谢产物干扰的方法，亦是可肯定在真实样本中存在干扰的一种方法。该方法对患者样本选择有如下一些原则：① 药物（例如：使用过某种想了解的药物的患者样本）；② 疾病（例如，来自心脏疾病、肝脏疾病或肾脏疾病患者的样本）；③ 其他不正常组分（例如，不正常血红蛋白，脂类、胆红素等样本）。这个方法需要参考方法或具有低干扰性和高特异性的比较方法，以确定在比较研究中的"真值"。

"利用患者样本作偏移分析"方案由于对实验变异缺乏控制对照，亦存在一定的局限性：① 只能证明偏移和估计的干扰物质某水平的相关性，不能证明因果关系；② 患者通常服用多种药物，难以证实何种药物的干扰作用；③ 干扰物可能不存在于患者的测试样本中；④ 就干扰而言，比较方法可能没有足够的特异性。另外，一些项目很少有公认的参考方法，有时参考方法也难以在临床实验室中使用并也可能同样地被干扰；⑤ 按照疾病和治疗药物进行预期分组可能难以完成；⑥ 样本不新鲜时，一些不稳定的组分可能丢失。

虽然方案都存在局限性，但其可提供互为补充的信息，结合起来应用可更好的用于分析干扰评价。方案二可作为性能确认试验。

七、携带污染试验

全自动生化分析仪是临床实验室必备的检验仪器，具有高准确、高精密和高效率的特性。使用中如出现携带污染（carry - over）现象，将会影响检测结果的准确性和重复性，导致检测结果失真，误导临床的诊断和治疗。全自动生化分析仪携带污染主要包括样本针、试剂针、比色杯三个部分。

（一）样本针携带污染

分别收集需评价项目的高浓度样本 H 和低浓度样本 L（设蒸馏水和低值样本）。将高浓度样本 H 等体积分成 10 个高浓度样本；另将低浓度样本 L 等体积分成 11 个低浓度样本，共得到 21 个样本。按照 3L、2H、1L、2H、4L、2H、1L、2H、1L、2H、1L 顺序进行检测（注：顺序前的数字代表检测次数，如 3L 代表连续测试 3 个低值样本）。携带污染指标 =（H - L）结果平均值 -（L - L）结果平均值。当携带污染指标小于 3SD 为符合要求（L - L 值为紧跟在低值样本后低值样本的结果，H - L 值为紧跟在高值样本后的低值结果；SD 为 L - L 结果的 SD 值）。

（二）试剂针携带污染

1. 对照值的确定 以正常混合血清为样本，分别检测待评项目各 5 次，所得平均值为相应项目的"对照值"。

2. 携带污染的初筛 以正常混合血清为样本，对待评项目逐一配对进行测试，施污染项目与受污染项目均检测 1 次。受污染项目检测值与对照值相差 ±5% 以上为疑似污染。

3. 携带污染的确认 将疑似污染项目组合重新测试，施污染项目检测 1 次，受污染项目连续检测 3 次，若第 1 次与第 3 次检测结果相差 ±5% 以上确定为污染。

4. 解决方案 首先用仪器内部纯水，分别清洗试剂针 1（R_1）和（或）试剂针 2（R_2），然后按照确认试验方案重新测试，若第 1 次与第 3 次检测结果相差 ±5% 以上为清洗无效。对清洗无效的项目组合用碱性洗液（D_1）清洗，判断清洗效果。对碱性洗液清洗仍无效的项目组合，采用酸性洗液（D_2）清洗，判断清洗效果。

（三）比色杯携带污染

比色杯携带污染的发现较困难，仪器厂家和试剂公司一般会提供比色杯的施污染项目和受污染项目。实验室一般只要验证并设置相应的冲洗程序即可。

扫码"练一练"

1. 对照值的确定 分别检测施污染项目（高、低浓度）、受污染项目（高、中、低浓度）各 10 次，取平均值为对照值。

2. 确定比色杯加样规律 通过预实验探讨不同生化分析仪比色杯加样规律，设计方案使施污染项目与受污染项目共用同一个比色杯。

3. 判断标准 将所测结果分别与对照值比较，携带污染率 =（检测均值 – 对照值）/ 对照值 ×100%，相差 ±5% 以上为存在携带污染。

4. 解决方案 对确认污染的项目进行特殊清洗，清洗液分别为去离子水、酸性洗液或碱性洗液，或者根据仪器和试剂公司的推荐进行特殊清洗。

生化分析仪在日常检测中，确实存在携带污染现象，影响结果的准确性。但携带污染是可以通过实验检测的，每个临床实验室都应该主动发现检测中的携带污染现象，采用科学的处理方法，有效地降低携带污染的影响程度，保证检测结果的真实性。对于携带污染，目前没有国家标准或行业标准，以上方案均参照相关文献和厂家自制标准，供参考。其他检测仪器也存在携带污染问题。

第三节 定性检验方法性能验证与确认

一、精密度试验

（一）基本概念

扫码"学一学"

有些定性免疫方法，检测系统或试剂厂家会在其试剂盒说明书中给出该方法或试剂的精密度数据（包括重复性和中间精密度），实验室可对该试剂的精密度进行验证；如果厂家未能提供该试剂的精密度数据，实验室可参照 CLSI EP12 – A2 文件对其进行确认。

1. 精密度 在定性方法中，精密度的概念是一个阳性或阴性样本，重复多次检测得到阳性或阴性结果的比率。在评价化学发光免疫试验（chemiluminescence immunoassay，CLIA）和酶联免疫吸附试验（enzyme – linked immunosorbent assay，ELISA）等可将结果以 COI（cut – off index）或 S/CO 比值方式表达的试验中，精密度的定义与定量测定的相同。精密度无法用数字来表示，只能通过不精密度如标准差和变异系数来评估。

2. 重复性 指在一组测量条件下的测量精密度，包括相同测量程序、相同操作者、相同测量系统、相同操作条件和相同地点，并且在短时间段内对同一或相似被测对象重复测量。

3. 中间精密度 指在一组测量条件下的测量精密度，这些条件包括相同的测量程序、相同地点并且对相同或相似的被测对象在一长时间段内重复测量，但可包含其他相关条件的改变。

4. C_{50} 在最佳条件下对恰好在临界值浓度的样本进行一系列重复性检测，检测结果有 50% 的可能是阴性，50% 可能是阳性。这个接近临界值浓度，出现 50/50 分界点时候的分析物浓度，称为 C_{50}。C 表示浓度，下标 50 表示阳性结果的百分数。

5. C_5 某分析物经多次重复检测，得到 5% 阳性结果的浓度称为 C_5。

6. C_{95} 某分析物经多次重复检测，得到 95% 阳性结果的浓度称为 C_{95}。

（二）不精密度曲线

EP12 – A2 文件为定性试验性能评价的实验设计以及数据分析提供了一个规范的、概括性的研究方法。本节内容主要介绍定性检验方法 C_{50} 的确定及不精密度曲线的建立。

厂家根据实验目的及临床所需敏感度和特异性来建立临界值浓度。一旦厂家建立了临界值，用户很少改变它。低于临界值为阴性，高于临界值为阳性。如果实验室在最佳条件下用浓度恰好等于临界值的样本进行重复性试验，其 C_{50} 刚好等于厂家建立的临界值。由于最佳条件不易获得，厂家定义的临界值与实验室实际建立的 C_{50} 之间可能存在差异，定性实验中的偏移将与之有关。

图 4-8 用图形描述了定性试验的"不精密度曲线"，该曲线显示经过一系列重复检测得到的阳性和阴性结果的百分数如何随接近 C_{50} 的分析物实际浓度的改变而改变。

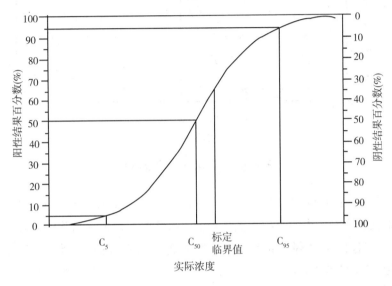

图 4-8　分析物浓度接近临界值的不精密度曲线

由图 4-8 可看出，增加分析物浓度（浓度向右移），重复检测后产生阳性结果的百分数将更大，阴性结果的百分数将更小。相反，降低分析物浓度（浓度向左移），重复检测后产生阳性结果的百分数将变小，阴性结果的百分数将更大。如果候选方法不同、不同的实验室进行检测以及相同实验室用相同候选方法在不同条件下进行试验，图 3-8 不精密度曲线显示的实际形状和陡峭程度都将不同。

用浓度小于 C_5 的样本进行重复性检测，结果将持续为阴性。用浓度大于 C_{95} 的样本进行重复性检测，结果将持续为阳性。分析物浓度在 $C_5 \sim C_{95}$ 区间之外，候选方法对同一样本的重复性检测将得到相同结果。分析物浓度在 $C_5 \sim C_{95}$ 区间内，候选方法对同一样本重复性检测，将得到不一致结果。因此，$C_5 \sim C_{95}$ 区间的宽度就表明了定性实验的不精密度，因为它反映了重复性检验结果不一致的浓度范围。$C_5 \sim C_{95}$ 区间越窄，代表方法越好。结果的真阳性或真阴性取决于候选方法的诊断准确性。

图 4-9 表示了两种方法不同的不精密度曲线，它们的 C_{50} 相同，因此，两种方法间不存在系统误差。但方法 1 在接近 C_{50} 处的精密度高于方法 2，因为方法 1 在近 C_{50} 处的曲线更陡，任何一个方向，浓度稍有改变，将产生所有都是阳性或所有都是阴性的结果。方法 2 在近 C_{50} 处比较平滑，所以改变相同浓度将产生更多的阳性和阴性结果的混合。要像方法 1 那样得到一致的阳性或阴性结果，方法 2 需要更大的浓度增量。另外，从图 3-9 也可看出方法 1 的 $C_5 \sim C_{95}$ 区间比方法 2 的窄。所以，从曲线的陡峭程度以及 $C_5 \sim C_{95}$ 区间的大小，

可判断出方法 1 的精密度优于方法 2。

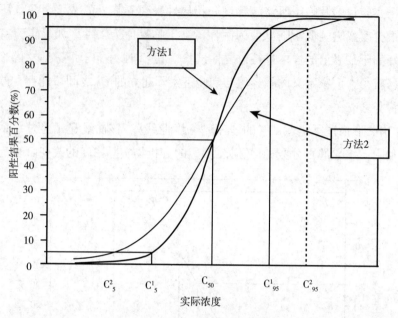

图 4 - 9　不同的不精密度曲线

实验室建立某定性检验方法的 C_{50} 以及不精密度曲线的具体步骤如下：

（1）如果候选方法的说明书有提供临界值，可将临界值放在试验的 C_{50} 位置。如果没有提供临界值，可用阳性样本做一系列稀释，重复检测稀释后样本，直至得到正确的 C_{50}，判断 C_{50} 是否正确的标准见表 4 - 5。

表 4 - 5　判断 C_{50} 是否正确

		40 次测试	C_{50}
1	阳性结果	≤13/40（32.5%）	不正确
		≥27/40（67.5%）	
2	阳性结果	（14~26）/40（35%~65%）	正确

（2）准备 3 份样本，一份浓度是 C_{50}，一份 C_5，一份 C_{95}，需足够样本量。

（3）每份样本检测 40 次，得到每份样本阳性和阴性结果的百分数。

（4）以样本检测浓度为横坐标，以样本阳性结果百分数为纵坐标，拟合出该方法的不精密度曲线。

（5）利用不精密度曲线的陡峭程度、$C_5 \sim C_{95}$ 区间的宽度判断该方法精密度的优劣。

（三）精密度确认试验

如果两种方法的不精密度曲线一样，$C_5 \sim C_{95}$ 区间等宽，换言之，两种方法对各自 $C_5 \sim C_{95}$ 区间内样本的检测结果一致，实验室需要进一步使用某一特定浓度范围（如 $C_{50} \pm$ 20%），看它是否包含了 $C_5 \sim C_{95}$ 区间。如果 $C_{50} \pm 20\%$ 浓度范围包含了 $C_5 \sim C_{95}$ 区间，浓度≥（$C_{50} + 20\%$）的样本检测结果将一致，也就是说，在 $C_5 \sim C_{95}$ 区间之外的样本检测结果可认为是精密的，因为浓度 > C_{95}，将持续得到阳性结果，浓度 < C_5，将一直得到阴性结果。±20% 只是用来举例，用户也可选择 ±10% 或 ±30%，取决于实验的目的和可接受的精密度。具体方法如下：

（1）以 C_{50}、C_{95}、C_5 和 $C_{50} \pm 20\%$ 共 5 个浓度点作样本，重复检测 40 次，记录每次阳性结果百分数。

（2）观察候选方法的 $C_{50} \pm 20\%$ 浓度范围是否包含了 $C_5 \sim C_{95}$ 区间。

（3）根据得到不同类型的结果，得出不同结论，见表 4-6。

表 4-6　候选方法的 $C_{50} \pm 20\%$ 浓度范围与 $C_5 \sim C_{95}$ 区间的关系

序号	样本浓度	检测结果	与 $C_5 \sim C_{95}$ 区间的关系	结论
1	$C_{50} + 20\%$	阳性结果 ≤35/40（87.5%）	$C_{50} \pm 20\%$ 在 $C_5 \sim C_{95}$ 区间之内	用该方法检测，浓度在 $C_{50} + 20\%$ 的样本检测结果不一致
	$C_{50} \sim 20\%$	阴性结果 ≤35/40（87.5%）		
2	$C_{50} + 20\%$	阳性结果 ≥36/40（90%）	$C_{50} \pm 20\%$ 包含了 $C_5 \sim C_{95}$ 区间	用该方法检测，$C_{50} + 20\%$ 的样本检测结果一致
	$C_{50} \sim 20\%$	阴性结果 ≥36/40（90%）		
3	$C_{50} + 20\%$	阳性结果 ≥36/40（90%）	$C_{50} \pm 20\%$ 部分落在 $C_5 \sim C_{95}$ 区间内（$C_{50} + 20\%$ 包含了 $C_5 \sim C_{95}$ 区间，但 $C_{50} - 20\%$ 在 $C_5 \sim C_{95}$ 区间内）	用该方法检测，$C_{50} + 20\%$ 的样本检测结果一致，$C_{50} \sim 20\%$ 的样本检测结果不一致
	$C_{50} - 20\%$	阴性结果 ≤35/40（87.5%）		
4	$C_{50} + 20\%$	阳性结果 ≤35/40（87.5%）	$C_{50} \pm 20\%$ 部分落在 $C_5 \sim C_{95}$ 区间内（$C_{50} + 20\%$ 在 $C_5 \sim C_{95}$ 区间内，但 $C_{50} - 20\%$ 包含了 $C_5 \sim C_{95}$ 区间）	用该方法检测，$C_{50} - 20\%$ 的样本检测结果一致，$C_{50} + 20\%$ 的样本检测结果不一致
	$C_{50} - 20\%$	阴性结果 ≥36/40（90%）		

（四）精密度验证试验

有些定性免疫方法，如果检测系统或试剂厂家在其试剂盒说明书中已经给出了该方法的精密度数据，实验室可对该方法的精密度进行验证。

1. 精密度验证的基本原则

（1）操作者必须熟悉检测系统或试剂方法和（或）仪器工作原理，了解并掌握仪器的操作步骤和各种注意事项，应在评估阶段维持仪器的可靠和稳定。

（2）用于评估试验的样本一般采用临床实验室收集到的稳定或冷冻贮存的血清（浆）样本；当实验室收集的样本不稳定或不易得到时，也可考虑使用稳定的、以蛋白质为基质的商品物质，如校准品或质控物。

（3）评估精密度时，应至少评估两个浓度水平样本的精密度。当两个浓度的精密度有显著差异时，建议增加至三个浓度。所选样本浓度应在测量范围内有医学意义，即至少有一个浓度在医学决定水平（medical decision levels）左右，在定性测定，即为接近临界水平的浓度。具体可参考试剂说明书中在评价精密度时所用的检测样本的浓度水平，亦宜用 2~4 倍临界值的样本，甚至阴性样本（浓度在 0.5 倍临界值为宜）。

2. 重复性评估

（1）试剂和校准品　可使用不同批号的试剂和校准物。

（2）评估方法　至少两个不同浓度（参考试剂盒说明书）的样本，在一个测试批内重复进行至少 20 个检测，计算所得 S/CO 值的均值（$\bar{x}$）和标准差（SD），计算重复性变异系数（CV%）。

（3）质量控制　检验时应同时至少测一个质控物。当质控物结果超出规定的失控限，不论实验结果是否满意都应弃去不用，重新进行试验以取得实验数据。要保存所有的质控数据和失控处理记录。

（4）重复性变异系数 CV% 应小于相关标准的要求，同时应不大于试剂盒说明书给出的批内 CV%。

3. 中间精密度的验证

（1）试剂和校准品　可使用不同批号的试剂和校准物。

（2）评估方法　至少两个不同浓度（参考试剂盒说明书）的样本，在 10 天以上时间内单次（孔或管）重复进行至少 20 批检测，计算所得 S/CO 值的均值（$\bar{x}$）和标准差（SD），计算 CV%。

（3）质量控制　检验时应同时至少测一个质控物。当质控物结果超出规定的失控限，不论实验结果是否满意都应弃去不用，重新进行试验以取得实验数据。要保存所有的质控数据和失控处理记录。

（4）中间变异系数 CV% 应小于相关标准的要求，同时应不大于试剂盒说明书给出的批间 CV%。

二、符合率试验

根据 CNAS–CL39《医学实验室质量和能力认可准则在临床免疫学检验领域的应用说明》，定性免疫试验的符合率一般以与国家标准血清盘或临床诊断明确的样本或与其他分析方法比对来进行评价。

（一）国家标准血清盘的比对

国家标准血清盘是由国家最高法定检定部门生产的标准品，一般由国家生物制品检定所提供。实验室可采用国家标准血清盘对购进的每一批试剂盒进行验证，以有效地控制试剂盒在购进、储存和运输中的质量，保证试剂盒使用前的质量控制。

（1）选择所需验证项目的标准血清盘，血清盘的标准品一般有：阴性参考品、阳性参考品、灵敏度参考品、精密度参考品。不同检测项目的标准血清盘包含的各种参考品数量不同。

（2）用待评价的试剂盒对相应标准品进行检测，记录结果。

（3）判断标准　阴性、阳性符合率均应达到相关标准的要求；灵敏度符合最低检出量；精密度 CV% 值≤相关标准的要求。

（二）临床明确诊断的样本比对

并不是所有检验项目都有国家标准血清盘，当患者的临床诊断明确时，可用临床明确诊断的患者样本与检验方法进行比对。临床明确诊断包含了两种情况，一种情况是患者的实验室检验结果是已知的，如艾滋病携带者，其 HIV 抗体确诊为阳性，而非艾滋病携带者，其 HIV 抗体确定为阴性，这些已知样本与定性方法的检验结果比较，两者的符合率称为阴性、阳性符合率。另一种情况是患者的疾病诊断是明确的，但其实验室检验结果可以是不确定的，如结核病患者，经过涂片检查与细菌培养检测确诊为结核病患者，但患者体内的结核抗体可能为阴性也可能为阳性，这时，定性方法的检验结果与患者的比较，被描述为跟患者的临床状态相比，性能评价指标为方法的诊断准确性，即方法的临床诊断效能。本节主要讲述的是第一种情况，与检验结果诊断明确的患者样本的符合率。

（1）选择临床明确诊断的样本（该样本的检验结果已知），用该方法进行检测。

（2）判断标准　两者的阴性、阳性符合率应达到相关标准的要求。

（三）方法学比对

很多时候，临床信息不够明确，若实验室考虑启用新的或便宜的方法代替旧的或昂贵的常规方法时，也可以与其他分析方法进行比对，评价两种方法的一致性，判断是否可以获得类似结果。然而，在没有金标准的情况下，如果两种方法一致性较差，就不能判断哪一种方法具有更好的性能，除非执行参考程序以外的试验。

方法学比对具体步骤如下：

（1）用两种方法（待评价方法、已验证方法）检测相同样本，得出两种方法比较的 2×2 表（表4−7）。

表4−7　两种方法检测相同样本的 2×2 表

待评价方法	已验证方法	
	+	−
+	a	b
−	c	d
合计	$a+c$	$b+d$

$$总符合率 = (a+d) / (a+b+c+d) \times 100\%$$

但是，总符合率不能足够地反映两种方法的一致程度，因为评估样本中疾病的患病率对一致程度的影响很大。在不清楚疾病的患病率的情况下，可以按照下面的公式计算两种方法一致程度精确的可信区间。

（2）计算一致程度的95%可信区间　$[100\% (Q_1 - Q_2)/Q_3, 100\% (Q_1 + Q_2)/Q_3]$ Q_1、Q_2、Q_3 按下面的公式计算：

$$Q_1 = 2 (a+d) + 1.96 \times 2 = 2 (a+d) + 3.84$$

$$Q_2 = 1.96 \sqrt{1.96^2 + 4 (a+d) (b+c) /n} = 1.96 \sqrt{3.84 + 4 (a+d) (b+c) /n}$$

$$Q_3 = 2 (n + 1.96^2) = 2n + 7.68$$

上述公式中 ± 1.96 是标准正态分布曲线下相对于95%可信区间所对应的变量值。

（3）计算卡帕值（kappa）评价两种方法的一致性。Kappa $\geqslant 0.75$，两者一致性较好；$0.4 \leqslant$ Kappa < 0.75，两者一致性中等；Kapp < 0.4，两者一致性较差。

$$Kappa = (P_0 - P_e) / (1 - P_e)$$

式中，P_0 为实际一致比，P_e 为期望一致比。

三、检出限试验

和检验方法的精密度、准确度一样，检出限（limit of detection，LoD）也是评价分析方法和测试仪器性能的重要指标，是指某一特定分析方法，在给定的显著性水平内，可以定性地从样本中检出待测物质的最小浓度或最小量。

检出限可分为测量方法检出限和仪器检出限。两种检出限相互关联，但不相等。方法检出限是某检验方法可检测的待测物质的最小浓度或含量，方法检出限反映了检验方法的检出灵敏度，也是衡量不同的实验室、实验方法和实验人员效能的一个相对标准，方法的

扫码"学一学"

检出限是建立检验方法中较重要的一个参数，特别是评估一个检验方法对于低浓度的样本检测质量具有重要意义。仪器检出限指分析仪器能够检测的被分析物的最低量或最低浓度，这个浓度或量与特定的仪器能够从背景噪声中辨别的最小响应信号相对应。仪器检出限一般用于不同仪器的性能比较。

实验人员在检出限的确认过程中，需要清晰三个概念。空白限是测量空白样本时可能得到的最高检测结果。检出限是检测方法可检测出的最低被测物浓度，也称为检测低限或最小检出浓度。定量检出限是指在精密度和正确度可接受的情况下检测系统能够得到可靠结果的被测物最低浓度，分析物在这个浓度下被可靠检出。

虽然检出限是检验质量控制的一个重要概念和参数，但如何确定检出限，目前国内还没有统一的标准，既往确定检出限的方法是以健康人血清为空白样本作重复测定，计算这些结果的平均值和标准差，以 3S 为 LoD，10S 为 LoQ。这种确定检出限的方法存在不足，因为它假设了重复检测空白样本的结果均为正态分布，而实际检测结果也存在非正态分布的可能。另外，它假设了系列低浓度水平的样本和空白样本的重复检测具有相同的标准差，不能区别表现的和实际的分析物浓度。因此，本节内容主要介绍参照 CLSI 发布的 EP - 17A 文件《Protocols for Determination of Limits of Detection and Limits of Quantitation》确定临床检验方法的检出限。

1. LoB 的确定 用目标检测物阴性的健康人血清做空白样本，每天检测 1 批，每批检测 12 个样本，进行 5 天，共获得 60 个结果。设定 α = 5%，即 LoB 有 5% 的可能性含有待测物。根据实验数据的分布，选择参数或非参数程序估计第 95 百分位数的值，即为 LoB。

2. LoD 的确定 用空白样本对已明确待测物阳性的样本进行稀释为低浓度样本。低浓度样本的浓度范围在 LoB 的 1 ~ 4 倍之间。收集 5 个低浓度样本，连续测 12 天，共获得 60 个结果。LoD 是为了强调 II 类错误，设定 β = 5%，即 LoD 有 5% 的可能性不含有待测物，95% 的测量结果超过 LoB。根据实验数据的分布，选择参数或非参数程序估计 LoD = LoB + Dsβ。Dsβ 是低浓度样本测定值中位数的值和低浓度样本的第 5 个百分位数的间距。

3. LoQ 的确定 分别计算 5 个低浓度样本测定结果的平均值、标准差和变异系数（CV%），实验室根据临床要求设定该检验项目的总误差目标，选择符合质量目标要求的浓度作为 LoQ。

对于那些不能用数值报告结果，而是直接用肉眼判断阴性、阳性结果的纯定性试验或用滴度或稀释度表示结果的半定量方法，可对已知浓度水平的质控物或样本进行等比例稀释，再使用所选择方法学试剂盒进行检测，以能判断出阳性结果的最大稀释浓度为最低检出限。

四、Cut - Off 值的验证

ELISA 定性试验测定结果需要报告"有反应性"与"无反应性"，报告的依据是 Cut - Off 值（阳性判断临界值），试剂供应商一般都会在其试剂盒说明书中明确标注 Cut - Off 值的定义及计算方法，但该 Cut - Off 值不一定适用于实验室所检测的所有人群。确定合适的 Cut - Off 值，对于检测结果的判断，减少假阳性、假阴性具有重要的意义，因此实验室有必要每年定期对所有试剂盒的 Cut - Off 值进行验证，Cut - Off 值可以选择以下方法之一验证：

1. 阴性来源 选择 60 份健康人新鲜血清和 60 份目标标志物阴性而有其他免疫标志物阳性的患者新鲜血清，共 120 份，分 3 ~ 5 批 3 ~ 5 天进行检测，计算 $\bar{x}$、s，Cut - Off 验证值为：$\bar{x} + 3s$；

2. 阳性来源 选择弱阳性（Cut - Off 值 ±20%，± 应均匀分布）新鲜血清或质控血清共 120 份，分 3~5 批 3~5 天进行检测，计算 $\bar{x}$、s，Cut – Off 值验证值为：$\bar{x} - 3s$。

3. Cut – Off 值验证常见问题

（1）不一定要进行试验，可以通过查询既往检测样本的信息（如人群来源、临床诊断等）进行样本结果的回顾性验证。

（2）若选择用阴性样本进行验证，必须考虑其他阳性标志物的干扰。

（3）实验室可根据实际情况选择 Cut – Off 值的验证方法，如 HIV 试剂盒的验证，由于地方法规的原因，实验室不能保存阳性患者血清，此时我们可选择使用阴性来源的样本来验证试剂盒的 Cut – Off 值。

（4）化学发光方法学的试剂盒进行 Cut – Off 值验证时，若使用阴性样本进行验证的话，可以通过统计发光反应数来进行 Cut – Off 值的验证。

（5）验证试验的原始数据要保存下来，以防日后查阅之用。

（6）在更换检验的关键试剂批次后（除非实验室主管认为这些更换不影响临界值）、更换仪器的主要部件后、仪器大修后以及质控结果不符合既定标准时，都应当进行临界值验证。

五、临床诊断效能的评价

真正定性检测的性能指标是灵敏度和特异性，CLSI 文件 GP10 – A《使用 ROC 曲线评价临床试验的准确度》，描述了临床试验准确度评价的研究设计，它将检验结果跟患者的临床状态相比，对方法的诊断准确性进行评价。本节内容从另一个角度，利用两种方法的敏感度和特异性差值的可信区间对两种方法进行比较和评价。

扫码"学一学"

表 4 – 8 为待评价方法与明确诊断比较的 2×2 列联表，表中对定性检测的结果与患者的明确诊断结果进行了比较，表中每个单元格的数字表示样本数，表下为灵敏度、特异性、预测值及检验效能的计算方法。

表 4 – 8 待评价方法与明确诊断比较的 2×2 列联表

待评价方法	明确诊断		
	阳 性	阴 性	总 数
阳 性	A	B	A + B
阴 性	C	D	C + D
总 数	A + C	B + D	N = A + B + C + D

灵敏度（sens）= 100% $[A/(A + C)]$；特异性（spec）= 100% $[B/(B + D)]$；患病率（prev）= 100% $[(A + C)/N]$；阳性预测值（PVP）= 100% $[A/(A + B)]$；阴性预测值（PVN）= 100% $[D/(C + D)]$；检验效能 = 100% $[(A + D)/N]$。

检验效能是估计检测结果与明确诊断的总一致程度的指标，它是所有检测结果中真正的阳性结果与真正的阴性结果所占的百分比。

然而，很多情况下，实验室并不清楚所选择的样本其是否具有代表性或代表性很差，因此计算灵敏度和特异性就很不现实，这时，计算灵敏度和特异性的可信区间就显得非常有意义。Wilson 提出的灵敏度和特异性得分可信区间为：

$$[100\%(Q_1 - Q_2)/Q_3, 100\%(Q_1 + Q_2)/Q_3]$$

按照下面的公式来计算 Q_1，Q_2，Q_3。

对于灵敏度：$Q_1 = 2A + 1.96^2 = 2A + 3.84$

$$Q_2 = 1.96\sqrt{1.96^2 + 4AC/(A + C)} = 1.96\sqrt{3.84 + 4AC/(A + C)}$$

$$Q_3 = 2\ (A + C + 1.96^2)\ = 2\ (A + C)\ + 7.68$$

对于特异性：$Q_1 = 2D + 1.96^2 = 2D + 3.84$

$$Q_2 = 1.96\ \sqrt{1.96^2 + 4BD/\ (B + D)} = 1.96\ \sqrt{3.84 +\ BD/\ (B + D)}$$

$$Q_3 = 2\ (B + D + 1.96^2)\ = 2\ (B + D)\ + 7.68$$

在上面的公式中 ±1.96 是标准正态分布曲线下相对于 95 % 可信区间所对应的变量值。

如果两种检测方法的灵敏度或特异性一致，那么只要比较两者的特异性或灵敏度就可以了。但是，当两种方法的灵敏度（特异性）存在差异时，则不能单独比较特异性（灵敏度），因为截止点的变化是以降低灵敏度（特异性）的代价来增加特异性（灵敏度）的。这种情况下联合比较灵敏度/特异性就更为有意义了。

Mcnemar 检验通常用来推断两种检测方法的灵敏度/特异性联合之间在统计学上是否具有显著性差异。但是，这种检验并没有指明两种方法在多大程度上存在差异。这时，灵敏度及特异性差异的可信区间就显得更有意义。表 4 – 9 为明确诊断是阳性时（比较灵敏度）以及明确诊断是阴性时（比较特异性）两种方法进行比较的结果分析。

表 4 – 9　两种方法分别与临床诊断进行比较

方法结果		样本总数	明确诊断	
待评价方法	比较方法		阳性	阴性
阳性	阳性	$a = a_1 + a_2$	a_1	a_2
阳性	阴性	$b = b_1 + b_2$	b_1	b_2
阴性	阳性	$c = c_1 + c_2$	c_1	c_2
阴性	阴性	$d = d_1 + d_2$	d_1	d_2
合计		N	n_1	n_2

注：表 4 – 9 中的数据如果按照表 3 – 8 的形式绘制可以得到两个表（一个是待评价方法，另一个是比较方法），但是两个表 4 – 8 并不能够绘制一个表 4 – 9。待评价方法与明确诊断之间比较时表 4 – 8 中的（A、B、C 和 D）可以按照下面的公式从表 4 – 9 中获得：$A = a_1 + b_1$；$B = a_2 + b_2$；$C = c_1 + d_1$；$D = c_2 + d_2$；$N = n_1 + n_2$。

从表 4 – 9 中可以计算出：

待评价方法（新方法）的灵敏度：

$$灵敏度_{新} = 100\% \ [\ (a_1 + b_1)\ /n_1]$$

比较方法（原方法）的灵敏度：

$$灵敏度_{原} = 100\% \ [\ (a_1 + c_1)\ /n_1]$$

灵敏度之间的差值：

$$灵敏度_{新} - 灵敏度_{原} = 100\% \ [\ (b_1 - c_1)\ /n_1]$$

同样，两种方法各自的特异性为：

$$特异性_{新} = 100\% \ [\ (c_2 + d_2)\ /n_2]$$

$$特异性_{原} = 100\% \ [\ (b_2 + d_2)\ /n_2]$$

灵敏度之间的差值：

$$特异性_{新} - 特异性_{原} = 100\% \ [\ (c_2 - b_2)\ /n_2]$$

灵敏度和特异性潜在差值的近似可信区间可以根据配对资料之间差异的可信区间标准统计公式来计算。然而，按这种方法计算得出的差值，只是一个固定的值，可能并不可靠，特别是当两种方法检测结果不一致，而且样本含量很小时，可靠性更差。因此，推荐使用 Attman 等人描述的差值可信区间，该可信区间适合于所有情况。下面为该可信区间的计算方法：

灵敏度差值 D = 灵敏度$_{新}$ − 灵敏度$_{原}$的95%的可信区间是 $(D - \sqrt{Q_5},\ D + \sqrt{Q_6})$。

Q_5，Q_6 可以通过下面的公式计算得到。首先应用上面所讲的公式分别计算新/原检测方法灵敏度95%得分可信区间，然后按照下面的方法从 Q_1 计算到 Q_6。

l_1 = 新检测方法灵敏度的95%得分可信区间的下限；

u_1 = 新检测方法灵敏度的95%得分可信区间的上限；

l_2 = 原检测方法灵敏度的95%得分可信区间的下限；

u_2 = 原检测方法灵敏度的95%得分可信区间的上限。

$$Q_1 = (a_1 + b_1)(c_1 + d_1)(a_1 + c_1)(b_1 + d_1)$$

（如果 $Q_1 = 0$，那么 $Q_4 = 0$，直接计算 Q_5）

$$Q_2 = a_1 d_1 - b_1 c_1$$
$$Q_3 = Q_2 - n_1/2$$

如果 $Q_2 > n_1/2$

$$Q_3 = 0$$

如果 $Q_2 = 0$

$$Q_3 = Q_2$$

如果 $Q_2 < 0$

$$Q_4 = Q_3/\sqrt{Q_1}\quad（如果 Q_1 = 0，Q_4 = 0）$$

$$Q_5 = (灵敏度_{新} - l_1)^2 - 2Q_4(灵敏度_{新} - l_1)(u_2 - 灵敏度_{原}) + (u_2 - 灵敏度_{原})^2$$
$$Q_6 = (灵敏度_{原} - l_2)^2 - 2Q_4(灵敏度_{原} - l_2)(u_2 - 灵敏度_{新}) + (u_1 - 灵敏度_{新})^2$$

同样，特异性差值 D = 特异性$_{新}$ − 特异性$_{原}$的95%的可信区间是 $(D - \sqrt{Q_5},\ D + \sqrt{Q_6})$。

Q_5，Q_6 可以通过下面的公式计算得到。首先应用上面所讲的公式计算新/原检测方法特异性95%得分可信区间，然后按照下面的方法从 Q_1 计算到 Q_6。

l_1 = 新检测方法特异性的95%得分可信区间的下限；

u_1 = 新检测方法特异性的95%得分可信区间的上限；

l_2 = 原有检测方法特异性的95%得分可信区间的下限；

u_2 = 原有检测方法特异性的95%得分可信区间的上限。

$$Q_1 = (a_2 + b_2)(c_2 + d_2)(a_2 + c_2)(b_2 + d_2)$$

（如果 $Q_1 = 0$，那么 $Q_4 = 0$，直接计算 Q_5）

$$Q_2 = a_2 d_2 - b_2 c_2$$

$Q_3 = Q_2 - n_2/2$　　如果 $Q_2 > n_2/2$

$$Q_3 = 0$$

如果 $Q_2 = 0$

$$Q_3 = Q_2$$

如果 $Q_2 < 0$

$$Q_4 = Q_3/\sqrt{Q_1}\quad（如果 Q_1 = 0，Q_4 = 0）$$

$$Q_5 = (特异性_{新} - l_1)^2 - 2Q_4(特异性_{新} - l_1)(u_2 - 特异性_{原}) + (u_2 - 特异性_{原})^2$$
$$Q_6 = (特异性_{原} - l_2)^2 - 2Q_4(特异性_{原} - l_2)(u_2 - 特异性_{新}) + (u_1 - 特异性_{新})^2$$

通过上面的计算得出结果，如果灵敏度（特异性）差值的可信区间包含零，则不能推断出两种检测方法的灵敏度（特异性）有统计学意义；如果灵敏度（特异性）差值的可信区间不包括零，由此推测两种检测方法的灵敏度（特异性）在统计学上差异有显著性。

六、定性检验方法的临床应用

定性试验在临床应用广泛，可用于疾病的筛查、诊断、确认以及治疗监测。方法的敏感度和特异性、预测值、有效性、患病率、被检测人群条件等因素决定了定性试验的临床应用。

（一）筛查试验

临床上，筛查方法通常用于检测整个人群（或某部分特定人群）中某待测物或因子的存在情况。例如，粪便隐血实验或性病研究实验室（VDRL）的梅毒血清学试验。用于筛查的定性试验必须具有较高的敏感度，以确保真阳性结果的检出。与诊断试验或确认试验相比，筛查试验会产生更多的假阳性结果。但是，如果假阳性结果所造成的社会及经济后果不是非常严重，那么，筛查试验的低特异性是允许的，因为这个缺点可通过进一步进行特异性较好的确认试验加以弥补。

尽管筛查试验（screening tests）的阳性结果需要进一步的确认试验来证实，但总比筛查试验出现假阴性结果好。因为假阴性结果可能造成更严重的后果，比如漏检了某阳性物质，可能使疾病通过已感染血液进行传播或者延误了对本来可以治愈的严重疾病的治疗。

（二）诊断试验

定性试验也用于临床怀疑某种特定疾病或状况是否存在的诊断。诊断试验（diagnostic tests）是把可疑有病但实际无病的人与真正的患者区分开来的过程，包括应用实验、仪器设备、随访等手段进行诊断的一切检测方法。例如，各种微生物培养就是用于判断细菌感染情况的诊断实验。因为临床要根据诊断试验结果对患者进行及时和正确的处理，这就要求诊断试验具有良好的敏感度和特异性。如果诊断试验后还有确认试验进行验证，那么对诊断试验的特异性要求可以稍微降低。诊断试验和筛查试验的主要区别见表 4 - 10。

表 4 - 10　诊断试验和筛查试验的区别

项目	筛查试验	诊断试验
目的	区别患者、可疑患者与无病者	区别患者与可疑有病但实际无病的人
观察对象	健康或表面健康的人	患者或可疑患者
试验要求	快速、简便、灵敏度高	科学、准确、特异性高
所需费用	价廉	一般较高
结果处理	阳性者需进一步地诊断	阳性者需治疗

（三）确认试验

确认试验（confirmatory tests）用于验证筛查试验和诊断试验的结果，是当前公认的用于明确肯定或排除某种疾病的最可靠和准确的方法。如果确认试验证实了之前的检测结果，临床医生即可依其做出诊断。确认试验必须有较高的特异性（必要时，可以牺牲灵敏度）和阳性预测值（PPV）。例如，梅毒密螺旋体抗体荧光吸收试验（FTA - ABS）就是一种用于 VDRL、RPR、TRUST 等梅毒血清学筛查试验之后的确认试验；Western - blotting 免疫印迹法就是用于 ELISA、硒标、电化学发光等 HIV 抗体初筛试验之后的确认试验。

扫码"练一练"

本 章 小 结

　　掌握临床检验质量规范、误差、量值溯源、测量不确定度等概念，是学习临床检验方法性能验证与确认的前提。检测系统或方法的性能可否接受，是决定检测系统能否应用于常规工作的前提。检测系统或方法的分析性能主要包括精密度、正确度、分析灵敏度、检出限和定量限、线性/临床可报告范围、分析干扰、生物参考区间、携带污染、诊断特异性和诊断灵敏度等指标。在报告患者检测结果前，必须作性能指标验证或确认。验证的性能指标主要包括精密度、正确度、可报告范围和参考区间。如果实验室改变了检验系统任何环节或建立新的检测系统，则必须对所有性能进行确认。

（王厚照）

扫码"学一学"

第五章 室内质量控制

　　室内质量控制（internal quality control，IQC）是指检验人员按照一定的频度连续测定稳定样品中的特定组分，并采用一系列方法进行分析，按照统计学规律推断和评价本批次测量结果的可靠程度，以此判断检验报告是否可发出，及时发现并排除质量环节中的不满意因素。《医疗机构临床实验室管理办法》明确规定医疗机构临床实验室应当对开展的临床检验项目包括定量检验项目和定性检验项目进行室内质量控制。本章主要介绍临床定量检验项目室内质量控制的内容，包括质控物、质控图、质控规则、室内质控失控的原因分析与处理、室内质控数据的管理、室内质量控制方法的选择和设计等，其他关于定性检验项目的室内质量控制内容详见第十四章。

第一节　室内质量控制基础及应用

一、质控物的选择和使用

　　专门用于质量控制目的的样本被称为质控物（control material）。实验室可以购买商品化的质控物，也可以用实验室剩余的检测样本制备质控物。为了做好统计过程控制，实验室应根据自己的实际情况结合以下原则选择和使用最适合的质控物。

　　1. **基质**　检测某一分析物时，除该分析物外的其他成分就是该分析物的基质（matrix）。制备质控物所用的基础材料一般为人或动物的血清或其他体液，经过处理后又添加了其他的材料。除分析物外的所有其他成分的存在对分析物检测产生的影响称为基质效应（matrix effects）。理想的质控物应和检验的样本具有相似或相同的基质状态，这样质控物与检验的样本具有相同的基质效应。

　　2. **稳定性**　稳定性是反映质控物性能的重要指标之一。任何质控物有变化、不稳定是绝对的；稳定、不变化是相对的。认为质控物很稳定，是因为在较短的时间内它的变化很缓慢，甚至检验的手段无法反映出在变化；认为不稳定，是因为经过较长的时间，质控物的检测值会有变化。厂商为定值质控物提供的预期范围很宽，其实已经考虑到质控物的缓慢变化会使实际检测值有偏离初始均值的倾向，但是只要检测值仍然在"宽大"的预期范围内，厂商不承担任何责任。在厂商说明的有效期内，有关质控物性能的各个指标，如冻干品的复溶性能、有无浑浊的表现、各被检分析物实际检测值是否在规定的范围内等是否和说明书相符，都是产品稳定性的反映，是评价质控物稳定性的重要指标。好的质控物可以在规定的保存条件下，至少稳定 1~2 年。实验室最好购买够用 1 年的同一批号的质控物，以达到在较长的时间内观察控制过程的检验质量变化的目的。

3. 瓶间差及瓶装量　临床实验室开展统计过程控制的主要目的是控制检验结果的重复性。在日常控制中，质控物检验结果的变异是检测不精密度和更换的各瓶质控物间差异的综合。只有将瓶间差异控制到最小，才能使检测结果间的变异真正反映日常检验操作的不精密度。

质量好的质控物在生产时除了极其注意均匀混合外，还特别用称量法控制分装加样时的重复性。一般可将重复加样的变异系数（CV）控制在 0.5% 以内。但是用户在使用冻干的质控物时应注意复溶操作的标准化，否则会由实验室自身的因素造成新的瓶间差。

市场上已提供液体质控物，它消除了复溶过程可能引入的误差，但是这类产品较昂贵，且含有防腐剂类的添加物，会对某些检测方法引入基质差异的误差。所以对某些检验方法来讲，减少了瓶间差，却付出了高费用和引来了新的基质效应的代价。液体质控物在开瓶后一般可稳定 14~30 天，冻干质控物复溶后通常只稳定 48 小时。所以液体质控物的稳定可减少浪费、消除瓶间差、也消除了操作人员复溶过程的操作误差，已被不少实验室采用。

除了考虑瓶间差的因素，还必须考虑瓶装量。瓶装量应方便分析方法的监测，大包装通常价廉，但未使用完可能会导致浪费。因此，用户要根据自己日常工作中质控物的使用频次及使用量，来选择瓶装量。

4. 定值和非定值质控物　质控物分为定值质控物和非定值质控物两种。在定值质控物的说明书中注明了被定值的各分析物（检验项目）在不同检测系统下的均值和预期范围，用户从中选择和自己一样的检测系统的定值表，作为工作的参考。必须注意的是：生产厂商所定的值是生产厂商为保护自己利益的保险范围，它们标示的预期范围只是告诉用户，只要你的测定值在预期范围内，说明它的质控物是好的，实际工作中用户不能将预期范围认为是控制的允许范围。

非定值质控物的质量其实和定值质控物是一样的。只是生产厂商没有邀请一些实验室为质控物做检测，因而这样的质控物就没有定值。不论定值还是非定值的质控物，用户在统计过程控制中，都必须用本实验室的检测系统确定自己的均值和标准差。只是定值质控物有一个预期范围，便于用户对照，即使用户的均值和生产厂商提供的均值相似，不说明用户检测结果准确，不相似也不能说明用户的准确度有问题。

5. 质控物浓度　许多检验项目在不同浓度时的临床价值和意义并不一样。临床实验室首先要关心检测系统在医学决定水平值处的质量。如果只做一个水平的质控物检测，反映的质量是整个可报告范围中一点的表现，只说明在该质控值附近的样本的检验结果符合要求，难以反映具较高或较低分析物水平的样本检验结果是否也符合要求。若能同时做 2 个或更多水平的质控物检测，则反映的质量是一个范围的表现，那么质量控制的效果将更好。因此，在选择质控物时应选择两个或三个不同浓度的质控物，最好是在医学决定水平值处选一质控物，此外再选用在可报告范围的上下限值处浓度的质控物。

6. 质控物的正确使用　在使用质控物时应注意：①严格按照质控物说明书规定的步骤操作；②冻干质控物的复溶要确保所用溶剂的质量；③冻干质控物复溶时所加溶剂的量要准确，尽量保证每次加入量一致；④冻干质控物复溶时应轻轻摇匀，使内容物完全溶解，切忌剧烈振摇；⑤质控物应严格按照使用说明书规定的方法保存，不使用超过保质期的质控物；⑥质控物要在与待检测样本同样的测定条件下测定。

7. 质控物的检测　在每一个分析批内至少对质控物作一次检测。检测系统或试剂的厂商应向用户推荐每个分析批使用质控物的数量。用户可根据不同情况，增加或减少质控物测定次数。

用户应确定每一分析批内质控物的位置，原则是在报告一批患者检测结果之前，须对质控结果作出评价。确定质控物的位置须考虑分析方法的类型及可能产生的误差类型。例如，在用户规定分析批长度内，进行非连续样本检测，质控物放在样本检验结束前，可监测偏倚；如将质控物平均分布于整个分析批内，可监测漂移；若随机插于患者样本中，可检出随机误差。在任何情况下，都应在报告患者检测结果前评价室内质量控制结果。

二、质控图的选择和应用

质控图是对过程质量加以测定和记录，从而评估和监察过程是否处于控制状态的一种统计方法设计的图。质控图上有中心线（central line，CL）、上控制限（upper control limit，UCL）和下控制限（lower control limit，LCL），并有按时间顺序排列的质控结果或质控结果统计量值的描点序列。完整的质控图应包括质控结果、质控物名称、浓度、批号和有效期、质控图的中心线和控制界线、分析仪器名称和唯一标识、方法学名称、检验项目名称、试剂和校准物批号、每个数据点的日期和时间、干预行为的记录、质控人员及审核人员的签字。在临床实验室实际工作中最常用的是 Levey – Jennings 质控图、Westgard 质控图、Z – 分数图和 Youden 图等。临床实验室在应用质控图时，必须要先设定质控图的中心线和质控限，然后才能应用质控规则来判断每一分析批是否在控。

（一）设定质控图的中心线（均值）

1. 稳定性较长的质控物　质控图的中心线必须由实验室使用自己现行的检验程序进行确定，定值质控物的标定值只能作为参考。

（1）暂定中心线（均值）的设定　为了确定中心线，新批号的质控物应与当前使用的质控物一起进行测定。根据20次或更多次独立批获得的至少20次质控结果，对数据进行离群值检验（剔除超过3s外的数据）后计算出均值，作为暂定中心线（均值）。以此作为下一个月室内质控图的中心线进行室内质控，当第二个月结束后，将该月的在控结果与前20个质控测定结果汇集在一起，计算累积均值，以此累积的均值作为下一个月质控图的中心线（均值）。重复上述操作过程，连续累积3～5个月。

（2）常规中心线（均值）的建立　以最初20个质控测定数据和3～5个月在控数据汇集的所有数据计算的累积均值作为质控物有效期内的常规中心线（均值），并以此作为以后室内质控图的中心线。对个别在有效期内浓度水平不断变化的项目，则需不断调整中心线（均值）。

2. 稳定性较短的质控物　在3～4天内，每天分析每一水平质控物3～4瓶，每瓶进行2～3次重复测定。收集数据后，计算均值，并对数据进行离群值检验。如果发现离群值，剔除后需重新计算余下数据的均值，以此均值作为质控图的中心线（均值）。

（二）标准差的建立

1. 稳定性较长的质控物

（1）暂定标准差的设定　为了确定标准差，新批号的质控物应与当前使用的质控物一起进行测定。根据20次或更多次独立批获得的至少20次质控结果，对数据进行离群值检验，然后计算出标准差，作为暂定标准差。以此作为下一个月室内质控图的标准差进行室内质控，当第二个月结束后，将该月的在控结果与前20个质控测定结果汇集在一起，计算累积标准差，以此累积的标准差作为下一个月质控图的标准差。重复上述操作过程，连续累积3~5个月。

（2）常规标准差的设定　以最初20个质控测定数据和3~5个月在控数据汇集的所有数据计算的累积标准差作为质控物有效期内的常规标准差，并以此作为以后室内质控图的标准差。

2. **稳定性较短的质控物**　与稳定性较短的质控物的均值的计算不同，不推荐使用上述的重复数据来建立新的标准差。在标准差的计算中使用的数据量越大，标准差估计值越好，故推荐采用以前的变异系数来估计新的标准差。以前的变异系数是几个月数据累积的结果，考虑了检测过程中更多的变异。标准差等于上述的均值乘之前的变异系数。

（三）由质控规则决定质控限

质控限通常是以标准差的倍数表示。临床实验室不同定量测定项目的质控限的设定要根据其采用的质控规则来决定。

（四）更换质控物

拟使用新批号的质控物时，应在旧批号质控物使用结束前，将新批号的质控物与旧批号质控物同时进行测定，重复上述的过程，设立新的质控图的中心线和质控限。

（五）绘制质控图及记录质控数据

根据质控物的均值和质控限绘制 Levey – Jennings 质控图（单一浓度水平），或将不同浓度水平绘制在同一图上的 Z – 分数图或 Youden 图。将原始质控结果点在质控图上，并保留原始质控记录。

图 5 – 1 为 Levey – Jennings 质控图的示意图。图中的 x 轴为质控分析批次，y 轴为质控物的浓度。为了便于使用，可用颜色区分控制限，例如，$\bar{x}$ 常用颜色为绿色、$\bar{x} \pm 1s$ 常用颜色为蓝色、$\bar{x} \pm 2s$ 常用颜色为橙色、$\bar{x} \pm 3s$ 常用颜色为红色。

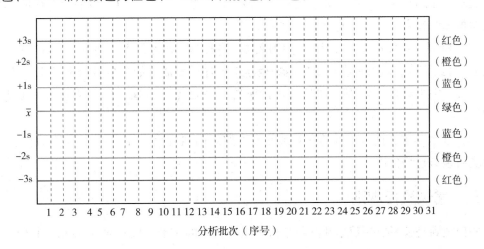

图 5 – 1　单个质控物的 Levey – Jennings 质控图

（六）质控方法的选择

各临床实验室应根据本实验室的情况和水平，选择合适的质控规则和每个分析批质控物的测定数。可以根据功效函数图、质控方法选择和设计表格、操作过程规范图、Sigma - metric 工具图进行质控方法的设计，也可使用 Westgard 多规则质控方法。

（七）质控图的图形分析

1. 通过观察图形的规律性变化进行误差分析

（1）曲线漂移 "漂移"现象提示存在系统误差，准确度发生了一次性的向上或向下的改变。这种变化往往是由于一个突然出现的新情况引起的。如更换校准品的生产厂家或批号、重新配制试剂、操作人员变换等。在寻找原因时，应重点注意"漂移"现象的前后哪些因素发生了变动。

（2）趋势性变化 向上或向下的趋势性变化表明检测的准确度发生了渐进性的变化。这种变化往往是由于一个逐渐改变着的因素造成的，如试剂的挥发、吸水、沉淀析出、检测波长逐渐偏移及质控物变质等。而更换校准品、试剂或操作人员则不大可能造成趋势性变化。

（3）连续多点分布在中心线一侧 一般认为质控物的检测结果连续 9 天以上出现在中心线同一侧，则应迅速查找原因，尽快使之恢复围绕中心线随机分布的状态。因为按照统计学原理，由纯随机误差造成这种情况的可能性很小。因此，凡出现连续 9 点以上在中心线同一侧者均应考虑有可能存在非随机误差因素。如果结果与中心线偏离并不太大，不会给临床使用带来很大的影响时，可以照常向临床发报告。

（4）其他规律性变化 有周期性或隔天规律性变化两种。

总之，各种规律性变化都有其各自的原因，只要及时观察，一旦发现了规律性变化，就寻找原因，可以使这种非随机性误差因素得到纠正。

2. 通过图形的资料对比进行误差分析

（1）每个月的月底将该月全部质控结果的 $\bar{x}$ 和 s 与该批质控物所有在控测定结果所求得的 $\bar{x}$ 和 s 进行比较。如果当月 $\bar{x}$ 与质控图中心线的均值发生了偏离，则说明准确度发生了变化，提示有非随机误差存在。如果当月 s 与该批质控物所有在控测定结果所求得的 s 不同，则表明检测的精密度发生了变化。

（2）将同一批质控物在数月中使用所得的月份 $\bar{x}$ 和 s 按月份顺序列出，进行分析。如果 $\bar{x}$ 逐月上升或下降，应考虑有可能质控物稳定性欠佳或变质。如果各月份 $\bar{x}$ 基本一致，而 s 逐月加大，则主要提示常规工作的精密度下降，应重点从试剂、仪器及管理方面去查找原因。

（3）在数年中，把每个月的变异系数和失控规律列成表，可用于对该项目检测质量进行历史回顾与趋势分析。

三、常规质控规则

质控规则是解释质控数据和判断分析批质控状态的标准，以符号 A_L 表示，其中 A 是超过质控界限的质控测定值的个数或统计量，L 为质控界限，如 1_{3s} 指的是质控界限为 $\pm 3s$。当一个质控测定值超过 $\bar{x} \pm 3s$ 时，即判为失控。

1. 常用质控规则的符号和定义 1_{2s}：1 个质控测定值超过均值 $\pm 2s$，如违背此规则，提示警告（图 5-2）。

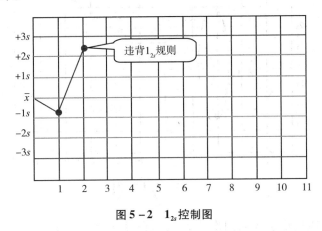

图 5-2　1_{2s} 控制图

1_{3s}：1 个质控测定值超过均值 $\pm 3s$，就判断失控，此规则主要对随机误差敏感（图 5-3）。

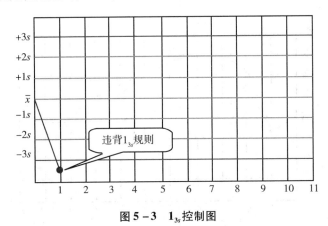

图 5-3　1_{3s} 控制图

2_{2s}：2 个连续的质控测定值同时超过均值 $+2s$ 或均值 $-2s$，就判断失控，此规则主要对系统误差敏感（图 5-4）。

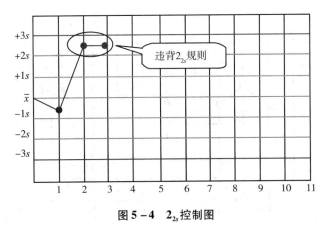

图 5-4　2_{2s} 控制图

R_{4s}：在同一分析批内两个质控测定值的差值超过 $4s$，即一个质控测定值超过均值 $+2s$，另一个质控测定值超过均值 $-2s$，就判断失控，此规则主要对随机误差敏感（图 5-5）。

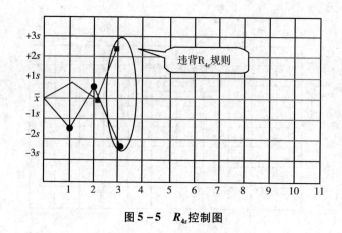

图5-5　R_{4s}控制图

4_{1s}：表示一个质控物连续的四次测定值都超过均值 $+1s$ 或均值 $-1s$，两个质控物连续两次测定值都超过均值 $+1s$ 或均值 $-1s$，就判断失控，此规则主要对系统误差敏感（图5-6）。

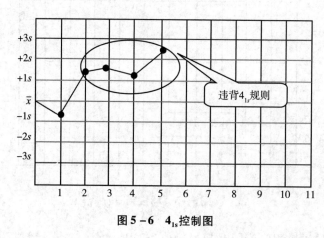

图5-6　4_{1s}控制图

$10\bar{x}$：10个连续的质控测定值落在均值的一侧，就判断失控，此规则主要对系统误差敏感（图5-7）。

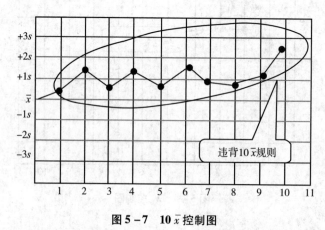

图5-7　$10\bar{x}$控制图

四、多规则质控方法

Levey－Jennings质控方法通常在控制图上画出单个控制测定值，以单独的 1_{2s} 或 1_{3s} 为质控规则来判断分析批是否在控。如果仅以 $\bar{x} \pm 2s$ 为失控限，虽然可以提高误差的检出概率，但会产生较多的假失控，降低了分析方法的生产率；如果仅以 $\bar{x} \pm 3s$ 为失控限，则降低了误差检出。

20 世纪 80 年代，Westgard 提出的多规则质控方法是充分利用各单个质控规则的特性，将它们进行组合，以提高误差检出概率和降低假失控概率。Westgard 多规则推荐使用 1_{2s}、1_{3s}、2_{2s}、R_{4s}、4_{1s} 和 $10\bar{x}$ 等 6 个质控规则。多规则质控方法有以下特点：①能够通过单值质控图进行简单的数据分析和显示；②容易与 Levey - Jennings 质控图适应与统一；③具有低的假失控概率；④当判断一批为失控时，能确定发生分析误差的类型，有助于确定失控原因和解决问题。

图 5 - 8 显示了将上述 6 项基本规则联合成为 Westgard 多规则的实际应用方法。1_{2s} 规则作为警告规则，启动其他的质控规则来检查质控数据。如果没有质控数据超过 $2s$ 质控限，则判断分析批在控。如果一个质控测定值超过 $2s$ 质控限，应依次启动 1_{3s}、2_{2s}、R_{4s}、4_{1s} 和 $10\bar{x}$ 规则进一步判断质控测定值是否在控，如果均没有违背这些规则，则判断该分析批在控；如果违背 1_{3s}、2_{2s}、R_{4s}、4_{1s} 和 $10\bar{x}$ 中的任一规则，则判断该分析批失控。违背的特定规则可提示分析误差的类型。

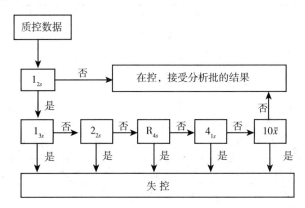

图 5 - 8　应用 Westgard 多规则逻辑图

Westgard 多规则在一般情况下是有效的控制方法，但在特殊情况下为了改善它的实用性和可操作性，可适当改变控制规则，甚至可排除一些控制规则。例如可将 4_{1s} 和 $10\bar{x}$ 规则解释为警告规则，用于启动预防性维护过程，修改后的多规则逻辑图见图 5 - 9。

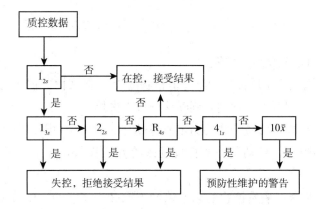

图 5 - 9　修改后的多规则逻辑图

五、质控规则应用实例

图 5 - 10 显示的是 $1_{3s}/2_{2s}/R_{4s}/4_{1s}/10\overline{x}$ 多规则质控方法应用实例，包括了正常水平质控物控制图和病理水平质控物控制图。

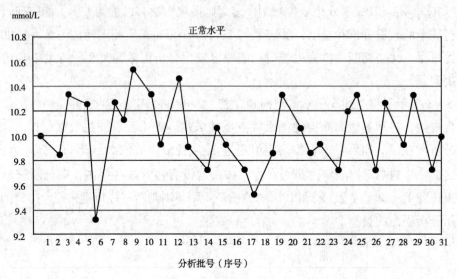

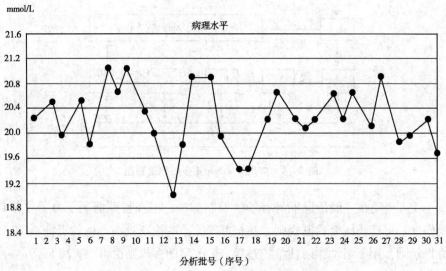

图 5 - 10 $1_{3s}/2_{2s}/R_{4s}/4_{1s}/10\overline{x}$ 多规则质控方法控制图

应用上述规则可以发现以下问题。

（1）第 5 批 病理浓度质控物的测定值在它的 $2s$ 控制限内，但正常浓度质控物的测定值超出了 $-3s$ 控制限。根据 1_{3s} 规则，判断该分析批失控。

（2）第 6 批   病理浓度质控物的测定值超过它的 $+2s$ 控制限，但正常浓度质控物的测定值在它的 $2s$ 控制限内，启动其他质控规则来检查质控数据，未发现有违背其他质控规则，判断为警告。

（3）第 8 批   两个水平质控物的测定值同方向超出了各自 $+2s$ 的控制限，根据 2_{2s} 规则，判断该分析批失控。

（4）第 11 批   两个水平质控物的测定值都超出了 $2s$ 控制限，但方向相反，控制值间的差值范围超出了 $4s$。根据 R_{4s} 规则，判断该分析批失控。

（5）第 13 批　病理浓度质控物的测定值超出了 $+2s$ 控制限，但正常浓度质控物的测定值在它的 $2s$ 控制限内，启动其他质控规则来检查质控数据，未发现有违背其他质控规则，判断为警告。

（6）第 14 批　仍然是病理浓度质控物的测定值超出了 $+2s$ 控制限。根据 2_{2s} 规则，判断该分析批失控。

（7）第 17 批　正常浓度质控物的测定值超出了 $-2s$ 控制限，且每一质控物最近两个测定值超过了它们各自的 $-1s$ 控制限。根据 4_{1s} 规则，判断该分析批失控。

（8）第 27 批　病理浓度质控物的测定值超出了 $+2s$ 控制限，检查发现从第 18 批测定直至第 27 批测定，有 10 次结果均落在均值的同一侧（上侧）。根据 $10\bar{x}$ 规则，判断该分析批失控。

六、失控后的处理

扫码"看一看"

操作者如发现质控物测定结果违背了质控规则，应记录失控情况或填写失控报告单；并将失控情况立即报告专业组长、科室或质控负责人。与测定质控物相关的那批患者样本检验报告不可发出。应尽快查找原因，采取纠正措施并对纠正措施的有效性进行验证，包括方法学验证和质量控制等。确定已经排除失控原因后，复查部分甚至全部样本，经专业组长、质控负责人或科室负责人批准后方可向临床发报告。同时还应评估最后一次成功质控活动之后患者样本的检验结果。

对失控的最佳处理是确认失控的原因，发现问题并提出妥善解决的办法，消除失控的原因，并防止以后再次发生。导致出现失控的常见因素包括：操作失误、试剂失效、校准物失效、质控物失效、仪器维护不良、采用不当的质控规则、采用太小的质控限范围、一个分析批测定的质控物数量不当等。失控原因分析过程包括：

（1）分析失控所违背的质控规则，根据不同质控规则对不同误差类型敏感性的不同，大致确定误差的类型，区分是系统误差还是随机误差。

（2）掌握失控的常见原因与误差类型的联系，分析误差的可能来源。

常引起系统误差的原因包括：①恒温系统温度偏倚。②实验环境温/湿度不合适。③试剂或校准物批号更换。④试剂、质控物或校准物变质。⑤光源故障或衰减。⑥反应盘等清洗不净。⑦管路堵塞或漏液。

常引起随机误差的原因包括：①电压不稳或静电干扰。②试剂中有气泡。③样本中有凝块。④质控物融化或复溶不正确。⑤操作人员技术。

（3）确定失控前检测系统的改变是否是引起失控的原因，如质控物/校准物的融化或复溶、试剂添加、仪器维护等。

（4）分析同一检测系统检测的其他项目结果。如是个别项目失控，则可以基本判断检测系统工作正常；如果是多个项目失控，应关注失控项目之间的共同因素，如检测波长、温度等。

在分析出失控原因的基础上，对失控进行处理的步骤可归结如下。

（1）重新测定同一质控物　如是偶然误差，则重测的结果应在控。如果重测的结果仍不在控制范围内，则可进行下一步操作。

（2）新开一瓶质控物，重测失控项目　如果结果正常，那么原来的质控物可能是因为保存或放置不当而变质，或者是被污染。如果重测的结果仍不在控制范围内，则进行下一步。

（3）进行仪器维护或更换试剂，重测失控项目　检查仪器状态，对仪器进行清洗等维护。更换试剂重测失控项目，如果结果仍不在控制范围内，则进行下一步。

（4）重新校准，重测失控项目　用新的校准液校准仪器，以排除校准液的原因。

（5）请专家帮助　如果前面各步都未能得到在控结果，则可能是更复杂的原因，此时可与仪器或试剂厂家联系请求技术支持。

实验室应有相应措施保证患者检测结果的准确性。查明导致失控的原因，如是假失控，经授权人员批准后可发出样本原来的检测结果。如是真失控，在查出原因并得到纠正后，应对样本进行重新检测。

七、室内质控数据的管理

1. 每月室内质控数据统计处理　每个月末，应对当月的所有质控数据进行汇总和统计处理，计算的内容至少应包括：①当月每个测定项目原始质控数据的平均值、标准差和变异系数。②当月每个测定项目在控数据的平均值、标准差和变异系数。③当月及以前每个测定项目所有在控数据的累积平均值、标准差和变异系数。

2. 每月室内质控数据的保存　每个月的月末，应对当月的所有质控数据汇总整理后存档保存，存档的质控数据包括：①当月所有项目的原始质控数据。②当月所有项目的质控图。③所有计算的数据（包括平均值、标准差、变异系数及累积的平均值、标准差、变异系数等）。④当月的失控记录或失控报告单（包括违背哪一项质控规则、失控的原因以及采取的纠正措施等）。

3. 每月上报的质控数据图表　每个月的月末，将当月的所有质控数据汇总整理后，应填写汇总表上报实验室负责人：①当月所有测定项目质控数据汇总表。②当月所有测定项目的失控情况汇总表。

4. 室内质控数据的周期性评价　每个月的月末，都要对当月室内质控数据的平均值、标准差、变异系数及累积的平均值、标准差、变异系数进行评价，查看与以往各月的平均值之间、标准差之间、变异系数之间是否有明显不同。如果发现有显著性的差异，要考虑是否对质控图的平均值、标准差或质控限进行修改，必要时应根据持续质量改进原则更换现用的质控方法或质控物。

八、应用患者数据的质控方法

患者检验结果是实验室的最终产品，监测和分析这些结果是最直接的质量控制方式。但是这一方法不太敏感，误差检出能力较低。通常有以下几种方法：

1. 与临床相关性的分析　这一方法是将检验结果与该患者有关信息（如临床表现、治疗效果等）进行相关性比较，来分析检验结果的可靠程度。

2. 与其他试验的相关性　一个患者往往要做多项检查，有时某一单个试验结果似乎是合理的，但是几个试验结果结合起来分析就可能发现某个试验结果是不可能的。如果在同一时间将这些试验的结果进行比较，可在将检验结果报告发出之前识别出误差。

3. 实验室内双份测定　样本可分成相同的两份并进行分析，双份测定能用于质量控制。这是一种简单的质量控制方法，不需要稳定的质控物。因此，当稳定的质控物不能得到时，此方法也可作为补充的质控方法。双份测定结果的差值可以绘制在极差质控图上，其质控界限可从差值的标准差计算出来。当从同一方法获得双份测定值，这种极差图仅监测随机误差，而不是准确度。当从两个不同的实验方法获得的双份测定值，则极差图实际上监测随机误差和系统误差，但不能区分两种类型的误差，特别是当两方法之间存在稳定的系统差别或偏倚时尤其是这样。当发现存在偏倚后，合理的方法是：①对于处理比例的差异需要倍增的因子。②而对于固定的差异则需要加法性因子。实验室内双份测定为监测实验室产生数据的一致性提供了一种方法。

4. 与患者以前试验结果的 delta 检查　对某一具体的患者而言，若情况稳定，则患者前后检验结果也应基本稳定。因此，在患者的情况稳定时，患者前后检验结果之间的差值，即 Δ（delta）值应该很小。如果 delta 值很大并超过预先规定的界限，则表明可能存在下列情况：①患者样本的检验结果确实有了变化。②存在过失误差特别是样本标识的错误。③计算 delta 值的两结果之一有误差。尽管 delta 检查方法存在一定的局限性，出现问题不一定就能说明检测过程出现误差，但 delta 检查方法对分析前或分析后误差是很敏感的，进行 delta 检查能增强实验室和临床医生对检验结果的可信度，减少样本复查次数。

5. 界限检查　通过评价患者检验结果来检查它们是否在生理范围之内。这些界限检查对于检出人为误差（如小数点位数错位）很有帮助。这种检查可与警告限检查相结合用于检出和验证可能出现但不常出现的检验结果。这些警告限与试验方法和受试患者总体的特征有关。

6. 移动均值法　移动均值法是用于血液学质量控制的方法，又被称为 Bull 算法。原理是血液中红细胞计数可因浓缩、稀释、病理性或技术性因素而有明显增减，但每个红细胞的体积及其含有的血红蛋白量或单位红细胞容积中所含的血红蛋白量相对稳定，几乎不受上述因素的影响。因此根据此特性，设计了 MCV、MCH、MCHC 均值的变动来进行质量控制。此法是建立在连续 20 个患者的红细胞指数（MCV、MCH、MCHC）多组均值基础上，其控制限一般为 3%。移动均值法最大缺点是需大批量样本，如每日样本量少于 100 个时，不宜采用此法。

第二节　室内质量控制方法的设计

临床检验室内质控方法评价和设计的工具主要有：功效函数图法、质控方法选择和设计表格、操作过程规范（OPSpecs）图法、Sigma – metrics 工具图法。

一、功效函数图法

功效函数图（power function graph）为分析批失控概率（误差检出概率和假失控概率）与该批发生随机或系统误差大小关系的图，即表示统计功效与分析误差大小（临界随机误差 ΔREc 和临界系统误差 ΔSEc）的关系。利用功效函数图可以评价不同质控方法的性能特征和设计质控方法，同时功效函数图也是选择质控方法和设计表格以及操作过程规范图的基础。

1. 确定质量目标　这是设计质量控制方法的起点。质量目标可以用允许总误差（TEa）的形式表示，可采用国家卫生健康委员会临床检验中心使用的全国临床检验室间质量评价标准、国家卫生健康委员会行业标准或根据生物学变异导出的 TEa。

2. 评价分析方法　对本实验室定量测定的项目逐一进行评价，确定每一项目的不精密度（用 CV% 表示）和不准确度（用 bias% 表示）。

3. 计算临界系统误差

$$临界系统误差 \Delta SEc = [(TEa - |bias|) / CV] - 1.65$$

4. 绘制功效函数图 如图 5 – 11 所示，功效函数图描述了质控方法的统计"功效"，其中 y 轴为误差检出概率 Ped，x 轴为临界误差大小。在图中，Ped 作为质控测定值个数 N 和检出分析误差大小的函数，y 轴的截距则为假失控概率 Pfr。功效函数作为一种函数，可以认为其自变量为 ΔSEc 和 N 或 ΔREc 和 N，其中的 N 为质控值的测定个数（同一质控物的重复测定次数或同一批内不同质控物测定结果的总数），而误差检出概率 Ped 则为其应变量。功效函数图的绘制比较复杂，可利用计算机模拟程序来完成。

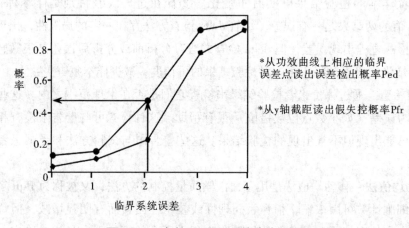

图 5 – 11 确定 Pfr 和 Ped 的功效函数图

5. 评价质控方法的性能特征 质控方法的性能特征包括误差检出概率和假失控概率评价。

6. 选择质控规则和质控测定结果个数 根据评价的结果，选择的质控方法既要有高的误差检出概率和低的假失控概率，又要简单、方便计算。通常误差检出概率达 90% 以上，而假失控概率在 5% 以下就可以满足一般临床实验室的要求。图 5 – 12 简要概括了利用功效函数图设计室内质控方法的流程。

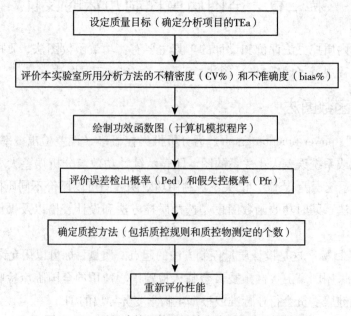

图 5 – 12 利用功效函数图设计室内质控方法流程图

二、质控方法选择和设计表格

质控方法的选择和设计需要周密的计划，必须考虑的重要因素有：①检验结果的临床质量要求；②测定过程的稳定性能特征，如不准确度和不精密度；③测定过程的不稳定性能特征，如医学上重要误差的发生率；④质控方法的性能特征，如假失控概率和误差检出率；⑤分析过程的质量和实验效率的特征。分析过程的成本 – 效率执行依赖于最小的缺陷率（高质量）和最大的试验有效比（高的实验效率），两者受到选定的质控规则和质控测定值个数的影响。因此，质控方法的选择和设计需要用系统的方法考虑所有这些因素以及它们之间的交互作用。

尽管质控方法选择和设计的原理较易理解，但由于选择和设计过程的复杂性及需要计算机的辅助，如质控计算机模拟程序和质量 – 实验效率模型。这就限制了在实验室的定量应用。

推荐利用质控选择表格作为实际质控设计的方法，用它来选择质控规则和质控测定值个数（N）。

1. **质控选择表格** 质控选择表格是一种 3×3 表格，其确定了适合于 9 种不同分类测定过程的质控方法（表 5 – 1 和表 5 – 2）。

表 5 – 1 单规则固定限质控方法设计表格

过程能力 （ΔSEc）	过程稳定性（误差发生率，f）		
	差 >10%	中等 2%~10%	良好 <2%
<2.0s	1_{2s} $N = 3 \sim 6$ $1_{2.5s}$ $N = 6 \sim 8$ 1_{3s} $N = 6$	1_{2s} $N = 2$ $1_{2.5s}$ $N = 4$ 1_{3s} $N = 4$	1_{2s} $N = 1$ $1_{2.5s}$ $N = 2$ $1_{3.5s}$ $N = 6$
2.0s ~ 3.0s	1_{2s} $N = 2$ $1_{2.5s}$ $N = 4$ 1_{3s} $N = 6$	1_{2s} $N = 1$ $1_{2.5s}$ $N = 2$ 1_{3s} $N = 4$ $1_{3.5s}$ $N = 6$	$1_{2.5s}$ $N = 1$ 1_{3s} $N = 2$ $1_{3.5s}$ $N = 4$
>3.0s	1_{2s} $N = 1$ $1_{2.5s}$ $N = 2$ 1_{3s} $N = 4$ $1_{3.5s}$ $N = 6$	$1_{2.5s}$ $N = 1$ 1_{3s} $N = 2$ $1_{3.5s}$ $N = 4$	1_{3s} $N = 1$ $1_{3.5s}$ $N = 2$

表 5 – 2 Westgard 多规则质控方法设计表格

过程能力 （ΔSEc）	过程稳定性（误差发生率，f）		
	差 （>10%）	中等 （2%~10%）	良好 （<2%）
<2.0s	$1_{3s}/2_{2s}/R_{4s}/4_{1s}/12\bar{x}$ $N = 6$ $1_{3s}/2_{2s}/R_{4s}/4_{1s}/8\bar{x}$	$1_{3s}/2_{2s}/R_{4s}/4_{1s}/8\bar{x}$ $N = 4$ $1_{3s}/2_{2s}/R_{4s}/4_{1s}$	$1_{3s}/2_{2s}/R_{4s}/4_{1s}$ $N = 2$ $1_{3s}/2_{2s}/R_{4s}/(4_{1s}W)$
2.0s ~ 3.0s	$N = 4$ $1_{3s}/2_{2s}/R_{4s}/4_{1s}$	$N = 2$ $1_{3s}/2_{2s}/R_{4s}/(4_{1s}W)$	$N = 2$ $1_{3s}/(4_{1s}W)$
>3.0s	$N = 2$	$N = 2$	$N = 2$

分类与过程能力和过程的稳定性有关系，由医学上重要误差的大小和频率描述它们的特征。"最好的情况"是指测定过程具有良好的过程能力和高的过程稳定性。由于没有多少问题要检出，设计的质控方法具有低的假失控概率和中等程度的误差检出概率。"最差的情

况"是差的过程性能和低的过程稳定性,其需要的控制方法应具有高的误差检出概率,而如果为了达到高的误差检出概率可允许高的假失控概率。

2. 质控选择表格的建立 本设计的目的是通过检出的医学上重要的系统误差来优化质量,在期望误差发生率基础上选择的误差检出和假失控特征来优化实验效率。检查不同质控方法的功效函数图选择满足下列标准的质控规则和质控测定值个数(N):①对于不稳定的测定过程($f > 10\%$),误差检出概率在 0.90 以上,除了小的医学上重要的误差($\Delta SEc < 2.0s$),为了保持 N 切实可行,可以允许假失控概率增加到 0.1 或更高,其误差检出概率为 0.70 ~ 0.80。②对于稳定的测定过程($f < 2\%$),误差检出概率在 0.25 ~ 0.50 范围之内,假失控概率为 0.01 或更小,除了小的医学上重要误差($\Delta SEc < 2.0s$),N 值小时,其假失控概率可升至 0.02 ~ 0.05。③对于中等程度稳定的测定方法($f = 2\% ~ 10\%$),误差检出概率至少为 0.50,假失控概率可达到 0.05。④对于 N,每批为 1 ~ 4 个质控测定值,除了最差的情况时,其最大的 N 值可达到 4 ~ 8。

对单规则固定限质控方法建立质控选择和设计表格,如 Levey - Jennings 质控图;以及对多规则质控方法建立质控选择和设计表格,如 Westgard 多规则质控方法。表 5 - 1 和表 5 - 2 分别显示出两种质控选择和设计表格。表格的行由医学上重要的系统误差大小(ΔSEc)描述过程能力,表格的列由误差发生率(f)描述过程的稳定性。

在表格内是质控规则和每批质控测定值个数(N)。多规则控制方法由"/"把质控规则联合起来,例如,$1_{3s}/2_{2s}/R_{4s}/(4_{1s}W)$ 是四个单规则的联合,具有 W 的规则表明用它作"警告"规则,而不是判断失控的规则。

3. 质控选择表格指南

(1)以允许总误差(TEa)形式规定分析质量要求。

(2)确定方法的不精密度(用 CV% 表示)和不准确度(用 bias% 表示)。

(3)计算临界系统误差。$\Delta SEc = [(TEa - | bias |) / CV] - 1.65$

(4)将稳定性分为"良好"、"中等"、"差"三个等级。由用户自己做出判断,如果是"良好"则认为方法几乎没有问题;如果是"差"则认为方法经常出现问题,如果是"中等"则说明处于两者之间。

(5)决定使用哪一个质控选择表格用作选择质控方法。

(6)以 ΔSEc 值作为表格的行。

(7)以判断的稳定性作为表格的列。

(8)查出表格的质控规则和质控测定结果个数。

(9)使用功效函数图来验证其性能。

(10)选择最终需要执行的质控规则和质控测定结果个数。

三、操作过程规范图法

Westgard 近年提出 Operational Process Specifications(OPSpecs)图法,是实验室测定工作的操作过程规范。此法是保证测定方法的不精密度、不准确度和已知质量保证水平达到规定质量要求而采用的质控方法之间的一种线条图。OPSpecs 图可用于证实当前统计质量控制的方法是否适当,或选择新的质控方法是否能达到分析质量要求。由于不需计算临界误差并减少了不必要的操作,应用 OPSpecs 图可简化设计质控方法的过程。只要将测定方法的不精密度和不准确度标记在 OPSpecs 图上,就能直接查出选择的质控方法保证质量水平的能力（图 5 - 13）。

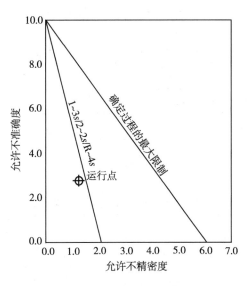

图 5 - 13　OPSpecs 示意图

（1）确定质量目标　以 TEa 作为质量目标，确定 TEa 的方法同功效函数图。

（2）评价分析方法　对本实验室定量测定的项目逐一进行评价，确定每一项目的不精密度（用 CV% 表示）和不准确度（用 bias% 表示）。

（3）绘制 OPSpecs 图　根据各项目的 TEa、不精密度和不准确度使用 "Westgard Validator" 软件画出 OPSpecs 图。将检测方法的不精密度和不准确度在图中描点，从而确定实验室的运行点，在运行点上方的直线所表示的质控方法均可以作为候选质控方法。

（4）评价质控方法的性能特征　质控方法的性能特征包括误差检出概率和假失控概率评价。通常误差检出概率达 90% 以上，而假失控概率在 5% 以下就可以满足一般临床实验室的要求。

（5）选择质控规则和测定质控结果个数　可从 OPSpecs 图上得到适合的质控规则，也可根据 OPSpecs 图给出的信息确定各项目质控物的测定个数。图 5 - 14 简要概括了利用 OPSpecs 图设计室内质控方法的流程。

（6）当检测方法性能（如不精密度和不准确度）发生改变时，需要重复上述过程，重新设计室内质控方法。

四、Sigma - metrics 工具图法

通过 Sigma - metrics 工具图可以显示在不同质控规则及质控频率下，分析批失控概率（误差检出概率和假失控概率）与该批发生随机或系统误差大小关系。Sigma - metrics 工具图可用于证实当前统计质量控制的方法是否适当，或选择新的质控方法是否能达到分析质量要求。

1. 确定质量目标　以 TEa 作为质量目标，确定 TEa 的方法同功效函数图。

2. 评价分析方法　对本实验室定量测定的项目逐一进行评价，确定每一项目的不精密度（用 CV% 表示）和不准确度（用 bias% 表示）。

3. 计算 Sigma 值

$$Sigma = （TEa - | \ bias \ |）/ CV = \Delta SE_c + 1.65$$

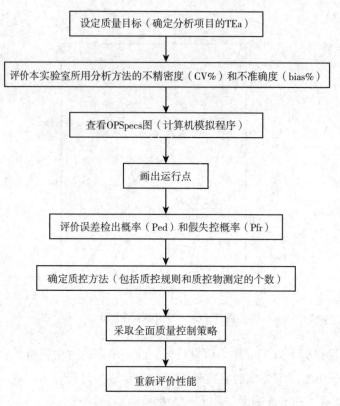

图 5 - 14　利用 OPSpecs 图设计室内质控方法流程图

4. 绘制 Sigma - metrics 工具图　如图 5 - 15 所示，Sigma - metrics 工具图的 x 轴为临界误差大小，顶部显示 Sigma 值，y 轴为误差检出概率 Ped。图中每个质控方法的能效曲线在 y 轴的截距为 $\Delta SEc = 0$ 时的失控概率即假失控概率 Pfr。在 Sigma - metrics 工具图上找到计算得出的 Sigma 值的横坐标点，从此横坐标点做一条竖线和能效曲线相交。交点所对应纵坐标值大于 0.9（即 Ped 大于 90%）的能效曲线所表示的质控方法均可以作为候选质控方法。

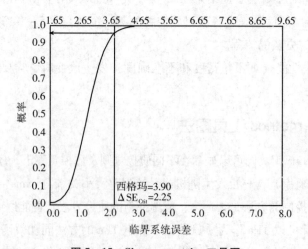

图 5 - 15　Sigma - metrics 工具图

5. 评价质控方法的性能特征　质控方法的性能特征包括误差检出概率和假失控概率评价。通常误差检出概率达 90% 以上，而假失控概率在 5% 以下就可以满足一般临床实验室的要求。

6. 选择质控规则和测定质控结果个数　可从 Sigma - metrics 工具图上得到适合的质控

规则，也可根据 Sigma – metrics 工具图给出的信息确定各项目质控物的测定个数。图 5 – 16 简要概括了利用 Sigma – metrics 工具图设计室内质控方法的流程。

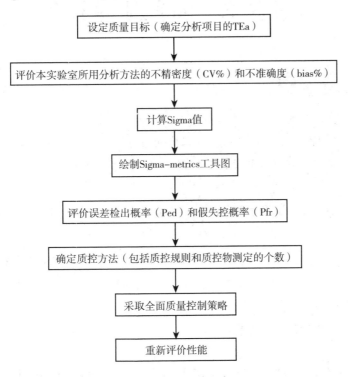

图 5 – 16　利用 Sigma – metrics 工具图设计室内质控方法流程图

本 章 小 结

　　临床实验室通过室内质量控制可以提高检验结果的准确度和精密度，为临床医师及患者的诊疗活动提供依据。实验室应根据自己的实际情况选择和使用最适合的质控物。临床实验室在应用质控图时，必须要先设定质控图的中心线和质控限，然后才能应用质控规则来判断每一分析批是否在控，常用的质控规则有 1_{2s}、1_{3s}、2_{2s}、R_{4s}、4_{1s} 和 $10\bar{x}$ 等，这些质控规则分别对随机误差和系统误差敏感。各临床实验室应根据本实验室的情况和水平，选择合适的质控规则和每个分析批质控物的测定数。为了提高误差检出概率和降低假失控概率也可以使用 Westgard 多规则质控方法。对室内质量控制失控的最佳处理是确认失控的原因，发现问题并提出妥善解决的办法，消除失控的原因，并防止以后再次发生。临床实验室应对每月或规定时间内的室内质量控制数据进行统计处理和汇总，并对这些室内质量控制数据进行周期性评价。监测和分析患者检验结果是最直接的质量控制方式，是室内质量控制的有益补充。

　　临床检验室内质量控制方法评价和设计的工具主要有：功效函数图法、质控方法选择和设计表格、操作过程规范（OPSpecs）图法、Sigma – metrics 工具图法等。

（欧启水）

扫码"练一练"

扫码"学一学"

第六章 室间质量评价

室间质量评价（external quality assessment，EQA），是多家实验室分析同一标本，并由外部独立机构收集和反馈实验室上报的结果，以此评价实验室操作的过程。通过实验室间的比对判定实验室的校准、检测能力以及监控其持续能力。在实验室质量管理中，室间质量评价越来越受到临床实验室的重视。

第一节 室间质量评价的目的和作用

一、室间质量评价的目的

（1）保证参评实验室检测的准确度。

（2）帮助参评实验室考察其检验工作质量，并与其他实验室对比。

（3）为评审/注册、发证提供依据。

（4）考察评价市场上的分析系统（仪器、试剂、试剂盒）的质量并协助生产单位改进质量。

二、室间质量评价的作用

1. 客观反映实验室间的差异，评价参评实验室的检测能力 室间质量评价报告可以帮助参评实验室的管理者如卫生行政主管部门、医院院长，实验室的用户，实验室管理人员和技术人员发现该实验室和其他实验室检测水平的差异，有利于真实评价该实验室的检测能力。

2. 发现问题并持续提高 帮助参评实验室发现问题并采取相应的改进措施是室间质量评价最重要的作用。室间质量评价结果的比较是每个参评实验室检测项目终末质量的综合比较，可以帮助实验室确定自己在所有参加实验室中的检测水平的高低，如果自身检测结果与靶值或公议值有显著差异，则需认真分析每一实验过程，找出存在的问题并采取相应的改进措施。

3. 改进实验方法和分析能力 实验室拟改变实验方法和选购新的仪器时可以室间质评的结果作为选择的依据之一。通过分析室间质评的信息资料，可确认更准确、更可靠、更稳定或者说更适合于本实验室特殊要求的实验方法和（或）仪器。

　　4. 评价实验室质量的客观证据　室间质量评价结果可以作为实验室质量稳定与否的客观证据，实验室需要参加室间质量评价证明已将其作为检验质量保证的手段之一，并以获得满意的质评结果来证明实验室检测系统的准确性和可靠性。即使室间质评成绩不理想，若实验室分析了实验过程，查找问题，采取改进措施并加以记录，也可以作为举证时检验质量保证的有利证据。

　　5. 确定重点投入和培训需求　室间质量评价可以帮助实验室确定哪个检测项目需要加强培训工作。如实验室参加细菌鉴定的室间质量评价，若多次检测结果不正确，说明该实验室细菌鉴定存在较多问题，需要医疗机构和实验室给予更多的关注和投入，加强对细菌室技术人员的培训。

　　6. 支持实验室认可　在实验室认可领域中，室间质量评价越来越受到实验室认可组织的重视，成为实验室认可活动中必不可少的一项重要内容，成功的室间质量评价结果是实验室认可的重要依据。

　　7. 增加医生和患者的信任度　作为检测质量重要标志的室间质量评价成绩可以反映实验室检测水平的高低。满意的室间质量评价成绩，可以使医生和患者更愿意充分利用实验室提供的检测信息，帮助临床诊断和治疗。

　　8. 实验室质量保证的外部监督工具　美国 CLIA'88 对于未能获得满意的室间质量评价成绩的实验室，要进行追踪检查，并可责令实验室暂停该检测项目。我国自 2019 年开始要求全国三级公立医院必须参加国家室间质量评价，并且评价结果纳入绩效考核，逐步推开对所有医疗机构的绩效考核。室间质量评价成绩作为卫生行政主管部门和医院管理者对实验室质量实施监督的重要工具。

　　室间质量评价虽然有以上诸多重要作用，但需要强调的是室间质量评价仍不能准确反映分析前和分析后存在的许多问题，如患者确认与准备；样本采集、运输、储存、处理；实验结果的传递等。因此，室间质量评价不能代替室内质控等综合的质量保证体系。

第二节　国内外室间质量评价机构

　　临床实验室的室间质量评价最早发源于美国，在 20 世纪 30 年代，为了保证不同的临床实验室血清学梅毒检测的准确性和可比性，美国疾病预防与控制中心（CDC）首次在一定范围内开展了室间质量评价。20 世纪 40 年代，世界卫生组织（WHO）支持美国临床病理学家学会（CAP）进行临床实验室的质量改进，1949 年，CAP 开始临床化学和血库项目的室间质量评价，经过几十年的发展，CAP 已成为全世界最大的室间质量评价组织者，开展了临床化学、遗传学、病理学、临床免疫、临床血液、临床体液、临床微生物等多种室间质量评价计划，目前，全世界约有 23000 多个实验室参加了由其组织的室间质量评价计划。此外，国际上提供临床实验室的室间质量评价的机构还有 WHO、国际临床化学学会（IFCC）、美国纽约州卫生署 Wadsworth 中心（NYS）、加拿大萨斯喀彻温省内外科医学会（CFX）、澳大利亚皇家病理学会（RCPA）、欧洲各国室间质量评价组织者及亚洲各国室间质量评价组织者，这些机构对促进医学检验的发展有着深远的影响。

　　我国室间质量评价活动起步于 20 世纪 70 年代末，1980 年原卫生部临床检验中心开始在全国范围内组织临床化学室间质评活动。发展到今天，我国室间质量评价活动基本上是由各级卫生行政部门委托部级和省、市级临床检验中心或具有室间质量评价能力的其他组织担任，开展辖区内医疗机构临床实验室的室间质量评价组织协调工作。

第三节　室间质量评价的类型

室间质量评价计划通常分为 6 种类型：实验室间检测计划、测量比对计划、已知值计划、分割样本检测计划、定性计划和部分过程计划。在我国目前由各级临床检验中心组织的室间质量评价属于实验室间检测计划，已知值计划和分割样本检测计划也可以在临床实验室应用，常见的室间质量评价类型及特点见表 6－1。室间质量评价还可以根据实验室参加形式，分为"强制型"室间质量评价和"自愿型"室间质量评价。"强制型"室间质量评价通常以法律为依据，强制要求实验室必须参加，由于要保证多数的实验室能通过评价计划，故在室间质评的计划设计上就不宜太难，未能通过评价计划的要接受政府有关部门的处罚。"自愿型"室间质量评价主要目的是教育和帮助实验室通过室间质量评价发现存在的问题并帮助实验室解决问题，实验室自愿参加，未能通过计划的实验室也不用接受任何处罚，它的质评计划设计形式灵活，可以难易结合。

表 6－1　常见的室间质量评价类型及特点

特点	实验室间检测计划	分割样本检测计划	已知值计划
质控物来源	组织者提供	临床实验室自留	经参考实验室检测的样本
比对对象	靶值或公议值	同一项目不同检测系统之间	定值
参加实验室数量	多	少	少
应用规模	大	小	小
年组织频率	两次或三次	不定期	不定期
运行周期	长	短	短
组织效率	不灵活	灵活	较灵活

一、实验室间检测计划

实验室间检测计划是由组织者选择质控物并分发给参加计划的各实验室，各实验室在规定的时间完成检测并将结果返回室间质量评价组织者，与靶值或公议值比对，以确定该实验室该项检测与其他实验室的异同。要求每次比对中提供给参加者的质控物必须充分混匀，从而保证以后出现的任何极端结果均不能归因于质控物的显著变异。

二、分割样本检测计划

分割样本检测计划在临床实验室中指将样本如新鲜血分成两份或几份，每个检测系统分析每种样本中的一份。与实验室间检测计划不同，分割样本检测计划通常只有数量有限的实验室参加，主要适宜于在同一实验室两个定量检测系统间进行。这种计划的用途包含识别不良的精密度、描述一致性偏移和验证纠正措施的有效性。

此类计划经常需要保留足够的样本，以便由另外的实验室做进一步的分析，解决那些有限数量实验室间发现的差异。在该计划中如其中的一个实验室由于使用了参考方法和更为先进的设备等，就可以认为该实验室的检测是在较高的技术水平即较低不确定度上的操作，其结果可当作参考区间。对于参与分样数据比对的其他实验室，该实验室可作为顾问实验室或指导实验室。

三、已知值计划

已知值计划是指组织者通过参考实验室已知检测样本的被测量值，该检测样本被发放给其他实验室后，将其测定的结果与已知的测量值进行比对。被检测样本可以是新鲜血、质控物或参考物质。国家卫健委临床检验中心和其他部分省、市级临床检验中心组织的血细胞分析参考实验室网络体系即依据 ICSH 规定的一级参考方法对新鲜血定值，并将新鲜血发放给实验室进行检测，实验室可将自己测定的结果与已知值进行比对，这就是已知值计划。

第四节　室间质量评价的样本和检测

一、室间质量评价的样本

用于室间质量评价的样本要求：①检测物品的制备可以外包，或由协调者承担，制备检测物品的组织应证明其具备该能力。②任何与检测物品有关的、可能影响实验室间比对完好性的条件，诸如均匀性、稳定性、抽样、在转运过程中可能的损坏及周围环境条件的影响等均应予以考虑。③计划中分发的检测物品或材料，在性质上通常应与参加实验室日常检测物品或材料相类似。④分发的检测物品数量取决于是否需要覆盖某一组成的范围。⑤在结果核对完成之前，不应向参加者泄露靶值。在某些情况下，可以在检测之前告知目标范围。⑥除了室间质评计划所需要的检测物品外，还可以考虑制备额外数量的检测物品。在评价了参加者所有结果之后，剩余检测物品有可能作为实验室的参考材料、质量控制材料或培训用品。

二、室间质评样本的检测

参评实验室必须与其测试患者样本一样的方式来检测室间质量评价样本。

（1）EQA 样本必须由进行常规工作的人员使用该实验室的常规检测方法进行测试。

（2）参评实验室检测 EQA 样本的次数必须与常规检测患者样本的次数一致。

（3）将 EQA 结果报告给 EQA 组织者之前，不同参评实验室之间不得进行 EQA 结果的交流。

（4）参评实验室不能将 EQA 样本或样本的一部分送到另一实验室进行测试。当室间质评组织机构确认某一参评实验室意图将 EQA 样本送到其他实验室检查，则该参评实验室的此次室间质评定为不满意 EQA 成绩。

（5）参评实验室进行 EQA 样本检测时，必须将处理、准备、方法、审核及检验的每一步骤和结果的报告文件化。实验室必须保存所有记录的复印件至少两年，包括 EQA 结果的记录表格（包括 EQA 计划的说明、实验室主任和检测人员的签字、EQA 样本与患者样本一样处理的文件）。

第五节　室间质量评价的评价方法

一、室间质量评价成绩的评价方式

1. **计划内容和样本检测频率**　每次活动应提供至少 5 个不同批号的样本。每年在大概相同的时间间隔内，最好组织三次质评活动。每年计划提供的样本，其浓度应包括临床上相关的值，即患者样本的浓度范围。

2. **实验室分析项目的评价**　每一项目的室间质量评价标准参照美国 CLIA'88 能力验证计划的分析质量要求进行。根据以下要点评价实验室结果的准确度。

（1）为了确定定量测定项目实验室结果的准确度，计划必须将每一分析项目的结果与 10 个或更多仲裁实验室 90% 一致或所有参加实验室 90% 一致得出的结果进行比较。

（2）对于定量的分析项目，必须通过结果偏离靶值的程度来确定每一分析项目的结果。对每一结果确定了靶值后，通过使用基于偏离靶值的百分偏倚的固定准则或标准差的个数来确定结果的适当性，即：

$$偏倚（bias\%）=\frac{测定结果-靶值}{靶值}\times100\%$$

（3）定性的试验项目可接受的性能准则是阳性或阴性。

（4）对于细菌学则考虑是否鉴定正确及药敏结果是否正确。

（5）对每一次 EQA 调查，针对某一项目的得分计算公式为：

$$\frac{该项目的可接受结果数}{该项目的总测定样本数}\times100\%$$

（6）而对评价的所有项目，其得分计算公式为：

$$\frac{全部项目的可接受结果数}{全部项目总的测定样本数}\times100\%$$

二、室间质量评价计划的成绩要求

室间质量评价计划的成绩要求如下。

（1）每次活动每一分析项目未能达到 80% 可接受成绩，则称为本次活动该分析项目不满意的 EQA 成绩（细菌学专业除外）。

（2）每次室间质量评价所有评价项目未能达到 80% 可接受成绩，称为不满意的 EQA 成绩。

（3）未参加室间质量评价活动定为不满意的 EQA 成绩，该次得分为 0。在下列情况下不予扣分：①在规定检测室间质量评价样本时，暂停了患者样本的检测。②实验室在提交室间质量评价结果时间内暂停了患者样本测试并将未能进行室间质量评价样本的测试的情况通知了室间质量评价组织者。

（4）在规定的回报时间内实验室未能将室间质量评价的结果回报给室间质量评价组织者，将定为不满意的 EQA 成绩，该次活动的得分为 0。

（5）对于不是由于未参加而造成的不满意的 EQA 成绩，实验室必须进行适当的培训及采取纠正措施，形成记录。实验室对记录必须保存两年以上。

（6）对同一分析项目，连续两次活动或连续三次中的两次活动未能达到满意的成绩则称为不成功的 EQA 成绩（细菌学专业除外）。

（7）所有评价的项目连续两次活动或连续三次中的两次活动未能达到满意的成绩则称为不成功的 EQA 成绩。

三、正确度验证室间质量评价

正确度验证 EQA 计划，其靶值不是由参加实验室的均数确定，而是由参考实验室应用参考测量程序确定。实验室收到质控物后，应按要求立即测量或保存后在规定时间内测量。按照要求分多次测量，每次间隔一定时间；每日测量各批号各 1 瓶，每个项目可重复测量多次。

$$相对偏移（b\%）=（测量结果均值 - 靶值）/ 靶值 \times 100\%$$

将每个项目的偏移与允许偏移比较，应满足有关规定的要求。

四、室间质量评价纳入绩效考核

我国自 2019 年开始要求公立医院全部参加国家室间质量评价，并且评价结果纳入绩效考核。考核的项目数量的指标是由两部分组成，即室间质量评价项目数量和室间质量评价中合格的项目数量。这两个数值分别通过室间质评项目参加率和室间质评项目合格率予以体现。

$$室间质评项目参加率 = \frac{参加国家临床检验中心组织的室间质评的检验项目数}{同期实验室已开展且同时国家临床检验中心已组织的室间质评检验项目总数} \times 100\%$$

$$室间质评项目合格率 = \frac{参加国家临床检验中心组织的室间质评成绩合格的检验项目数}{同期参加国家临床检验中心组织的室间质评检验项目总数} \times 100\%$$

五、实验室间比对

实验室间比对是按照预先规定的条件，由两个或多个实验室对相同或类似的测试样品进行检测的组织、实施和评价的活动，从而确定实验室能力、识别实验室存在的问题与实验室间的差异，是判断和监控实验室能力的有效手段之一。

根据《医疗机构临床实验室管理办法》指出：医疗机构临床实验室应当将尚未开展室间质量评价的检验项目与其他临床实验室的同类项目进行比对，或者用其他方法验证其结果的可靠性。实验室间比对包括 EQA 计划和无 EQA 计划的实验室间比对。这里主要介绍无 EQA 计划的实验室间比对。

1. **比对样本**　实验室间比对的样本包括：患者标本、质控物、参考物质。通常使用新鲜患者标本，有以下优点：①减少基质效应；②能够评估分析前过程的相关因素。使用新鲜患者标本进行比对时要确保运输及保存过程中标本质量不发生改变。

2. **比对方法**　实验室应根据自身情况，列出无法参加 EQA 的项目，确定进行这些项目的比对方法，做好相应记录并保存比对结果。一般选择与自身实验室同级别或更高级别的实验室进行比对。

可每半年进行一次比对，每次 3 ~ 5 份患者标本。如果定量项目，其 80% 标本（即 2/3 或 4/5 标本）的结果在规定范围之类（按 EQA 得分 ≥80%），比对结果可以接受；定性项目，如果比对 3 份标本结果应全部一致，如果 5 份标本中 4 份以上结果在规定范围内可以接受。也可参考 CLSI EP15 – A2 或 EP9 – A3 设计比对方案，进行 2 个实验室间的结果比对。

此外，各实验室还可根据自身需要参加由第三方行业协会/学会、厂商组织的全国或全球组织的项目比对。

第六节　我国室间质量评价的运作

为了确保室间质量评价计划的成功和顺利运作，在室间质评的设计阶段都要求配备技术专家、统计学专家以及一名计划协调者。评价活动的组织者通过与这些专家商议，设计制定出适用于某项具体室间质评计划，在计划启动前，其具体方案应文件化。

一、室间质量评价计划的内容

（1）负责组织实施室间质评计划的机构名称和地址。

（2）协调者以及参与设计和实施该项室间质评计划的专家姓名和地址。

（3）室间质评计划的性质和目的。

（4）选择参加者的基本方法程序及在适当时准予加入所需的条件。

（5）参与计划（或部分计划，如抽样、样本处置、均匀性检验和赋值）的实验室名称和地址，以及期望的参与者数量。

（6）所选检测物品的性质及有关说明。

（7）获取、处置、校核和运送检测物品的方式的说明。

（8）通知阶段提供参加者的信息及室间质评各阶段日程安排的说明。

（9）室间质评计划期望的起始日期、试验日期和终止日期。

（10）对持续进行的计划，其分发检测物品的频次。

（11）参加者进行检测或测量可能需要采取的方法或程序的信息（通常是它们的常规程序）。

（12）所用统计分析的概述，包括指定值和离群值的探测技术。

（13）返回给参加者的数量和信息的说明。

（14）能力评价技术的依据。

（15）对检测结果和根据室间质评结果所作出的公开程度的说明。

二、室间质评量评价的运作流程

我国室间质量评价的运作流程由两部分组成，即室间质量评价组织者工作流程图 6 – 1 和室间质量评价参加者工作流程图 6 – 2。现分别介绍如下。

1. 室间质量评价组织者工作流程图

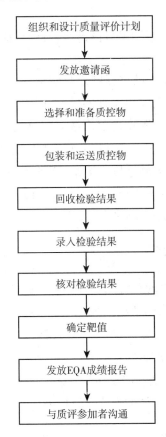

图6－1　室间质量评价组织者工作流程图

2. 室间质量评价参加者工作流程图

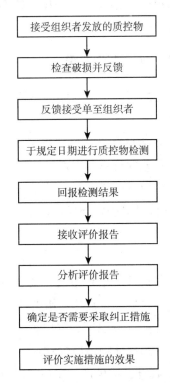

图6－2　室间质量评价参加者工作流程图

第七节　室间质量评价结果不合格的分析及改进

EQA 在临床实验室检验质量改进过程中极具价值。实验室偶尔会有不合格的 EQA 结果。不合格的室间质评成绩可以揭示出参评实验室在样本处理、分析和结果报告过程中的不当。应分析不合格的原因，最大限度地找出解决问题的办法，使其得到持续的提高，预防类似问题的再次发生。因此，实验室应将 EQA 融入其质量改进计划中。即使当 EQA 结果是可接受的，实验室也应监测结果的趋势。例如，当分析物的所有结果在平均数的一侧时，或几次 EQA 活动的结果的不精密度增加。这种情况下应及时采取措施预防将来可能出现的不合格结果或不准确的患者样本检测结果。

一、样本处理和文件程序

EQA 样本的制备和 EQA 结果的报告比患者样本需要更多的手工处理。因此，样本的处理和制备的详细操作程序能最大限度地减少由于技术或书写所造成的误差。要有室间质量评价的样本接受、保存、样本的复溶（包括在检测前允许最低的时间间隔）、样本的分析和结果报告等的记录。应有书面的程序规定报告格式，包括书写准确的验证。重要的是实验室应保留发送给 EQA 组织者所有文件的复印件。为了使实验室能从 EQA 数据中获得最大量的信息，EQA 样本应与患者样本一样的方式进行检测。

二、监测室间质评结果

特定的监测程序由于实验室的目的和分析物的不同而不同。理想情况下，EQA 监测将是与用于实验室的其他质量监测一致。EQA 监测技术的形式和内容要能识别质量变化趋势及显示对质量体系的影响过程的改变。

扫码"学一学"

三、分析不合格室间质评结果的程序

实验室应系统地评价检测过程的每一方面。实验室应有识别、解释和纠正已发现问题所需处理的特殊步骤的书面程序。

1. 收集和审核数据　应审核所有的文件，处理或测试样本以及抄写结果的人员之间应互相审核。调查应包括：①书写误差的检查。②质控记录，校准状况及仪器功能检查的审核。③如有可能，应重新分析原室间质评样本和计算结果。如果没有保留原样本，实验室应从 EQA 组织者处申请额外的相同批号的室间质评样本。④评价该检测项目实验室的历史性能。

2. 不合格结果常见的问题

（1）书写误差　①从仪器采集或抄写结果错误。②在报告单上未正确显示所用的仪器和（或）方法。③不正确的报告单位或小数点位数错误等。

（2）方法学问题　①仪器的性能（如温度、空白读数、压力）未达到要求。②未能恰当地进行仪器的定期维护和校准。③校准物、质控物或试剂不恰当的复溶和保存，或超出有效期后仍然使用。④厂家试剂/标准，或生产厂家规定的仪器设置的问题，实验室可能需要与厂家联系来评价此类问题。⑤样本的携带污染。⑥接近方法灵敏度低限结果的不精密。

⑦仪器问题质量控制未能检出。⑧结果超出仪器和试剂的检测线性范围等。⑨数据库不完善。

（3）技术问题　①室间质评物的不恰当复溶或复溶后未及时检测。②室内质控失控后未及时查找原因并采取措施。③不恰当的质控界限和规则。④不正确的温度、不正确的稀释液和稀释方法。⑤形态学误差等。⑥样品标记错误。

（4）室间质评物的问题　①有些仪器/方法检测的性能会受到 EQA 样本基质的影响。当参评实验室使用该仪器/方法时，而以所有方法的平均值或决定性/参考方法平均值进行评价时，这就可能导致不合格的结果。②非均匀性试验物（分装液体的变异性，不恰当的混匀）。在这种情况下，在参加者中将有非常高的变异系数。③细菌污染或溶血可能导致部分检测结果不准确。④一些样本保存不当，如用于细菌鉴定的细菌死亡等。

（5）室间质评评价的问题　①分组不适当。②不适当的靶值。③不适当的评价范围。④EQA组织者不正确的数据输入等。

3. **患者结果评价**　参评实验室应审核来源于不合格 EQA 结果时间内的患者数据，目的是确定是否问题已影响到患者的结果报告。如果是这样的话，应有文件记录适当的追踪措施。

4. **结论和措施**　参评实验室应不遗余力地去寻找导致不合格结果的原因。如果实验室能找出发生问题的原因，将有助于对不合格结果进行改进。通过采取纠正措施，培训员工使之知晓导致室间质评结果不合格的原因并杜绝类似情况的发生，将使再次出现不合格的危险性降到最低，并潜在地提高了检验结果的质量。

5. **文件化**　调查、结论和纠正措施都应有完整的文件记录。实验室应使用标准化格式记录每一不合格 EQA 结果的调查。

本 章 小 结

室间质量评价（EQA）是指多家实验室分析同一样本并由外部独立机构收集和反馈实验室上报的结果，以此评价实验室操作的过程。参加 EQA 活动可以及时发现与其他实验室存在的差距，促使实验室持续改进，提高技术水平和检测能力。有利于增强医护人员及患者对实验室结果的信任，提高临床实验室的自信心和信誉度。但 EQA 不能准确反映分析前和分析后存在的许多问题，因此，室间质量评价不能代替室内质控等综合的质量保证。

（刘　敏）

扫码"练一练"

扫码"学一学"

第七章 分析前质量管理

🖝 教学目标与要求

    1. **掌握** 分析前质量管理的概念，影响检验结果的分析前因素，样本采集、运输及储存的原则。

    2. **熟悉** 检验申请单格式，检验项目申请原则。

    3. **了解** 药物对检验结果的影响。

临床实验室调查显示，导致检验结果错误或引起检验偏差的影响因素有 60% ~ 80% 为分析前因素。因此，分析前质量管理（preanalysis quality management）是决定检验结果"真实准确性"的重要前提之一，但其执行主体有别于分析中及分析后质量管理，多部门相关是其特征，包括检验人员、临床医师、护士、护工以及受检者本人，任一环节的疏漏或不规范均可导致检验结果的误差。

第一节 分析前质量管理的概念

分析前质量管理是指针对"分析前阶段"可能影响检验结果准确性的各个环节或因素所采取的相应措施。根据国标《医学实验室—质量和能力的要求》（GB/T 22576：2018 –/ISO 15189：2012），"分析前阶段"（preanalytical phase）被定义为"按时间顺序自医生申请至分析检验启动的过程，包括检验申请、患者准备和识别、原始样本采集、运送和实验室内传递等"。

分析前变量因素（preanalytical variables）是指在样本分析之前，所有对患者及（或）样本产生影响并进而可能影响检验结果的因素。分析前变量因素又分为体内因素和体外因素，前者包括生理学变量如年龄、性别、月经周期、怀孕、运动、昼夜变化和季节变化等，也包括药物、食品、饮酒、抽烟、喝茶和咖啡等影响患者体内分析物水平的因素，后者则指样本采集、运输、处理与储存等过程中的干扰因素，如样本采集时患者体位、压脉带压脉时间、容器材料、容器污染、抗凝剂与防腐剂、稳定剂、样本采集方法、样本量与样本状态、样本密封与运输条件、样本自离体到运送至实验室时间、样本储存条件等。

扫码"看一看"

第二节 检验申请单的格式及申请要求

检验申请是检验流程的第一个环节，检验申请单是重要的医疗文书之一，其信息规范性与完整性对后续检验流程十分重要。检验申请单有纸质检验申请单和电子检验申请单两种，随着实验室信息系统（laboratory information system，LIS）的广泛应用，电子检验申请单的使用逐步增多。

一、申请单的格式

1. 检验申请单基本信息 应包括但不限于：①受检者唯一性标识，如姓名、性别、年龄、科别、病房、门诊号/住院号、床号；②临床诊断或疑似诊断；③样本类型；④检验项目；⑤送检日期（年、月、日）及样本采集时间与样本接收时间；⑥申请者唯一标识，如医师签字；⑦收费/记账以及检验号等。

2. 检验申请单设计格式 医疗机构可使用一种格式的检验申请单，也可分别印制血液、体液、生化、免疫、微生物、分子生物学等多种检验申请单，但应遵循信息齐全、信息规范、容易识别、使用方便等基本原则。设计申请单时应征求临床意见。

二、检验申请单的填写要求

检验申请单由检验申请者填写，字迹清楚、不得涂改。填写时应按照申请单格式逐项填写，不得遗漏；在"年龄"项不能以"成"字代表所有成年人，应填写具体年龄，在某些特殊情况下，"姓名"项可填"无名氏"（如突发事件中的昏迷患者）或"×××之子"（新生婴儿），也可用阿拉伯数字编码（在保密性体检时）。关于"临床诊断"项，确诊病人的检验申请单必须填写，初诊病人可填写"拟诊×××病"或"×××病?"，健康体检或普查时，可填写"体检"二字。最后，申请单上应有申请者签名（全名或姓名印章）。

三、检验项目申请原则

在各种疾病诊疗或健康评估过程中，就诊者需要做哪些检验、何时做检验，需要临床医师根据就诊者主诉、症状或病情变化作出决定并提出检验申请，检验人员特别是检验医师，由于对诊断实验的了解更全面、深入，在参与检验项目的选择时应发挥积极主动的指导作用。检验项目申请原则归纳如下：

1. 有效性 首先应考虑诊断价值。主要考虑该项检验对某疾病诊断的敏感度（sensitivity，SEN）及特异度（specificity，SPE）。诊断实验的敏感度和特异度越高越好，但通常每项实验的敏感度和特异度都有一定的限度，因此依据病情及诊断目的，可选择一项或组合实验，但侧重点应有所不同。

在对人群进行筛查时，应考虑敏感度较高的检验项目以防止假阴性，筛查出的可疑者应作进一步检查。但为确诊或排除疾病，应选用特异度较高的试验，或阳性似然比（positive likelihood ratio，+LR）及验后概率（post-test probability）比较高的试验。

2. 时效性 及早确诊有利于患者的及时治疗，也可节约患者的治疗成本，因此检验的时效性是临床医师和患者共同的期望。在检验工作中应尽量缩短检验流程，但部分实验及一些特检项目，检验周期相对较长，如：①细菌培养尤其是血培养；②染色体检查、自身免疫抗体等项目在部分实验室并非天天进行检测，而是在规定时间内进行。

这就需要采用相应的补救办法。最常用的就是采用一些快速方法和筛查方法，如急性冠状动脉综合征患者一时做不了肌钙蛋白 T 或 I 定量测定时，可用快速的胶体金免疫层析法进行定性或半定量测定等。但必须指出，这些快速的检测和筛查方法不能完全代替传统的经典方法（如培养和定量的方法），应该向临床医师充分说明。

3. 经济性 在保证及早确诊及向临床医师提供有效信息的前提下，应考虑选用费用较少的检验项目，以减轻病人经济负担。但"经济性"应从成本/效益或成本/效果总体上来

扫码"看一看"

分析，不能简单从某一检验项目收费来考虑。如做某一项目检验，收费即使略高，但可迅速确诊，就减少了患者的其他医疗费用。

四、检验人员参与检验项目选择的必要性

检验项目的选择是临床工作与检验工作结合的起点，检验人员尤其是检验医师在检验项目的正确选择中具有重要的作用，原因如下：

1. **新技术的推广**　检验医学近年来发展迅速，新技术、新方法、新项目不断出现，临床医师对新的检验项目及其临床应用不够了解。

2. **纠正医师开单错误**　部分临床医师由于习惯会忽略应做的检验项目，或对部分检验项目开错申请单。

3. **检验项目的宣贯**　部分临床医师对临床实验室已经开展的检查项目了解不够。

因此，需要检验人员通过适宜手段（如及时发布临床检验新技术新业务信息、编辑发布临床检验手册、深入临床宣贯检验项目的临床应用等）不断提升临床医师对检验项目及其临床应用的熟悉与了解。

第三节　样本采集前对患者的准备

合格的样本是检验结果准确性的前提，医护人员、样本采集人员、检验技术人员应了解样本采集前对患者状态的要求和影响检验结果的非疾病性因素，并将相关的要求和注意事项告知患者，要求患者给予配合，使所采集的样本尽可能少受非疾病因素的影响，保证所采样本能客观真实地反映当前患者的疾病状态。

样本采集前患者状态对检验样本质量的影响，包含但不限于以下几方面：

一、生理性变异

1. **情绪（精神状态）**　对部分激素指标的影响较大。

2. **生物钟周期**　昼夜节律、月经周期对部分激素指标影响较大。

3. **年龄**　部分被分析物（如红细胞、碱性磷酸酶、血脂等）水平或其参考区间与年龄密切相关。

4. **性别**　部分检验指标（如血细胞、血红蛋白、肌酸激酶和性激素等）在性别间存在一定差异，应基于性别分别制定其参考范围。

5. **种族**　由于种族间存在遗传特性、生活习性、生活环境的不同，某些生理或病理指标存在一定种族差异。

6. **妊娠**　妊娠期间，由于激素、代谢的变化，且由于平均血浆容量升高约 2600 ~ 3900ml，导致部分检验指标水平的波动。

7. **季节变化**　部分被分析物水平有一定的季节差异。

8. **海拔高度**　部分检验指标受海拔高度的影响较大，如红细胞、血红蛋白等随海拔高度的升高而升高。

二、生活习性

1. **饮食**　饮食对检验结果影响较大，尤其对血脂、血糖、电解质及微量元素、肌酐及

肌酸、部分激素、血气、便潜血等有较大影响，因此，要求样本采集前空腹，部分样本采集前需标准化饮食。

2. **运动**　肌体锻炼使得血管内容物在血管腔与腔隙间迁移、出汗等使得血容量变化，运动亦加速了肝脏、肌肉等组织器官的代谢，可使多种检验结果发生变化，甚至影响酸碱平衡。一般而言，样本采集前应避免剧烈运动。

3. **吸烟**　吸烟可引起部分检验指标的改变，如白细胞、癌胚抗原等随吸烟时间、吸烟量的增高而升高。

4. **饮酒**　早期（酒后 2 ~ 4 小时），血糖、碳酸氢盐下降，而乳酸、乙酸、尿酸增高；长期饮酒者可导致血中 ALT、AST、GGT 升高；慢性酒精中毒者，血中胆红素、碱性磷酸酶、甘油三酯等升高。

5. **饮茶和咖啡**　饮茶和饮咖啡并非不良生活习惯，但其中的茶碱或咖啡因，可影响体内某些代谢环节。咖啡因可抑制磷酸二酯酶活性，使 cAMP 水平升高，cAMP 进而促进糖酵解，使血浆葡萄糖水平轻度下降。可激活脂肪酶，致使血浆游离脂肪酸升高（约 3 倍）。据报道在摄入咖啡因（250mg）3 小时后，血浆肾素活性及儿茶酚胺水平升高。

扫码"看一看"

6. **药物**　药物对检验结果的影响见下述。

三、患者准备的控制要点

1. **做好解释工作**　向患者说明做该项检验的目的及注意事项，消除在抽血，特别在抽取脑脊液、胸/腹水及骨髓穿刺时的恐惧和紧张；向患者说明生理因素及生活习性对检验结果的影响。

2. **争取患者的配合**　除争取患者在样本采集前生理因素和生活习性方面的配合外，特别是在患者自己留取样本时（如精液样本、中段尿、24 小时尿样本、痰样本、大便样本中病理成分的采集等），要告之留取方法和注意事项，患者抽血时要求其保证正确体位，以保证采集到高质量的样本。

第四节　药物对检验结果的影响

当某些药物进入人体后，可以药物原型或（和）其代谢产物的形式存在，这些物质主要通过以下途径影响测定结果：通过对反应系统待测成分物理性质的影响而干扰测定结果；通过与底物、中间产物、产物发生化学反应而影响检验结果；通过与催化酶、指示酶的竞争性或非竞争性结合影响测定结果；有些药物或代谢产物是酶的别构剂或抑制剂；通过影响机体组织器官的生理功能和（或）细胞活动中的物质代谢而影响检验结果；部分药物或其代谢产物与容器材料、基质或试剂中其他成分反应等。

一、药物理化效应对检验方法的影响

当检测一种待测物时，无论是定性试验或定量分析、细胞计数或形态学观察、微生物培养与鉴定以及基因扩增技术等，均可因受到非特异性的影响而导致检测结果的误差。许多药物可通过其理化效应及免疫学反应对检验方法进行干扰。

1. **物理效应引起的干扰**　体液、排泄物或其他分泌物中存在的药物，在检测过程中，不参与测定物与试剂的化学反应，而是通过其本身所具有物理性质的特征产生干扰，使测

定数据升高呈正误差或降低呈负误差，或者使试验结果呈现假阳性或假阴性。

（1）荧光增强的干扰　某些药物或其代谢产物本身具有荧光，样本中的被测物又采用荧光光度分析，这些药物和（或）其代谢产物的荧光可与被测物的荧光同时被荧光分光光度计测出，直接干扰了测定结果。

（2）改变光折射的干扰　折光法广泛应用于体液中蛋白质的测定。用此法测定尿液或其他体液中的蛋白质时，如患者静脉滴入右旋糖酐，可使血清的折射率发生改变，从而影响测定结果。

（3）呈色反应的干扰　某些药物或其代谢物本身就是一种染料或一种诊断试剂。如酚磺肽注入人体后，主要通过肾小管排泌，分泌后不被重吸收，故利用药物这一特点测定肾小管的排泌功能，此时可干扰尿液检验的呈色反应。

（4）试验反应体系溶液浑浊的干扰　有些药物或其代谢物在反应体系中可使反应溶液发生浑浊，而影响了比色法和比浊法的测定结果。如测定血清胆红素，血液中若存在右旋糖酐时，可使反应体系的溶液出现浑浊。

（5）药物成分与待测物成分相同或结构相同　部分药物或代谢物本身就是待测成分或与待测物结构相同，如对电解质紊乱患者补充电解质时，肯定影响电解质的测定结果，输注葡萄糖时对血清葡萄糖的影响亦是如此。

（6）药物中杂质的干扰　药物中含有其他附加成分，如赋形剂、胶囊、香料、染料等可影响测定结果，如许多药物胶囊成分含有四碘荧光素，直接影响血清^{131}I试验结果，而被误认为甲状腺功能减退。

扫码"看一看"

2. **参与化学反应的影响**　样本中存在的部分药物或代谢物，与反应体系中的某一成分发生化学反应而影响测定结果。

（1）直接参与反应系统的氧化还原反应　临床检验中，有不少试验是利用氧化还原反应的原理设计的。这些试验结果可受具有氧化与还原性质药物的影响。如患者服用或滴注大量维生素C、谷胱甘肽等药物或药物佐剂后，由于这些物质可灭活过氧化氢或新生态氧，而影响血清葡萄糖、三酰甘油、总胆固醇以及尿糖、尿潜血、尿胆红素、尿亚硝酸盐等的测定结果。

（2）蛋白质结构改变的影响　有些药物能改变蛋白质结构，而对试验结果产生影响。如用微柱法测定糖化血红蛋白的浓度，若患者服用水杨酸类药物，此类药物能改变血红蛋白β—链的氨基末端段，其产物可干扰微柱法分析。

（3）促进显色反应的影响　部分药物或代谢物能促进被测定物质的化学反应，加速显色反应，造成对测定结果的影响，如患者使用甲丙氨酯（眠尔通）后，机体未将药物排除完全，在测定17-酮类固醇时，可影响试验结果。

扫码"看一看"

（4）显色反应的抑制与异常　①抑制显色反应　部分药物对某些试验方法的显色反应具有抑制作用，例如，测定尿中的胆红素与尿胆原时，当患者接受大量维生素C后，尿液维生素C能抑制该试验的偶联反应，使结果呈假阴性。②显色反应的异常　部分药物参与定性或定量分析实验化学反应，造成显色反应异常而影响结果，使测定数据降低或升高，或使测定结果呈假阴性或假阳性。如患者使用氯丙嗪等吩噻嗪类药物时，由于后者参与Ehrlich试剂化学反应，形成紫红色产物而影响尿胆原试验结果。

3. **物理效应和化学效应的共同影响**　许多药物通过物理性质干扰和参与化学反应共同影响试验结果，如测定血清甘油三酯含量时，在血液样本采集过程中或样本采集前患者静脉滴注脂肪乳剂，这些物质进入人体后能产生甘油三酯，使血中甘油三酯、卵磷脂浓度明显升高，直接干扰了血清甘油三酯、卵磷脂及其代谢产物的测定；再者脂肪乳剂为乳糜状混悬液，滴入血管内，使血液产生不同程度的浊度，能直接影响透射比浊法、散射比浊法和分光光度法测定的试验结果，如 α - 抗胰蛋白酶、载脂蛋白 A_1 与 B_{100} 的检测等。

二、药物对酶免疫分析技术的干扰

酶免法测定尿中苯丙胺、脱氧麻黄碱时，后两者与抗酸药（如雷尼替丁）、抗组胺药（如美喹他嗪）、吩噻嗪类（如氯丙嗪）及去甲麻黄素有免疫交叉反应，因此可出现假阳性。除上述药物外，其他抗精神病药、抗抑郁症药及吩噻嗪的衍生物均可引起假阳性（表7-1）。

如果酶底物是 NADH，尿中乙酰水杨酸盐及代谢产物通过影响 NADH 在 340nm 处的光吸收而对试验造成干扰。

表 7-1　部分药物对检验结果的影响

葡萄糖	增加：烟酸酯、苯妥因、氢化可的松、普罗奈尔、噻嗪类、氯丙嗪、吲哚美辛、左旋多巴
	减少：西咪替丁、氯贝丁酯、丙吡胺、对乙酰氨基酚、戊烷脒
胆固醇	增加：氯噻酮、氢氯噻嗪、口服避孕药
	减少：维生素 C（长期摄入）
尿酸	增加：乙酰唑胺、布美他尼、氢氯噻嗪、环孢霉素、乙胺丁醇、呋塞米、甲氧氟胺、烟酸酯、吡嗪酰胺
	减少：别嘌呤醇、阿普洛尔、水杨酸、氯贝丁酯、保泰松、阿洛西林
肌酐	增加：阿莫沙平、水杨酸、西咪替丁、考曲替林、环孢霉素、甲氧氟胺、甲氧苄啶 - 磺胺甲异噁唑
钙	增加：他莫昔芬
	减少：锂、普萘洛尔
磷酸盐	增加：普萘洛尔
	减少：抗惊厥剂、西咪替丁
胆红素	增加：对乙酰氨基酚、安吖啶、雄激素、阿司匹林、咪唑嘌呤、卡托普利、卡马西平、卡比马唑、氯丙嗪、红霉素、金盐、氟烷、海洛因、肼屈嗪、异烟肼、酮康唑、巯基嘌呤、甲氨蝶呤、α - 甲基多巴、甲睾酮、甲氧奈普酸、硝基呋喃妥英、对乙酰氨基酚、哌克西林、青霉胺、保泰松、苯妥英、丙硫氧嘧啶、雷尼替丁、利福平、磺胺甲基异噁唑/甲氧苄啶、水杨酸偶氮磺胺吡啶
AST ALT	增加：对乙酰氨基酚、胺碘酮、水杨酸、卡马西平、双异丙吡胺、苯唑西林、酚丁、罂粟碱、青霉胺、哌克昔林、保泰松、苯妥英、西尼替丁、利福平、链激酶、甲氧苄啶/磺胺甲噁唑、丙戊酸
GGT	增加：卡马西平、红霉素、口服避孕药、苯唑青霉素、苯妥英
	减少：氯贝丁酯
ALP	增加：安吖啶、卡马西平、双异吡胺、红霉素、金盐、异烟肼、酮康唑、巯基嘌呤、氨甲蝶呤、甲氧氟烷、α - 甲基多巴、甲基睾丸素、苯唑西林、罂粟碱、青霉胺、哌克西林、苯巴比妥、保泰松、本妥英、扑米酮、丙硫氧嘧啶、雷尼替丁、磺胺甲基异噁唑/甲氧苄啶、水杨酸偶氮磺胺吡啶、丙戊酸
	减少：氯贝丁酯、口服避孕药

第五节　样本的采集

临床检验样本多为患者血液、尿液、粪便、脑脊液、胸腹水及各种穿刺液和分泌物，以及唾液、泪液、指甲、毛发等，在实际工作中，同一样本可作不同的项目检测，而同一检测项目也可适用于不同样本。无论何种情况，只有按照正确而规范的程序进行样本采集、运送和保存，才能保证检测结果的"正确性"和提高检出率。

一、样本采集原则

样本采集是分析前阶段质量保证的关键，应重视下列环节的控制。

1. 采样时间的控制 最佳样本采集时间的选择原则如下。

（1）常规采样时间 一般样本晨起空腹时采集较好。主要原因有：①能尽量减少昼夜节律带来的影响；②患者处于平静状态，减少患者由于运动带来的影响，并减少饮食的影响；③易于与参考范围作比较；④便于组织日常工作。

（2）特殊采样时间 细菌培养应尽可能在抗生素使用前采集样本；尿早孕试验应在怀孕35天后送检样本；心肌肌钙蛋白T或肌钙蛋白I测定时，选择心肌梗死后4~6小时采样较好；病毒性感染抗体检查时，在急性期及恢复期，采取双份血清检查对诊断意义较大。药物监测应根据药物峰值效应，在药物分布期结束后采集样本（通常在药物输液结束后2~4小时进行，而地高辛、洋地黄毒苷在输液后6~8小时进行）等。

2. 采样量 合适的采样量是检验质量的保证。

（1）采样量过少：①不能满足检验要求；②无法对有疑问的结果进行必要的复查；③对于初筛阳性的样本（如HIV抗体阳性样本），无法进行确证试验；④无法进行实验室间的平行比对；⑤无法进行样本溯源和回顾性分析（如多重耐药菌感染的原因分析）；⑥采样量过少导致部分试验阳性率降低（如胸腹水离心涂片找癌细胞，血液细菌培养）等。

（2）部分试验要求样本量十分准确 ①精液常规分析时，精液量是重要指标之一；②定时尿（如24小时，12小时）蛋白、肌酐与肌酸、17-羟类固醇与17-酮类固醇分析时，尿量必须准确；③凝血检验样本采样量须在样本管刻度处等。

（3）采样量合格与否是考虑样本是否拒收的标准之一，但在下列情况下可考虑接受：①小儿等特殊人群采样困难者；②创伤性大且采样风险较高者，如脑脊液样本；③处于抢救期的危急症患者等。但该类样本检验时，最好在报告单上注明"样本量不足，结果仅供参考"字样。

3. 唯一性标志 唯一性标志是样本采集的基本要求和基本原则之一，保证样本与检验申请单一一对应，样本、检验申请单与患者一一对应。

样本、容器标签应至少包含下列信息 ①送检科别及病床号；②患者姓名、性别、年龄及病历号；③样本种类（特殊样本需标注样本量）；④检查项目；⑤样本采集时间；⑥申请日期及申请医师。为防范差错，采样前后必须认真核对，有条件的单位最好使用条形码管理，从而降低分析前错误的发生率。

4. 样本采集时注意事项

（1）采取具代表性的样本 如大便检查应取脓/血病理部分；骨髓穿刺、脑脊液穿刺应防止外伤性血液的渗入；痰样本的留取应防止唾液的混入。

（2）抗凝剂的正确应用：抗凝剂对检验结果有一定影响，常用抗凝剂有乙二胺四乙酸二钾（EDTA-K_2）、草酸钠、枸橼酸钠、肝素等，应根据实验要求选择合适的抗凝剂，且在样本采集时保证抗凝剂与血样比例准确性。

（3）避免溶血与容器污染 样本采集时应使用清洁、无菌的容器，避免化学物质、细菌污染，有时还需防止接触空气（如血气分析、厌氧菌培养等）。静脉抽血时，避免穿刺针刺穿血管，同时避免水混入、冻融造成的溶血。

扫码"看一看"

（4）防止过失性采样　输液过程中采集血样，对电解质、血糖等测定影响较大。

二、采血方式对检验结果的影响

1. **采血时间**　采血时间不同对检验结果的影响前已述及。

2. **体位**　取血时姿势的变化可影响到血清或血浆中某些成分的变化。

3. **压脉带的影响**　静脉采血时，压脉带压迫时间过长可使多种血液成分发生改变，尤其对凝血试验结果影响较大。

4. **输液的影响**　为保证血液样本质量，应尽可能避免在输液过程中采血，因为输液不仅使血液被稀释，而且输入液体的成分会严重干扰测试结果。

5. **采血部位**　不同部位的血液成分有一定差异。

三、样本状态对检验结果的影响

样本状态通过改变被测物含量、活性或干扰检验方法而影响检验结果。

1. **溶血**　溶血对检验结果的影响大致可分为三类：

（1）血细胞内被测成分的释放；

（2）干扰检测方法，血红素引起部分检验项目比色结果假性增高；

（3）溶血可使红细胞释放过氧化物酶、腺苷酸激酶等，前者对其偶联反应或氧化还原法影响较大，后者则干扰肌酸磷酸转移酶的测定。常规条件下，溶血可作为样本拒受的标准，但对血管内溶血（DIC）患者则应区别对待。

2. **脂血**　脂血常由进食和高脂血症所引起，对血脂测定及比色、比浊法影响较大。

3. **黄疸**　由于血清总胆红素增高，常会干扰许多指标的比色测定。

4. **巨酶**　免疫球蛋白与酶的复合物称为巨酶，它几乎存在于所有的诊断酶中，这种结合可以提高酶的半寿期，从而导致酶的活性升高。

四、抗凝剂及添加剂选择

常见抗凝剂种类及其用法如下。

1. **乙二胺四乙酸（EDTA）盐类抗凝剂**

（1）国际血液学标准化委员会推荐使用 EDTA–K_2 用于全血细胞计数和血液形态学检验，EDTA–K_2 的最佳浓度为 1.5mg/ml 血液，可保持血液细胞体积不变；但应及时制作血涂片，因延迟如果血少，中性粒细胞会肿胀，分叶核消失；血小板会肿胀、崩解，产生正常血小板的碎片，使分析结果产生错误。

（2）EDTA 由于能抑制或干涉纤维蛋白凝块形成时纤维蛋白单体的聚合，不适于凝血和血小板功能检测，也不适用于钙、钾、钠及含氮物质的测定。此外，EDTA 能影响某些酶的活性和抑制红斑狼疮因子，故不适合制作组化染色和检查红斑狼疮细胞的血涂片。

2. **枸橼酸盐类抗凝剂**　枸橼酸钠主要通过与血样中钙离子螯合而起抗凝作用。适用于凝血实验，国家临床实验室标准化委员会（National Committee for Clinical Laboratory Standards，NCCLS）推荐的抗凝剂浓度是 3.2% 或 3.8%（相当于 0.109mol/L 或 0.129mol/L），抗凝剂与血液的比例为 1∶9；抗凝剂与血液比例对凝血酶原时间（PT）影响不大，但对活化部分凝血活酶时间（APTT）有一定影响。血沉试验要求的枸橼酸钠浓度是 3.2%（相当于 0.109mol/L），抗凝剂与血液的比例为 1∶4，抗凝剂多或血液少则血沉加速；反之，则

扫码"看一看"

血沉减慢。

3. 肝素类抗凝剂　肝素直接具有抗凝血酶的作用，可延长标本凝血时间。适用于红细胞脆性试验、血气分析、血氨测定、红细胞压积试验、血沉及普通生化测定，不适于做血凝试验。过量的肝素会引起白细胞的聚集，不能用于白细胞计数。因其可使血片染色后，背景呈淡蓝色，故也不适于白细胞分类。

4. 草酸钾/氟化钠　氟化钠是一种弱效抗凝剂，一般常同草酸钾或乙碘酸钠合并使用，其比例为氟化钠1份，草酸钾3份。此混合物4mg可使1ml血液在23天内不发生凝固和抑制糖分解，它是血糖测定的良好保存剂。但能抑制酶促反应，不能用于尿素酶法测定尿素，也不可用于碱性磷酸酶和淀粉酶的测定，推荐用于血糖检测。

5. 促凝剂和分离胶

（1）促凝剂可激活纤维蛋白酶，使可溶性纤维蛋白变为不可溶的纤维蛋白多聚体，进而形成稳定的纤维蛋白凝块。含有促凝剂的快速血清管可在5分钟内使采集的血液凝固，适用于急诊血清系列化试验。

（2）惰性分离胶能够将血液中的液体成分（血清或血浆）和固体成分（红细胞、白细胞、血小板、纤维蛋白等）彻底分开并完全积聚在试管中央而形成屏障，标本在48小时内保持稳定。临床常用惰性分离胶促凝管采集生化、免疫检验样本。

五、真空采血系统

由于真空采血系统干净、安全、简单、可靠等特点，已被广泛接受和采用，并被NC-CLS推荐为采血的标准器械，真空采血系统主要由3部分构成。

1. 双向无菌针头　专为采血特别设计而成，与普通注射针头不同，针尖斜面成15°，表面特殊润滑更锋利，进针更方便。

2. 持针器　持针器有13mm和16mm两个型号，与配套且统一规格的采血管共同使用，一端连接双向针头，另一端接真空管。

3. 真空管　真空采血标准管直径13mm，长75mm（或100mm），由高质量玻璃或塑料制成，虽然大小恒定，但由于管内真空度不同，可以抽取不同体积血液。真空管分无添加剂和有添加剂两类，可根据不同检验项目选用。

第六节　样本的传送和保存

采集样本后，应尽量缩短运输和储存时间，及时处理与检验。

一、样本传送

样本自采集后到送达检验部门的过程即样本的传送。样本传送应做到专人、专业且有纪律约束，才能避免样本传送过程因客观、主观因素造成检测结果的不准确。

1. 专人　目的是确保样本采集后能第一时间送达检验部门。在样本传送工作中切忌让患者自己送样（门诊患者自行留样，如粪、尿等样本除外）。

2. 专业　对负责样本传送的人员，医院（尤其是临床实验室）应对其进行业务培训，内容包括各种检验样本的来源，不同检验目的对样本传送的要求，样本采集合格与否的判断，送检样本的生物危险性及其防护等。

3. **传送原则**　样本传送过程中应密闭、防震、防漏、防污染。检验申请单与样本应同时送达，但应将检验申请单与样本分开，以免申请单被污染。一般性检验样本在采集后尽快送至检验部门，时间应控制在一小时内，急诊检验项目如血糖、电解质、抢救中的配血样本，以及一些特殊检验项目如血气分析等，应在样本采集后立即送检。此外，在夏季高温或冬季低温地区，应注意防蒸发或注意保温等问题。某些特殊生化样本运输方式极其重要，如胰岛素、前胰岛素、C肽等采集样本后应立即置冰盒内送检，及时在4℃分离血清，并保持低温至测定时为止。若进行较长距离的样本传运，一般应将样本进行预处理，如分离血清或血浆、采用特殊容器等，其传送原则是传运时间越短、传运中样本温度越低，样本到达时的质量越好。

4. **传送过程要有记录**　记录收到样本的日期和时间，同时应记录样本的送检人和接收人，记录的方法可多种多样。

二、样本保存

对不能及时检验的样本，必须对样本进行预处理或以适当方式保存，才能降低由于存放时间过长而带来的测定误差。样本保存应遵循原则：

（1）样本应加盖（塞）防止蒸发；

（2）一般血液样本应尽快分离血清或血浆；

（3）保存温度一般为4℃；

（4）保存中应注意避光，尽量隔绝空气；

（5）保存期限视样本种类及检验目的不同而定，以保证检验结果的可靠性。

扫码"看一看"

第七节　保证样本质量的措施

一、保证样本质量的基本措施

为保证样本质量，应采取如下措施。

（1）实验室对各类样本采集的要求应有明确规定，并应以"采集样本须知"或"样本采集手册"等形式将文件发放至样本采集部门，其基本内容至少应包括：①检验项目名称；②各种样本的采集程序；③患者准备；④样本采集最佳时间；⑤样本采集量；⑥抗凝剂的选择和使用；⑦样本保存方法、运送时间及运送要求；⑧其他注意事项。

（2）样本采集相关人员（医师、护士、检验人员）要有责任心，并按正确的采集程序采集样本，同时争取患者的配合。

（3）实验室应有专人（最好检验医师）定期向全院医、护人员讲解样本采集要求、方法、注意事项及其重要性，以提高样本采集人员的理论知识。实验室还应派专人定期下病房了解和检查样本采集和留取情况，发现问题及时纠正。

（4）建立严格的样本验收制度和不合格样本拒收制度。

（5）统一供给采集样本的用具、容器及试剂（包括抗凝剂、防腐剂等），这些材料应符合要求并应在保质期内使用。

二、不合格样本的拒收依据及处理办法

1. 样本拒收标准 ①样本标签信息与检验申请单信息不一致；②样本量不准确，样本量太少不足以完成检验目的所要求的检测、未按规定要求留取样本或留取过程中有遗洒（如定时尿）、凝血检验样本量过多或过少；③抗凝样本凝固；④样本容器破损，样本流失或受污染；⑤溶血和脂血样本；⑥延迟送检样本等。

2. 对不合格样本的处理：及时与送检部门相关人员联系，建议其重新核实或重新取样；对特殊样本或再次取样确有困难则可与临床协商进行部分内容的检验，但须在检验报告上注明样本不合格原因，及"检验结果仅作参考"字样。

第八节 分析前质量管理应注意的问题

一、分析前质量管理特点

1. 临床实验室的非可控性 影响检验的分析前因素并非检验人员完全可控，需要医师、护士甚至患者的参与与配合，也需要医政、护理、门诊等职能部门协调与配合。

2. 质量缺陷的隐蔽性 并非所有质量缺陷的样本在分析前均可被及时发现，部分缺陷是当检测完成或回顾性分析时被发现，亦有部分样本质量缺陷未被发现。

3. 责任难确定性 从患者准备、样本容器与抗凝剂/稳定剂/防腐剂使用、样本采集与运输直至分析前样本处理每一个环节发生问题，都可能影响到样本质量，追查原因及责任往往存在困难。

二、分析前质量管理体系的建立

1. 分析前质量管理工作 不仅是临床实验室质量管理体系的重要组成部分，也是医院医疗质量管理体系的重要内容之一，因此需要医院各有关科室人员共同参与和配合。分析前质量管理工作不仅是一个技术问题，更多的还是管理问题，因此应该纳入医院医疗质量管理体系内来解决。

2. 分析前质量管理的结果取决于下列条件 ①有关科室及人员对这项工作的理解、重视和责任感；②医院职能科室如医务处、护理部、门诊部的重视、参与及协调；③要制定每一个环节的质量保证措施，有相应的检查、评比及考核制度及办法。

3. 检验人员在分析前质量管理过程中的作用 ①宣传和指导；②把关；③问题反馈作用；④建议。

4. 对检验人员的要求 ①熟悉影响分析前质量的诸要素；②主动走出实验室，深入临床科室了解样本采集情况，进行帮助和指导；③坚持原则、坚持标准、严格把关。

本 章 小 结

分析前阶段是指从检验申请至检验分析启动这段时间，包括检验申请、患者准备、样本采集、样本运输、样本处理与保存等，分析前质量管理就是针对可能影响检验结果的、

上述各阶段中变量因素加以控制，或通过标准化操作，以降低或消除其对检验结果的影响。

　　患者准备期的变量因素主要有生理性变量和生活习性变量两大类，前者包括年龄、性别、月经周期、昼夜节律变化及季节变化等，后者包括饮食、药物、运动、酗酒、饮茶及咖啡等；样本采集及运输过程的变量因素包括容器、采样器、抗凝剂/防腐剂/稳定剂、体位及采集部位、标准化操作、样本质量与状态、容器及样本标识、无菌与安全、运输条件与运输时间等，本章均对上述内容作了较详尽描述。

　　同时，本章对检验申请单信息、检验项目申请原则、检验人员参与检验项目选择的必要性、不合格样本拒收与处理、分析前质量管理的特点等均进行了较细致描述。

（王培昌）

扫码"练一练"

第八章 分析后质量管理

1. **掌握** 检验结果的审核和发放，危急值报告制度。

2. **熟悉** 检验报告单的发放和管理，参考区间和医学决定水平及两者的区别，检验后样本的储存。

3. **了解** 审核的依据和资格，数据的修改和权限，患者的隐私权，临床咨询服务与抱怨的处理。

分析后阶段（postanalytical phase）是指样本检测后检验报告单的发出到临床应用这一阶段，又称为检验后过程（post‑examination processes）。为使检验数据准确、真实、无误并能为临床提供疾病诊疗信息而确定的措施和方法，称为分析后质量管理。分析后质量管理是临床实验室全程质量控制的最后一道关口，是全面质量控制的进一步完善和检验工作服务于临床的延伸。分析后质量保证主要有三个方面：①检验结果的审核与发出；②检验样本的保存及处理；③咨询服务及与临床沟通。

第一节 检验报告的审核及检验结果的转录

检验报告适当性是检验后阶段的重要质量指标，包括检验报告的完整性、及时性和准确性。检验结果的报告是临床实验室工作的最终产品，对疾病的预防、诊断、治疗及预后至关重要，甚至可能影响患者的生命安全。检验报告正确和及时发出是分析后质量管理工作的核心。

一、检验报告的审核

检验结果的审核工作是检验结束后必须做的第一件事情，也是分析后质量控制最关键的环节。严格审核检验报告单，保证发出的检验报告"完整、准确、及时、有效"。

1. **根据室内质控确认检验结果** 当检验项目实验结束后，需要确认检验结果。①样本合格：样本的采集和送检合格，处理得当，没有干扰实验因素的发生，即可认为样本合格。在特殊情况下，对于不合格而又进行了检验的样本及其结果，需要明确；不管结果正常与否，原则上应将样本退回重新采集或留取。②分析仪器工作运转正常：对仪器定期校准与保养，仪器系统误差在可接受范围内。③检测试剂合格，无质量问题，在有效期内。④检验人员技术熟练，操作正规，无差错。⑤该批次的室内质控物检测结果"在控"。⑥检验结果计算准确。⑦排除检测过程中可能存在的影响因素，如停电、环境温度过高或过低等。上述内容均得到肯定时，则基本上可以确认该批（次）检测结果准确可靠。

2. **检验结果审核** 将本次检验结果与室内质控、临床信息及历史检验结果进行分析与评估。随着实验室信息系统（laboratory information system，LIS）和医院信息系统（hospital

136

information system，HIS）在国内各级医院的普及，已使检验报告审核流程实现了自动化，即全实验室自动化管理（total laboratory automation，TLA）。检验人员对检验结果审核，可分为计算机自动审核和人工审核检验结果。

（1）自动审核（autoverification） 是在遵循实验室操作规程的前提下，按照临床实验室设置的规则、标准和逻辑，由计算机系统自动对检测结果进行审核，并发布检验结果成为医疗记录的行为。自动审核的决策以实验室设计的规则为准，每个临床实验室可根据实际情况设计和指定适合本实验室的自动审核规则。临床实验室自动审核规则的制定、实施和验证可参考 2018 年我国卫生与健康委员会发布的《临床实验室定量检验结果的自动审核》（中华人民共和国卫生行业标准，WS/T616 – 2018）。自动审核规则包括但不局限于以下几个部分：①历史结果比较，系统自动将患者本次测定结果与既往结果对比、累计于数据库中，并设定允许变异值，若超出此值，即出现提示信息，审核不通过；②测定结果比较，根据生物参考区间、危急值范围、医学决定水平、最大允许误差等设定自动审核限，将检测结果与其相比较，超出自动审核限，即出现相应的提示信息，审核不通过；③逻辑关系判断，系统把相关性较强的检验结果进行比较审核，包括同一张检验报告单内不同项目的比较与关联、检测结果与临床诊断是否相符合等情况，不符合逻辑关系则表明结果有误，审核不通过；④重复检测设定，可对某些有可能影响检测结果准确性的情况设置重复检测规则，系统可查询两次检测结果，例如检测结果出现负值、非数值，或检测结果与临床诊断不符等异常情况；⑤自动签发规则，当检测结果符合所有设定的自动审核标准时，系统应对标本进行标记并直接发出该报告。自动签发的报告应有可识别的标志。对于未通过的检测结果给予信息提示未通过的原因，以便进行第二次审核，审核者要具有一定的资质和能力，且应有电子签名。

自动审核系统可以建立在 LIS 系统中，也可以建立在实验室自动化系统（laboratory automation system，LAS）中，各有利弊。如果设置在 LIS 系统中可适用于不同品牌相同检测项目的检测系统，避免了重复设置规则，但这种模式不能全面监控影响检测质量的所有要素，如标本、仪器、质控、试剂盒检测结果等。如果设置在 LAS 中间体上，情况与上述相反。自动审核的应用可减少人工审核的误差，减少人工核对的工作量，并能够及时发现检验结果的异常，加快审核速度，完善了分析后过程的管理和质量控制，缩短报告周转时间（turn around time，TAT）。

（2）人工审核 人工审核是指由检验人员对检测结果数据进行检查。人工审核常用于手工操作项目的检验结果报告单。

3. 异常检验结果的复查 建立异常检验结果的复查制度。检验结果异常可见以下情况：①检验结果偏高或偏低；②与临床诊断不符；③与以往结果相差较大；④与相关实验结果不符；⑤有争议的检验结果。对有争议的检验结果不能做出决定时，如一些特殊细菌、寄生虫、细胞的识别鉴定及某些难以解释的结果，除上述处理方法外，也可采用外送会诊方法处理。

临床实验室遇到上述异常情况时，应检查检验样本是否存在质量问题；或与临床医生联系；必要时查阅病历，查询患者情况；考虑是否进行原样本复查，或重新采集样本复查；检查当天室内质控的可靠性等。使用实验室信息系统（LIS）包括对样本条码扫描，如有未完成检测项目或有传染病项目检测结果为阳性时，系统及时提示并要求采取相应处理措施，避免项目漏检或传染病漏报。

二、检验结果的转录

检验结果的录入分为计算机自动录入和手工录入。自动录入是由计算机程序直接接收，存入数据库，根据仪器、日期、样本号的不同来进行标识。分析仪器检测完成后其实验数据可以通过联机导入 LIS 系统数据库，要对联机参数设置认真核对，并对参数更改的权限进行控制。同时，要对 LIS 系统的数据传输正确性进行每年定期的验证，保证仪器检测结果与 LIS 系统中的导入数据正确。手工录入是指各种手工项目检验结果的录入，如细菌、临床检验等。根据不同的检验项目，录入系统中定义对应的虚拟仪器，如门诊手工，选择此虚拟仪器进行登录时，即可录入门诊手工项目结果。

临床实验室通常是一人录入，双人审核的制度来保证手工录入的结果准确。双人审核中有一人为授权签字人，授权签字人除了审核检验结果，还应对患者资料进行再次核对，本次结果与临床诊断、历史记录、室内质控变化情况进行分析。在全部内容都分析通过的情况下，才能进入下一步。

第二节　检验报告单的管理

一、报告单形式

检验结果报告单常有两种形式：①纸质检验报告单，常用于门诊患者。患者凭就诊卡到自助查询机打印，或到检验结果取单处人工打印检验报告单。②电子检验报告单：通过院内网络信息管理系统（hospital information system，HIS）或远程互联网以电子报告单的方式将检验结果报告给临床医生。实现了检验信息的无纸化传送，保护了患者的隐私，避免了检验报告单实验室内的交叉污染。

为了以简明准确的方式展示检测结果所反应的临床意义，同时让临床医生及时收到更多的信息，或让患者及其家属能够理解检验诊断结论，现将实验诊断报告模式分为五级，用以解决检测结果涉及各个临床学科的复杂问题。一级：检测报告，即目前普遍采用的传统检验报告模式，将检验结果直接回报给临床医生（门诊患者常采取自取方式）。二级：直接检验诊断报告，通过形态学观察并结合特征的检测给出结论性的描述，例如，临床微生物检测报告。三级：分项检验诊断报告，将检测结果按照相应分类标准分类之后，对某一类别之内所有结果进行分析，给出结论性的描述。四级：综合检验诊断报告，按照某一种疾病对所有检测结果进行归纳；或将这一疾病的诊断、鉴别诊断和并发症判断等相关的检测结果进行综合分析，给出结论性的描述。五级：动态变化检验诊断报告，将检测结果按照疾病诊断、治疗和预后的时间变化为主线，绘制时间和指标曲线图，可以直观反应病理变化过程，给出结论性的描述。五级实验诊断报告体系真正实现了从"为标本负责"向"为患者负责"的转变，完善了检验医学分析后知识体系，并且满足了新时代对检验医学的需求。

二、报告单内容

一份完整的检验结果报告单应包含但不限于以下内容。①检验项目的标识：检验项目名称，也可注明测定方法或检验程序。②实验室的标识：医院名称、实验室名称或委托实验室的名称，最好有实验室的联系方式，如地址、电话等。③患者的标识：姓名、年龄（出生日期）、性别、科室、病床号，必要时注明民族等。④检验申请者的标识：申请医生姓名、申请日期、联系信息。⑤样本的标识：样本种类、采集日期、时间及采集人。⑥实验室接收时间、报告时间、检验结果及单位、参考区间及异常提示。⑦报告授权发布人的标识：检验结果报告者和审核者签名，最好由本工作室负责人核查签名。⑧需要对结果进行解释的诊断性检验报告应有必要的描述并有"印象"、"初步诊断"或"诊断"意见，应由执业医生出具诊断性检验报告。⑨检验结果如有修正，应提供原始结果和修正后的结果。⑩如需要检验报告单上可注明"本检验结果仅对此样本负责"字样。⑪报告单的页数及总页数。

三、危急值的报告

危急值（critical value）是由 Lundberg 在 1972 年首次提出，又称紧急值（panic value）或警告值（alert value），是指能够提示患者生命处于危险/危急状态的检查数据/结果，此时临床实验室必须迅速将结果报告给临床医生，临床医生应立即采取及时有效的干预措施。美国病理学家协会的实验室认可计划、国际标准化组织 ISO15189 均将规范的危急值报告列入实验室认可要求中。2007 年原中国卫生部将危急值报告列入患者安全目标，要求各级医疗机构制定适合本单位的危急值报告制度，并对其实行质量控制。危急值报告程序建议如下。

1. 危急值项目选择　①根据危急值定义，参考 1997 年美国病理协会发布的"临床危急值实用参数"和权威文献，制定"危急值项目建议表"；②危急值项目的选择应由医院行政管理部门组织相关科室（临床科室、检验科、护理部、医院行政管理部门等）人员共同论证确定，论证方式包括但不限于检验临床联席会、书面评审、电子文件评审等，但需保留带有评审人签字的评审记录；③论证不认可的项目不应列入危急值项目，论证认可但不在"危急值项目建议表"中的项目，应考虑列入危急值项目；④危急值项目须包含但不限于血钾、血钙、葡萄糖、血气、白细胞计数、血小板计数、凝血酶原时间、活化部分凝血酶原时间。

2. 危急值报告限确定　①首先依据医学决定水平提出危急值报告限建议；②提出危急值报告限时，应考虑不同专业科室对相关危急症抢救的需求，以及本实验室检测方法/检验系统，也可参考权威文献；③危急值报告限也需要经过论证通过，程序同危急值项目选择；④在危急值报告限使用过程中，如遇临床和检验有不同意见时，以临床意见为准。表 8-1 为某些临床科室常用血液检验项目的危急值。

3. 危急值识别　①加强危急值报告体系的培训，检验人员应熟记或可以方便获取危急值项目及危急值报告限列表；②检验人员在检验节点识别和确认危急值，保证在审核环节不漏检危急值；③条件允许时，利用 LIS、HIS 或 LAS 中间体等自动识别危急值，并使用特殊标识（颜色、闪屏、警示音或对话框等）提示检验人员对该项目结果及时审核。

4. 危急值报告路径　危急值报告体系中应明确"由谁报告""向谁报告"和"接受时间长度"（从报告到主治医生确认接受）。①危急值如果由检验人员报告，可缩短报告时间，提高报告准确性，方便与临床科室相关人员沟通。②报告路径明确（住院患者和急诊患者）时，检验人员第一时间向危急值使用者（住院或急诊患者的主管医护人员）报告危急值。③报告路径不明确时，对于门诊患者检验人员应向门诊患者管理部门报告；对于院外送检标本，如果有标本送检人或委托送检方联系方式，检验人员首先向其报告危急值，如果没有则应向客户中心报告并请其传递危急值。

表 8-1 某医院常用血液检验项目的危急值

实验名称	检测项目	临床危急值
全血细胞计数	白细胞计数	$<2.5 \times 10^9$ 或 $>30 \times 10^9/L$
	血红蛋白含量	$<50g/L$ 或 $>200g/L$
		新生儿：$<95g/L$ 或 $>233g/L$
	血细胞比容	$<0.15L/L$ 或 $>0.6L/L$
		新生儿：$<0.33L/L$ 或 $>0.71L/L$
	血小板计数	$<50 \times 10^9$ 或 $>1000 \times 10^9/L$
凝血试验	凝血酶原时间	$>60s$
		抗凝治疗者：$INR>6.0$
	活化部分凝血活酶时间	$>100s$
	纤维蛋白原定量	$<1g/L$
血气分析	酸碱度	<7.25 或 >7.55
	二氧化碳分压	$<20mmHg$ 或 $>60mmHg$
	碳酸氢根	$<15mmol/L$ 或 $>40mmol/L$
	氧分压	$<40mmHg$
	血氧饱和度	$\leqslant75\%$
	剩余碱	$\pm3.0mmol/L$
生化检验	钾	$<2.5mmol/L$ 或 $>6.5mmol/L$
	钠	$<120mmol/L$ 或 $>160mmol/L$
	氯	$<80mmol/L$ 或 $>115mmol/L$
	钙	$<1.6mmol/L$ 或 $>3.5mmol/L$
	磷	$<0.3mmol/L$ 或 $>1.5mmol/L$
	镁	$<0.5mmol/L$ 或 $>3mmol/L$
	葡萄糖	女性及婴儿：$<2.2mmol/L$ 或 $>22.2mmol/L$
		男性：$<2.7mmol/L$ 或 $>22.2mmol/L$
		新生儿：$<1.6mmol/L$ 或 $>16.6mmol/L$
	尿素	$>36mmol/L$
	肌酐	$>0.352mmol/L$
	尿酸	$>0.72mmol/L$
	淀粉酶	$>300U/L$
	总胆红素	新生儿：$>340\mu mol/L$
	甘油三酯	$>4.5mmol/L$

5. 危急值报告方式 ①电话报告，报告接受人须向报告人"回读"患者及危急值信息，报告人须再发出正式检验结果报告；②电子报告，可利用 LIS、HIS 和短信等电子报告方式，完整保留电子报告和接受确认记录。如采用电子报告的方式，须规定"确认接受的时间限"（通常在 30 分钟以内），超出规定时间后报告人仍未接到"危急值接受确认信息"，须立刻进行电话报告。

6. 危急值报告记录 ①危急值报告记录信息包括但不限于：检验日期，患者唯一性识别信息、危急值项目名称及危急值、报告时间（精确到分）、报告人所在部门名称及报告人识别信息、接受人识别信息及所在部门；②危急值报告记录须采取"双向记录"，报告人与被报告人同时、准确、完整记录上述规定内容；③采用电子报告方式时，报告方与被报告方均须保留电子报告信息，特别是报告方须保留完整的电子"接受确认"信息和"接受的危急值信息"；④危急值报告记录（纸质版和电子版）应保留 2 年以上（含 2 年）。

7. 危急值报告体系评估 ①危急值报告体系评估包括但不限于：危急值报告及时性、危急值报告率、危急值项目及危急值报告限的适宜性、危急值识别程序的适宜性、危急值报告路径适宜性、危急值与临床符合性等；②危急值报告体系的评估由检验和临床双方共同完成，原则上每年至少一次，评估方式可以采取"问卷调查""检验与临床沟通会"等；③危急值报告体系评估是危急值报告体系持续改进的基础和依据。

四、审核人员的管理

临床实验室检验报告的审核是对检验全过程每一环节进行质控分析审核，确保检验结果的真实、准确和可靠。检验报告结果的审核人要有强烈的责任感、扎实的理论基础、过硬的检验技术及丰富的工作经验，提高检验人员的自信心，其检验报告也会获得临床医生和患者的信任。需要注意的是室内质控和（或）室间质评成绩不能完全代表该实验室所有检验结果均真实可靠，质控工作只是手段，目的是保证患者样本检测结果的准确性。

检验报告的审核者应当具有相应资格资质，是中级职称以上的检验人员、专业组负责人、高年资的检验人员及实验室主任授权人员，他们具有熟悉检验管理的流程，有运用相关的临床知识对检验结果的准确性和可靠性进行判断的能力，方能保证检验报告的正确性。审核者应对检验报告单的质量负责。

五、检验数据的管理

1. 建立数据管理制度 临床实验室要建立检验数据管理制度。检验报告和原始记录应归档保存。一般检验报告单至少保存 2 年，检验数据至少保存 2 年，细胞遗传及 HIV 等检测的相关记录保存的时间要更长，质控和能力验证记录至少保存 2 年，仪器维修和状态记录要保留到仪器使用终身。LIS 系统中的电子数据和报告，IT 部门要定期备份。实验室相关数据拷贝至少 3 份，保存在不同地方，以防损失，便于日后查找核对。

2. 检验报告数据的修改和权限 由于各种原因导致检验仪器出现错误的检测结果，应由操作人员进行修改，并报告该项结果的签发人员，征得其同意后，将修正后的内容，输入检验报告中，经签发者签字后发出。

（1）手工填写的检验报告的修改 当发现错误时，在征得签发人员的同意后，可采取以下两种形式修改：①报告填写人员在报告中注明错误之处，并在错误处旁边加注正确的内容，然后签字、注明日期和时间，此报告经签发人签字后可发出；②报告填写人员重新填写一份新的正确报告单，并注明补发原因，然后签字、注明日期和时间，此报告经报告签发人签字后可发出。

（2）计算机打印的检验报告的修改 ①错误发生在输入计算机前，由输入人员报告该项结果签发者，在征得其同意后，可将修正后内容输入检验结果报告中；②错误发生在输入计算机后，由操作人员报告该项结果签发者，由签发人员进行修正。

（3）检验报告签发者发现错误结果而无法解释其原因时，应报上级负责人或实验室主任，由他们对检验报告进行修正并签字发出。

（4）检验结果修改与变更的相关内容要写入实验室日志，记录的内容包括被修改或变更的内容、修改或变更后的内容、修改或变更的原因、修改或变更者、修改或变更日期及时间、该项检验报告签发者的签字。如由主任修正报告时，记录中应有主任签字。

3. **要定期检查 LIS 内的最终报告结果**　与原始数据是否一致，要有防止数据传输错误的程序和记录。

六、检验报告的发放

检验报告单是临床医生对患者作出诊断、治疗及判断预后的重要依据，是重要的医疗文书，同时也是司法、医疗保险理赔、疾病和伤残事故鉴定以及医疗纠纷和医疗事故处理的重要法律依据。

1. **报告单发放管理制度**　检验报告的发放管理能直接反映临床实验室的管理水平，实验室要建立检验报告单发放管理制度。

2. **明确发放程序与责任**　临床实验室应指定专人负责检验报告单的发放与管理，防止检验报告单的丢失或发错科室。门诊患者某些检验项目，如血、尿、便常规检验能立等取走，可由患者或其陪护取走检验报告；不能立等取走的结果（如某些生化、免疫检验），其检验报告单应有发放程序规定，设专门窗口和专人负责，或送达申请医生处。避免患者自行翻阅、取拿，以防检验报告单的丢失、遗落。

3. **规定检验结果报告时间**　对于日常检验及急诊检验项目报告期限应有规定，并向临床科室和患者公示。急诊检验项目应在最短时间内报告；日常检验以不影响临床及时诊断和治疗为原则；如临床实验室有特殊情况不能按时发出检验报告，应及时与申请医生取得联系，说明原因。

4. **检验报告单签收制度**　建立检验报告单签收制度，患者领取报告单应有相应的凭据，以避免拿错报告单，同时也可以保护患者的隐私，防止检验报告单的丢失或错拿。检验报告送达由签收人在《检验报告送达记录》上签收，发放报告者在《检验报告接收登记表》上签字确认，以免出现影响临床诊疗和责任推诿现象。

5. **急诊检验结果的报告**　急诊检验报告单要优先检验，优先报告，走绿色通道，积极配合临床科室，为抢救患者生命争取时间。如立等能取，由患者陪同者或护士取走；电话报告检验结果后补发检验报告单；通过网络信息管理系统发送等形式。

6. **委托实验室**　同样要向委托单位公示检验报告、报告时间、报告方式及报告途径。

7. **保护患者的隐私权**　隐私权是患者基本权利之一。原则上所有检验结果都属于该患者隐私权的一部分，未经本人同意，不得公开；所以检验结果原则上只发送给检验申请者，一般发送至检验申请者所在科室的护士或医生工作站；如用电子信息发布的检验结果（包括网络发布或触摸屏自动查询等），应设有密码等保密措施。但有时从对患者保护角度出发，可能不宜将检验结果直接发给本人。因此，还应将与此有关说明与指导写进检验报告单发放程序内。

抗 HIV 阳性、梅毒反应阳性、淋病双球菌阳性的结果，招工、招生时肝炎血清标志物阳性的结果，应直接报送检验申请者本人。抗 HIV 阳性的结果必要时可同时报告给医务部，但不宜扩散；发现高致病性病原微生物同样按上述原则处理。

临床实验室应有保护患者隐私权的规定及处理程序，应明确规定一般检验结果、特殊检验结果的报告方式及途径，但不要复杂化，以免贻误对患者及时诊治及处理。

七、检验结果的查询

检验结果的查询，也是临床实验室服务项目内容之一。常见以下情况：①检验报告单丢失；②对患者病情综合分析时，需要以往的检验结果做参考；③在检验结果报告发出之前，需要核对以往或相关的检验结果，以决定检验报告是否发出。

一般查询方式是根据患者病案号、姓名、检验项目、送检日期、样本类型等进行查询。LIS 与 HIS 系统联网，具有较强的查询功能，可查询近期的或全部检验项目的结果。如需补发检验报告单时，应注明"补发"字样。

第三节 分析后样本的处理

建立分析后样本的保留、储存和处理程序并记录。包括：样本的识别、采集、保留、索引、获取、安全性、储存、维护和安全处理等。以备医生、患者对检验结果有疑惑时进行复查核对，规范分析后样本处理制度。

一、样本储存目的

检验后样本储存的最主要目的就是为了必要时的复查。检验结果只能代表本次样本的某项指标水平；也就是说，每份检验报告仅对送检样本负责。当对检验结果提出质疑时，只有对原始样本进行复检，才能说明初次检验是否有误。此外，样本保存也可用于附加检验项目，也有利于科研工作或流行病学调查。

二、样本储存原则

样本储存原则包括如下内容：①建立样本储存的规章制度，专人专管，敏感或重要样本可加锁重点保管。②保存前要进行必要的收集和处理，如分离血清、添加防腐剂等。③做好样本标识并有规律存放，将样本的原始标识一并保存。④对保存样本要定期清除，减少不必要的资源消耗。

三、储存样本的种类与条件

根据不同临床样本的特性及其用途确定保留时间。检验样本最常见的是以血液、尿液、粪便为主。尿液及粪便很少保存，且保存价值亦不大。血液的保存又因检验项目内容的不同，其保存条件、保存时间也各不相同。细胞形态学分析的骨髓、细胞涂片及病理组织等样本，需要以档案片的形式进行长期保存。此外，人工制备物，如组织块、染色切片、电泳带、免疫固定和免疫印迹、核酸提取物、微生物培养物、培养分离的微生物菌落等也需要保存。

不同分析物其稳定性是不同的。通常血液样本放置4℃～8℃冰箱保存，临床生化、临床免疫检验项目的样本保存不应超过1周；抗原、抗体的样本可保存较长时间，必要时可冷冻保存；激素类测定3天；凝血因子、血细胞、尿液、脑脊液、胸腹水等一般不作保存。出于法律责任考虑，某些类型的样本，如组织学检验、基因检验、儿科检验的样本保留更长的时间。

在 LIS 系统中应建立样本保存信息管理模块，具备监控样本的存放及（按生物安全要求）销毁处置时间，并能通过信息快速定位找到样本的存放位置。保存的样本可按日期分别保存，有明显标识，到保存期后即行处理。

四、样本储存时间

检验报告发出后的样本至少应保留 48 小时，以便复查，或与重新采集的样本对比分析。临床医生对检验结果如有疑问，应在 48 小时内反馈给临床实验室。为了避免医疗纠纷，要保存相关数据。实验室要根据有关规定制定相应的样本储存时间。应考虑到不同检验项目，不同样本保存的时间和条件是不同，一些分析物在保存期内会发生变异。表 8 - 2 为血液某些分析物的稳定性。

表 8 - 2　血液某些分析物的稳定性

项目名称	2~8℃	-20℃	项目名称	2~8℃	-20℃
ALT	7 天	2 天	PT	1 天	1 个月
AST	7 天	12 周	APTT	8 小时	1 个月
AMS	7 天	1 年	V 因子	4 小时	1 个月
GGT	7 天	数年	Ⅶ因子	不稳定	不稳定
LD	4 天	6 周	Ⅷ因子	4 小时	2 周
CK	7 天	4 周	D - 二聚体	4 天	6 个月
ALB	3 个月	3 个月	IgG	3 个月	6 个月
TP	4 周	数年	IgM	3 个月	6 个月
Urea	7 天	1 年	IgA	3 个月	6 个月
Cr	7 天	3 个月	C3	8 天	8 天
Glu	7 天	–	C4	2 天	
HDL	7 天	3 个月	AFP	7 天	3 个月
LD	7 天	3 个月	CEA	7 天	3 个月
Ch	7 天	3 个月	CA125	5 天	3 月
TG	7 天	数年	CA15 - 3	5 天	3 个月
cTnT	1 天	3 个月	CA19 - 9	30 天	3 个月
Cl	7 天	数年	SCC	1 个月	1 个月
K	1 周	1 年	PSA	30 天	3 个月
Na	2 周	1 年	RF	3 天	1 个月
Ca	3 周	8 个月	ASO	2 天	6 个月
P	4 天	1 年	血气	2 小时	
FT$_4$	8 天	3 个月			
FT$_3$	2 周	3 个月			
E$_2$	3 天	1 年			
HCG	3 天	1 年			
LH	1 天	1 年			

注：分析样本是指经前处理用于分析的样本，原始样本是指采集后送至实验室的样本，如临床生化检验测定时采取的静脉血为原始样本，离心分离后的血清或血浆为分析样本。

五、废弃样本的处理

建立《临床实验室医疗废弃物处理制度》。临床实验室的样本具有生物危害因子。因此，处理这些样本及容器、检验过程中接触这些样本的材料，要符合国家、地区地方的相关法律或条例的要求。根据《医疗卫生机构医疗废物管理办法》及《医疗废物管理条例》相关规定建立实验室医疗废物处理程序和实验室生物安全管理程序，对临床实验室的样本、培养物、污染物要储存于专门设计的、专用的、有"生物危害"标识的储存桶或黄色专用袋内，在从实验室取走前进行高温高压或化学法消毒，定期交付给当地有资质的医疗废物处理机构进行处理。保证检验质量，防止污染，保护环境，保护工作人员的身体健康。有关医疗废物处理方法见临床实验室生物安全管理章节。

本 章 小 结

分析后质量管理是临床实验室全程质量控制的最后一道关口。它主要有三个方面：检验结果的审核与发出，检验样本的保存及处理，咨询服务及与临床沟通。检验报告的正确和及时发出，是分析后阶段的质量管理工作的核心。危急值出现，可能危及患者的生命，其报告应遵循全程负责制。检验报告的发放管理能直接反映临床实验室的管理水平，实验室要建立检验报告单发放管理制度。检验结果的查询，也是临床实验室服务项目内容之一。建立分析后样本的保留、储存和处理程序并记录，以备医生、患者对检验结果有疑惑时进行复查核对，规范分析后样本处理制度。

（孙美艳）

扫码"练一练"

第九章 仪器与试剂的质量管理

1. **掌握** 临床实验室仪器设备的维护和质量管理，以及化学试剂、生物试剂的质量管理。

2. **熟悉** 临床实验室外部服务和供应管理相关流程；自配试剂的管理、实验室用水的等级。

3. **了解** 临床实验室仪器设备与试剂的论证与采购、临床实验室材料的质量管理。

随着荧光偏振、化学发光、生物传感、分子标记、生物芯片、质谱等高新技术的大量应用，临床检验仪器设备向灵敏度高、重复性好、检测速度快、操作便捷等方向发展。因此，规范仪器设备的管理、维护、保养、检定、校准等，保证仪器设备、试剂及材料的正常使用，确保测量数据和检测结果具有良好的溯源性、准确性和可靠性十分必要。

第一节 临床实验室外部服务和供应管理

临床实验工作中使用的仪器设备、试剂、材料和消耗品均可能对检验结果准确性产生重要影响。为保证长期稳定地获得符合要求的外部服务和供应，实验室对所有影响检验工作质量的服务和材料的采购进行控制，实施《仪器设备采购控制程序》和《检验试剂耗材控制程序》。从而规范外部服务和供应商的选择及评价，确保所购买的仪器设备、试剂和消耗材料符合有关检测方法的要求，以保证检验工作顺畅、检测结果可靠、试剂的采购和消耗品管理清晰。

临床实验室外部服务和供应品是指包括外部提供给临床实验室的全部服务和物资（量具、容器、商品化试剂、化学试剂、标准物质、一次性用品、清洗用品等），以及医院内部其他科室为临床实验室提供的服务和供应品。

一、制定政策、程序和标准

实验室主任对临床实验室的外部服务和供应的选择和使用，应制定政策及程序文件，记录归档。政策是指宗旨、方向，如保证所使用外部服务和供应的质量和最优价格等；程序是指行动方案，如采用何种形式选择、评价、验证、监控、再评价外部服务和供应等。

实验室所购买的各项材料应符合实验室质量的要求。对采用外部服务和供应的全过程所采取的措施，包括选择、评价、验证、监控再评价等形成记录并保存。如在采购大型设备时，其招标过程按国家规定应在一定时期内保存记录。对于一般消耗品，临床实验室要制定检查、接受/拒收和存放的程序，同时也要制定出相应的评价标准。

二、性能验证

对可能影响临床实验室检验结果质量的设备及消耗品，在使用前要验证其标准规格（量的概念）或是否达到相应的规程中所制定的标准（质的概念），质和量中只要有一方面不符合规定就不能使用。

验证供应品的质量，可通过检验质控样本并验证结果的可接受性来作出决定。这里指的"可接受性"，可依据权威部门的数据和本实验室的具体情况而定。验证过程中还可利用供应商对其质量管理体系的符合性声明，如供应商通过的质量认证情况和其提供的质量标准作为依据。

三、建立供货清单控制系统

它是对外部服务和供应的质量记录，该记录应在一定的时间内保存。记录的内容至少应包括全部相关试剂，质控材料以及校准品的名称、规格、批号、供应商、有效期、收货日期、收货人等信息。实验室管理评审要对所有这些质量记录进行评审。

四、评价

评价应包括三个方面：第一是供应单位的情况，包括：资质、信誉、质量状况等；第二是临床实验室供应品的质与量，包括检验过程中所需的检验仪器、辅助设备、标准物质、化学试剂、玻璃仪器、零配件及其他消耗材料等；第三是服务情况，包括计量器具的检定/校准、人员的培训、环境设施的改造、仪器设备的搬运、安装、维修、保养、售后服务等。对外部服务和供应的评价要有记录并保存；对核准的可采用的供方及其服务、产品清单等要形成记录并保存。

对于临床实验室已经招标的供应品，可直接从医院的合格供应商目录中选择。对长期使用的供应品应定期进行质量或性能评价，以便保证所选择的供应品持续满足检测质量的要求，或作为更换供应品或/和供应商的依据。对于新的供应品选择原则：①从同行使用调查或专家、国内外权威机构或书籍推荐的产品和供应商中选择。②确保供应商资格符合相关法律法规的要求。③新的供应品在首次用于临床标本检测之前，应有适当的质量验证（如质控样品和结果可接受性等证实），其质量验证指标包括精密度、准确度、线性范围、最低检测限、参考值范围等。供应商提供的符合质量体系的文件也可用作证据之一。④当有不同外部服务和供应品（质控品、试剂等）满足以上质量验证要求时，医学实验室可根据其市场占有率、成本、服务等指标综合考虑选择。

第二节　临床实验室仪器设备的质量管理

实验室设备指各类检测仪器及配套的各种设施，如全自动生化分析仪及配套的离心机、水机、电脑等。临床实验室的设备管理对于实验室正常运转及检验质量提高至关重要。

一、仪器设备的论证与购置

（一）仪器设备的论证

临床实验室的检测能力在一定程度上代表着一个医院的整体水平。临床实验室仪器设

扫码"看一看"

备在购置前均需要进行科学论证，主要涵盖：医院建设规模、购置用途、临床价值、成本效益等，尽可能选用投资少、用途广、效益高、实用性强的设备。由实验室管理层讨论后，报经院级医疗设备管理委员会进行论证和确认，经主管领导批准后，纳入年度采购计划。

（二）仪器设备的采购

我国现有的医疗卫生机构大部分属于国有公共事业单位，医疗设备和器材的购买需纳入《中华人民共和国招标投标法》规定的范围。该项工作主要由医院设备管理部门组织开展招投标工作。

（三）合同的签订及注意事项

1. **合同**　系指供需双方签署的、按合同参考格式中载明的条款，供需双方所达成的协议包括附件、附录和构成合同的所有文件。合同在供需双方授权代表签字和加盖公章（或合同专用章）后即开始生效。如申请公证的合同经公证机构公证后生效。

2. **注意事项**

（1）签订合同时应明确原装进口或国产品牌。

（2）应避免模糊字眼，要用能确切表达购买方意图的词汇，如对仪器性能的要求。合同中避免使用"相当""类似"等措辞。

（3）对保修的规定应具体化，一般临床实验室购买设备和器材的保修期在1年左右，保修条款的内容应包括：保修时间、保修范围、保修期满后的维修方式、出现故障的响应时间等。

（4）确认供货方供货能力，原则上优先选择信誉好、服务佳，有长期合作的供货方作为合作伙伴。

（5）明确规定违约责任，对不可抗力事故的解释应明确，如战争、洪水、地震等。

二、仪器设备的维护和管理

（一）岗位分工

1. **实验室主任**　负责仪器设备申购、报废等的批准签署。

2. **技术负责人**　即临床实验室设备管理负责人，负责指导和监督仪器设备管理员的工作，负责指定重要设备负责人和重要设备操作人员的合格准入。

3. **仪器管理员**　负责设备使用、维护和校准状态的监督；协助设备负责人和使用人员培训和能力监督；负责全科仪器档案的建立（包括项目配置表），与文档管理员共同进行仪器档案管理。

4. **室组长**　负责本组设备的选择、验收、使用、维护、维修、校准等的全面管理，以及制定与实施本组仪器的维护、保养、维修和使用人员培训的程序。

5. **设备使用人**　负责设备的日常维护和使用情况记录，当仪器故障时上报室组长。

（二）仪器设备管理制度

1. **实验室仪器管理制度**　主要涵盖：①各种检测仪器按医疗器械进行登记，实行专人保管，定期维护保养。②小型精密仪器应设专柜存放，实行专人使用、保养、保管责任制。③各种精密仪器设备，需经校准合格后方可使用，计量仪器应按所在地区技术监督局规定每年实行强制检定。④新购仪器设备，检验人员需经系统培训、授权、考核后才能上岗。

⑤对挥发性、腐蚀性化学危险品应单独存放、领取。⑥按规定办理仪器设备报销、报废手续。

2. 仪器的资料与档案 临床实验室应建立仪器设备资料库存放各种专业仪器的资料，建全档案，统一保管，实行岗位责任制，专人负责；或建立仪器设备管理数据库，实现计算机网络信息化管理。仪器设备档案是各种仪器设备正常使用、维护以及进行技术性能升级不可缺少的材料。

仪器设备档案的管理具有以下特点：①系统性。仪器设备档案应进行科学系统地整理、分类、编号、建账等。②完整性。仪器设备的采购申请、采购、验收、调试、运行、管理、维护、改造、报废等全部活动过程中，具有保存利用价值的文字、图表、声像载体材料、磁盘以及随机材料均要保存、归档，确保仪器设备档案的完整、准确。③及时性。仪器设备一旦到货，及时归档；仪器设备使用过程中，运行、维修等记录应及时更新。

（三）仪器设备管理

1. 仪器的验收 对新购置的设备、维修后的设备、大型维护后的设备、搬迁后的设备或长时间未使用的设备，在使用前必须确认其是否符合预期的使用要求。主要包括：安装、调试与验收，以保证设备的准确性、精密度、稳定性和安全性符合要求，运行过程有效，达到最佳工作性能。

2. 设备的标识 仪器设备应建立唯一性标签标识，包括编号、品名、型号、责任人、校准/检定周期等。对处于合格、准用、停用、报废等状态的仪器应进行正确标识（绿色、黄色、红色、黑色）。计量器具应有定期检定合格标识（图9-1）。

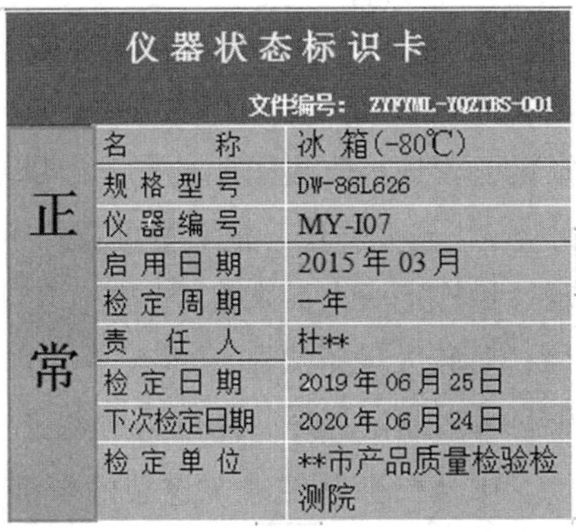

仪 器 状 态 标 识 卡

文件编号：ZYFYML-YQZTBS-001

正常	名 称	冰 箱 (-80℃)
	规 格 型 号	DW-86L626
	仪 器 编 号	MY-I07
	启 用 日 期	2015 年 03 月
	检 定 周 期	一年
	责 任 人	杜**
	检 定 日 期	2019 年 06 月 25 日
	下次检定日期	2020 年 06 月 24 日
	检 定 单 位	**市产品质量检验检测院

图9-1 仪器状态标识卡

3. 设备的校准 校准（calibration）是指在规定条件下，为确定测量设备或系统所指示量值，或实物量具或参考物质所代表量值，与对应由测量标准所复现量值间关系的一组操作。其具有以下特征：①校准为国家强制性检定之外的测量装置。②校准的依据为国家计量技术规范。③校准不具有强制性，属于组织自愿的溯源行为。④校准不要求给出合格或不合格的判定，只评定示值误差，发出标准证书或校准报告。⑤校准为不具备法律效力的技术文件。

主要涵盖：①设备在投入使用前应进行校准或核查，以证实其能够满足科室的规范性要求和相应的标准（溯源性和其他技术性能的要求）。②停用后经过修复的设备再次使用前，应进行校准或核查以确保其能正常工作。③实验室应制定年度校准计划，并对结果有重要影响仪器的关键参数或量值进行校准。④对大型分析仪器（如生化分析仪、五分类血细胞仪、化学发光仪等），由各室组长配合仪器管理员联系仪器工程师，在进行校正和/或校准前，对仪器进行全面的、系统的保养。由工程师出具仪器检修报告，以明确仪器运转良好。⑤仪器校准完成出具的校准报告由室组长签字确认后，提交实验室主任或其委托人签字认可。⑥在使用校准品对检测仪器进行的校准（或称为定标），可由医学实验室与仪器工程师共同进行，或由一方单独执行。在校准后，应当出具校准报告或说明。⑦设备按要求一般一年或半年校准一次，校准后得到的校正因子应有记录和备份，并保证校准因子得到正确的更新。⑧仪器校准后可采用的验证方法有：室内质控在控；室间质评结果合格或室间比对合格；检测项目的 CV% 达到仪器要求的允许范围。⑨在进行年度校正和/或校准时，需写出一份完整的报告，以表明仪器处于良好的性能状态。报告的内容包括：仪器名称、仪器型号、仪器编号或序列号、工作环境状态（温度、湿度、电源是否符合要求）、系统保养、光路校正及机械检查的内容、校准品名称、厂家、批号、校准的项目、对校准曲线的评价、室内质控、精密度测定、附页（原始数据或其他材料）。⑩校准合格的设备和检测仪器应当标明该仪器已校准的日期、下次校准的日期及校准人。

4. 设备的使用 制定设备标准操作规程（SOP），并组织操作人员培训、考核及授权。严格执行标准操作规程并做好使用记录。

5. 设备的检定 检定（verification）是查明和确认计量器具是否符合法定要求程序，包括检查、加标记和（或）出具检定证书。医学实验室使用的计量设备均应经过检定或校准合格。其具有以下特征：①检定的目的是对测量装置进行强制性全面评定，属自上而下的量值传递；②检定具有强制性，属法制计量管理范畴的执法行为；③检定的依据为国家计量检定规程（JJG）；④检定周期为国家法律规定的强制检定周期；⑤检定结论依据《检定规程》规定的量值误差范围，给出测量装置合格与不合格的判定，发给检定合格证书；⑥检定为具有法律效力的技术文件。

主要涵盖：①医学实验室设备管理员收集需要检定的计量设备（如分析天平、温度计、加样器、移液管、分光光度计等），分类整理，报质量负责人审核，实验室主任审批。②医院设备管理部门负责联系法定计量检定所人员来检或送检。③对小型计量设备（如温度计、加样器、移液管等）送计量所；对较大设备（如分析天平、冰箱等）一般由计量所来医学实验室进行检定。④医学检验科可以制定程序，用计量所检定合格的计量设备（如温度计）来校准其他相应的计量设备。⑤用来校准其他计量设备的校准设备的精确度不能低于被校准的计量设备。

6. 设备的维护 仪器维护由专人负责，做到经常化、制度化和责任制。包括每日维护、每周维护、每月维护、每季度维护和必要时维护等，以确保仪器设备处于完好状态。①每日维护：指每天仪器外部的清洁、开机前的检测与管道冲洗、工作结束后的清洗、断开电源、清理废液等。②每周维护：包括对仪器管路的清洗、接触血样部件的擦洗、仪器机械部件运行情况的检查等。③每月维护：对机械部件的润滑、试剂残留物及灰尘清洗、通风滤网清洗等。④每季度维护：主要是对检测结果起关键作用部件的特殊维护，如血气分析仪电极膜更换等。⑤必要时维护：指仪器在任何时候出现检验结果不准确或不能运行时，有必要对某一部件进行保养。每台设备均需配备维护维修日志，将故障维修记录于其中，每个事件都需要按照发生的顺序识别和记录。

7. 仪器的转移与报废

（1）仪器的转移 临床实验室的仪器设备一般不允许外借，也尽量少移动。若仪器需要在实验室内部进行位置转移或外借给其他单位时，一定要征得临床实验室主任同意，甚至医院领导同意后方可进行。仪器移动后要进行维护、校准或重新定标、质控等，通过后才可使用，仪器转移时所有附件、专用配件、档案资料等都应一起移交。

（2）仪器的报废　由于临床实验室检验项目增多和工作量增大，或原有仪器设备无法满足日常工作，需要更新仪器设备。事前需进行充分的论证决策，以免造成损失。对工作运转正常，因工作效率不能满足工作要求的仪器可不作报废处理，可降级为备用仪器或承担次要工作。而对故障率高、维护费用高且技术落后的仪器可申请报废处理。报废处理由临床实验室申报到有关部门，由其组织专家鉴定符合报废标准后方可报废。报废的仪器应经过消毒处理才能移出临床实验室，并做好报废及转移记录，记录包括仪器报废的审批文件、报废仪器的去向，报废后的处理方式、经手人姓名等。

第三节　临床实验室试剂的质量管理

当前，临床实验室所使用的大部分试剂均为商品化试剂盒，少数为自配试剂。通过建立严格规范的管理制度，确保所购买或配置的试剂符合国家相关法律法规，适应有关检测方法的要求，以保证临床检验工作有序开展、检测结果准确可靠。

一、试剂的采购

1. **申购计划**　各临床实验室需根据盘点后的库存量、每月试剂用量等综合分析，提出次月申购计划，交实验室仪器试剂管理委员会批准，并经实验室主任签字认可后，由医院设备管理部门组织购买。如实验室已安装试剂管理系统，则可以通过设置每种试剂的有效期及最小库存量警示功能，从而协助试剂的自动化管理。

2. **选购原则**　经销商需备有国家主管机构颁发《注册证》《生产许可证》及《经营许可证》等，并确保其在有效期内。

二、化学试剂的管理

溶液配制需要使用各种化学试剂，化学试剂的分类、性质、规格及使用是临床实验室工作人员应当掌握的基本知识。

（一）化学试剂的分类与品级

化学试剂品种繁多，目前没有统一的分类方法，一般按用途或品级分类。

1. **按用途**　分为一般试剂、基准试剂、无机离子、分析用试剂、色谱试剂、生物试剂、指示剂及试纸条等。

2. **按品级**　主要是根据化学试剂的纯净程度而定（表9-1）。

表9-1　化学试剂的等级

名称（符号）	等级	标签颜色	试剂纯度	主要用途
优级纯（GR）	一级品	绿色	保证试剂，纯度高，杂质含量低	精密科研和配制标准液
分析纯（AR）	二级品	红色	纯度略低于优级纯，杂质含量略高	科研和临床定量与定性分析
化学纯（CP）	三级品	蓝色	质量略低于二级试剂，高于实验试剂	教学和一般化学分析定性分析
实验试剂（LR）	四级品	黄色	杂质含量较高，比工业品纯度高	一般定性试验

此外还有生物试剂和专用试剂（如光谱纯、闪烁纯、色谱纯等）。化学试剂中，指示剂标签不明确，只写"化学试剂""企业标准"或"生物染料"等。一些常用的有机试剂、掩蔽剂等级别不明确，可作为"化学纯"试剂使用，必要时可进行提纯。

（二）化学试剂的管理

化学试剂大多数具有一定的毒性及危险性，加强实验室化学试剂的管理，不仅是质量控制的需要，也是确保人员及实验室安全的一项重要工作。

1. **环境**　化学试剂的保存环境应保持空气流通、湿度40%~70%、避免阳光直射、温度控制28℃以下，照明应为防爆型。

2. **容器**　见光分解的试剂应装入棕色瓶内，碱类及盐类试剂不能装在磨口试剂瓶内，应使用胶塞或木塞。

3. **存放**　按固体、液体和气体分开存放，归类存放。特别是化学危险品应按其特性单独存放，且由两人以上负责。

4. **安全**　性质不同或灭火方法相抵触的化学试剂不能同室存放，化学试剂储存室内应有消防器材。

5. **保管**　专人保管，建立严格的账目和管理制度。

（三）易制毒化学试剂管理

易制毒化学试剂是指用于非法生产、制造或合成毒品的原料、试剂等化学物品，包括用以制造毒品的原料前体、试剂、溶剂及稀释剂、添加剂等。易制毒化学品分为三类：第一类是可以用于制毒的主要原料，如胡椒醛、邻氨基苯甲酸、黄樟素等；第二类有醋酸酐、乙醚、苯乙酸、哌啶、三氯甲烷；第三类：盐酸、高锰酸钾、硫酸、甲苯、甲基乙基酮、丙酮等。易制毒化学品具有双重性，本身并不是毒品。其既是一般医药、化工的工业原料，又是生产、制造或合成毒品必不可少的化学品。根据《易制毒化学品管理条例》《危险化学品安全管理条例》和实验室质量体系的要求，建立易制毒化学试剂管理制度，明确职责，对所涉试剂的购买、存放、使用等环节，采取多项措施，防患未然，保障试剂的安全使用。

（1）实验室应指派专人管理易制毒试剂，并填写请购单，由实验室负责人复核确认、审核后方可购买。

（2）易制毒试剂购回后，管理员应注意核对实物与购买计划的一致性。

（3）管理员验收后，登记易制毒化学试剂领用记录，内容包括：名称、批号、规格、毛重、购回日期、保管人等。

（4）易制毒试剂存放于双人双锁的房间内，由实验室负责人与管理员各持一把钥匙，实行双人双锁负责制。

（5）易制毒试剂实行专账管理，每次开启和存放时，均有两人在场，称取领用，并完成登记，记录内容应包括：品名、批号、取用日期、重量、使用量、剩余量、用途、取用人、复核人签字。

（6）过期报废的易制毒试剂或检验剩余的少量毒性试液应按要求处理。如强酸试剂用碱中和后，再用大量水稀释后方可冲入下水道中；易溶于水且无毒的试剂用大量水稀释后再冲入下水道中；三氯甲烷应与稀的氢氧化钠或氢氧化钾反应生成甲酸钠或甲酸钾后方可处理。

（7）易制毒试剂的报废销毁处理过程由实验室负责人批准后，由管理员按批准方法销毁，并详细记录，记录至少保存 10 年。

（四）自配试剂的管理

自配的试剂应按如下内容进行管理。

（1）配制好的试剂瓶标签应写明：名称、浓度（效价、滴度）、配制日期和失效日期、储存条件、配制人姓名等。有毒试剂按使用量进行配制，剩余少量应送危险品、毒物储藏处保管或报领导适当处理。

（2）自配试剂使用前一定要进行校正或比对试验，否则不能用于测试。应按不同的保存方式进行保存。比对实验和评价报告应保存，以备科主任及专家查阅。

（3）应经常检查自配试剂的剩余量，及时补充试剂量，如发生变质等情况则不能使用。

（4）废弃的试剂不能直接倒入下水道，特别是易挥发、有毒的化学试剂更不能直接倒入下水道，应倒入专用的废液瓶内定期妥善处理。

（5）带有放射性的试剂应远离生活区，存放于专用安全场所。

三、生物试剂的管理

（一）生物试剂特点

生物试剂（biochemical reagent）是指有关生命科学研究的生物材料或有机化合物，以及临床诊断、医学研究用的试剂。临床实验室常用的生物试剂主要有电泳试剂、临床诊断试剂、免疫试剂、组织化学试剂、培养剂、缓冲剂、蛋白质和核酸沉淀剂、染色剂、生化标准品试剂、生化质控物试剂等。

（二）试剂盒

商品试剂与标准液按检测项目组合成一套放在一个包装盒内称为试剂盒（reagent kit），或称为试剂组合（reagent set）。如临床诊断试剂盒、细菌鉴定试剂盒等。商品化的试剂盒在临床实验室中使用，不但为实验室工作带来了极大的方便，也使生物试剂更加标准化、不同实验室间检测结果更具可比性，提高了检测结果的准确性。选择符合实验室分析要求的试剂盒是提高检测结果质量的关键，选择的试剂盒应符合原卫生部颁布的《临床化学体外诊断试剂盒质量检验总则》的要求。

1. 试剂盒的主要性能指标

（1）准确度　通常以回收率、定值血清的靶值范围、对照试验及干扰试验的结果来分析判断。回收率越接近 100%，准确率越高，一般以 10%±5% 为合格。对于某些无法准确加入标准物的试剂盒，可用低、中、高浓度的定值血清替代，测得值符合定值血清的靶值范围（$\bar{x}±2s$）为合格。对维生素 C、黄疸、溶血、乳糜等因素的耐受程度，其干扰值越小越好。

（2）精密度　试剂的瓶间差异、批内和批间差异三组测定值，通过求平均值、标准差、变异系数等计算精密度。

（3）线性范围　指该试剂盒按其说明使用时可准确测量的范围。试剂盒的测定线性范围是衡量试剂盒质量的一个指标，也是正确使用该试剂盒的关键之一。试剂盒测定线性范围要求能覆盖临床的参考区间和常见疾病的医学决定水平，以减少样本稀释、重测的机会。

（4）灵敏度　在定量分析中，灵敏度一般指测定方法和检测仪器能检测出物质的最低量或最低浓度。试剂盒的质量与灵敏度密切相关，灵敏度达不到要求的试剂盒不宜使用。

（5）稳定性　试剂盒稳定性是指试剂盒在规定条件下储存仍保持其性能指标的期限。该期限应符合规定的储存期。评价时必须保证储存条件并要求严防污染。

（6）均一性　试剂的均一性问题主要表现在三个方面：试剂盒在原料干粉生产过程中每一组分的均匀性，分装过程中由于加样误差引起的均一性，使用过程中复溶水的加入误差造成瓶与瓶间同一组分浓度不尽一致引起的均一性问题。

2. 选购试剂盒的要求和注意事项

（1）选购试剂盒的要求　①所采用的测定方法特异性好，灵敏度、准确度、精密度符合原卫生部临床检验中心、IFCC、WHO等推荐的方法性能。②试剂盒的储存期至少为1年。③水溶性好、低浓度、无腐蚀、无毒害、不爆炸、不易燃、不污染环境。④所用标准品或标准参考物符合原卫生部临床检验中心、IFCC、WHO推荐的标准和要求。

（2）选购试剂盒的注意事项　①仔细阅读试剂盒的说明书，对试剂盒选用方法有所了解。此外，对试剂盒的组成、方法性能指标加以分析，其实验参数是否与本单位自动分析仪的实验参数相符。②对试剂盒的包装、理学性能、方法学性能指标进行考察和检测，符合说明书规定及本室实验要求者方可选购。③根据本单位的日工作量、分析仪器试剂用量、试剂复溶后4℃稳定期等因素综合分析，选购具有合适包装、近期出厂的产品。④注意季节对试剂质量的影响。一般在气温较低的季节购买试剂，防止试剂盒在运输途中变质。⑤在确保试剂盒质量的前提下，应选购价格低、有原卫生部批准文号的产品。

（三）生物试剂的保存

大部分生物试剂需要冷藏保存，要严格按照试剂说明书的保存方法保存，保证其稳定性，血液分析仪的试剂和尿液分析仪的试纸条一般都是在室温（15～30℃）保存，切勿冷冻或冷藏。试剂不宜长时间存放，各专业组可按其用途分开放置，便于查找。生物试剂有一定的有效期，长短不一，未开启的试剂有效期长，开启后有效期缩短。试剂有效期满后，稳定性下降，不能使用。即使在有效期内，若发现已变质，应坚决弃之。

四、参考物和质控物的管理

1. 参考物　是指一种或多种物质具有足够的均匀性，而且已充分确定可用于一种仪器的校准、一种测定方法的评估或对另一些物质进行定值。应选用附有证书的参考物，它的一种或多种特性值由参考方法所确定，并注明它的溯源性。参考物是临床实验室进行检验项目的必备品，它直接关系到测试结果的准确性、实验方法的有效性及实验室之间的可比性。正确选用和管理参考物是保证检验结果正确的关键之一。

2. 质控物　是用于揭示测定条件改变引起的测定结果的波动。当测定结果超过可接受范围，应立即对实验条件、方法或仪器进行检查。质控物是测定结果正确与否的监视者，每一项测试都应随带质控物。

五、试剂管理的相关程序

规范实验室试剂管理是保证实验室开展日常工作，提高检验质量的基本要求。加强试剂管理以杜绝浪费是控制实验室支出的最有效途径。

1. **建立健全管理制度**　建立《试剂供应控制程序》《试剂管理程序》《供应商评价程序》等程序性文件，从文件层面规范试剂的管理；根据程序文件制定《试剂管理制度》和《试剂管理流程》。实验室试剂的日常管理严格遵照上述文件和制度进行试剂管理，使用各个环节均如实记录在案。临床实验室试剂应有专门的仓库，由专人负责。试剂和耗材分开放置，由不同的管理人员负责保管，其购买、签收、入库、出库等应有严格的管理制度。

2. **试剂的预算和购买**　由临床实验室根据库存量、有效期、日消耗量等统一预算购买。采购任务由职能科室专人负责，实验室不能擅自与生产厂家或经销商联系购买，对已购买急用的特殊试剂或材料，应向临床实验室领导汇报后，补办相应的手续。

3. **建立健全明细账目**　分门别类造册或使用计算机统一管理。明细账目包括试剂或材料的名称、种类、库存量、生产厂家、有效期、放置位置、保存方式、入库量、入库时间、出库量和时间、经手人等。

4. **入库登记**　试剂购买或批量领取后，由保管员签收、保存、登记。

5. **试剂的领用**　领用试剂时，需经实验室有关负责人核实后提出申请，经实验室主任签字同意后，由保管人员核定发出，并做好登记。登记的内容包括领用物品名称、数量、领用实验室、领用人签名、领用日期等。保管员尽量先发放距离失效期的试剂，避免试剂过期。

6. **月报表**　每月月底保管人员应对试剂的库存量、本月消耗情况、即将失效的试剂、急需购入或补充的试剂作一次彻底清查并呈报给临床实验室主任。

7. **计算机软件管理**　随着临床实验室业务的发展和检验项目的增多，需要管理的试剂种类也越来越多，传统的帐薄式试剂管理模式已经不能适应时代发展的要求。目前，很多临床实验室使用信息系统（LIS）的试剂管理模块或其他检验试剂管理系统软件进行试剂管理。所需信息检索查询快捷，包括：入库时间、入库单号、品名、数量、规格型号、产品序列号、单价、发票号、生产厂家、供货方、生产批号、失效日期等查询管理，且具有库存自动预警功能，包括试剂效期警告和库存量极限警告，并且记录库存盘点时间，动态了解试剂使用情况，避免定购过量或不足，方便管理人员直观准确地掌握试剂的使用情况。资料存入后发现有错误或不妥之处，可进行改写、添加、删除等操作，修改方便。资料保密性强，通过密码设置可使资料安全保密，软件系统操作简单快捷，省时省力，且信息具有可追溯性，能实行有效监督，降低运行成本，大大提高了试剂管理的效率，促进实验室试剂管理的规范化和科学化。

8. **实验室材料的管理**　可参照上述程序执行。

第四节　临床实验室材料的质量管理

临床实验室常用的材料品种繁多，主要有玻璃器材和塑料一次性材料。材料的管理影响检验质量、成本消耗，还直接关系到生物安全防范，是临床实验室管理的重要内容之一。

一、实验室消耗品的种类与用途

（一）玻璃器材

1. **分类**　常用玻璃仪器分为容器类和量器类。容器类玻璃仪器为常温或加热条件下，物质的反应容器和储存容器，包括试管、烧杯、锥形瓶、滴瓶、漏斗等。量器类玻璃仪器用于计量溶液体积，不可用作实验容器，包括量筒、移液管、吸量管、容量瓶、滴定管等。

2. 清洗　玻璃器材的清洗分一般清洗和特殊清洗，清洗不干净，会使检验结果产生误差。玻璃器材的清洗通常由清洁人员承担，但检验技术人员也应参与，特别是实验要求较高的玻璃器材。

3. 存储　应有专门的仓储场所，玻璃试管按不同规格放置，同一规格的试管按一定的数量用纸包好后再放置。吸管应每根用纸包好，特别要注意管尖的保护。量杯、量筒应设置专门的放置架，烧杯、试剂瓶、平皿、容量瓶等玻璃器具放置时，箱内要有柔软物质把玻璃器具彼此隔开，如牛皮纸、海绵等，或把上述玻璃器具放入专用橱柜。

（二）一次性塑料制品

临床实验室使用的一次性塑料制品主要有真空采血管、注射器、吸管、样本杯、培养皿、吸样头等。

1. 一次性注射器　一般由聚丙烯（PT）塑料制成，经环氧乙烷或 γ 射线消毒灭菌，无毒、无菌、无热原。临床实验室主要用来抽取血样本，由于一次性使用，有效地控制医院内的交叉感染。常用规格有 2ml、5ml 和 10ml 等，规格多，使用普遍。由于它容易被再次利用，使用后的一次性注射器消毒、毁形、回收十分重要，是医院感染管理的重要环节。

2. 真空采血管　用真空采血系统在我国临床实验室广泛应用，有关质量管理见本书第六章"分析前质量管理"。

3. 一次性塑料试管　大多由聚丙乙烯（PS）塑料制成，临床实验室常用来盛装血样本，也可以用作某些试验（放射免疫等）的反应管。由于使用方便、规格多、价格低，在临床实验室的广泛应用，而玻璃试管的使用逐步减少。但塑料试管的质量相差较大，对离心的承受力不同，也要注意它的适用性。

4. 吸样头　指的是与加样器配套使用的一次性吸头。吸样头虽小，但对检验结果的影响很大，主要是与加样器之间的匹配程度。如果是定性试验，一般与吸样器匹配的吸头能满足试验的质量要求；如果是定量试验，除了加样器本身需要计量准确以外，对吸头要求较高，不但要严密匹配，加样后的残留量还要小。

5. 塑料离心管（Eppendorf 管）　子弹头状，带盖，容量规格很多。广泛应用于临床实验室的样本采集、离心分离、样本保存和运送。临床基因扩增实验室的核酸纯化和分离、PCR 扩增反应或实时监测荧光定量 PCR 的反应管大多用的是 0.5ml 的离心管，它对质量要求较高。

6. 样本杯　临床实验室的许多自动化仪器，例如自动生化分析仪、发光免疫分析仪等需用一次性塑料样本杯。有些进口专用仪器有特定的反应杯和比色杯，它们可以随试剂配送（或另购），也有些可以用国产替代品，但要注意品质和规格，试用合格后才能批量购买。

7. 培养皿　用于细菌培养的塑料平皿，常用规格有直径 7cm、9cm 和 12cm。它有轻便、一次性使用、易灭菌、免清洗的优点，部分取代了玻璃培养皿。但它也有缺点，除成本增加以外，塑料的透明度不如玻璃，观察菌落必须打开。

二、实验室材料的质量保证

一次性实验材料在临床实验室的用途越来越广，种类也越来越多，对这些材料的管理应制订相应的文件。

（1）每购置一批一次性实验材料，都要由相关人员进行质量验收和登记，向持有三证（注册证、生产许可证、卫生许可证）的商家购买，严格认定生产批文文号、合格证、使用有效期等。并定期对购置的一次性无菌物品进行抽查监测。

（2）一次性实验材料应有严格的保管制度，物品应存放于阴凉干燥、通风良好的物架上，无菌器材如发现包装破损，禁止使用。

（3）加强一次性实验材料使用后无害化处理。实验室将使用后的吸管、试管、采血针、注射器针头等分类后进行消毒、毁形处理，医院统一回收，集中处理。集中处理单位必须具有当地卫生主管部门颁发的卫生许可证。严禁将使用后未经无害化处理的用品直接按废弃物处理，以免危害社会。

三、无害化处理

临床实验室的一次性实验用品较多，用完后常带有传染性病原体，应严格按《医疗卫生机构废物管理方法》要求，分步进行无害化处理。以免造成环境污染。

1. **第一次消毒**　一次性塑料制品如试管、吸头、注射器等使用完后立即浸泡于 2000mg/L 含氯的消毒液中；金属一次性用品如采血针、注射器针头等用 1000mg/L 含氯消毒液浸泡 24 小时。

2. **第二次消毒**　第二天清晨对第一次消毒过的一次性用品可进行第二次消毒，达到彻底消毒的目的。尽可能进行高压灭菌。

3. **毁形处理**　对经两次消毒的一次性用品要进行毁形处理，金属一次性用品可用钳子夹弯，一次性塑料制品可用刀具毁形，有条件的医疗机构可使用专用毁形机粉碎，然后把金属和一次性塑料制品分开盛装好，由专人负责保管。

4. **无害化处理**　经消毒毁形的一次性用品定时交给一次性用品集中处理单位进行无害化处理或回收，集中处理单位应具有当地卫生主管部门颁发的卫生许可证。不得将使用后的一次性医疗用品出售给未经卫生主管部门许可的单位和个人，或者以其他方式流入社会。严禁将未经无害化处置的一次性医疗用品向环境排放或混入生活垃圾。

第五节　临床实验室用水的质量管理

临床实验室分析用水的质量与临床检验的质量密切相关。水是实验室最常用的溶剂，每一项工作都离不开水，仪器和玻璃器皿的洗涤、冻干品的复溶、样本的稀释、试剂的配制等都需要用水处理，水影响实验的全过程，应将实验室分析用水作为一种特殊的试剂对待。加强临床实验室用水管理，应建立水质监测制度，以确保实验室用水的安全与质量。

一、实验室用水的等级

国家质量监督检验检疫总局和国家标准化管理委员会 2008 年联合发布的中华人民共和国国家标准《分析实验室用水规格和试验方法》（GB/T 6682 - 2008），该标准对我国分析实验室用水进行了规范，并将分析实验室用水分为三个等级（表 9 - 2）。

1. **一级水**　用于有严格要求的分析试验，包括对颗粒有要求的试验，如高效液相色谱分析用水。一级水可由二级水经过石英设备蒸馏或离子交换混合床处理后，再经 0.2μm 微孔膜过滤制备。

2. **二级水** 用于无机痕量分析等试验，如原子吸收光谱分析用水。二级水可用多次蒸馏或离子交换等方法制备。

3. **三级水** 用于一般化学分析试验。三级水可用蒸馏或离子交换等方法制备。

表 9 – 2 分析实验室用水规格（GB/T 6682 – 2008）

名称	一级水	二级水	三级水
外观	无色透明	无色透明	无色透明
pH 范围（25℃）	—	—	5.0 ~ 7.5
电导率（25℃）/（mS/m）	≤0.01	≤0.10	≤0.50
可氧化物（以 O 计）/（mg/L）	—	≤0.08	≤0.40
吸光度（254nm, 1cm 光程）	≤0.001	≤0.010	—
蒸发残渣（105℃±2℃）含量/（mg/L）	—	≤1.0	≤2.0
可溶性硅（以 SiO_2 计）含量/（mg/L）	≤0.01	≤0.02	—

分析实验室用水标准对微生物等的污染并没有规定，而临床实验室经常出现有机物、微生物的污染，严重干扰临床样本的测试。因此，分析实验室的用水标准不能完全适用临床实验室。而我国目前尚未制定出临床实验室用水标准。

美国国家临床实验室标准委员会（National Committee for Clinical laboratory Standards; NCCLS）把临床实验室用水分为三级（表 9 – 3）。在此基础上，NCCLS 还为一些特殊的或高灵敏度的分析提出了特殊实验用水的要求，如高效液相色谱（HPLC）和染色体分析、细胞培养以及微生物直接荧光检测等。

表 9 – 3 NCCLS 实验用水的规格（C3 – A3，1997）

级别	一级	二级	三级
微生物含量（菌落/ml）≤	10	10^3	—
pH	—	—	5.0 ~ 8.0
电阻率（MΩ/cm，25℃）≥	10	2.0	0.1
硅〔以（SiO_2）计，mg/L〕≤	0.05	0.1	1.0
微粒	0.2μm 微孔膜过滤	—	—
有机物质	活性炭过滤	—	—

二、实验室用水的制备方法

天然水中含有许多杂质，包括悬浮物（泥沙、藻类、动植物组织等）、胶体物质（黏土、溶胶等）、可溶性物质（Na^+、K^+、Ca^{2+}、Mg^{2+}、CO_3^{2-}、HCO_3^-、Cl^-、SO_4^{2-}、CO_2 等）及水中的各种微生物。天然水经简单的物理、化学方法处理，除去悬浮物质和部分无机盐得到自来水。天然水和自来水经蒸馏、反渗透等处理，除去杂质，即成实验用水。实验用水也含杂质，其质量高低直接影响到所配试剂的质量，影响实验结果的准确度和精密度。

1. **蒸馏法** 将自来水（或天然水）在蒸馏器中剧烈煮沸水成蒸气，经冷凝水蒸气即得蒸馏水。从理论上讲，蒸馏法制备的水不含有杂质，但冷凝时还会有杂质混入，如挥发性物质（NH_3）。蒸馏法制水耗能大，冷却水消耗亦多，同时需注意管道的清洁。蒸馏水是实验室中常用的较为纯净的洗涤剂和溶剂。蒸馏水在25℃时其电阻率为$1 \times 10^5 \Omega/cm$左右。

2. 活性炭吸附法　活性炭的吸附过程是利用活性炭的孔隙大小及有机物通过孔隙时的渗透率来达到去除有机物的目的。活性炭的吸附率与有机物的相对分子量及分子大小有关。活性炭孔洞的大小和分布，决定了去除污染物能力的强弱。最小的微孔洞直径约在1nm以下，具有最强的吸附效能；而直径$1 \sim 25nm$的中孔洞和直径大于25nm的大孔洞则吸收能力低，其主要功能是将水中的污染源输送到微孔洞使之发挥吸附去污效能。对于使用活性炭吸附方式来去除有机物的水纯化系统，活性炭必须定期更换，以避免有机物污染。活性炭吸附法通常配合其他处理方法使用，如活性炭过滤器安装在离子交换树脂之前以除去有机物。

3. 离子交换法　离子交换法是将水通过离子交换柱（内装阴、阳离子交换树脂）除去水中杂质离子的方法。因树脂可交换活性基团的不同，离子交换树脂分为阳离子交换树脂和阴离子交换树脂两大类。当水通过阳离子交换树脂时，水中Na^+、Ca^{2+}等阳离子与树脂中的活性基团$-H^+$发生交换；当水通过阴离子交换树脂时，水中Cl^-、SO_4^{2-}等阴离子与树脂中的活性基团$-OH^-$发生交换。因此离子交换法制备纯水的过程是水中的杂质离子通过扩散进入树脂颗粒内部，再与树脂的活性基团中的H^+和OH^-发生交换的过程。离子交换法能有效地去除杂质离子，但无法去除大部分的有机物和微生物。本法得到的去离子水纯度较高，25℃时电阻率达$5 \times 10^6 \Omega/cm$以上。

4. 反渗透法　反渗透法是纯水系统中最好的一种前处理方法。使用一个高压泵对高浓度溶液提供比渗透压差大的压力，水分子将被迫通过半透膜到低浓度的一边，这一过程称为反渗透。反渗透膜由乙酸纤维酯或聚硫胺与聚砜基质混合制成，其滤孔结构较超滤膜还要致密，可去除所有颗粒、细菌以及相对分子质量大于300的有机物，但一些更微小的离子如硝酸根以及溶解氯仍不能被有效地去除。电渗析水的电阻率一般在$10^4 \sim 10^5 \Omega/cm$，比蒸馏水纯度略低。

5. 微孔过滤法　包括深层过滤、筛网过滤及表面过滤。

（1）深层滤膜　以编织纤维或压缩材料制成的滤膜，利用随机性吸附或是捕捉方式来滞留颗粒，可去除98%以上的悬浮固体。深层过滤可保护下游的纯化装置免遭堵塞，常用于预过滤处理。

（2）筛网滤膜　具有筛子样结构，将大于孔隙的颗粒，滞留在表面上。筛网滤膜一般被用于水纯化系统中的最终使用点，去除残留的微量树脂碎片、炭屑、胶质颗粒和微生物。筛网滤膜通常用于静脉注射用液体、血清及抗生素等除菌。

（3）表面过滤　有多层结构，当溶液通过滤膜时，较滤膜内部孔径大的颗粒将被滞留并堆积在滤膜表面上，可去除99.99%以上的悬浮固体。表面过滤应用于预过滤处理或澄清液体。

6. 紫外线照射法　紫外线照射法已广泛地应用于水处理系统。254nm的紫外线，能使细菌的DNA及蛋白质吸收而导致细菌死亡。现已有同时产生185nm和254nm波长的紫外灯管，氧化有机化合物，在纯水系统将总有机炭浓度降低至5ppb以下。

7. 混合纯水器系统　把净化水技术工作原理集中在一台纯水机上，包括活性炭过滤、超滤、反渗透、离子交换树脂去离子等，以生产出高质量的超纯水。为了延长滤芯、反渗膜、交换柱的使用寿命，一般用初级反渗水作为水源。所制备的超纯水用于要求较高的试验，如精密仪器分析，标准品、基准试剂配制，分子生物学及生命科学研究，组织细胞培养，氨基酸分析等。电阻率值可达到 $18.2 \times 10^6 \Omega/cm$（25℃）。超纯水一般指经离子交换树脂、活性炭、滤膜法去除水中的主要不纯物质，而其电阻率值达到 $18.2 \times 10^6 \Omega/cm$（25℃）的水。

三、实验室用水的纯度检查

临床实验室需建立实验用水检查制度，明确规定水质检测的标准及频度。水质检测应有完整的记录，检测记录应能体现水质能满足每个使用目的的规格；当水质不符合要求时，实验室应有纠正措施。

1. **电导率** 水的导电能力的强弱程度称为电导率，电导率单位为毫·西门子·每米（mS/m）。电阻率（ρ）是电导率的倒数（$1/\rho$），单位为 MΩ·cm。即 $1S = 1\Omega^{-1}$；每厘米长的电导为电导率（S·cm^{-1}）。用电导仪测定，可与电阻率可进行换算。电导仪需按照仪器说明进行校准；电导率值受温度影响而改变，故须进行温度补偿，一般将温度补偿到25℃作衡量标准；如果电导仪不具有温度补偿功能，可使用精确到 0.1℃的已校准温度计。一级水、二级水的电导率需用新制备的水"在线"测定，要求每天测定并记录。

2. **pH** 纯水能溶解任何接触到的物质且没有缓冲能力，最微小的污染也会改变其 pH。纯水不含任何离子，呈中性，如暴露在空气中，CO_2 会与水反应生成碳酸致 pH 下降。纯水的 pH 用电位法，按照 GB/T 9724 - 2007 进行测定。由于纯水是一种优良的绝缘体，在一级水、二级水的纯度下，难于测定其真实的 pH，所以，各水质标准对一级水、二级水的 pH 范围都不做要求。用酸度计严格按照操作规程测定，准备至少 2 种标准缓冲溶液或标准溶液；必须按照厂家说明进行酸度计的校正，再用标准缓冲溶液校正，互相校正的误差 pH 不得大于 0.1 单位；应注意温度补偿，国际标准规定在（25 ±1）℃条件下测定，pH 应精确至 0.1 单位。

3. **细菌菌落计数** 细菌污染的水可通过酶的作用使试剂失活或改变基质或代谢物，使水中总有机物含量增加，改变水的光学特性，引起背景吸光度增加，并可产生热源或内毒素。常见水中的细菌污染是革兰阴性杆菌，通过总菌落计数进行测定。推荐平皿法、过滤法和细菌采样法。不推荐 Loop 法，因为该方法在测定低于每毫升 100 菌落时灵敏度低。

4. **可溶性硅酸盐** 在一些地区，水中可溶性硅酸盐是主要问题。硅能影响酶和微量元素的测定及电解质分析。如硅浓度大于 0.05mg/L（以 SiO_2 计）可能会干扰某些分析。要选择合适的水纯化系统，以免需要对水进行硅酸盐的日常检测。硅酸盐的检测可由参考实验室采用原子吸收法进行检测，也可使用商品试剂盒或采用钼酸盐法检测。定性方法：纯水 10ml 加入 1% 的钼酸溶液 15 滴，草酸硫酸混合液（4% 草酸 1 份加 4mol/L H_2SO_4 3 份）8 滴，摇匀，放置室温 10 分钟，滴加 1% 硫酸亚铁溶液 5 滴摇匀，以不显蓝色为合格（≤ 0.05mg/L）。

5. **有机物** 水中有机物污染的评估有多种方法，可以使用紫外分光光度计或 HPLC，但不适用于临床实验室日常使用。因此，实验室纯水系统应能有效除去或降低可溶性有机物。

6. **内毒素** 内毒素由革兰阴性菌细胞壁产生的热稳定代谢物。实验用水中内毒素的存在对实验结果有影响。可用鲎试剂（LAI）测定水中内毒素的含量。某些临床实验室将临界值定为 0.25U/ml。

四、实验室用水的管理

1. 盛水容器　实验用水在贮存期间，污染的主要来源是容器内金属和有机物、空气中 CO_2 和其他杂质。因此，一级水不可贮存，需在使用前制备。二级水、三级水可事先制备，贮存于预先经同级水清洗过的相应容器中。选择容器应注意：①容器不能引起新的污染。玻璃在贮存水样时可溶出钠、钙、镁、硅、硼等元素；②容器器壁不应吸收或吸附某些待测组分。一般的玻璃容器吸附金属，聚乙烯等塑料吸附有机物质、磷酸盐和油类；③容器不应与某些待测组分发生反应，如测氟时玻璃可与氟化物发生反应；④深色玻璃能降低光敏作用。容器和运输管道应选用不锈钢、低溶出的聚乙烯、聚偏氟乙烯等材料。大容量盛水容器倾向使用不锈钢、聚偏氟乙烯、玻璃纤维强化树脂等。小容量储存容器可以使用玻璃容器，但玻璃有轻微的离子溶出，聚乙烯材料的离子和有机物溶出较少。

2. 使用时间　实验室用水应该标明启用时间，因水质在不断下降，不能将水长时间储存。对用水量较大的自动化仪器冲洗用水，可把 20L 左右的塑料桶直接接入仪器管道，但瓶盖不能敞开，只能从塑料桶盖钻一正好通过仪器管道的小孔，以防灰尘进入储水桶内。应使用不锈钢、高密度聚乙烯、聚氯乙烯、聚丙乙烯或聚偏氟乙烯材料制成的送水管道。

3. 纯水系统的维护　纯水系统容易污染的部分是活性炭过滤器、储水罐、输送管道。活性炭过滤器吸附的有机物易滋生细菌，故必须是可反冲洗的，以便去除吸附的聚集物。自动冲洗装置可以清洗反渗透（RO）滤膜，避免滤膜表面水垢的产生，延长滤膜使用寿命。定期消毒 RO 膜、定期清洗水箱、更换耗材可避免菌膜的产生并保持纯水器的良好状态。紫外光氧化法在线灭菌后用 $0.2\mu m$ 的微孔过滤器过滤，可进一步保证水质。无论是临床实验室独立的制水系统，还是仪器自备制水装置，对设备的使用、维护及每日水质监控记录应有严格管理，特别是制水系统的管路连接应合理、有序，并定期检查，以免管路漏水而损坏仪器设备，做到安全用水。

临床实验室用水质量关系到检验结果的正确与否，正确地选择和使用不同级别的实验用水，是保证检验质量的基础。

本 章 小 结

做好仪器设备与试剂的质量管理，充分发挥仪器设备本身的效能，也是临床实验室质量管理的重要部分。临床实验室在仪器设备采购前必须进行评估，使之符合质量管理要求。为保证检验结果的准确性，延长仪器的使用寿命和提高使用效率，必须制定仪器使用程序，建立完善设备的维护和管理制度，保证仪器设备的正常使用和检验结果的准确性。实验室需要建立仪器校准程序和计量学溯源，实验室的所有仪器设备必须通过计量鉴定才可使用。试剂及实验耗材的使用和管理仍然是影响检验质量的主要因素之一，并直接关系临床实验室的成本效益。因此要制定严格规范的管理制度。建立临床实验室用水管理及监测制度，以确保实验室用水的质量。

（闵　迅）

扫码"练一练"

第十章 临床实验室安全管理

📝 案例引导

案例：李某，女，37岁，主管检验师。患者于2003年5月6日出现寒战，次日全身酸痛，自测体温为37.6℃。5月8号患者体温升至38.6℃，去医院就诊。患者自4月25日曾多次收集SARS患者排泄物（尿及大便）和分泌物（痰液和咽拭子）进行镜检，虽有戴口罩，但镜检时未罩住鼻孔，也未戴防护镜、穿隔离衣。入院4天后呼吸困难，肺部阴影明显，确诊为SARS。

提问：作为检验科医生，在日常收集、处理、检测患者标本过程中应如何避免感染，如何提高自己的生物安全意识？

　　随着生物、医疗、卫生事业的快速发展，在微生物学研究、临床实验室诊断、生物技术发展、遗传基因工程等领域的生物安全问题也越来越突出。传染性疾病的再度爆发（如SARS、登革热、流感、麻疹、脑膜炎、菌痢、黄热病、鼠疫等）、新发突发传染病的出现（如传染性非典型肺炎、埃博拉出血热、马尔堡出血热、甲型H7N9流感和手足口等）以及病原体的意外或人为泄露都将是21世纪所面临的严峻问题。由于从事临床诊断或研究的实验室会涉及各种已知和未知的病原微生物，工作人员会受到潜在致病微生物感染的威胁。如果病原微生物从实验室泄露，还可在实验室及其周围，甚至更广的范围内造成疾病传播或流行，因此加强实验室的生物安全尤为重要。我国政府已充分认识到加强实验室安全和生物安全工作的重要性，相继出台了各种相关的法律法规，对临床实验室环境、设施、设备以及生物安全管理等均提出了明确要求。本章主要介绍临床实验室的生物安全防护要求和生物安全法律法规及相关知识，使从事临床实验室工作的技术人员能了解我国生物安全的法律法规，熟悉实验室生物安全的相关知识，掌握临床实验室的生物安全操作规程。

第一节　生物安全相关法律法规

　　我国实验室生物安全工作相对欧美国家起步较晚。自2004年起，我国实验室生物安全法律法规和技术规范的制定进入快速发展的新阶段，这些法律法规的颁布，对于进一步加强实验室生物安全管理，指导实验室工作人员在实验活动中采取有效的防护措施，进一步规范实验操作行为，避免和减少实验活动或其他相关活动中感染性或潜在感染性生物因子对工作人员、环境和公众造成危害等具有十分重要的意义。

扫码"学一学"

一、国际发展概况

20 世纪 50～60 年代欧美国家开始关注实验室生物安全问题，主要针对实验室意外事故感染所采取的对策。WHO 认为生物安全是一个重要的国际性问题，为了指导实验室生物安全，减少实验室事故的发生，在 1983 年出版了《实验室生物安全手册》（第一版），鼓励各国接受和执行生物安全基本概念，指导病原微生物实验室制定生物安全操作规范，并于 1993 年出版了该手册的第二版，由 7 个国家（美国、加拿大、俄罗斯、瑞典、英国、澳大利亚、苏格兰）和 WHO 的生物安全专家和官员编写。2004 年 WHO 正式发布了《实验室生物安全手册》（第三版），继续发挥其在国际生物安全领域的指导作用，全面阐述了我们所面临的生物安全和生物安全保障问题，始终强调工作人员个人责任心的重要性，并在第二版的基础上，增加了危险度评估、实验室生物安全的保障、重组 DNA 技术的安全利用以及感染性物质运输等方面的内容。WHO《实验室生物安全手册》第三版及其以前版本较其他各国有关手册，从内容上看更全面、更科学、更具时代感。

1993 年美国疾病预防控制中心/国立卫生研究院（Centers for Disease Control and Prevention/National Institutes of Health，CDC/NIH）发布了《微生物和生物医学实验室的生物安全》（第三版），确定生物安全分级（biosafety level，BSL）制度，BSL－1 要求最低，BSL－4 要求最高，并对微生物实验室操作、实验室设计和设备安全的不同组合等的具体要求有明确规定。1999 年的第四版在第三版的基础上结合国际生物安全的新情况，如新出现的传染病、生物恐怖活动、三四级生物安全实验室的设计、感染性微生物的国际运输等进行了必要的修改和补充。

1977 年 2 月加拿大医学研究委员会（Medical Research Council of Canada，MRC）出版了有关处理重组 DNA 分子、动物病毒和细胞的指南《处理重组 DNA 分子及动物病毒及细胞的指南》。MRC 和实验室疾病控制中心于 1990 年出版了《实验室生物安全指南》第一版，并成立工作组，为从事与人类病原体相关的研究或开发的单位提供相应等级的实验室设计、建设及工作人员培训的技术资料，对感染型病原微生物实验室生物安全防护措施进行了规定。1996 年出版的第二版对实验室的防护要求和操作要求进行了修改和补充。2004 年的第三版的主要内容包括：生物安全（包括危害等级、防护等级、危害评估、生物安全负责人和生物安全委员会）、感染材料的处理、实验室设计和物理要求、试运行认可和再认可、微生物大规模生产的操作标准和物理要求等。

欧洲议会和理事会 2000 年出版的《关于保护工作人员免受工作中生物因子暴露造成的危害的理事会指令 2000/54/EC》适用于整个欧洲共同体。在该法规中，用"生物因子"来代替"微生物"这一术语，并涵盖了遗传修饰生物体、细胞培养物及人体寄生虫。其主要内容包括：一般规定和实验室所在单位责任（替代、降低危害、咨询专家、卫生与个人防护、信息和培训、工作手册、操作不同危害生物因子人员名单、协商、向专家通报情况）以及各种规定（健康监测、对生物因子分类、附加内容、通报委托方等）。

二、我国主要生物安全的法律、法规和标准

在相当长的一段时期内，我国未对生物安全问题给予充分重视，实验室基础设施建设极不完善。20 世纪 90 年代后期，一些专家开始建议制定我国实验室的生物安全准则或规范。2003 年传染性非典型肺炎疫情的爆发为我国敲响了生物安全的警钟，引起了党中央国

务院对生物安全的高度重视。我国先后出台了生物安全相关的法律法规、部门规章、国家标准、行业标准以及病原微生物实验室的发展规划。近年来，国家更是将生物安全纳入到国家战略安全中，已成为我国国家安全的重要组成部分。国家发展改革和科技主管部门依据新形势，修订和发布了我国高等级病原微生物生物安全实验室发展规划（2016 – 2025年）。经过十余年的研究与建设，我国目前在高致病病原微生物实验室建设、能力评价和保证上已步入国际先进行列，但同时，经过国家相关专家组织评估，我国生物安全的风险点已从高致病性病原微生物实验室转移到广泛存在于医院、高校及科研院所中的二级生物安全实验室中，这些实验室中的生物安全会对从业人员的健康以及对社会带来较大影响。

1. 我国有关生物安全的法律法规

（1）《中华人民共和国传染病防治法》 该法于 1989 年 2 月 21 日公布，同年 9 月 1 日开始施行，于 2004 年 8 月 28 日修订，2013 年 6 月 29 日被修正。本法规定我国流行的传染病分为甲类、乙类和丙类三种并实行分类管理，修订后的法律增加了防止传染病病原体扩散、加强病原微生物菌（毒）种的管理及加强卫生监督等有关生物安全的管理要求。

（2）《病原微生物实验室生物安全管理条例》 该条例于 2004 年 11 月 12 日开始施行，2018 年 4 月 4 日被修订。本条例对于中华人民共和国境内从事病原微生物的实验室及其相关实验活动的生物安全管理做了明确规定，同时，也明确了国务院卫生主管部门、国务院兽医主管部门以及其他有关部门的生物安全监督职责。该条例 2004 年 11 月 12 日开始施行。修订后的法律增加了国家各级对三、四级实验室生物安全的监督及管理要求。

（3）《医疗废物管理条例》 本条例对医疗卫生机构和医疗废物集中处置单位建立健全医疗废物管理责任制、加强从事医疗废物工作的人员培训和管理、加强医疗废物的登记管理以及防止医疗废物的扩散和泄露等方面进行了明确规定，目的在于加强医疗废物的安全管理，保护环境和公众健康。该条例于 2003 年 6 月 4 日开始施行，并于 2011 年 1 月 8 日修正。

2. 我国有关实验室生物安全的标准和规范

（1）中华人民共和国国家标准《实验室 – 生物安全通用要求》（GB 19489 – 2008）此标准是我们国家实验室生物安全强制执行的标准，对不同级别生物安全实验室或动物实验室的布局、设施要求、安全设备要求、个人防护、实验室生物安全标准操作规程及实验室其他安全等做了详细的描述。该标准在 2008 年被重新修订，并于 2009 年 7 月 1 日起实施。

（2）中华人民共和国国家标准《医学实验室 – 安全要求》（GB 19781 – 2005/ISO 15190：2003） 本标准规定了医学实验室建立并维持安全工作环境的要求，主要包括医学实验室的管理、安全设计、实验室标准操作程序、职业性疾病及意外事故的报告、职工培训、个人责任、防护设备及医学实验室其他安全要求等，适用于目前已知的医学实验室服务领域。

（3）中华人民共和国国家标准《生物安全实验室建筑技术规范》（GB 50346 – 2011）新版于 2012 年 5 月 1 日起实施。主要规定了生物安全实验室建筑平面、装修和结构的技术要求；实验室的基本技术指标的要求；空气调节和空气净化、给水排水、气体供应、配电、自动控制和消防设施配置的原则；施工、验收和检测的原则等，为我国生物安全实验室的改造和建设提供技术依据。修订后增加了生物安全实验室的分类；增加了生物安全实验室二级屏障的主要技术指标；增加了三级和四级生物安全实验室建设的要求（选址位置、高效空气过滤器原位消毒和捡漏要求、排水存水弯和地漏的水封深度要求、配电要求、消防要求及维护结构严密性检测要求等）；增加了污物处理设备性能验证要求。

（4）中华人民共和国卫生行业标准《病原微生物实验室生物安全通用准则》（新版为WS 233 - 2017）于2017年7月24日发布，2018年2月1日实施。该标准代替 WS 233 - 2002《微生物和生物医学实验室的生物安全通用准则》，规定了病原微生物实验室生物安全防护的基本原则、分级和基本要求。旧版 WS 233 - 2002 主要参考了美国 CDC/NIH 的《微生物和生物医学实验室的生物安全》（第四版）并结合国内的经验而制定，是我国生物安全领域具有开拓性的行业标准，在 2003 年 SARS 疫情的控制中发挥了积极的作用。新标准修改了实验室生物安全防护的基本原则、要求，从实验室的设施、设计、环境、仪器设备、人员管理、操作规范、消毒灭菌等进行了更细致的规范；修改了风险评估和风险控制；增加了加强型 BSL - 2 实验室；增加了无脊椎动物实验室生物安全的基本要求；增加了消毒灭菌要求；修改了脊椎动物实验室的生物安全设计原则、基本要求等。

（5）原中华人民共和国卫生部《人间传染的病原微生物名录》于2006年1月11日印发并施行。名录中对已知的380种病原微生物的危害程度以及运输包装进行了分类，明确了其实验活动所需的生物安全实验室级别，可作为实验室从事相应实验活动的依据。

（6）原中华人民共和国卫生部令《可感染人类的高致病性病原微生物菌（毒）种或样本运输管理规定》（第45号）于2005年12月28日发布，并于2006年2月1日起施行，适用于可感染人类的高致病性病原微生物菌（毒）种或样本的运输管理。

（7）国家环境保护总局令《病原微生物实验室生物安全环境管理办法》（第32号）于2006年3月8日发布，并于2006年5月1日起施行。本办法适用于中华人民共和国境内的实验室及其从事实验活动的生物安全环境管理。

（8）中华人民共和国卫生行业标准《临床实验室生物安全指南》于2014年7月3日发布，并于2014年12月15日实施。适用于涉及生物因子操作的临床实验室。

（9）中华人民共和国卫生行业标准《移动式实验室 生物安全要求》（GB 27421 - 2015）于2015年9月11日发布，2015年12月15日起实施。移动式实验室即可变换地点使用的实验室，是实验室的一种类型。本标准在《实验室 - 生物安全通用要求》（GB 19489 - 2008）的基础上，根据移动式实验室的特点，提出相关要求，规定了对一级、二级和三级生物安全防护水平移动式实验室的设施、设备和安全管理的基本要求，不包括对移动式生物安全四级实验室和开放或半开放饲养动物的生物安全三级实验室的要求。

（10）中华人民共和国卫生行业标准《病原微生物实验室生物安全标识》（WS 589 - 2018）于2018年3月6日发布，2018年8月1日起实施。本标准规定了病原微生物实验室生物安全标识的规范设置、运行、维护与管理，适用于从事与病原微生物菌（毒）种、样本有关的研究、教学、检测、诊断、保藏及生物制品生产等相关活动的实验室。

第二节　实验室生物安全基本知识

实验室生物安全（laboratory biosafety）是指从事病原微生物实验活动的实验室，采取措施避免病原微生物对工作人员和相关人员造成危害，对环境造成污染和对公众造成伤害，保证实验研究的科学性并保护被实验因子免受污染。

扫码"练一练"

扫码"学一学"

一、生物因子危害程度分级

CNAS - GL14《医学实验室安全应用指南》中根据生物因子对个体和群体的危害程度将其分为 4 级。

1. 危害等级Ⅰ（低个体危害，低群体危害） 不会导致健康工作者和动物致病的细菌、真菌、病毒和寄生虫等生物因子。

2. 危害等级Ⅱ（中等个体危害，有限群体危害） 能引起人或动物发病，但一般情况下对健康工作者、群体、家畜或环境不会引起严重危险的病原体。实验室感染不导致严重疾病，具备有效治疗和预防措施，并且传播风险有限。

3. 危害等级Ⅲ（高个体危害，低群体危害） 能引起人或动物严重疾病或造成严重经济损失，但通常不能因偶然接触而在个体间传播或使用抗生素、抗寄生虫药治疗的病原体。

4. 危害等级Ⅳ（高个体危害，高群体危害） 能引起人或动物非常严重的疾病，一般不能治愈，容易直接、间接或因偶然接触在人与人、动物与人、人与动物、动物与动物间传播的病原体。

以上所列的生物因子风险程度分级仅考虑了生物因子对个体风险和群体风险的特性，与国家相关主管部门发布的病原微生物危害程度分类不同；为控制特定的生物危害，国家、地区可提高对特定生物因子的防护等级。

《病原微生物实验室生物安全管理条例》根据病原微生物的传染性、感染后对个体或群体的危害程度，将病原微生物分为以下四类。

1. 第一类病原微生物 是指能够引起人类或动物非常严重疾病的病原微生物，以及我国尚未发现或者已经宣布消灭的微生物。

2. 第二类病原微生物 是指能够引起人类或动物严重疾病，比较容易直接或者间接在人与人、动物与人、动物与动物之间传播的微生物。

3. 第三类病原微生物 是指能够引起人类或动物疾病，但一般情况下对人、动物或者环境不构成严重危害，传播风险有限，实验室感染后很少引起严重疾病，并且具备有效治疗和预防措施的微生物。

4. 第四类病原微生物 是指在通常情况下不会引起人类或者动物疾病的微生物。

注：第一类、第二类病原微生物统称为高致病性病原微生物。

二、生物安全实验室分级及适用范围

根据所操作的生物因子采取的防护措施，将从事体外操作的实验室生物安全防护水平（biosafety level, BSL）分为四级，一级防护水平最低，四级防护水平最高。分别以 BSL - 1、BSL - 2、BSL - 3、BSL - 4 表示，与危害程度等级相对应的生物安全水平、操作和设备选择见表 10 - 1。

1. BSL - 1 实验室 实验室结构和设施、安全操作规程、安全设备适用于对健康成年人已知无致病作用的微生物，如用于教学用的普通微生物实验室等。BSL - 1 适合于非常熟悉的致病因子，对实验人员和环境潜在危险小。实验室没有必要和建筑物中的一般行走区分开，对外人的进入不特别禁止。一般按照标准的操作规程，在开放的实验台面上开展工作。不要求、一般也不适用特殊的安全设备和设施，不需使用生物安全柜。

2. BSL - 2 实验室 按照实验室是否具备机械通风系统，将 BSL - 2 实验室分为普通型

BSL-2 实验室和加强型 BSL-2 实验室。实验室结构和设施、安全操作规程、安全设备适用于对人或环境具有中等潜在危害的微生物，适合于对任何环境中度潜在危险的致病因子。与 BSL-1 的区别在于：实验人员均接受过致病因子处理方面的特殊培训，并由有资格的工作人员指导；进行实验时，限制其他人员进入实验室；对于污染的锐器，要特别注意；某些可能产生传染性气溶胶或飞溅物的过程，应在生物安全柜中进行。作为临床实验室，其主要工作为接受、处理和检测各种临床样本，临床样本均具有不同程度的潜在传染性。临床上常见感染人体的病原微生物的常规操作过程（如培养、生化分析、血清学检测、免疫学检测等）大多在 BSL-2 级实验室中进行，病毒包括肝炎病毒、肠道病毒、EB 病毒等，细菌包括金黄色葡萄球菌、肺炎链球菌、伤寒沙门菌、流感嗜血杆菌等，真菌包括新生隐球菌、黄曲霉菌等。可能发生液体溅洒、溢出的操作以及可能产生感染性气溶胶的操作（如结核分枝杆菌），应在生物安全柜中进行。如果涉及化学致癌物质、放射性物质和挥发性溶剂，应在 I 级、II 级 B 型生物安全柜中进行。此外，BSL-2 实验室还应配置高温消毒灭菌装置。

　加强型 BSL-2 实验室是在普通型 BSL-2 实验室的基础上，通过机械通风系统等措施加强实验室生物安全防护要求的实验室。加强型 BSL-2 实验室应包含缓冲间和核心工作间。缓冲间可兼作防护服更换间。实验室应设置洗手池，水龙头开关为非手动式。实验室采用机械通风系统，排风系统应使用高效空气过滤器。核心工作间内送风口和排风口布置应符合定向气流的原则，利于减少房间内涡流和气流死角。核心工作间气压相对于相邻区域为负压。实验室的排风应与送风连锁，排风先于送风开启，后于送风关闭。实验室应配置压力蒸汽灭菌装置。

表 10-1　与风险等级相对应的生物安全水平、操作和设备

危害等级	病原微生物	生物安全水平	实验室类型	实验室操作	安全设施
I 级	第四类病原微生物	BSL-1	基础教学、研究	微生物学操作技术规范（GMT）	不需要；开放实验台
II 级	第三类病原微生物	BSL-2	初级卫生服务、诊断、研究 II 级	微生物学操作技术规范（GMT）、防护服、生物危害标志	开放实验台，此外需要 BSC 用于防护可能生成的气溶胶
III 级	第二类病原微生物（个别第一类）	BSL-3	特殊的诊断、研究	在二级生物安全防护水平上增加特殊防护服、进入制度、定向气流	BSC 和（或）其他所有实验室工作所需要的基本设备
IV 级	第一类病原微生物	BSL-4	危险病原体研究	在三级生物安全防护水平上增加气锁入口、出口淋浴、污染物品的特殊处理	III 级 BSC 或 II 级 BSC 并穿着正压服、双开门高压灭菌器（穿过墙体）、经过滤的空气

扫码"看一看"

3. BSL-3 实验室　实验室结构和设施、安全操作规程、安全设备用于主要通过呼吸途径使人传染上严重的甚至是可导致生命危害的致病微生物以及其毒素，通常已有预防传染的疫苗。SARS 冠状病毒、狂犬病毒、脊髓灰质炎病毒、艾滋病毒等的培养过程或大量活菌如炭疽芽孢杆菌、布鲁菌、牛性分枝杆菌等的制备、离心、冻干及其他易产生气溶胶的实验操作需在 BSL-3 实验室中进行。BSL-3 应用于临床、诊断、教学、研究或者生产设施，在该级别中开展有关内源性和外源性致病因子的工作，若因暴露而吸入该致病因子，会引发严重的、可能致死的疾病。实验人员应在处理致病性的和可能使人致死的致病因子方面

受过专业训练，并由对该致病因子工作有经验的、有资格的工作人员监督。实验室由有双重门或气闸室与外部隔离的实验区域组成，非实验室工作人员禁止入内。必须配置生物安全柜、高温灭菌锅等设备。实验室的送风必须经过三级过滤，室内空气也必须经过粗、中、高三级过滤后高空排放到室外大气中，禁止使用循环回风。实验室的排风必须独立设置，并采取有效措施保证风系统的平衡，保证各个实验区域之间的负压要求。

4. **BSL－4 实验室** 实验室结构和设施、安全操作规程、安全设备适用于对人体具有高度的危险性，通过气溶胶途径传播或传播途径不明，目前尚无有效疫苗或治疗方法的致病微生物及其毒素。如埃博拉病毒、天花病毒、亨德拉病毒等病毒的培养操作要在 BSL－4 实验室进行。与上述情况类似的不明微生物，也必须在四级生物安全防护实验室中进行。有些危险的外源性致病因子，具备因气溶胶传播而致实验室感染和导致生命危险疾病的高度个体风险，有关工作应在 BSL－4 实验室中开展。和 BSL－4 致病因子有相近或特定抗原关系的致病因子，也应在该级别中开展工作。实验室成员应在处理特别危险的传染源方面受过特殊和全面的训练，应了解标准和特殊操作中生物安全柜的作用、安全设备、实验室设计性能。实验由在有关致病因子方面受过训练并有经验的、有资格的工作人员监督。实验室负责人严格控制人员进入，非实验室工作人员禁止入内。实验室采用独立的建筑物或建筑物内独立的隔离区域，不得设在城市商业区或居民小区内，应远离公共场所。根据相应的隔离等级使室内保持负压，实验操作应在Ⅱ级 B2 型生物安全柜或在Ⅲ级生物安全柜中进行。对于某些实验，工作人员必须穿着特制的正压防护服。

三、风险评估及风险控制

风险是危险发生的概率及其后果严重性的综合。风险评估是指评估风险大小以及确定是否可容许的全过程。风险控制是在风险评估基础上为降低风险而采取的综合措施。实验室应建立并维持风险评估和风险控制制度，应明确实验室持续进行风险识别、风险评估和风险控制的具体要求。病原微生物实验活动风险评估是整个病原微生物实验室不可缺少的一项管理活动，是实验室生物安全的重要保证，其对生物安全具有重大的指导价值。做好风险评估和风险控制，能有效减少工作人员暴露危险、降低环境污染可能、预防生物安全事故等。风险评估步骤如下。

1. **风险识别** 风险识别即针对但不限于下列风险因素，结合本实验室实际情况，对实验室活动进行全面的、综合的分析评价，识别出各环节中存在的风险，明确风险来源。这是风险评估的第一步，也是关键的一步。如果一个特定的风险没有识别确定，就不可能找出减少该风险的措施。许多事故的发生都可归因于识别风险的失败，而非风险评估和风险管理的失败。

当实验活动设计致病性生物因子时，应识别但不限于下列危险因素。

（1）实验活动涉及致病性生物因子的已知或未知的特性 如：①危害程度分类；②生物学特性；③传播途径和传播力；④感染性和致病性，易感性、宿主范围、致病所需的量、潜伏期、临床症状、病程、预后等；⑤与其他生物和环境的相互作用、相关实验数据、流行病学资料；⑥在环境中的稳定性；⑦预防、治疗和诊断措施，包括疫苗、治疗药物与感染检测用诊断试剂。

（2）涉及致病性生物因子的实验活动 如：①菌（毒）种及感染性物质的领取、转运、保存、销毁等；②分离、培养、鉴定、制备等操作；③易产生气溶胶的操作，如离心、研磨、振荡、匀浆、超声、接种、冷冻干燥等；④锐器的使用，如注射针头、解剖器材、玻璃器皿等。

（3）实验活动涉及到遗传修饰生物体（GMOs）时，应考虑重组体引起的危害。

（4）涉及致病性生物因子的动物饲养与实验活动　如：①抓伤、咬伤；②动物毛屑、呼吸产生的气溶胶；③解剖、采样、检测等；④排泄物、分泌物、组织/器官/尸体、垫料、废物处理等；⑤动物笼具、器械、控制系统等可能出现故障。

（5）感染性废物处置过程中的风险　如：①废物容器、包装、标识；②收集、消毒、储存、运输等；③感染性废物的泄露；④灭菌的可靠性；⑤设施外人群可能接触到感染性废物的风险。

（6）实验活动安全管理的风险　包括但不限于：①消除、减少或控制风险的管理措施和技术措施，及采取措施后残余风险或带来的新风险；②运行经验和风险控制措施，包括与设施、设备有关的管理程序、操作规程、维护保养规程等的潜在风险；③实施应急措施时可能引起的新的风险。

（7）涉及致病性生物因子实验活动的相关人员　如：①专业及生物安全知识、操作技能；②对风险的认知；③心理素质；④专业及生物安全培训状况；⑤意外事件/事故的处置能力；⑥健康状况；⑦健康监测、医疗保障及医疗救治；⑧对外来实验人员安全管理及提供的保护措施。

（8）实验室设施、设备　①生物安全柜、离心机、摇床、培养箱等；②废物、废水处理设施、设备；③个体防护装备。

上述设施设备适用时，还需考虑其他设施可能的风险，包括：①防护区的密闭性、压力、温度与气流控制；②互锁、密闭门以及门禁系统；③与防护区相关联的通风空调系统及水、电、气系统等；④安全监控和报警系统；⑤动物饲养、操作的设施设备；⑥菌（毒）种及样本保存的设施设备；⑦防辐射装置；⑧生命支持系统、正压防护服、化学淋浴装置等。

（9）实验室生物安保制度和安保措施，重点识别所保存的或使用的致病性生物因子被盗、滥用和恶意释放的风险。

（10）已发生的实验室感染事件的原因分析。

2. **风险评估**　风险因素确定后，就需要对所存在的风险进行评估。这一步骤要解决的问题是在不采取任何措施的情况下，实验室从事某种致病微生物活动的风险有多大；采取一系列风险减少措施后风险有多大。这一阶段最重要的就是科学地、合理地收集所有相关信息和资料，对所存在的风险因素进行评估，找出减少风险的措施，得出风险概率，为决策者提供科学的依据。

（1）风险评估应以国家法律、法规、标准、规范以及权威机构发布的指南、数据等为依据。对已识别的风险进行分析，形成风险评估报告。

（2）风险评估应由具有经验的不同领域的专业人员（不限于本机构内部的人员）进行。

（3）实验室应在风险识别的基础上，并结合但不限于以下情况进行风险评估：①病原体生物学特性或防控策略发生变化时；②开展新的实验活动或变更实验活动（包括设施、设备、人员、活动范围、规程等）；③操作超常规或从事特殊活动；④本实验室或同类实验室发生感染时间、感染事故；⑤相关政策、法规、标准等发生改变。

3. **风险评估报告**　在识别风险、分析风险后，需要编制相应的实验室风险评估报告，这是实验室采取风险控制措施、建立安全管理体系和制定安全操作规程的依据。应定期对风险评估报告进行复审，评估的周期根据实验室活动和风险特征确定。

（1）风险评估报告的内容至少应包括：实验活动（项目计划）简介、评估目的、评估依据、评估方法/程序、评估内容、评估结论。

（2）风险评估报告应注明评估时间及编审人员。

（3）风险评估报告应经实验室设立单位批准。

4. 风险的再评估　风险评估一旦进行，还应当考虑收集与危险程度相关的新资料以及来自科学文献的其他相关的新信息，以便必要时对危险度评估结果进行再评估。同样实验室会由于工作条件、人员变化等方面的变化而发生条件改变，安全风险的来源和程度会随之变化，要及时对实验室生物安全风险进行适时重新评估，以保证风险评估报告的及时性，同时保证有关管理规程、标准操作程序的可行性。再评估后，应及时更新评估报告，并在风险控制中利用。在下列情况下应对病原微生物实验活动风险进行再评估。

（1）在生物安全实验室建造之前的风险评估主要用于帮助生物安全实验室设计者与使用者确定实验室的规模、设施与合理布局，其评估结果可能不够详细，与实际使用有差距。因此，在生物安全实验室正式启用前，应根据实际工作进行再评估。

（2）当收集到资料表明所从事病原微生物的致病性、毒力或传染方式发生变化或防控策略发生变化时，应对其资料及时变更，并对其实验操作的安全性进行重新评估。

（3）开展新的实验室活动或欲改变经评估过的实验室活动（包括相关的设施、设备、人员、活动范围、管理等），应事先或重新进行风险评估。

（4）在实验活动中分离到原评估报告中未涉及的高致病性病原微生物，应进行风险再评估。

（5）当实验活动涉及操作超常规量病原体或某些特殊活动时应进行及时再评估。

（6）生物安全实验室操作人员进行实验活动中，发现其实验过程中存在原评估报告中未发现的隐患，或者在检查与督察过程中发现存在生物安全问题，应进行再评估。

（7）在实验活动中发生微生物逃逸、泄露或人员感染等意外情况时，应立即进行再评估。

（8）当相关政策、法规、标准等发生变化时应及时再评估。

5. 风险控制

（1）依据风险评估结论采取相应的风险控制措施。

（2）采取风险控制措施时宜优先考虑控制风险源，再考虑采取其他措施减低风险。

实验室风险评估和风险控制活动的复杂程度决定于实验室所存在危险的特性，适用时，实验室不一定需要复杂的风险评估和风险控制活动，应与实际情况相结合。

四、实验室各种危害警示标识

临床实验室中存在着感染性物质、危险化学品、电离辐射等潜在的危害，通过对于各种危害采取加贴警示标识的形式进行危险性识别，从而向实验室工作人员传递安全信息。实验室管理者应负责定期评审和更新危险标识系统，以确保其适用现有已知的危险。另外，应使实验室范畴以外的维护人员、合同方、分包方知道其可能遇到的任何危险。员工应接受培训，熟悉各种警示标识的作用并严格遵守，以预防和减少各种危害的发生，达到保障安全和健康的目的。根据中华人民共和国国家标准《化学品分类和危险性公示 通则》（GB

13690 - 2009）以及《病原微生物实验室生物安全标识》（WS 589 - 2018）的规定，现将实验室各种危害警示标识总结如下。

1. **生物危害标识**　为国际通用的生物危害警告标示见图 10 - 1，其使用要求如下。

（1）实验室入口　在处理危险度 2 级或更高危险度级别的微生物时，在实验室的入口处应贴有生物危害警告标识，不同等级生物安全实验室有相应的标注。

（2）生物安全设备　在生物安全柜、离心机等生物安全设备外面，也应贴有生物危害标识。

2. **感染性物品标识**　在保存、运输、处理含有感染性物质的物品外包装上应贴有感染性物品标识（图 10 - 2）。

3. **电离辐射标识**　实验室区域存在电离辐射危险时，应在门上贴有"当心电离辐射"警示标识（图 10 - 3）。

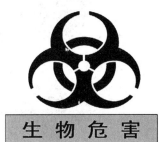

生物危害

授权人员方可进入

生物安全水平：_____
责任人：_____
紧急联系电话：_____
白天电话：_____
家庭电话：_____

必须得到上述责任人的授权方可进入

图 10 - 1　生物危害警告标识

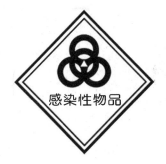

图 10 - 2　感染性物品标识

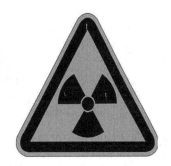

图 10 - 3　当心电离辐射标识

4. **危险化学品警示标识**　除了感染性物质，临床实验室的工作人员还随时可能受到危险化学品的侵害，因此应将这些化学品进行分类并通过标识来了解其危险性，严格执行化学品操作规程，杜绝因使用危险化学品而造成的实验室事故。在临床实验室中遇到的危险化学品(图 10 - 4)主要有以下几种。

（1）爆炸品　在外界作用下（如受热、受压、撞击）能发生剧烈的化学反应的化学品，瞬时产生大量的气体和热量，使周围压力急剧上升，发生爆炸，如叠氮钠（NaN_3）等。

（2）压缩气体或液化气体　在一定温度下加压变为液化后充装在钢瓶里的气体叫压缩气体。分为易燃气体、不燃气体、有毒气体等。常见有氨气、一氧化碳、氧气和氮气等。

（3）易燃液体　是指在常温下遇火容易燃烧的液态物质，凡是闪点在 45℃下的液态物质均属于易燃液体。如乙醛、丙酮、苯、甲醇、环辛烷、氯苯和苯甲醚等。

（4）氧化剂　如氯酸铵、高锰酸钾等。

（5）腐蚀品　包括酸性腐蚀品，如硫酸、硝酸和盐酸等；碱性腐蚀品，如氢氧化钠等。

（6）剧毒化学品　是指具有非常剧烈毒性危害的化学品，包括人工合成的化学品及其混合物（含农药）和天然毒素，如氰化物等。

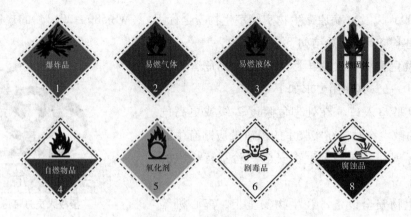

图 10 - 4　危险化学品标识

5. 医疗废物标识　在医疗废物产生、转移、贮存和处置过程中可能造成危害的物品表面，如医疗废物处置中心、医疗废物暂存间和医疗废物处置设施附近以及医疗废物容器表面等应贴有"医疗废物"标识（图 10 - 5）。

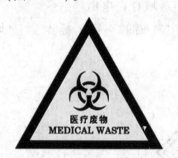

图 10 - 5　医疗废物标识

6. 其他临床实验室常见标识　详见表 10 - 2 所示。

表 10 - 2　临床实验室常见标识

图片标识	名称	设置范围和地点
	注意安全 （Warning danger）	易造成人员伤害的场所及设备
	当心火灾 （Warning fire）	易发生火灾的危险场所，如实验室储存和使用可燃性物质的通风橱、通风柜和化学试剂柜等
	当心爆炸 （Warning explosion）	易发生爆炸危险的场所，如实验室储存易燃易爆物质处、易燃易爆物质使用处或受压容器存放地
	当心腐蚀 （Warning corrosion）	有腐蚀性物质的作业地点，如试剂室、配液室和洗涤室

图片标识	名称	设置范围和地点
当心化学灼伤	当心化学灼伤 （Beware of chemical burns）	存放和使用具有腐蚀性化学物质处
当心中毒	当心中毒 （Warning poisoning）	剧毒品及有毒物质的存储及使用场所，如试剂柜、有毒物品操作处
当心触电	当心触电 （Warning electric shock）	有可能发生触电危险的电器设备和线路，如配电室、开关等
当心锐器 Beware of sharps	当心锐器 （Warning sharp objects）	易造成皮肤刺伤、切割伤的物品或作业场所
禁止入内	禁止入内 （No entering）	可引起职业病危害的作业场所入口处或涉险区周边，如可能产生生物危害的设备故障时，维护、检修存在生物危害的设备、设施时，根据现场实际情况设置
禁止通行	禁止通行 （No thoroughfare）	有危险的作业区，如实验室、污染源等处
	禁止烟火 （No burning）	实验室易燃易爆化学品存放、使用处和实验室操作区
	禁止明火 （No open flames）	实验室易燃易爆化学品存放、使用处和实验室操作区，如通风橱、通风柜和药品储存柜等
	禁止触摸 （No touching）	禁止触摸的设备或物体附近，如实验室电源控制箱、压力蒸汽灭菌器高压灭菌过程的表面、液氮，及具有毒性、腐蚀性物体等
	禁止戴手套触摸 （No touching with gloves）	禁止戴有受（病原微生物）污染的手套触摸的仪器设备和用品附近

173

扫码"练一练"

扫码"学一学"

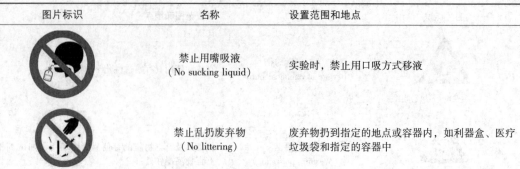

图片标识	名称	设置范围和地点
	禁止用嘴吸液 （No sucking liquid）	实验时，禁止用口吸方式移液
	禁止乱扔废弃物 （No littering）	废弃物扔到指定的地点或容器内，如利器盒、医疗垃圾袋和指定的容器中

第三节　临床实验室生物安全

一、生物污染的原因、种类和获得性感染的途径

临床实验室的生物污染可由不同种属的致病因子造成，包括细菌、病毒、真菌及寄生虫等。自19世纪中叶人类认识到细菌的致病性以来，发现从事病原微生物的实验室人员感染病原微生物的危险性明显高于普通人群，同时，实验室的病原微生物也可能感染非实验室人员。这些由实验室病原微生物引起的实验室人员和非实验室人员感染称为实验室感染。除对人存在危害外，生物污染对象还包括空气、水、物体表面等。

1. **人体感染**　病原微生物可通过呼吸道、消化道和皮肤黏膜进入人体而引起感染。感染原因及途径如下。

（1）呼吸道途径　多种实验操作可使含病原微生物的液体形成气溶胶，并随气溶胶而扩散，通过吸入气溶胶引起实验室人员感染。容易产生气溶胶的操作有：使用接种环、划线接种琼脂平板、移液、制作涂片、打开培养物、采集血液标本、离心等。

（2）消化道途径　实验室工作人员在实验室内进餐、吸烟、将污染的物品或手指放入口腔内、用嘴吸移液管及液体意外洒入口腔等，可引起病原微生物消化道途径的传播。

（3）直接接触　实验室工作人员因粗心或操作错误引起意外事故的发生，如针尖刺伤、破碎玻璃割伤、动物咬伤等。

（4）皮肤黏膜　有些病原微生物可通过皮肤黏膜进入体内。

2. **空气污染**　实验室平面布局及气流方向不合理、实验区内死空间过大等因素可导致实验室内空气污染。在临床实验室的工作中，不可能完全避免气溶胶的产生，当气溶胶不能被安全有效地限定在一定范围内时，便可导致实验室内空气污染。

3. **水污染**　在临床实验过程中会产生大量污水，污水中可能不同程度的含有细菌、病毒和寄生虫卵等致病微生物。实验过程中产生的污水必须经过严格的消毒灭活处理，达到排污标准后方可进行排放。如不经处理或处理不彻底而直接排入江河、池塘或直接用于灌溉，可严重污染环境和水源。当人们接触或是食用了含有致病因子的污水污染的水或食物时，就可能使人致病或引起传染病的暴发流行。

4. **物体表面污染**　在临床实验室活动中，感染性物质的溢出和溅出后处理不当、实验室内及仪器设备清洁或消毒不彻底、穿用污染的工作服和鞋等可造成实验室物体表面的污染，包括墙壁、地面、台面、仪器和其他物体表面的污染。

病原微生物相关感染途径见表10－3。

表 10－3　病原微生物实验室相关感染的途径

感染途径病原微生物	感染途径			
	皮肤接触或黏膜接触	吸入	食入	接触动物
细菌				
炭疽杆菌	+	+	?	+
百日咳杆菌	+	+	?	?
疏螺旋体属	+		+	
布鲁杆菌属	+	+	?	+
弯曲菌属	+		+	+
衣原体属	+	+	?	?
伯纳特立克次体	+	+		+
土拉弗菌	+	+	+	+
钩端螺旋体属	+	+	+	
结核分枝杆菌	+	+		
类鼻疽假单胞菌		+		
立克次体属	+	+		+
伤寒杆菌	+		+	
沙门菌属其他菌	+		+	+
梅毒螺旋体	+	+		
霍乱弧菌	+		+	
弧菌属其他菌	+		+	+
鼠疫杆菌	+	+	+	+
病毒				
汉坦病毒	+	+	+	+
肝炎病毒（乙、丙肝）	+			
单纯疱疹病毒	+			
猴疱疹病毒	+			+
人类免疫缺陷病毒	+			
拉沙病毒	+	+	+	+
淋巴细胞性脉络丛脑膜炎病毒	+	+	+	+
马尔堡病毒	+			+
埃博拉病毒	+			+
细小病毒属		+		
狂犬病毒	+			
委内瑞拉马脑炎病毒	+	+		+
水泡性口炎病毒	+	+		+
真菌				
皮炎牙生菌	+	?		
厌酷球孢子菌	+	+		
新型隐球菌	+	?		+
荚膜组织胞浆菌	+	+		
分支孢菌	+			+
皮真菌				+
寄生虫				
利士曼（原）虫属	+			+
疟原虫属	+			
鼠弓形体	+	+		+
锥虫属	+			

二、生物安全防护

实验室生物安全防护类型：①一级屏障（primary barrier），也称一级隔离，是对操作对象和操作者之间的隔离。通过安全设备、个体防护装置等防护设施实现。②二级屏障（secondary barrier），也称二级隔离，是生物安全实验室和外部环境的隔离。通过建筑技术（如建筑结构、平面布局，通风空调和空气净化系统、污染空气及污染物的过滤除菌和消毒灭菌直至无害排放）、严格的管理制度和标准化的操作规程达到防止有害生物微粒从实验室散逸到外部环境的目的。

（一）安全设备

1. 生物安全柜 生物安全柜（biological safety cabinet，BSC）是为操作原代培养物、菌毒株以及诊断性样本等具有感染性的实验材料时，通过形成负压保护操作者本人、实验室环境以及实验材料，使其避免暴露于上述操作过程中可能产生的感染性气溶胶和溅出物而设计的，根据气流及隔离屏障设计结构分为Ⅰ、Ⅱ、Ⅲ三个等级（表 10 - 4）。对于直径 $0.3\mu m$ 的颗粒，其高效空气过滤器（high efficiency particulate air filter，HEPA）可以截留 99.97%，而对于更大或更小的颗粒则可以截留 99.99%。表 10 - 5 中列出了各种安全柜所能提供的保护。

注：水平和垂直方向流出气流的工作柜（超净工作台）不属于生物安全柜，也不能应用于生物安全操作。

表 10 - 4 Ⅰ、Ⅱ、Ⅲ级安全柜差异

生物安全柜类型	正面气流速度（m/s）	气流方式	气流百分数（%）		排风系统
			新循环部分	排出部分	
Ⅰ级	0.36	前面进，后面出，顶部通过 HEPA 过滤器	0	100	硬管
Ⅱ级 A1 型	0.38 ~ 0.51	70% 通过 HEPA 在工作区内循环，30% 通过 HEPA 排出到实验室外	70	30	排到房间或套管连接处
A2 型	0.51	同Ⅱ级 A1，但箱内排气管呈负压	70	30	排到房间或套管连接处
B1 型	0.51	30% 通过 HEPA 在工作区内循环，70% 通过 HEPA 和气密管道排出	30	70	硬管
B2 型	0.51	不循环，经 HEPA 排出实验室	0	100	硬管
Ⅲ级	不适用	不循环，经 HEPA 排出实验室	0	100	硬管

表 10 - 5 不同保护类型生物安全柜的选择

保护类型	生物安全柜的选择
个体防护，针对危险度 1 ~ 3 级微生物	Ⅰ级、Ⅱ级、Ⅲ级生物安全柜
个体防护，针对危险度 4 级微生物，手套箱型实验室	Ⅲ级生物安全柜
个体防护，针对危险度 4 级微生物，防护服型实验室	Ⅰ级、Ⅱ级生物安全柜
实验对象保护	Ⅱ级生物安全柜，柜内气流是层流的Ⅲ级生物安全柜
少量挥发性放射性核素／化学品的防护	Ⅱ级 B1 型生物安全柜，外排风式Ⅱ级 A2 型生物安全柜
挥发性放射性核素／化学品的防护	Ⅰ级、Ⅱ级 B2 型、Ⅲ级生物安全柜

（1）Ⅰ级生物安全柜（图10-6） 室内空气通过前窗操作口流过工作台表面，并且通过排风管排出。操作者的手臂可从生物安全柜的前门伸到柜子里，并且通过观察窗观察工作台面，窗子可完全抬起，以便清理工作台。从生物安全柜排出的气体通过一个HEPA过滤器后：①进入实验室，然后通过建筑物的排风系统排到建筑物外面；②通过建筑物的排风系统排到建筑物外面；③直接排到外面。Ⅰ级BSC可提供对人员及环境的保护，不对产品进行保护，保证对危险度1、2和3级的生物因子操作的生物安全，也能应用于放射性核素和挥发性有毒的化学药品。

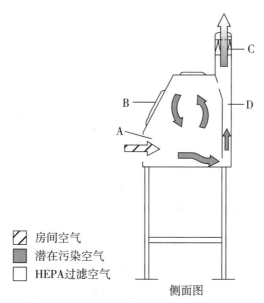

房间空气
潜在污染空气
HEPA过滤空气

侧面图

图10-6 Ⅰ级生物安全柜示意图
A. 前开口；B. 窗口；C. 排风HEPA过滤器；D. 压力排风系统

（2）Ⅱ级生物安全柜 Ⅱ级BSC分为A1、A2、B1和B2四种类型，其进风的方式是只允许HEPA过滤过的（无菌的）空气流经工作台表面。用于操作危险度1级、2级和3级的生物因子，如病毒繁殖的细胞培养和组织培养以及其他用途的培养，在有正压服的情况下，也可用于操作危险度4级的传染性因子。可对人员和环境提供保护，也可保护工作台面的材料免受室内空气的污染。

Ⅱ级A1型生物安全柜（图10-7）：内置的风扇通过前窗操作口吸入室内空气到达前面的进风网栅，气流在前窗操作口的流速至少应达到0.40m/s，进来的空气先通过一个HEPA进风过滤器，然后向下流向工作台。下降气流为安全柜的部分流入气流和部分下降气流的混合气体，经过高效过滤器过滤送至工作区。工作台面上产生的任何气溶胶都立即被向下流的气流所捕捉，带到前面或后面的排风网栅，提供最高级别的产品保护。70%的空气通过进风过滤器再循环回工作区，30%流经排风过滤器进入房间或排到外面。A1型BSC用于操作危险度1级、2级和3级的生物因子，不能用于挥发性有毒化学品和挥发性放射性核素的实验。

Ⅱ级A2型生物安全柜：气流在前窗操作口的流速至少应达到0.50m/s，下降气流为部分流入气流和部分下降气流的混合气体，经过HEPA过滤器后送至工作区。所有废气必须经HEPA过滤器过滤后排出室外。安全柜内所有污染部位均处于负压状态或者被负压通道和压力通风系统环绕。A2型BSC用于操作危险度1级、2级和3级的生物因子，也可用于进

177

行以少量挥发性有毒化学品和痕量放射性核素为辅助剂的微生物实验，但必须连接功能合适的排气罩。

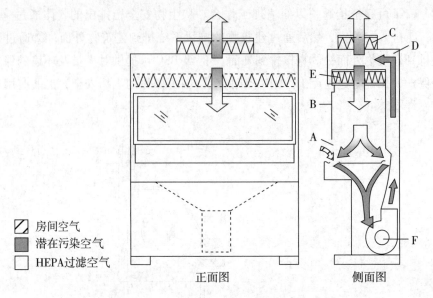

图 10 - 7　II 级 A1 型生物安全柜示意图

A. 前开口；B. 窗口；C. 排风 HEPA 过滤器；D. 后面的压力排风系统；E. 供风 HEPA 过滤器；F. 风机

II 级 B1 型生物安全柜：气流在前窗操作口的最低平均流速为 0.50m/s，下降气流大部分由流入气流循环提供，经过 HEPA 过滤器过滤后送至工作区。经 HEPA 过滤器过滤后的 70% 的垂直气流通过专用风道排出室外。安全柜内所有污染部位均处于负压状态或者被负压通道和压力通风系统包围。B1 型 BSC 用于操作危险度 1 级、2 级和 3 级的生物因子，可用于操作有微量挥发性有毒的化学物质或痕量放射性核素，但对这些化学性物质或放射性核素的处理应在安全柜的垂直排风区内，或者当垂直气流循环时（图 10 - 8）。

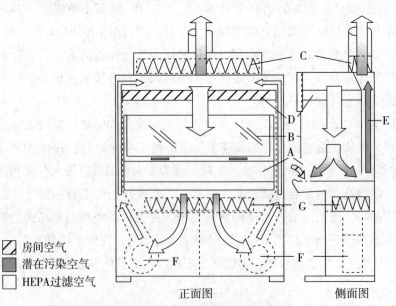

图 10 - 8　II 级 B1 型生物安全柜示意图

A. 前开口；B. 窗口；C. 排风 HEPA 过滤器；D. 供风 HEPA 过滤器；

E. 负压压力排风系统；F. 风机；G. 送风 HEPA 过滤器

安全柜需要有与建筑物排风系统相连接的排风接口

Ⅱ级B2型生物安全柜：气流在前窗操作口的最低平均流速为0.50m/s，下降气流来自实验室或室外空气（即安全柜排出的气体不再循环使用）。所有的吸入气流和垂直气流经HEPA过滤器过滤后排入大气，不再进入安全柜循环或返回实验室。所有污染部位均处于负压状态或者被直接排气（不在工作区循环）的负压通道和压力通风系统包围。B2型BSC用于危险度1、2、3级的生物因子的操作，可用于操作有挥发性有毒化学物质和痕量放射性核素为辅助剂的微生物实验。

（3）Ⅲ级生物安全柜（图10-9）　所有可渗漏部位都密封成"气密"型，是完全密闭的、不露气的通风安全柜。进风是经过HEPA过滤器的，排风要经过两个HEPA过滤器。人员通过与安全柜连接的密闭手套实施操作。安全柜内对实验室的负压应不低于120Pa。下降气流应经HEPA过滤器过滤后进入微生物安全柜内。排出气流应经两道HEPA过滤器过滤或通过高效过滤器过滤再经焚烧或化学灭活处理。当连接的手套脱落时，与柜体连接口气流流速不低于0.70m/s。Ⅲ级BSC有一个附属的通道盒，可灭菌且排风经HEPA过滤。也可连接到一个双开门的高压灭菌器，用于净化拿入或拿出BSC的所有物品。Ⅲ级BSC适用于三级和四级生物安全防护实验室，提供最高级别的个体防护，用于操作危险度1、2、3、4级的生物因子。

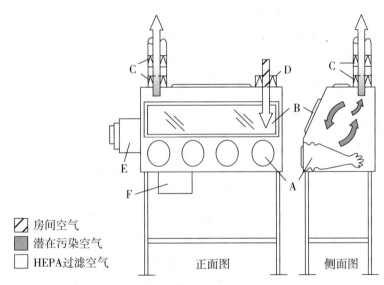

图10-9　Ⅲ级生物安全柜（手套箱）示意图

A. 用于连接等臂长手套的舱孔；B. 窗口；C. 两个排风HEPA过滤器；

D. 送风HEPA过滤器；E. 双开门高压灭菌器或传递箱；F. 化学浸泡槽

安全柜需要有与独立的建筑物排风系统相连接的排风接口

2. 生物安全柜使用要求

（1）摆放位置　空气通过前面开口进入生物安全柜的速度大约为0.45m/s。这样速度的定向气流是极易受到干扰的，包括人员走近生物安全柜所形成的气流、打开窗户、送风系统调整以及开关门等都可能造成影响。因此，BSC最好放在远离人员通道及潜在干扰气流的位置，柜子的后面及两侧各留出30cm的空隙，以便在保养时检修人员容易通过，在柜子的顶部有30～35cm的空隙，以便准确测量通过HEPA高效过滤器的气流速度和更换HEPA高效过滤器。

（2）使用前准备　进行实验前应事先列好在安全柜内放置所需实验材料的清单，尽可能减少手臂穿过安全柜气幕屏障的次数和进出速度。由于安全柜内过多的实验材料和设备会干扰内气流，甚至造成交叉污染，故多余的实验材料（如额外的手套、培养皿或培养瓶等）应置于安全柜外。Ⅱ级生物安全柜前面的进气格栅不能被纸、仪器设备或其他物品阻挡，所有操作都应在操作台上距格栅10cm以外进行。放入安全柜内的物品应采用70%酒精擦拭表面来清除污染。生物安全柜操作台面上可放置一块消毒剂浸湿的毛巾，既可以保证日常清洁，也可以吸收实验时可能溅出的液滴和产生的气溶胶。所有物品应尽可能地放在靠近工作台后缘的位置，并使其在操作中不会阻挡后部格栅。可产生气溶胶的设备（例如混匀器、离心机等）应靠近安全柜的后部放置。有生物危害性的废弃物袋、盛放废弃吸管的盘子以及吸滤瓶等体积较大的物品，应该放在安全柜内的某一侧。耐高压灭菌的生物危害性废弃物袋以及吸管盛放盘不应放在安全柜的外面，否则在使用这些物品时双臂就必须频繁进出安全柜，这样会干扰安全柜空气屏障的完整性，从而影响对人员和物品的防护。

（3）操作　只有经过培训和指导后的工作人员才能操作该设备。开始工作前，应使生物安全柜的风机事先运行至少3~5分钟，以净化柜内空气，去除各种粒子。同时，操作人员应调节座位高度，确保自己的脸在操作窗开口之上。手臂放进安全柜内约1分钟，再开始实验操作，目的是使安全柜恢复稳定状态，并让气流带走手臂和手表面的微生物。在工作台面上的实验操作应该按照从清洁区到污染区的方向进行。生物安全柜如果使用不当，其防护作用就可能大大受到影响。操作者在移动双臂进出安全柜时，需要小心维持前面开口处气流的完整性，双臂应该垂直地缓慢进出前面的开口。手和双臂伸入到生物安全柜中等待大约1分钟，以使安全柜调整完毕并且让里面的空气"扫过"手和双臂的表面以后，才可以开始对物品进行处理。要在开始实验之前将所有必需的物品置于安全柜内，以尽可能减少双臂进出前面开口的次数。

（4）使用后处理和维护　由于剩余的培养基可能会使微生物生长繁殖，因此在实验结束时，包括仪器设备在内的生物安全柜里的所有物品都应清除表面污染，并移出安全柜，不能长期置于柜内。工作台面和内壁要用消毒剂进行擦拭，所用的消毒剂要能够杀死安全柜里可能发现的任何微生物。在每天实验结束时，应擦拭生物安全柜的工作台面、四周以及玻璃的内外侧等部位来清除表面的污染。在对目标生物体有效时，可以采用漂白剂溶液或70%酒精来消毒。在使用漂白剂等腐蚀性消毒剂后，还必须用无菌水再次进行擦拭。

建议将安全柜一直维持24小时运行状态。研究人员发现，连续工作有助于控制实验室中灰尘和颗粒的水平。向房间中排风或通过套管接口与专门的排风管相连接的Ⅱ级A1型及Ⅱ级A2型生物安全柜，在不使用时是可以关闭的。如果要关闭的话，则应在关机前运行5分钟以净化内部的气体。其他如Ⅱ级B1型和Ⅱ级B2型生物安全柜，是通过硬管安装的，就必须始终保持空气流动以维持房间空气的平衡。生物安全柜在移动和更换过滤器前必须清除污染，最常用的方法是甲醛熏蒸。生物安全柜的所有维修工作应该由有资质的专业人员进行。在生物安全柜操作中出现的任何故障都应该报告，并应在再次使用之前进行维修。

（5）紫外灯　BSC中不需紫外灯。如有紫外灯，必须每周清理任何有可能影响杀菌效果的灰尘和污垢。当安全柜重新检测时，紫外线的强度也要检查，以确保有适当的光发射量。实验室内有人时紫外灯应关闭，以防皮肤和眼睛无意中暴露在紫外线下受到损伤。

（6）明火　BSC里应避免使用明火，它会破坏定向气流的方向，而且当使用挥发性的、易燃的化学品时，会造成危险。接种环灭菌可使用微型炉或"电炉"，其效果优于明火。

（7）溢出　溢出物处理的程序应有明文规定并张贴在显要的位置，每个实验室人员都要阅读并理解其中的内容。如果在 BSC 内部发生了生物危险材料的溢出，应在安全柜处于工作状态下马上清理，并应该使用有效的消毒剂以尽可能地减少气溶胶的产生。所有接触溢出物的材料都应消毒或高压灭菌。

（8）个体防护装备　在使用生物安全柜时应穿着个体防护服。在进行一级和二级生物安全水平的操作时，可穿着普通实验服。前面加固处理的反背式实验隔离衣具有更好的防护效果，应在进行三级和四级生物安全水平（防护服型实验室除外）的操作时使用。手套应套在隔离衣的外面，可以戴加有松紧带的套袖来保护研究人员的手腕。有些操作可能还需要戴口罩和安全眼镜。

（9）警报器　BSC 可安装一种或两种警报，工作窗警报仅限于有推拉窗的柜子，可纠正窗子不正确的高度。气流警报预示着柜内正常的气流模式受到干扰，对操作者和产品可能造成直接危险。当听到气流警报时，应立即停止工作，并向实验室负责人或生物安全员报告。

3. 生物安全柜的检测　生物安全柜在安装完毕、位置移动后、每次检修后及至少每年都应对生物安全柜的运行性能和完整性进行检测。生物安全柜的检测应由有资质的单位进行。生物安全柜防护效果的评估包括：安全柜的完整性、人员、产品及交叉污染保护、HEPA 过滤器的泄露、向下气流的速度、正面气流的速度、负压/换气次数、气流的烟雾模式、警报和互锁系统、电气安全和光照度等。还可以选择紫外线强度、噪声水平、振动性、集液槽泄露、柜体稳定性等性能的测试。

4. 其他常用安全设备

（1）高压灭菌器　设计需经批准，具有有效的加热灭菌功能，应确保感染性物质在废弃或重复使用时的安全。

（2）离心机　应带有防气溶胶的密封盖或在安全罩里使用。

（3）移液辅助器　实验室进行吸取操作时通常使用移液辅助器，采用移液器可以避免操作人员吸入病原体。选择移液器的原则应满足其设计和使用不应该产生其他的感染性危害，同时易于灭菌和清洁。在生物安全柜中操作可以防止吸入气溶胶。

（4）超声清洗器　要求在密闭设备里操作，清洗效率高，噪声小。

（5）匀浆器、摇床、搅拌器和超声处理器　应该使用专为实验室设计的、结构上可以最大限度地减少或避免气溶胶释放的仪器设备。当用匀浆器处理危险度 3 级的微生物时，通常应该在生物安全柜中进行装样及重新开启。

超声处理器可能释放气溶胶，应该在生物安全柜中进行操作，或者在使用期间用防护罩盖住。在使用后应该清除护罩和超声处理器的外部污染。

（6）微型加热器、微型接种环、一次性接种环　微型加热器配有硼硅酸玻璃或陶瓷保护罩，从而减少接种环灭菌时感染性物质的飞溅和散布，但由于微型加热器会扰乱气流，因此应置于生物安全柜中靠近工作表面后缘的地方。一次性接种环可在生物安全柜中使用，无须灭菌，使用后应置于消毒剂中，按照医疗废弃物进行处理。

（二）个体防护

个体防护内容应包括防护用品和防护操作程序。所有实验人员必须经过个人防护培训并考核合格后方可进入实验室工作，实验操作应严格遵守个人防护原则。

1. 个人防护用品　个人防护设备是减少操作人员暴露于气溶胶、喷溅物以及意外接种等危险的一个屏障。实验室所用任何个人防护装备应符合国家有关标准的要求。在危害评估的基础上，按不同级别的防护要求选择适当的个人防护装备。个人防护设备主要有：①实验室防护服。②护目镜、安全眼镜和面罩。③手套。④鞋。⑤呼吸装置。⑥急救设备。⑦洗眼装置。⑧紧急喷淋装置等。

2. 人员防护要求

（1）在实验室工作时，任何时候都必须穿着连体衣、隔离服或工作服。

（2）在进行可能直接或意外接触到血液、体液以及其他具有潜在感染性的材料或感染性动物的操作时，应戴上合适的手套。手套用完后，应先消毒再摘除，随后必须洗手。

（3）在处理完感染性实验材料和动物后，以及在离开实验室工作区域前，都必须洗手。

（4）为了防止眼睛或面部受到泼溅物、碰撞物或人工紫外线辐射的伤害，可戴安全眼镜、面罩（面具）或其他防护设备。

（5）严禁穿着实验室防护服离开实验室（如去餐厅、咖啡厅、办公室、图书馆、员工休息室和卫生间）。

（6）不得在实验室内穿露脚趾的鞋子。

（7）禁止在实验室工作区域进食、饮水、吸烟、化妆和处理隐形眼镜。

（8）禁止在实验室工作区域储存食品和饮料。

（9）在实验室内用过的防护服不得和日常服装放在同一柜子内。

（三）临床实验室设计要求

在考虑新建实验室或计划对已建的实验室进行结构改造时，应达到《临床实验室生物安全指南》（WS/T 442 – 2014）中的设计原则及基本要求。

（1）临床实验室选址、设计和建造应符合国家和地方的规划、环境保护、卫生和建设主管部门的规定和要求。

（2）临床实验室的防火和安全通道设置应符合国家的消防规定和要求，同时应考虑生物安全的特殊要求；必要时，应事先征询消防主管部门的建议。

（3）临床实验室的安全保卫应符合国家相关部门对该类设施的安全管理规定和要求。

（4）临床实验室的建筑材料和设备等应符合国家相关部门对该类产品生产、销售和使用的规定和要求。

（5）临床实验室的设计应保证对生物、化学、辐射和物理等危险源的防护水平控制在经过评估的可接受程度内，并防止对关联的办公区和邻近的公共空间造成危害。

（6）临床实验室的走廊和通道应不妨碍人员和物品通过。

（7）应设计紧急撤离路线，紧急出口应有明显的标识。

（8）房间的门根据需要安装门锁，遇紧急情况时门锁应能快速打开。

（9）需要时（如正当操作危险材料时），房间的入口处应有警示和进入限制。

（10）应评估生物材料、样本、药品、化学品和机密资料等被误用、被偷盗和被不正当使用的风险，并采取相应的物理防范措施。

（11）应有专门设计以确保存储、转运、收集、处理和处置危险物料的安全措施，应有健全的安全防护制度、标识和安全防护物品。

（12）临床实验室内通风、温度、湿度、照度、噪声和洁净度等室内环境参数应符合工作要求和卫生等相关要求。

（13）临床实验室设计应考虑节能、环保及舒适性要求，应符合职业卫生要求和人机工效学要求。

（14）临床实验室应有防止节肢动物和啮齿动物进入的措施。

（15）临床实验室应参照二级生物安全实验室实现分区及分流。

（四）临床实验室安全操作规范

临床实验室安全操作规范包括如下内容。

（1）临床实验室安全操作规范包括如下内容。建立并执行临床实验室准入制度。

（2）进入临床实验室实验应进行洗手、淋浴（适用时）等个人日常清洁和消毒。

（3）在临床实验室工作区不得饮食、抽烟、处理隐形眼镜、使用化妆品和存放食品等。

（4）正确使用适当个体防护装备，如手套、护目镜、防护服、口罩、帽子和鞋等。

（5）戴手套工作。每当污染、破损或戴一定时间后，更换手套；每当操作危险性材料的工作结束时，除去手套并洗手；离开实验间前，除去手套并洗手。严格遵守洗手的规程。不要清洗或重复使用一次性手套。

（6）如果微生物或其他有害物质有可能溅出，佩戴防护眼镜。

（7）存在空气传播的风险时需要进行呼吸防护，用于呼吸防护的口罩在使用前要进行适配性试验。

（8）工作时穿防护服。在处理生物危险材料时，穿着适用的指定防护服。离开临床实验室前按程序脱下防护服。用完的防护服要消毒后再洗涤。工作用鞋要防水、防滑、耐扎、舒适。

（9）安全使用移液管，应使用机械移液装置。

（10）配备降低锐器损伤风险的装置和建立操作规程。在使用锐器时应注意：①不应试图弯曲、截断、破坏针头等锐器，不应试图从一次性注射器上取下针头或套上针头护套。必要时，使用专用的工具操作。②使用过的锐器要置于医用利器盒中，不要超过规定的盛放容量。③重复利用的锐器要置于专用的耐扎容器中，采用适当的方式消毒和清洁处理。④不应试图直接用手处理打破的玻璃器具等，尽量避免使用易碎的器具。

（11）按规程小心操作，避免发生溢洒或产生气溶胶，如不正确的离心操作、移液操作等。

（12）工作结束或发生危险材料溢洒后，要及时使用适当的消毒剂对工作表面和被污染处进行处理。

（13）建立良好的内务规程。

（14）临床实验室内不应放或养与工作无关的动、植物。

（15）所有生物危险废物在处置前应可靠的消毒。需要运出临床实验室进行消毒的材料，应置于专用的防漏容器中运送。

（16）从临床实验室内运走的危险材料，应按照国家和地方的有关要求进行包装。

（17）在临床实验室入口处设置生物危险标识。

（18）采取有效的防昆虫和啮齿类动物的措施，如防虫纱网、挡鼠板等。

（19）员工的上岗培训和能力评估与确认。需要时，员工要接受再培训，如长期未工作、操作规程或有关政策发生变化等。

（20）对个人健康状况监督、职业禁忌证、易感人群的政策。必要时，为员工提供免疫计划、医学咨询或指导。

三、消毒与灭菌

消毒和灭菌均是用物理、化学或生物方法杀灭或去除外传播媒介上的病原微生物使其达到无害化的处理过程。区别是消毒可杀死微生物但不一定能消灭细菌芽孢，一般的消毒剂即可完成该过程；而灭菌可杀死一切微生物（包括细菌芽孢），通常首选物理方法进行灭菌。消毒灭菌效果可受多种因素的影响，如所选消毒剂的性质和使用方法、微生物种类、敏感性及环境因素（温度、酸碱度和有机物存在与否）等。实验室清除污染应根据实验工作类型以及所操作的感染性物质的特性来决定。

（一）清除局部环境的污染

需要联合应用液体和气体消毒剂来清除实验室空间、用具和设备的污染。

含氯消毒剂（次氯酸钠、漂白粉、次氯酸钙等）可用于墙面、地面、物体表面、玻璃器皿及污水等的消毒灭菌。含有1%有效氯的溶液适于普通的环境卫生设备，但是当处理高危环境时，建议使用高浓度（5g/L）溶液，并适当延长消毒时间。含氯消毒剂有刺激性气味，对金属有腐蚀性，性质不稳定，一般现配现用。

可以通过加热多聚甲醛或煮沸福尔马林所产生的甲醛蒸气熏蒸来清除房间和对湿、热敏感且易腐蚀的物品或仪器的污染。甲醛对所有微生物（包括细菌芽孢）都有杀灭作用，但对朊粒无灭活作用。这是一项需要由专门培训过的专业人员来进行的、非常危险的操作。产生甲醛蒸气前，房间的所有开口（如门窗等）都应用密封带或类似物加以密封。熏蒸应当在室温不低于21℃且相对湿度70%的条件下进行。清除污染时气体需要与物体表面至少接触8小时。但甲醛疑有致癌作用，且气味刺鼻，其气体能刺激眼睛和黏膜，因此熏蒸后该区域必须彻底通风后才能允许人员进入。在通风之前需要进入房间时，必须配戴适当的防毒面具。可以采用气态的碳酸氢铵来中和甲醛。

3%的过氧化氢溶液可作为漂白剂的替代物用于清除实验环境及实验台表面的污染，优点是无毒、高效、速效等，但长期使用可能对金属表面造成腐蚀。采用过氧化氢溶液对小空间进行气雾熏蒸同样有效，但需要专门的蒸气发生设备。

（二）清除生物安全柜的污染（甲醛熏蒸）

清除Ⅰ级和Ⅱ级生物安全柜的污染时，首先需确定型号、大小、循环参数及甲醛的降解、吸收及安全柜的完整性和消毒时间，要使用能让甲醛气体独立发生、循环和中和的设备。计算生物安全柜总体积后，应当将适量的多聚甲醛（空气中的终浓度达到0.8%）放在电热板上面的长柄平锅中（在生物安全柜外进行控制）。然后将含有比多聚甲醛多10%的碳酸氢铵（确保完全中和甲醛）置于另一个长柄平锅中（在生物安全柜外进行控制）。在柜外将该平锅放置到第二个加热板上，在安全柜外将电热板接上插头通电，以便需要时在柜外通过开关电源插头控制盘子。如果相对湿度低于70%，在使用强力胶带（如管道胶带）密封前部封闭板前，还要在安全柜内部放置一个开口的盛有热水的容器。如果前部没有封闭板，则可以用大块塑料布粘贴覆盖在前部开口和排气口以保证气体不发生泄漏进入房间。同时供电线穿过前封闭板的穿透孔需用管道胶带密封。

将放有多聚甲醛平锅的加热板插上插头接通电源。在多聚甲醛完全蒸发时拔掉插头以断电，使生物安全柜静置6个小时以上。然后将放置第二个平锅的加热板插上插头通电，使碳酸氢铵蒸发。然后拔掉电插头，接通生物安全柜电源两次，每次启动大约 2 秒让碳酸氢铵气体循环。在移去前封闭板（或塑料布）和排气口罩单前，应使生物安全柜静置 30 分钟。使用前应擦掉生物安全柜表面上的残渣。

（三）洗手/清除手部污染

处理生物危害性材料时，只要可能均必须戴合适的手套。但是这并不能代替实验室人员需要经常地、彻底地洗手。处理完生物危害性材料和动物后以及离开实验室前均必须洗手。手要完全抹上肥皂或洗手液，搓洗至少 15 秒，用干净水冲洗后再用干净的纸巾或毛巾擦干（如果有条件，可以使用暖风干手器）。

推荐使用脚控或肘控式的水龙头。如果没有安装，应使用纸巾或毛巾来关上水龙头，以防止再度污染洗净的手。如果没有条件彻底洗手或洗手不方便，应该用酒精擦手来清除双手的轻度污染。手部消毒建议采用以醇类为主的免洗液或手消毒液进行，如 75% 乙醇或 0.5% 氯己定醇溶液等。必要时用 0.2% 过氧乙酸溶液浸泡，或用 0.2% 过氧乙酸棉球、纱布块擦拭。

（四）热力消毒和灭菌

加热是最常用的清除病原体污染的物理手段。干热灭菌法是通过使微生物脱水干燥致使蛋白质变性而灭菌的方法，没有腐蚀性，故可用来处理实验器材中许多可耐受 160℃ 或更高温度 2～4 小时的物品。干热灭菌法包括焚烧、烧灼及干烤。

同样温度下，湿热灭菌法的效力更强。高压蒸汽灭菌法是最有效的灭菌方式，可杀灭一切微生物（包括芽孢）。煮沸并不一定能杀死所有的微生物或病原体，如果其他方法（化学杀菌、清除污染、高压灭菌）不可行或没有条件时，也可以作为一种最基本的消毒措施。灭菌后的物品必须小心操作并保存，以保证在使用之前不再被污染。

（五）高压灭菌

压力饱和蒸汽灭菌（高压灭菌）是对实验材料进行灭菌的最有效和最可靠的方法。对于大多数目的，下列组合可以确保正确装载的高压灭菌器的灭菌效果：①134℃、3 分钟；②126℃、10 分钟；③121℃、15 分钟；④115℃、25 分钟。具体操作要求如下：

（1）应由受过良好培训的人员负责高压灭菌器的操作和日常维护。

（2）预防性的维护程序应包括：由有资质人员定期检查灭菌器柜腔、门的密封性以及所有的仪表和控制器。

（3）应使用饱和蒸汽，并且其中不含腐蚀性抑制剂或其他化学品，这些物质可能污染正在灭菌的物品。

（4）所有要高压灭菌的物品都应放在空气能够排出并具有良好热渗透性的容器中；灭菌器柜腔装载要松散，以便蒸汽可以均匀作用于装载物。

（5）当灭菌器内部加压时，互锁安全装置可以防止门被打开，而没有互锁装置的高压灭菌器，应当关闭主蒸汽阀并待温度下降到 80℃ 以下时再打开门。

（6）当高压灭菌液体时，由于取出液体时可能因过热而沸腾，故应采用慢排式设置。

（7）即使温度下降到 80℃ 以下，操作者打开门时也应当戴适当的手套和面罩来进行防护。

（8）在进行高压灭菌效果的常规监测中，生物指示剂或热电偶计应置于每件高压灭菌物品的中心。最好在"最大"装载时用热偶计和记录仪进行定时监测，以确定灭菌程序是否恰当。

（9）灭菌器的排水过滤器（如果有）应当每天拆下清洗。

（10）应当注意保证高压灭菌器的安全阀没有被高压灭菌物品中的纸等堵塞。

（11）高压灭菌操作应有严格的记录，高压灭菌效果的检测结果应及时观察并记录，如发现异常情况立即报告安全负责人。应妥善保存记录。

（六）焚烧

在处理那些经过或事先未经清除污染的动物尸体以及解剖组织或其他实验室废弃物时，焚烧是一种有效的方法。只有在实验室可以控制焚烧炉的条件下，才能用焚烧代替高压灭菌来处理感染性物质。需要焚烧的材料（即使事先已清除污染）应当用袋子运送到焚烧室，最好使用塑料袋。负责焚烧的工作人员应当接受关于如何装载和控制温度等的正确指导。

没有焚烧炉的医疗机构，应将需要焚烧的材料按要求运输到指定的地点进行焚烧处理。

（七）紫外线杀菌

紫外线可杀灭多种微生物，包括细菌繁殖体、病毒、支原体等。但它穿透力较弱，仅能杀灭直接照射到的微生物。因此，消毒时应充分暴露消毒部位，保持紫外灯、房间内和照射物品表面清洁。紫外线主要用于无菌实验室（如细胞实验室）的空气消毒、不耐热物品的表面消毒。由于杀菌波长的紫外线对人体皮肤和眼角膜有损伤作用，因此应避免紫外线对人体直接照射。

四、废物处理

临床实验室废弃物处理应符合国务院颁布的《医疗废物管理条例》及原卫生部颁布的《医疗卫生机构医疗废物管理办法》的相关规定。医疗废物分为感染性废物、病理性废物、损伤性废物、药物性废物和化学性废物。实验室废物管理的目的，一是将操作、收集、运输、处理废物的危险减至最低；二是将其对环境的有害作用减至最小。具体要求如下。

（1）所有不再需要的样本、培养物和其他生物材料应弃置于专门设计的、专用的带有标记的用于处置危险废物的容器内。生物废物容器的装量不能超过其设计容量。

（2）利器（包括针头、小刀、金属和玻璃）应直接弃置于黄色一次性利器收纳盒内。根据原中华人民共和国卫生部 2004 年颁布的《医疗废物专用包装物、容器标准和警示标识规定》，利器盒整体为硬质材料，防刺穿且易于焚烧；利器盒整体颜色为黄色，盒体侧面应注明"损伤性废物"；利器盒上应印制医疗废物警示标识。

（3）实验室管理者应确保由经过适当培训的人员采用适当的个人防护装备处理危险废物。

（4）不允许积存垃圾和实验室废物。已装满的容器应定期从工作区运走。在去污或最终处置之前，应存放在指定的安全地方，通常在实验室区内。未被试剂或体液污染的实验室垃圾和日常纸类废物可按非危险废物操作和处理。每天至少适当且安全地处置一次。

（5）所有弃置的实验室微生物样本、培养物和被污染的废物在从实验室区取走之前，应使其本质上达到生物学安全（可通过高压消毒处理或其他被批准的技术或包装在适当的容器内实现）。

（6）只要包装和运输方式符合相应法规要求，可允许运送未处理的废物至指定机构。

（7）对已知未受污染的实验室废物可按非危险废物操作并处理。

五、应急事故处理

由于存在仪器设备或设施出现意外故障或操作人员出现疏忽和错误的可能性，临床实验室发生意外事件是难以避免的。每个实验室应结合本单位实际，建立处置意外事件的应急方案并体现在实验室生物安全手册中，使所有工作人员熟知，并不断修订，使之满足实际工作的需要。在制定意外事故应对方案时应考虑以下几方面的问题。

（1）高危险度等级微生物的鉴定；

（2）高危险区域的地点，如实验室、储藏室和动物房；

（3）明确处于危险的个体和人群；

（4）明确责任人员及其责任，如生物安全官员、安全人员、地方卫生部门、临床医生、微生物学家、兽医学家、流行病学家以及消防和警务部门；

（5）列出能接受暴露或感染人员进行治疗和隔离的单位；

（6）暴露或感染人员的转移；

（7）列出免疫血清、疫苗、药品、特殊仪器和物资的来源；

（8）应急装备的供应，如防护服、消毒剂、化学和生物学的溢出处理盒、清除污染的器材物品。

下面简要介绍临床实验室容易发生的应急事故的处理方法。

1. 刺伤、切割伤或擦伤

（1）受伤人员应当脱下防护服，清洗双手和受伤部位，使用适当的皮肤消毒剂，必要时进行医学处理。

（2）要记录受伤原因和相关的微生物，并应保留完整适当的医疗记录。

2. 潜在感染性物质的食入 应脱下受害人的防护服并进行医学处理。要报告食入材料的鉴定和事故发生的细节，并保留完整适当的医疗记录。

3. 潜在危害性气溶胶的释放（在生物安全柜以外）

（1）所有人员必须立即撤离相关区域，任何暴露人员都应接受医学咨询。

（2）应当立即通知实验室负责人和生物安全员。

（3）为了使气溶胶排出和使较大的粒子沉降，在一定时间内（例如1小时内）严禁人员入内。如果实验室没有中央通风系统，则应推迟进入实验室（例如24小时）。

（4）应张贴"禁止进入"的标志，过了相应时间后，在生物安全员的指导下来清除污染。

（5）应穿戴适当的防护服和呼吸保护装备。

4. 容器破碎及感染性物质的溢出

（1）应当立即用布或纸巾覆盖受感染性物质污染或受感染性物质溢洒的破碎物品。在上面倒上消毒剂，并使其作用适当时间。

（2）然后将布、纸巾以及破碎物品清理掉；玻璃碎片应用镊子清理。

（3）用消毒剂擦拭污染区域。如果用簸箕清理破碎物，应当对它们进行高压灭菌或放在有效的消毒液内浸泡。用于清理的布、纸巾和抹布等应当放在盛放污染性废弃物的容器内。

（4）所有这些操作过程中都应戴手套。如果实验表格或其他打印或手写材料被污染，应将这些信息复制，并将原件置于盛放污染性废弃物的容器内。

5. 未装可封闭离心桶的离心机内盛有潜在感染性物质的离心管发生破裂

（1）如果机器正在运行时发生破裂或怀疑发生破裂，应关闭机器电源，让机器密闭30分钟使气溶胶沉积。

（2）如果机器停止后发现破裂，应立即将盖子盖上，并密闭30分钟。

（3）发生这两种情况时都应通知生物安全员。随后的所有操作都应戴结实的手套（如厚橡胶手套），必要时可在外面戴适当的一次性手套。

（4）当清理玻璃碎片时应当使用镊子，或用镊子夹着的棉花来进行。所有破碎的离心管、玻璃碎片、离心桶、十字轴和转子都应放在无腐蚀性的、已知对相关微生物具有杀灭活性的消毒剂内。未破损的带盖离心管应放在另一个有消毒剂的容器中，然后回收。

（5）离心机内腔应用适当浓度的同种消毒剂擦拭，并再次擦拭，然后用水冲洗并干燥。

（6）清理时所使用的全部材料都应按感染性废弃物处理。

6. 在可封闭的离心桶（安全杯）内离心管发生破裂

（1）所有密封离心桶都应在生物安全柜内装卸。

（2）如果怀疑在安全杯内发生破损，应该松开安全杯盖子并将离心桶高压灭菌。另一种方法是，安全杯可以采用化学消毒。

7. 火灾和自然灾害　实验室要常年保持安全消防通道的通畅。在制定的应急预案中应包括消防人员和其他服务人员。应事先告知他们哪些房间有潜在的感染性物质。要安排这些人员参观实验室，让他们熟悉实验室的布局和设备，这都是十分有益的。发生自然灾害时，应就实验室建筑内和（或）附近建筑物的潜在危险向当地或国家紧急救助人员提出警告。只有在受过训练的实验室工作人员的陪同下，他们才能进入这些地区。感染性物质应收集在防漏的盒子内或结实的一次性袋子中。由生物安全人员依据规定决定继续利用或是最终丢弃。

8. 紧急救助：联系对象　应在实验室内显著位置张贴以下电话号码及地址：

（1）实验室。

（2）研究所所长。

（3）实验室负责人。

（4）生物安全员。

（5）医院/急救机构/医务人员（如果可能，提供各个诊所、科室和（或）医务人员的名称）。

（6）警察。

（7）工程技术人员。

（8）水、气和电的维修部门。

（9）消防队。

9. 急救装备　实验室应配备以下紧急装备以备应急使用：

（1）急救箱，包括常用的和特殊的解毒剂。

（2）合适的灭火器和灭火毯。

（3）全套防护服（连体防护服、手套和头套——用于涉及危险度3级和4级微生物的事故）。

（4）有效防护化学物质和颗粒的滤毒罐的全面罩式防毒面具（full-face respirator）。

（5）房间消毒设备，如喷雾器和甲醛熏蒸器。

（6）担架。

（7）工具，如锤子、斧子、扳手、螺丝刀、梯子和绳子。

（8）划分危险区域界限的器材和警告标示。

六、组织和管理

临床实验的组织和管理应包括如下内容。

（1）临床实验室（包括独立医学检测实验室）或其医疗机构应有明确的法律地位和从事相关活动的资格。

（2）临床实验室所在的医疗机构应设立生物安全委员会，负责咨询、指导、评估、监督实验室的生物安全相关事宜。临床实验室负责人应至少是所在机构生物安全委员会有职权的成员。

（3）临床实验室管理层应负责安全管理体系的设计、实施、维持和改进，应负责：①为临床实验室所有人员提供履行其职责所需的适当权力和资源；②制定涉及生物安全机密信息泄漏的防范政策和程序；③明确临床实验室的组织和管理结构，包括与其他相关部门的关系；④规定所有人员的职责、权力和相互关系；⑤安排有能力的人员，依据临床实验室人员的经验和职责对其进行必要的培训和监督；⑥指定一名安全负责人，赋予其监督所有活动的职责和权力，包括制定、维持、监督临床实验室安全计划的责任，阻止不安全行为或活动的权力，直接向决定临床实验室政策和资源的管理层报告的权力；⑦指定各专业组的安全负责人，其负责制定并向临床实验室管理层提交生物安全防护计划、风险评估报告、安全及应急措施、专业组人员培训及健康监督计划、安全保障及资源要求；⑧指定所有关键职位的代理人。

（4）临床实验室安全管理体系应与实验室规模、实验室活动的复杂程度和风险相适应。

（5）临床实验室生物安全的政策、过程、计划、程序和指导书等均应形成文件并传达至所有相关人员。临床实验室管理层应保证这些文件易于理解并可以实施。

（6）生物安全管理体系文件通常包括管理手册、程序文件、安全手册及操作规程、记录等文件，应有供现场工作人员快速使用的安全手册。

（7）应指导所有人员使用和应用与其相关的安全管理体系文件及其实施要求，并评估其理解和运用的能力。

扫码"练一练"

第四节　临床实验室其他安全

实验室除了存在各种生物污染之外，还面临着其他形式的危害，如危险化学品、电离辐射等，还有可能面对火、电以及噪声等方面的危害，因此加强实验室的消防安全、放射安全及化学安全等是临床实验室安全管理不可缺少的一部分。

扫码"学一学"

一、消防安全

实验室除了化学危害以外，也必须考虑火对感染性物质播散的影响。建在病房区的临床实验室应为防火建筑。最好在当地消防部门的协助下，对实验室成员进行火灾发生时的应急演练和消防器材使用等方面的培训。

在实验室每个房间、走廊以及过道中应设置显著的火警标志、说明以及紧急通道标志。实验室应安装自动烟雾检测器和警报系统，每个监测和警报装置都应与总警报系统相连。易燃结构的建筑应提供洒水装置系统。消防器材应放置在靠近实验室的门边，以及走廊和过道的适当位置。这些器材应包括软管、桶（用于装水和沙子）以及灭火器。灭火器要定期进行检查和维护，使其维持在有效期内。不同类型和用途的灭火器见表10-6。实验室发生火灾的原因通常包括以下几种。

（1）超负荷用电。

（2）电器保养不良，例如电缆的绝缘层破旧或损坏。

（3）供气管或电线过长。

（4）仪器设备在不使用时未关闭电源。

（5）使用不是专为实验室环境设计的仪器设备。

（6）使用明火。

（7）供气管老化锈蚀。

（8）易燃、易爆品处理、保存不当。

（9）不相容化学品没有正确隔离。

（10）易燃物品和蒸气附近有能产生火花的设备。

（11）通风系统不当或不充分。

表 10-6　灭火器的类型和用途

种类	可应用于	不可应用于
水	纸、木质纤维	电路和电器火灾，易燃液体、金属燃烧
CO_2 气体灭火器	易燃液体和气体，电火灾	碱金属、纸
干粉	易燃液体和气体，碱金属、电路和电器火灾	可重复使用的仪器和设备，因为其残渣难以清除干净
泡沫	易燃液体	电火灾

二、用电安全

应建立安全用电档案，对所有电器设备都必须由取得正式资格的维修人员定期进行检查和测试，包括接地系统。在实验室电路中要配置断路器和漏电保护器。断路器不能保护人，只是用来保护线路不发生电流超负荷从而避免火灾。漏电保护器作为末级漏电保护，用于保护人员避免触电。实验室的所有电器均应接地，最好采用三相插头。实验室的所有电器设备和线路均必须符合国家电气安全标准和规范。

三、电离辐射安全

电离辐射如果使用不当，会造成人类健康损害（如诱发癌症、损伤生育能力、致畸等）和环境污染。辐射保护能有效降低辐射危害，减少周围环境污染。

（一）电离辐射保护原则

为了限制电离辐射对人体的有害影响，应该控制使用放射性核素，并遵守相应的国家标准。辐射防护的管理需要遵循以下四项原则。

（1）尽可能减少辐射暴露的时间；

（2）尽可能增大与辐射源之间的距离；

（3）隔离辐射源；

（4）用非放射测量技术来取代放射性核素。

（二）电离辐射保护性措施

（1）时间 应采取方法尽可能减少放射性物质操作过程中实验暴露的时间。在辐射区域所花的时间愈少，个人受照射剂量就愈小：剂量＝剂量率×时间。

（2）距离 在操作中，可利用各种工具增大接触距离。对于大多数 γ 和 χ 射线来讲，剂量率与同辐射源之间的距离的平方成反比：剂量率＝常数／距离^2。

（3）屏蔽 在辐射源与实验室的操作人员或其他人员之间放置用于吸收或减弱辐射能量的防辐射屏蔽，有助于控制人员的辐射暴露。一般比重较大的金属材料如铅、铁等对 γ 和 χ 射线的遮挡性能较好；β 射线一般可用有机玻璃、铝片或塑料遮挡。

（4）替代方法 当有其他技术可用时，不应使用放射性核素物质。如果没有替代方法，则应使用穿透力或能量最低的放射性核素。

四、危害性化学品安全

临床实验室工作人员不仅会接触致病微生物，也会接触多种化学危险物品，根据现行中华人民共和国国家标准《化学品分类和危险性公示 通则》（GB 13690 – 2009），危害性化学品可分为理化危险、健康危险、环境危险物质三大类。除了通过以易于识别的形式标记所有危险化学品，还应让工作人员充分了解这些化学品的暴露途径、可能危害、储存及操作要求。可以从化学品生产商和（或）供应商那里得到有关的物质安全资料卡（material safety data sheets，MSDS）或其他有关化学危害的资料。在使用这些化学品的实验室中，应可方便查阅上述资料，可以将其作为安全手册或操作手册的一部分。

1. **暴露途径** 可通过吸入、接触、食入、针刺及破损皮肤等方式暴露于危险性化学品。

2. **可能危害** 暴露于化学危害源会直接影响人体健康。已知许多化学品都有不同的毒性作用，可能对呼吸系统、血液、肺、肝脏、肾脏和胃肠道系统以及其他器官和组织造成不良影响或严重损害，有些化学品还具有致癌性或致畸性。此外，还可能导致一些不能被立即识别的对人体健康的损伤，其中可能包括协调性差、嗜睡及类似的症状，并且出现事故的可能性增大。危险化学品与人体皮肤黏膜接触可造成灼伤事故，长期反复接触一些液态有机溶剂可能造成皮肤损害，还可能出现过敏和腐蚀症状。

3. **储存** 实验室应该只保存满足日常使用量的化学品。大量的化学品应储存在专门指定的房间或建筑物内。化学品不应按字母顺序存放，而应分类存放，如无机试剂可分为酸类、碱类、盐类等，盐类试剂又可按阳离子分类，分为钠盐、钾盐、镁盐、铵盐等。一般试剂溶液可按分类情况和浓度大小顺序排列，专用试剂溶液可按照分析项目分组存放。对于使用具有剧毒性或制毒作用的危险化学品，如叠氮钠、丙酮等，实验室所在医疗机构应在当地公安机关备案，并使用专门的保存库实行双人双锁管理，认真做好出入库及使用的登记。

易燃易爆化学品的存放应格外注意。爆炸物品不得与其他物品同贮，必须单独隔离并限量贮存；可燃物质应放置于经批准的贮藏柜内，不得与氧化剂混合贮存，远离热源或打火源，避免阳光直射，贮存量应符合国家规定；工作区内存放的可燃性液体应尽可能少，保存于密闭容器内防止漏出，除使用时均应盖好；含易燃压缩气体的气瓶应根据防火和保险条例存放，气瓶阀门在不使用时必须关闭；存放可燃气体的地方应安装防爆灯和防爆开关；可燃气体或液体的操作应在适用的排风罩或排风柜中进行。

4. 化学品溢出的措施 实验室化学品的大多数生产商都会发行描述化学品溢出处理的示意图，溢出处理的示意图和工具盒都能买到。应该将适当的示意图张贴在实验室中显著的位置。当发生大量化学品溢出时，应该采取下列措施。

（1）通知有关的安全官员；

（2）疏散现场的闲杂人员；

（3）密切关注可能受到污染的人员；

（4）如果溢出物是易燃性的，则应熄灭所有明火，关闭该房间中以及相邻区域的煤气，打开窗户（可能时），并关闭那些可能产生电火花的电器；

（5）避免吸入溢出物品所产生的蒸气；

（6）如果安全允许，启动排风设备；

（7）提供清理溢出物的必要物品，这些物品包括：化学品溢出处理工具盒、防护服、铲子和簸箕、用于夹取碎玻璃的镊子、拖把，擦拭用的布和纸、桶，用于中和酸及腐蚀性化学品的碳酸钠或碳酸氢钠，沙子（用于覆盖碱性溢出物）、不可燃的清洁剂等。

总之，对化学危害应有足够可行的控制措施并确保其有效可用，保存监督结果记录。同时，要求所有人员认真执行安全操作规程，对实验室内所用的每种化学制品的废弃和安全处置应有明确的书面程序，使这些物质安全及合法地脱离实验室控制。

五、噪声

长期受过度噪声影响对人体是一种隐患。有些类型的实验室仪器（例如某些激光系统以及饲养动物的设施）能产生显著噪声，造成工作人员的暴露。可以通过噪声检测来确定噪声的危害。在资料显示噪声能控制达标的地方，可以考虑采用工程控制（例如在嘈杂仪器周围或在嘈杂区域与其他工作区域之间采用隔音罩或屏障的方法）。在不能控制噪声水平的地方，以及在按常规实验室工作人员会有过度噪声暴露的地方，就要制订听力保护方案（包括在噪声危害区域工作时的听力保护）以及用于确定噪声对工作人员影响的医学监测方案。

扫码"练一练"

本 章 小 结

加强临床实验室的生物安全管理，是重大传染性疫情防控的需要，是医院感染控制的需要，事关临床实验室工作人员和公众的健康。临床实验室管理者及工作人员应按照国家有关法律法规规定，认真履行职责，严格执行实验室安全管理制度和操作规范，采取有力防护措施，确保临床实验人员、实验样本及环境安全，促进卫生事业及临床实验室健康可持续发展，保证公共卫生安全。

（王雅杰）

第十一章 临床实验室信息管理

扫码"学一学"

> **☞ 教学目标与要求**
>
> 1. **掌握** 临床实验室信息系统的基本概念、基本要素、基本功能及条形码技术、数据通讯、自动审核等几种关键技术的临床应用。
> 2. **熟悉** 实验室信息系统的架构与组成。
> 3. **了解** 实验室信息系统的形成、历史、发展趋势以及 LIS 的质量管理、安全管理和更新维护的基本知识。

临床实验室的检测过程实现了自动化、信息化和智能化的控制，伴随着产生大量的信息。这些信息主要是一些测量分析的数据、图像甚至影像等，还有许多实验室运行所需的标本资料、质量控制、成本核算等管理型数据。临床实验室信息管理是检验医学与信息技术相互交叉的一门新兴学科，将优化检验流程，减少医疗差错，提升检验标准化，是当前既能提高检验质量，又能提高工作效率的最佳实践。

第一节 实验室信息系统的基本概念

在 ISO 15189：2012《医学实验室 – 质量和能力的要求》中提到，实验室应能提供满足用户需求的数据和信息，应有文件化程序以确保始终能保持患者信息的保密性。

一、数据

数据（data）是对事实、概念或指令的一种可供加工的特殊表达形式，它可以是数字、声音、图像、文字、动画、影像等任何一种可供加工处理的表达形式。如定量测定时用数值表示的检验结果，定性测定时的阴、阳性结果，也可以是文字描述的骨髓检验报告、细菌培养鉴定等。

二、信息

信息（information）是有用的数据，它反映事物的客观状态和规律，可能影响人们的行为与决策。根据人们的目的按一定的要求进行加工处理所获得的有用的数据就成了信息。数据和信息是内容与形式的关系，内容不能脱离形式而存在，因而信息也不能脱离数据而传递。

临床实验室信息管理是一个贯穿临床实验室工作中信息的创建、应用、分享及废弃的过程。引进先进的管理模式，融入管理思想，让云计算、大数据、人工智能全面覆盖临床实验室管理，是现代临床实验室发展的方向，它对保证临床实验室准确、高效的运营非常重要。

三、实验室信息系统与医院信息系统

实验室信息系统（laboratory information system，LIS）是指对患者检验申请、样本识别、结果报告、质量控制和样本分析等各个方面相关的数据进行管理的信息系统。它以临床实验室科学管理理论和方法为基础，借助计算机技术、网络技术、现代通信技术、数字化和智能化技术等现代化手段，对实验室样本处理、实验数据（采集、传输、存储、处理、发布）、人力资源、仪器试剂购置与使用等各种实验室信息进行综合管理，从整体上提高实验室综合效能的复杂人机系统。因此，LIS 是现代管理学、临床医学、检验医学、信息学、机械电子学以及通信技术等多学科交叉的综合学科，是医学信息学的分支学科。

医院信息系统（hospital information system，HIS）是指利用计算机硬件技术、网络通讯技术等现代化手段，对医院及其所属各部门的人流、物流、资金流进行综合管理，对在医疗活动各个阶段产生的数据进行采集、存贮、处理、提取、传输、汇总、加工生成各种信息，从而为医院的整体运行提供全面的、自动化的管理及各种服务的信息系统。换言之，HIS 就是以支持医院日常医疗、服务、经营管理、决策为目标的，用于信息收集、处理、存储、传播的医院内部各相关部门的集合。医院信息系统是现代化医院建设中重要的基础设施之一。

四、实验室信息系统的形成与发展

LIS 发展主要经历了以下几个阶段。

1. 第一代计算机临床实验室信息系统　20 世纪 60 年代数据库技术开始出现，方便了信息的管理，随后计算机逐渐引入进医院管理和医疗活动。第一代的 LIS 特点有以下几项。

（1）信息输入方式以人工键盘输入为主。

（2）LIS 和 HIS 的其他系统如收费、记账系统、病历档案系统和管理系统等大多是相互独立的小型计算机系统，相互之间很难进行数据交换。

（3）对数据信息的存储、检索和处理不够理想。

（4）LIS 主要由仪器厂家来研发。

2. 第二代计算机临床实验室信息系统　20 世纪 80 年代中期，微型计算机以其小巧、高性价比的优点，在各个领域得到普及。同时计算机通讯技术和数据库技术的快速发展也推动 LIS 和 HIS 的发展，其特点有以下几项。

（1）实现了信息输入自动化　方便迅速地将自动化分析仪检测的数据结果通过接口直接传送给计算机，由 LIS 汇总所有人工和仪器的信息打印出检验报告单。大大减少人工抄写的工作量，避免了人为误差的产生，提高了质控水平。

（2）扩大了系统的应用范围　分布式通讯方式到 20 世纪 80 年代末有了很大发展，它使得 LIS 和 HIS 都有了改进，实现了实验室与仪器之间的自动化信息传递和 HIS 与各部门的信息交换。临床医生可以在工作站提出电子化的检验申请，由护士在护理站提取这些检验申请后，采集患者样本。转送到实验室进行样本处理与上机测定，自动化分析仪将检测结果通过数据接口直接传入计算机，而手工检测结果也可以通过数据录入的方式输入并储存到实验室的 LIS 中。由专业技术人员对这些结果进行审核后即可进行网上发布，临床医生即可以在各自的终端上查看结果并打印。

（3）数据库程序设计语言（dBASE）的发展使数据库管理程序的设计更加简单。一些

经过培训的医学科研人员，可以编写应用程序，推动了 LIS 和 HIS 的普及应用。

3. **第三代计算机临床实验室信息系统**　现代通讯技术的发展和现代医学的需要，特别是自 20 世纪 90 年代中后期以来，依托 Windows 系列平台、Client/Server 结构体系、可视化编程语言（如 Power Builder、Delphi 等）、大型数据库（如 SQL Server、Oracle）等技术发展起来的第三代 LIS 有以下特点。

（1）各实验室之间、实验室和医院其他部门之间以及医院和医院之间，采用电缆、光缆、卫星通讯等技术，可以实现大于一个医院范围的信息收集 - 存储传递 - 分析 - 检索运用。采用 C/S 结构或 B/S 结构加强检验科内部管理功能，使性能更加优越更具开放性，使系统的规模、速度、安全性、稳定性更有保障。并与 HIS 部分联网，实现检验申请电子化调度和检验结果网上及时反馈，完善系统计费功能，杜绝漏费、错收费，支持功能更加强大的统计、分析功能。另外，样本采用条形码管理，从 HIS 接受检验申请，并送入检验仪器，对仪器实现双向控制，自动接收仪器检测结果，审核后生成报告单，并将检验结果通过电子报告单送回临床；并可实现实验室办公自动化的整个流程，提升管理效率。

（2）围绕着检验技术需求进行开发，形成了不同亚专业的子系统。如：针对骨髓形态学检查特点，开发图形报告系统；针对微生物检查特性，开发三级细菌报告系统；针对血库管理特点，开发输血管理系统；针对自动化仪器需求，开发通讯接口实现 LIS 与仪器各类信息的双向传输；针对标本采集的需求，开发标本采集和贴码系统以及自动的标本分拣机。

（3）建立了全实验室自动化系统（total laboratory automation，TLA）并日益完善。TLA 又称全程自动化（front to end automation），是指将临床实验室中有关的甚至互不相关的自动化仪器用轨道连接起来，并且与控制软件和数据管理软件以及 LIS 有机地结合起来，形成一个类似工业生产流水线的自动化系统，覆盖从样本接收到报告发出以及样本储存的整个检验过程，从而实现大规模的全检验过程的自动化分析。全实验室自动化主要由样本前处理系统、样本传输系统、样本分析系统、实验数据管理系统和 LIS 以及样本储存系统等部分组成。

4. **第四代计算机临床实验室信息系统**　在 21 世纪初，随着信息技术、检验医学的快速发展，第四代 LIS 的发展趋势将逐渐走向标准化、智能化、区域化、远程服务以及大数据应用。其主要特点如下。

（1）国内外形成比较完善的 LIS 标准体系，如：CLSI 的 AUTO8、AUTO10、AUTO11、GP19、LIS01 至 LIS09 等文件。遵循统一标准，将有利于提高 LIS 开发、实施、培训、运行及维护的质量和效率，实现检验结果共享和交换。

（2）LIS 实现了实验室结果的自动审核和智能解释诊断。实验室结果审核和解释是一个典型的专家任务，需要充分的利用检验医学专家的知识和经验，才能得出结论，并提供给实验室工作人员、医生、护士、患者和健康体检者等人员作为参考和借鉴。

（3）LIS 的区域化是协助一个区域内临床实验室间相互协调并完成日常检验工作，并在区域内实现检验数据集中管理和共享，通过对质量控制的管理，最终实现区域内检验结果的互认，为区域医疗提供临床实验室信息服务的计算机应用程序。典型的区域 LIS 是以县区级医疗机构的检验为中心，覆盖所属区域内的基层医疗。

（4）LIS 为患者提供了自助打印、网络查询、手机查询、短信、邮件等多种实时、快速的检验报告获取方式。尤其是网站查询和移动终端查询实现了远程取单，患者无需多次往返医院，为外地患者提供了极大的便利。

第二节　实验室信息系统的架构与组成

一、实验室信息系统的架构

LIS 的网络体系架构主要有以下 2 种类型。

1. 客户端/服务器系统（C/S 架构）　目前国内的 LIS 大多数采用 C/S 结构的管理（图 11 -1）。前端上的用户向数据库服务器发出了一个检验结果查询请求，数据库应用会把这个请求通过网络传送给服务器，然后数据库系统将执行实际的数据检索并把实际检索到的检验结果传回去。因此，这种处理所带来的好处非常明显：把处理任务划分给两个系统，将减少网络上的数据传输量。这样可降低对前端硬件的要求，只需将后端系统硬件配置好，就能够充分利用后端的资源。

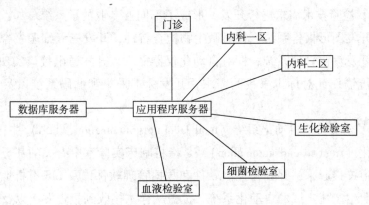

图 11 -1　客户端/服务器结构数据库系统

2. 浏览器/服务器系统（B/S 架构）　这种方式是互联网发展的主流趋势（图 11 -2），已有一些 LIS 采用 B/S 架构。随着互联网的异军突起，其独特的优势逐渐改变了人们解决数据处理的思维方式，在前端只需要标准的网络浏览器（browser），在后端建立好 Web 服务器，即可通过简单、直接的方式进行数据库的管理，不再需要每次重新配置前端的软件环境，在服务器（Web）上更新软件即可。新一代 LIS 必将与互联网结合：所有患者都可以在个人的计算机上查询到医院的检验报告；医生随时可以对患者的检验报告进行审核利用；通过实验室数据交流，新检验数据可以与患者在不同时期、不同医院的检验数据进行对比分析，从而更准确地诊断病情；专家可以根据检验结果进行远程诊断。

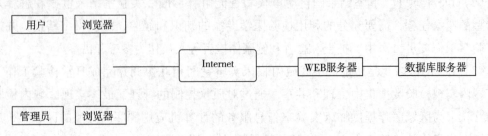

图 11 -2　浏览器/服务器结构数据库系统

二、实验室信息系统的组成

LIS 是由计算机、通信设备和网络的硬件、软件以及通信协议标准组成。LIS 的软件包括操作系统软件（最常见的操作系统是 Windows）、应用软件（如用户程序及其说明性文件资料）、数据库软件（如 Oracle、Sybase、DB2、SQL Sever 等）、通信软件（用于管理各个计算机之间的信息传输）。

构成 LIS 的网络硬件包括：计算机及其外部设备，如服务器、工作站、打印机、条形码打印机、刷卡器、条形码阅读器等；网络设备，如网络适配器、交换机、路由器、集线器等；辅助设备，如备份机、空调等。计算机设备所在环境要求通风、电压稳定、配有灭火器和电流保护装置。

（1）服务器（server） 服务器在 LIS 中承担着核心的任务，是在网络环境下提供网上客户机共享资源（包括查询、存储、计算等）的设备，具有高可靠性、高性能、高吞吐能力、大内存容量等特点，并具备强大的网络功能和友好的人机界面。

（2）工作站（workstation） 工作站即普通电脑，在网络中主要是充当客户端的角色，提供本地的计算机服务。

（3）网络适配器（network adapter） 又称网卡或网络接口卡（network interface car, NIC），它是使计算机联网的设备。网卡（NIC）插在计算机主板插槽中，负责将用户要传递的数据转换为网络上其他设备能够识别的格式，通过网络介质传输。

（4）集线器（hub） 主要功能是对接收到的信号进行再生整形放大，以扩大网络的传输距离，同时把所有节点集中在以它为中心的节点上。当以 Hub 为中心设备时，网络中某条线路产生了故障，并不影响其他线路的工作。集线器与网卡、网线等传输介质一样，属于局域网中的基础设备。

（5）网关（gateway） 在传输层上以实现网络互联，是最复杂的网络互联设备，仅用于两个高层协议不同的网络互联。网关的结构也和路由器类似，不同的是互联层。网关既可以用于广域网互联，也可以用于局域网互联。网关是一种充当转换重任的计算机系统或设备。在使用不同的通信协议、数据格式或语言，甚至体系结构完全不同的两种系统之间，网关是一个翻译器。与网桥只是简单地传达信息不同，网关对收到的信息要重新打包，以适应目的系统的需求。同时，网关也可以提供过滤和安全功能。

（6）网络传输介质 指在网络中传输信息的载体，常用的传输介质分为有线传输介质和无线传输介质两大类。有线传输介质是指在两个通信设备之间实现的物理连接部分，它能将信号从一方传输到另一方，有线传输介质主要有双绞线、同轴电缆和光纤。无线传输介质是指在两个通信设备之间不使用任何物理连接，而是通过空间传输的一种技术。无线传输介质主要有微波、红外线和激光等。

（7）条形码设备 条码是指印在纸或其他特殊介质上的黑白相间隔、粗细不同的系列标识线条，通过条码阅读器可方便地将条码信息读入到电脑中。例如医生开出检验申请单，系统同时就会打印出带有患者资料及申请项目等信息的条码贴在样本采集器上，然后将样本送到临床实验室，在临床实验室就可以通过条码扫描仪轻松将此样本的患者标识信息及申请检验信息读入电脑，大大减轻了人工操作量及提高了数据的准确性。现在许多全自动化仪器也提供条码阅读装置，只要在试管上贴相应的条形码，仪器就自动进行相关项目的检测。

三、实验室信息系统的技术标准及设计依据

我国的 LIS 经过几十年的发展，极大地提高了实验室的工作效率和管理水平。不同的公司、厂商的 LIS 产品层次不一、各有特色。一方面存在 LIS 研制开发标准不一、数据名定义不同、理解不同、内涵不同的现象，这就使这些信息之间的交换变得困难；另一方面，自定义字典库随意性大，基本字典库的维护，如人员、费用、科室等医院基本项目，各个医院只根据自己的现有应用水平以较简便的方法进行定义，无统一的标准和规则可遵行。这就导致数据难以共享，数据利用不充分。

当前，临床实验室主要的质量管理体系有 ISO 15189《医学实验室质量和能力的要求》、CAP Checklist《美国临床病理学家协会检查列表》、JCI《国际医疗卫生机构认证联合委员会临床实验室评审标准》、《医疗机构临床实验室管理办法》（卫医发〔2006〕73 号）等。这些质量管理体系均有专门章节或条款对实验室信息系统作规范化、标准化的要求，内容涉及计算机软硬件、检验数据全过程管理、信息安全性和保密性等。按质量管理体系要求，建立并不断完善适合实验室自身特点和现状的 LIS，对提高临床检验质量和效率具有积极的促进作用。

（1）ISO 15189：2012《医学实验室 – 质量和能力的要求》由国际标准化组织（International Organization for Standardization，ISO）临床实验室检测和体外诊断实验系统技术委员会（Clinical Laboratory Testing and In Vitro Diagnostic Test Systems，TC212）制定（以下简称"ISO/TC 212"），详细规定了医学实验室应该满足的质量和能力方面的要求。明确规定 LIS 的职责和权限。LIS 系统的权限由实验室主任来分配，授权进入 LIS 的人员应维护所有计算机和信息系统中患者信息的保密性。信息系统在使用前、调整后，均需进行确认和验证。LIS 可通过接口与电子病历相连，将患者检测结果及时传达给临床。实验室应定期审核并记录计算机处理患者数据的过程及结果，采取措施保证数据的准确性。实验室应提供患者数据在一定时间内的"在线"检索，包括检验结果、参考区间、检验报告备注、样品备注、技术备注等数据。在 ISO 15189 认可实践中，LIS 作为当前支撑实验室日常业务运行的必要手段，一方面通过认可，完善和改进了 LIS 的相关功能，提高了科室的服务和管理的质量，同时又促进了科室整个 ISO 15189 体系的建设和完善。其中，完善 LIS 的 TAT 节点管理，规范了分析前样本的运送；发报告时限的监控，缩短了 TAT，有利于提高临床医患满意度。

（2）HL7   美国卫生信息传输标准（Health Level Seven，HL7）是由美国国家标准学会（ANSI）批准颁布实施的医疗卫生机构及医用仪器、设备的数据信息传输标准。"Health Level Seven"直译为健康第七层，原意指在国际标准化组织的开放系统互连（open system interconnection，OSI）的网络七层模型中，HL7 作为第七层即应用层的相关标准，它也是模型的最高层。应用层关注定义数据的交换，互换的同步和检查应用程序通信的错误，还支持如安全检查、参与者身份的识别、可用性检查、交换机制协商和最重要的数据交换结构等功能。HL7 标准侧重于描述不同系统之间的接口，这些系统用于发送或接收住院登记、出院或转院（ADT）数据、查询、资源、患者预约、医嘱、检查结果、临床观察、账单、主文件的更新信息、病历、预约、患者转诊和患者保健等。HL7 采用消息传递方式实现不同软件模块之间的互连。

（3）LOINC   当前大多数实验室在标识检验项目或观测指标时采用的是自己内部独有的代码，这样临床医疗护理系统也只能采用结果产生和发送方的实验室或检测指标代码，

否则，就不能对其接收到的这些结果信息加以完全的"理解"和正确归档。而当存在多个数据来源情况下，除非花费大量财力、物力和人力将多个结果产生方的编码系统与接受方的内部编码系统加以对照，否则上述方法就难以奏效。因此 LOINC 数据库提供了一套通用名称和标识码（约 34000 条标准的检验项目名称与代码），用于标识实验室检验项目和临床观察指标的医嘱和结果概念，来解决上述问题。LONIC 在数据库表之外建立了 4 万多条有关概念的首选术语以及 4 万多条相关术语，实验室部分所收录的术语涵盖了化学、血液学、血清学、微生物学以及毒理学等常见类别或领域。还有与药物相关的检测指标，以及在全血计数或脑脊液细胞计数中的细胞计数指标等类别的术语。

（4）我国某些在信息化建设较为领先的省份，已经批准了一系列重要的医学实验室信息标准。试验项目可以说是临床实验室的核心，仪器、设备、人员、标本等都围绕试验项目进行配置，是临床实验室数字化的基础，也是数据共享和交换的基础。DB33 T 894 – 2013《临床实验室试验项目分类与编码》规定了临床实验室试验项目的分类与编码。因为临床检验涉及医生、护士、患者、检验等多个不同人员，涉及多个不同部门，DB33 T 893.3 –2013《临床实验室信息系统工作流程规范》用来规范检验工作中谁做什么、怎么做以及做的前后次序，规范临床实验室的操作。DB33 T 893.1 – 2013《临床实验室信息系统基本功能规范》，对软件的功能框架和基本需求进行了详细说明，主要规范软件开发商的软件开发。DB33 T 893.2 –2013《临床实验室信息系统数据传输与交换》，主要实现检验结果数据的共享和交换，达到信息互联互通。

第三节　实验室信息系统的要素和功能

LIS 给临床实验室管理带来全面、深远、革命性的影响，给临床实验室管理的方法、组织、决策都带来全新的概念。现对 LIS 应具备的主要要素及 LIS 功能分述如下。

一、实验室信息系统的基本要素

1. **实验室管理自动化**　LIS 为实验室的各种操作和管理职能提供了智能化、行之有效的自动化脚本，从而最大限度地提高实验室自动化管理水平。可从样本申请、检测、结果录入、数据计算和判定、结果审核、发布检验报告、"危急值"报警，到向临床科室发送数字结果、进行统计分析等通过 LIS 均可自动进行。

2. **数据采集自动化**　LIS 应具备多种仪器分析数据的自动采集功能，为各种常见分析仪器与 LIS 间的直接连接提供自动化脚本。当仪器本身带 PC 工作站或能够连接互联网时，则可以采用开放式的数据接口技术与 LIS 之间进行数据通信。

3. **数据处理自动化**　LIS 可根据用户要求进行自动化数据处理，包括对采集数据按照实验室的设定进行系列计算、自动转换计量单位、采用各种数字格式以适应实验室对某些图表及有关数据的要求、处理多谱图、进行图像分析处理等。

4. **满足实验室质量管理的相关认证/认可体系**　LIS 系统方案设计必须遵循实验室质量管理相关认可/认证体系的有关标准。

5. **开放式的操作平台**　LIS 应该可以在各种操作系统平台运行，如 windows、unix 和 linux 等，可以使用任何遵守 ODBC 标准的数据库，如 Oracle、SQL Server 等。应能和各种第三方设备、软件相连接，使其成为各种信息系统集成，成为各级管理信息系统的一个组成部分。

6. 可扩充及可修改性 随着实验室工作量、信息量的改变及增加，信息系统的建设要充分考虑其可扩充性及可修改性。另外，随着互联网的普及，LIS 应具备仪器的远程测量和远程控制、虚拟实验室方面的功能潜力。

7. 信息系统的安全性 LIS 要能够预防存储资料的丢失、篡改和窃取，防止计算机病毒的入侵，同时注意对患者检验结果隐私权的保护，以及内部管理资料的保密性等。

二、实验室信息系统的基本功能

实验室信息系统的功能并非固定不变的，不同的发展时期、信息背景、实验室规模、工作量及工作模式等均可能对 LIS 有不同的要求。LIS 向实验室的服务对象提供检验申请、标本采集、结果查询等功能，与 HIS、EMR 等不同医疗信息系统进行数据集成和交换，辅助临床医疗决策。针对不同规模、性质、类型的临床实验室，LIS 的基本功能需求是通用一致的，基本结构见图 11 - 3。LIS 的主要功能包括以下几个方面。

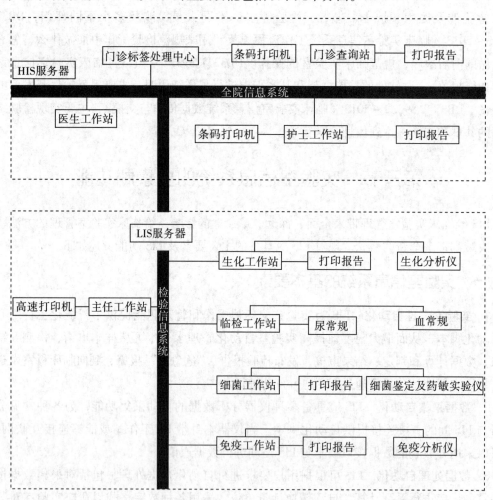

图 11 - 3 临床实验室信息系统基本结构示意图

（一）LIS 在标本全流程管理中的应用

LIS 对检验过程（标本全流程）的信息化管理主要包括检验前过程、检验过程、检验后过程三部分，具体可以细分为以下过程。

1. 申请管理 目前，绝大多数医院的 HIS 已经实现电子医嘱，医生在医生工作站就可以对门诊或住院病区的患者开具检验电子申请单。检验项目选择方式有：下拉式菜单、选择式输入、智能化推荐。

2. 收费管理　按医院管理要求，在检验申请、医嘱执行、实验室接收标本、检验完成等阶段中，选择一个时间点执行检验收费。通过直接或调用 HIS 的收费功能完成检验收费。患者可自助完成付费操作，如诊间付费、自助机付费、第三方交易平台，减少就诊排队次数。体检或外来标本，根据医院实际情况作相应处理，如临时挂账、记账、定期结算等。

3. 采样管理　正确采集标本是分析前的重要质量控制环节。在标本采集界面，应提示采集要求、处理标本注意事项。采集人员在准备容器时，直观显示患者准备、采集部位、容器选择和添加物、采集/分装次序、标本类别和数量、特定采集时间等信息，从而保证标本的采集质量。通过患者标识、申请时间等条件，检索、确认检验申请，确认患者身份，避免抽错标本。

扫码"看一看"

系统记录标本的采集日期和时间、采集操作者和工号等信息，特殊项目可记录尿量、体温、采集部位等附加信息。记录采样时的特殊情况，如昏厥、哭闹、抽血不畅等，包括重新采样。备注从标本采集至实验室接收之间的处理要求，如运送、冷藏、保温、立即送检等。标本标签宜采用信息量较多的条形码标签。

4. 标本流转　需记录每次标本交接的日期和时间、运送人员、工号及运输方式。可查询运送过程中的标本数量及具体信息。将时间节点控制应用到标本流转环节，为管理者提供有效的流转时间监控分析数据。支持在各节点中或对某个特殊环节设置预警功能，提示运输时限要求。一旦有急诊标本，从医嘱下达、护士采集、采集后转运、检验科标本接收站等实时报警提示。一旦出现危急值结果，从仪器传输、结果审查、报告发送、临床结果查看等环节逐一预警。标本一旦采集，提供超时检测标本的预警，提供漏查项目的预警。

5. 标本核收　确认接收标本，记录接收标本的日期和时间、接收人及工号。提示需要优先处理的标本。支持不合格标本拒收，记录操作者、原因、处理情况、处理时间。支持不合格标本重新采样，提供新的唯一标识。可查询和打印检验任务清单，内容包括唯一标识、顺序号、姓名、患者标识、标本名称、检验项目等。提示分析前准备信息，如离心类型、时间、分装和储存、标本容器等。

6. 分析前准备　按照标本分组编制标本号，对于标本分装后形成的新标本，给予新编标本号。支持查询和打印检验任务清单，微生物标本可打印检验工作单和多张条形码标签。提示分析前准备信息，对于特殊标本，有快速处理模式。实时记录前处理设备处理标本的状态，如：标本识别、离心、去盖、分装的状况和位置等。能提供标本处理的报警信息。支持不合格标本处理，记录原因，通知临床相关部门。

7. 室内质量控制　每个质控项目都设置质控参数，包括质控品的靶值、标准差、质控品的水平、使用期限及固定质控编号等内容。每个检测系统的质量控制文件应该记录质控品的批号、有效期、指定质控值、质控品检测结果。支持不同分析项目采用不同质控规则来分析判断当前质控状态，可采用一条质控规则，也可几条质控规则联合应用。当有质控出现失控时，LIS 会给出提示并说明违反哪一条规则。LIS 应能自动获取仪器的质控品测量结果数据，支持手工录入质控数据，支持每个患者的检测结果可链接到相关质控结果。应具备高效的质控数据统计能力，可对当月、逐月和累计的质控数据进行原始和在控数据分析，计算质控数据的均值、标准差和变异系数等数据，方便实验室对质控数据进行统计分析，并可以将相关数据导出为 Excel 表格便于做后期整理和报告。

8. **分析中管理（数据通讯）** LIS 在应用过程中，除了用户所接触到的工作站操作界面外，还有一个重要的功能就是数据通讯，数据通迅一般在系统后台全天候运行。目前主要有两种方式：单向通讯和双向通讯。①单向通讯：仪器只向接口程序发送检验数据，不接收接口程序发出的任何指令。②双向通讯：仪器不仅向接口程序发送检验数据，还能接受从接口程序发出的指令。目前，检验仪器双向通讯模式有实时模式、批模式。LIS 都有与实验仪器联机并接收仪器发送数据的功能，要实现条码化标本进入仪器后自动识别和自动测定，通讯程序必须实现双向通讯的功能。检验仪器的数据采集主要通过串口通讯、USB 端口通讯、TCP/IP 通讯、定时监控数据库和手工录入等几种方法。为实现与不同品牌、不同型号仪器设备的通讯，结果数据的自动接收和对仪器请求信号的自动应答，LIS 采用通用软件模块配备可修改的参数配置文件，并支持 RS - 232、TCP/IP 等底层通讯协议。经编写特定的数据接收程序后，LIS 可以实时接收仪器发送出来的测定数据。

9. **分析后处理** 支持获授权人员对检验结果进行系统性的分析。修改检验结果应显示标记并进行记录，记录内容包括修改原因、原始数据、修改人员、修改时间等。应对修改已通过审核结果的权限进行控制，经批准后召回检验报告并联系医生、患者等相关人员，记录召回原因、原始数据、修改人、修改时间等。监控危急值项目，确认危急值结果（critical results，CR），并实时通过报警等方式通知相关人员审核。能根据已有检验项目结果和指定的计算公式自动获得计算项目结果。参考区间应区分性别、年龄以及生理周期。年龄段应支持新生儿、婴幼儿、儿童、成人、中年、老年等。异常结果使用醒目标记，如采用不同颜色、字体进行区别。可提供附加的数据处理，包括：多台仪器数据并入一个报告；多个标本号检验结果并入一个报告，如葡萄糖耐量试验；结果修改，重新生成计算项目结果；申请项目与检验结果的一致性检查，如多做、少做、错做。

10. **结果报告（自动审核）** 对于每个项目从检测到报告均有一定的专业质量要求，如：血细胞分析复检标准制定协作组制定的复检规则。实验室可在 LIS 设置自动审核（auto verification，AV）程序，将审核规则输入并进行验证，确认适用于自己实验室。标本审核时根据规则判断项目结果的合理性和正确性，实现软件对检验结果的自动初审筛查。自动审核通过时，可自动发布结果。自动审核不通过时，显示原因，由检验者审核后，再发布结果。支持自动审核逻辑规则的增加、删除、修改和验证。审核规则可分以下几类：①范围确认类，如项目的检测性能参数、分析范围、检出限；项目的医学决定水平或在临床诊疗中有关键指导意义的检测值；与临床确定危及生命的重要指标的危急值或警戒值范围。②联合判断类，根据检测项目之间的相关性来建立的，包括运用计算公式，或者由仪器自身报警信息联合计算结果设置。③历史审核类，根据检测指标本身代谢的生理特性，结合临床诊疗周期设置。④特殊规则类，根据患者特殊年龄、特殊病种设置。

11. **查询统计** 可自动监测各阶段的标本周转时间，如实验室周转时间。可按质量管理体系要求，监控、查询、统计和分析检验前、中、后有关的各类质量指标。可通过网站、邮件、短信、传真、电话等方式发布检验报告。可提供自助查询并打印报告的功能。

12. **标本保存** LIS 支持对标本处理全过程实施监控，可追溯到各阶段的操作人员。支持对已保存标本的复查和进一步追加检验，记录保存人、保存时间、保存位置，包括冰箱号、位置号等。销毁标本时，记录销毁人、销毁时间。

（二）条形码技术的应用

条形码（barcode）是指由一组规则排列的条、空及其对应字符组成的标记，用以表示

一定的信息（图 11 - 4）。标本的整个检验过程应
有唯一性标识，一般用条形码方式显示。在标本
标签、报告单、接收单、回执单等应采用同一个
唯一性标识；一条检验申请，有多个标本或需执
行多次时，每个标本应有自己的唯一标识；一条
申请需要对多种不同标本进行测试时，如内生肌
酐清除率试验，有血清、24 小时尿两个标本，相
关的每个标本应有唯一标识，这样才能确保系统

图 11 - 4　临床实验室全信息条形码

的规范化管理需求。门诊一般以患者 ID 号作为唯一标识，病区则以患者的住院号为唯一标
识。回执单内容包含患者资料、医嘱号、条形码、检验项目、取单日期和时间、地点等
信息。

目前实验室的全自动分析仪基本使用一维条码和二维条码，常见的一维条码有 Code39、
Code128、NW7、ITF25 码等，而二维条码主要用于试剂管理。实验室应基于自身现有仪器
所能识读的条形码种类来选择将要应用的条码，可先查阅所有具有条码识别功能的自动化
仪器使用说明书，从中筛选出自动化仪器能够共同识读的条码类别。如果有多种条码类别
可供选择，应优先选择具备校验码的，可进一步降低读错率。实验室也可根据分析设备和
检验医嘱号的实际情况，增加校验位算法，如 Code39 码的（MOD 46）算法，来确保正确
读取条形码数据。根据分析设备对条形码的识别能力、血液采集用试管规格的需求，建议
条码高度为 12 ~ 16mm，宽度 50 ~ 70mm，检验医嘱号 1 ~ 13 个字符。打印条形码的不干胶
选用厚度薄、黏性好、防静电处理的材料。条形码可采用针式打印机、喷墨打印机、激光
打印机或专用条码打印机打印。

实验室工作中常用到检验医嘱号和标本号。医嘱号是检验医嘱在 LIS 执行时生成的流
水号，它对应检验医嘱执行表中的一条记录。标本号就是操作者在分析标本时编的号码
（规则是日期＋组合＋序号，如 20021123CBC005）。两者是一对一关系，在 LIS 系统内部可
以自动转换。标本号是采用自动编号技术，系统按检验分组从 1 开始自动编号并连续递增，
而医嘱号并不是连续的，因此实验室人员通常采用标本号来管理标本。在实际应用中，每
批标本依据标本号有序地放置在试管架上，结合双向通讯、信息系统，可以实现分析前、
中、后的全程自动化处理。

（三）LIS 在试剂、耗材管理中的作用

LIS 可对试剂、耗材进行管理，包括申请、入库、领用、库存超限、有效期报警、厂商
与供应商信息、订购未到试剂等管理功能。可根据本实验室以往试剂消耗量自动地推算出
今后每一段时间的补充量，以免盲目补充而积压浪费，或出现不能及时准确预测今后补充
量而未能及时补充试剂、影响工作的现象。入库时，由工作人员核对试剂类别、名称、数
量是否准确；核对试剂的运输条件是否满足试剂说明书的要求；进行外观验收并检验试剂
是否在有效期内，检查合格后打印条形码张贴每个试剂盒。试剂上机使用时刷条形码，记
录每个标本的使用试剂批号、开启时间、失效时间及开启人。LIS 应保存影响检验性能的每
一试剂和耗材的记录。LIS 可记录试剂或耗材直接引起的不良事件和事故。例如生化技师要
了解生化室试剂使用情况，LIS 可随时阅览生化范围内使用的全部试剂或某一试剂情况。管
理者可通过它及时了解到试剂库存量、单位时间消耗量等。目前许多医院实验室实行了成

本经济合算，管理者可从此项功能中及时地了解到任何一段时间的资金消耗情况，以便及时调整。

（四）LIS 在行政管理、卫生经济管理中的作用

LIS 在管理决策中的作用有以下几项。

（1）LIS 相当于给临床实验室配备了大脑和神经　LIS 的运用，使管理者可以实时掌握不断变化的信息，沟通各环节、各阶段；参与临床实验室各项管理工作，防止人为因素的干扰；更重要的是管理信息系统通过对大量数据的处理，可产生各级管理所需要决策信息，让决策建立在可靠的数据基础上，减少了决策的失误。同时，它也提供了必要的科学决策及预测的手段。

（2）LIS 帮助管理者提高管理质量　它可使管理者变事后管理为事前管理，及时、全面、准确的信息一方面提高了实验室管理的质量，使临床实验室管理工作由被动变为主动；另一方面又提供了事前分析及预测的可能性，改变过去单纯从编制计划到调整计划的管理方式。传统方式因信息滞后、实验室实际工作的千变万化，迫使管理者忙于处理实际工作中不断出现的各类问题。采用 LIS 可以以计划为中心，发生偏离可及时调整；做到实时处理，工作变被动为主动。另一方面，即使发生问题，借助于计算机的帮助，也可作出迅速的反应，能得到及时准确的处理。

（3）LIS 帮助管理者极大地提高管理效率　它可使管理者从事务性工作中脱身，不必再花很多的精力去收集数据、处理数据、编制报表，可花更多的精力去考虑如何提高临床实验室管理工作的科学含量，提高决策水平，更多地完成创造性的工作。

（4）LIS 使临床实验数据规范化、标准化　它使数据收集更及时、更完整、更准确、更统一。可事先规定数据收集的时间，以保证数据的时效性；可事先规定数据提供的数量、规格，以保证数据的标准化；可事先设定数据提供的范围，以保证数据能及时准确供给需要的部门；可事先规定数据存储要求，以保证临床工作资料的完整、系统且不至于重复，还可为定量分析处理问题提供全面的资料。

（5）LIS 的运用建立了临床实验室与其他科室联系沟通的有效渠道　可以通过 LIS 与 HIS 的融合，了解患者信息、对急危重患者的检测结果进行及时通报、不合格样本网上回退、发布新技术新业务信息等，形成闭环的危急值报告管理和标本全过程的监控管理；也可及时收集临床需求、倾听临床呼声。

（6）LIS 的运用可提高管理者的决策水平　LIS 在数据库、知识库、模型库的支持下，可提供必要的决策支持。一方面，提供各级决策所需要的内、外部信息；另一方面，也提出处理问题所需要的专业知识及决策模型，提出可供选择的多个可行方案及每个方案的优、缺点，提出影响决策的约束条件以及建议采用的最佳方案，帮助进行决策，避免决策中较多的人为因素，从而提高决策的科学水平。

第四节　实验室信息系统的安全管理和维护

随着技术的进步，实验室信息系统的设计和建设不可能一步到位，实验室信息系统的质量管理、安全以及不断更新与维护就显得尤为重要。

一、实验室信息系统的安全管理

1. 人员 实验室应制定使用信息系统的使用人员、新上岗员工以及信息系统应急预案的培训与考核计划。应对员工的操作能力，至少对信息系统新增功能、信息安全防护和执行信息系统应急预案的能力进行每年 1 次的评估。

2. 设施和环境条件 为保证计算机系统正常运作，应提供必要的环境和操作条件；计算机及附加设备应保持清洁，放置地点和环境应符合厂商的规定（如通风、静电、温度、湿度）。应为实验室信息系统（LIS）服务器和数据处理有关的计算机配备不间断电源（UPS），以防止 LIS 中数据的损坏或丢失。

3. 信息安全管理

（1）实验室及信息部门应建立和实施程序，始终保护所有计算机和信息系统中数据的完整性，防止意外或非法人员获取、修改或破坏。

（2）不应在实验室计算机中非法安装软件。USB 使用宜有授权。

（3）如果其他计算机系统（如药房或病历记录）的信息可通过实验室的计算机系统获得，应设有适当的计算机安全措施防止非授权获得这些信息。

（4）应设有适当的计算机安全措施，防止通过其他计算机系统（如药房或病历记录）非授权获得任何患者实验室信息及非授权进行更改。

（5）应保护机构内部和外部通过网络传输的数据，以免被非法接收或拦截。

（6）LIS 应能识别及记录接触或修改过患者数据、控制文件或计算机程序的人员信息。

（7）实验室应建立有效的备份措施防止硬件或软件故障导致患者数据丢失。定期检查备份的有效性。

二、实验室信息系统的更新与维护

在 LIS 的使用过程中，常碰到一些不能完全满足实验室的期望运行。一方面是由于由设计阶段的问题所致；另一方面是由于临床工作的开展，不断产生新的系统需求。发展到一定阶段，LIS 功能的不健全必然影响实验室工作，因此，需要对 LIS 进行更新和维护，LIS 维护甚至比开发更为重要。

（1）定期进行数据库系统的维护与管理，减少冗余数据，提高系统的服务能力，才能使 LIS 长期、安全、稳定地运转，发挥其应有的作用。

（2）结合实际需求，确定适当的目标。LIS 项目建设是一个长期的过程，切忌贪大求全，追求"一步到位"，实际上永远都不存在"完全解决方案"。比较好的方法是"整体规划，分步实施"，强调整体规划是为了 LIS 与 HIS 的整合，与 Internet 等的互通，以及不断增长的用户需求；强调分步实施是为了减少投资，解决实际问题并减少风险。

（3）新增加的功能模块，在系统管理具体要求上应符合管理规范。在应用之前，应经过必要的系统测试并形成完整的测试报告和用户使用报告。要提供系统需求、代码编写、系统维护和进一步开发、应用所需要的资料文档。

（4）LIS 涉及医嘱、电子病历、收费、检验、仪器等系统，这些系统涉及不同功能和用户，具有不同的作用和意义，共同组成实验室的信息生态链。不断完善标准体系，建立信息开放和共享机制，提升实验室的信息化、数字化、智能化水平。

（5）应对停机维护的时间进行合理安排以尽量减小对患者医疗护理服务的影响，通常选在周末或晚上临床工作的低谷时段。所有非程序性停机、故障原因和所采取的纠正措施都应记入维护记录并长期保留，以备操作人员追踪在计算机系统进行的任何工作。

三、实验室信息系统的应急预案

应建立 LIS 的应急预案，包括服务器突发故障以及系统超负荷的应急处理流程和人员安排。当各工作站发现计算机访问数据库速度迟缓、不能进入相应程序、不能保存数据、不能访问网络、应用程序非连续性工作时，要立即向信息主管部门报告。当计算机系统遇到严重故障，可能影响到患者就医的情况时，应向实验室主任报告。一般在发生网络整体故障达 3 小时以上，实验室检查转入手工操作。故障排除，系统恢复之后，对故障期间的数据进行补录或恢复，保证数据完整、可用，确保故障前后的数据保持一致。门诊、急诊等检验部门是应急预案的重点部门。另外，牵涉面较大的设备，如主服务器、主交换机、磁盘阵列等，是重点设备，应使用双备份。可根据风险评估结果，对有可能造成重大损失的部分，优先制定应急方案，并在发生问题时优先启动、优先恢复。应急响应涉及到 LIS 系统相关的各个部门，必须保证应急措施切实有效，可操作性强。

本 章 小 结

临床实验室信息管理是检验医学与信息技术相互交叉的一门新兴学科，主要对患者检验申请、样本识别、结果报告、质量控制和样本分析等各个方面相关的数据进行信息管理，并逐渐向标准化、智能化、区域化、远程服务以及大数据应用等方向发展。实验室信息系统由硬件和软件组成，系统架构目前以 C/S 架构为主，也有一些采用 B/S 架构。LIS 的设计还要使实险室管理符合国家的相关法规，要符合国家或国际上实验室认可/认证的标准，如 ISO 15189、CAP Checklist、HL7。LIS 的主要功能包括：标本全流程管理、条形码技术、试剂和耗材管理以及行政管理和卫生经济管理等。结果和信息是医学实验室的产品，计算机系统可被各种方式损坏或破坏，应制定安全管理制度，定期进行更新与维护，建立应急预案并演练，来确保 LIS 的平稳运行。

（陈　瑜）

扫码"练一练"

第十二章 临床实验室咨询服务

教学目标与要求

1. **掌握** 分析前、分析中和分析后等不同阶段临床实验室沟通咨询的主要内容。
2. **熟悉** 临床实验室全面质量管理体系中临床医师、护士和样本运送人员在保证检验质量中的作用；分析前、分析中和分析后阶段临床实验室与临床相关科室沟通的各种方法和途径；检验医师在临床实验室咨询服务过程中的作用。
3. **了解** 临床实验室提供咨询服务的实施过程和效果评价。

ISO 和 CNAS 均将结果的解释、进一步检查的建议以及检验项目的咨询服务都归为临床实验室的业务范围，提示临床实验室已经不只是收样本、做检验、发报告的单纯技术工作科室，而应该积极主动地参与到临床疾病的预防、诊断、治疗、预后评估等医疗活动中，加强与临床的沟通和交流，成为为疾病诊疗提供实验室诊断信息的诊断科室。

第一节 临床科室在临床实验室全面质量管理中的作用

作为为临床诊疗提供实验室诊断信息的诊断科室之一，与超声、影像、病理等诊断科室相比，临床实验室提供的诊断信息约占 70% 以上。如此巨大的诊断信息量，如何确保其正确可靠就显得至关重要，这就要求临床实验室必须建立全面质量管理体系，这一过程需要临床科室各方人员与临床实验室共同参与，协作完成，临床科室在实验室全面质量管理体系的建立过程中起着重要的作用。

一、临床实验室全面质量管理体系

全面质量管理（total quality management, TQM）体系是指对临床检验全过程进行标准化管理，按照系统学原理建立起一个质量管理体系，认真分析、研究体系中各要素的相互联系和相互制约关系，以整体优化的要求处理好各项质量活动的协调和配合，使可能影响结果的各种因素和环节都处于受控状态，从而保证检测结果的准确可靠。

具体而言就是建立从临床医师开出检验申请开始到实验室完成试验检测，以及审核发出报告和结果的解释咨询等全过程中一系列保证实验质量的方法和措施。

一个完整的临床实验室检验过程一般包含多个横向（直接）过程：医生正确选择项目、开出检验申请、患者准备、护士采集样本、样本运送人员送样本、实验室接收与处理样本、分析测定样本、核实与确认检验结果、发出检验报告、临床反馈信息、正确应用报告诊疗等。依据样本横向流程，可以将检验过程划分为分析前、分析中和分析后三个阶段。同时，也会涉及多个纵向（间接）过程，这些纵向过程主要包括：①临床医生应掌握每项检验项目的实验诊断原理和临床意义，不断与实验室工作人员进行信息交流，以便能根据患者的临床表现、体征和病史正确地选择项目。②护士应熟悉每项实验对样本的要求，熟练掌握各类样本的正确采集方法和操作技术。③样本运送人员应了解各类样本运送、保存的要求和注意事项。④临床实验室工作人员应进行仪器设备校准维护、试验方法选择和评价、试剂质量监控、检验质量控制、结果审核和解释等实验室检测和质量保证工作。

以上临床检验全过程各环节的标准化控制，就是全面质量管理体系的重要内容。实验室全面质量管理体系的建立与实践是检验报告准确可靠的保证，也是实验室举证的重要依据。

二、临床科室对临床实验室全面质量管理的影响

临床医生、护士、样本运送人员和实验室工作者对临床实验室全面管理体系的建立都具有重要影响，任何环节的差错都将导致最后的检验结果不能真实反映患者实际状态。其中，分析前检验质量管理是全程检验质量管理体系的重要组成部分，且由于分析前检验质量影响因素多、人员涉及面广、质量缺陷的隐蔽性及质量责任难以确定等特点，分析前质量管理难度非常大，需要临床实验室与临床科室密切沟通和配合。

临床实验室应主动向临床科室宣讲临床各方人员在分析前检验质量管理中的重要作用，临床科室也应充分认识到分析前检验质量的重要作用，必要时应向实验室咨询和沟通，保证分析前检验质量。

（一）临床医师在实验室全面质量管理中的作用

临床医师应当熟悉检验项目的临床意义和影响因素，熟悉疾病发生、发展过程中检验指标变化的内在机制及检验项目的诊断性能，选择适合病情需要的检验诊断项目或项目组合，关注检验项目的有效性、时效性和经济性，指导各类样本正确采集，并能与实验室工作者有效沟通，正确分析检验结果，为疾病诊疗提供有效信息。

1. **正确选择检验项目或项目组合**　近年来，循证医学和循证检验医学在医学领域中迅速兴起。循证检验医学要求临床医师熟悉检验项目的诊断性能和临床价值，正确选择检验项目及其组合，合理地利用实验室资源，避免不必要的检查干扰诊断和治疗。正确选择检验项目的基本原则是熟悉检验项目的有效性、时效性和经济性。

（1）有效性　即检验项目的诊断价值。临床医生应熟悉常用诊断性试验的敏感度、特异度、似然比（likelihood ratio，LR）等诊断性能指标，并能较准确估算疾病验后概率。在进行疾病普查时，应选择敏感度较高的检验项目；当需确诊某疾病，应选择特异度较高或阳性似然比较高的检验项目。

（2）时效性　临床医师应依据病情发展变化恰当地选择样本采集时机，并结合诊断性试验的性能特点合理选择检验项目或项目组合。如临床医生应根据感染性疾病诊断试验的窗口期正确选择试验，否则不但会给患者增加不必要的负担，还可能得出错误判断而导致误诊。

（3）经济性　临床医师还应关注检验项目的经济－效益关系，合理地选择检验项目。在保证及早确诊或向临床提供有效诊断信息的前提下，尽量选择费用较低的检验项目，减轻患者的经济负担。如乙肝病毒感染普查时，可以选择较为经济的乙肝标志物酶联免疫吸附法（ELISA）作为筛查试验；确诊或疗效监测时，可选择成本较高、特异性较好的化学发光法进行乙肝标志物定量检测，或采用荧光定量 PCR 法对乙肝病毒拷贝数进行

定量分析。

2. 指导患者准备和样本采集　患者情况和状态对患者生理指标有重要影响，一些非疾病的分析前因素，如生理性变异、生活习性以及临床用药对检验结果均有不同程度的影响。临床医师应了解患者状况对检验结果的可能影响，将相关要求和注意事项告知患者，要求患者配合并正确采集各类检验样本，避免非疾病因素干扰，保证所采样本能真实客观反映患者疾病状况。特别是在检验结果与临床疾病病情不符合的情况下，应注意排查患者生理性变异、生活习性或临床用药等非疾病因素对检验结果的可能影响，正确分析和利用检验信息，为临床诊疗服务。如医生开单让患者进行精液常规检查，必须告知患者禁欲 3～5 天，留取全部精液样本至采样容器中，30 分钟内保温送检，并记录采样时间，否则结果不能反映患者真实情况。

（二）临床护士在实验室全面质量管理中的作用

临床护士是检验申请的执行者，在指导患者做好采样前准备、采集样本等过程中出现的规范性不够甚至操作差错等问题，对分析前检验质量影响巨大。

1. 指导患者做好采样前准备　为了使检验结果如实地反映患者体内实际情况，要在样本采集前告知具体准备事宜，获得患者积极配合。

2. 样本采集　检验样本包括血、尿液、脑脊液及胸腹水等。检验样本的采集主要由护士进行的，其中血样本是临床最常用的检验样本，护士在血样本的采集过程中的操作不当是影响分析前检验质量的常见原因。护士在采集血液样本时通常应注意：①严格执行查对制度。②正确选择采血试管。③注意正确混匀。④按规定采血量采血。⑤避免输液时采血，严禁在输液同侧采血。⑥采血部位正确。⑦采血技术熟练。⑧避免样本溶血。

（三）样本运送人员在实验室全面质量管理中的作用

标本运送应采用符合生物安全的专门容器，并由经过专门培训的人来完成。在正确采集样本后，样本运送人员应尽量减少运送和保存时间，及时处理，尽快送检，防止样本离体后各种因素对样本质量的影响。常见的样本运送问题主要有两方面，一是样本运送的质量；二是样本运送的效率。

1. 样本运送的质量　一般要求样本运送过程中应密闭、防震、防漏、防污染，部分检验项目如胆红素、维生素 C、卟啉、CK、叶酸检测的样本应注意避光。凝血试验样本的运送应在 2～8℃的容器中进行，血氨检测样本应采用冰水混合物送检，如血氨样本室温放置，每小时上升 20%～30%。运送过程中还应避免颠簸、震荡等，否则也可能造成细胞破裂、溶血等。

样本运送过程应避免丢失和损坏样本。万一出现样本丢失和损坏，应争取重新采集，严禁人为复制或补充样本，以虚假的样本送检造成检验报告与患者临床表现不符，干扰临床诊疗活动。

2. 样本运送的效率　临床患者样本采集完毕后应尽快送检，避免室温下过长时间的放置，否则将对部分检验项目的检测结果造成影响。如尿液、粪便样本保存时间过长会导致细胞溶解破坏、pH 发生改变、原虫死亡、细菌霉菌滋生，导致检验结果的偏差。血糖检测样本室温放置 1 小时后，浓度下降 7%～10%；凝血因子Ⅷ在 32℃环境下放置 6 小时活性下降 48%。

第二节　临床实验室咨询现状与咨询内容

一、临床实验室与临床科室沟通的现状

临床实验室与临床科室的良性沟通一直是一个老大难问题，主要原因是临床实验室与临床科室之间的知识结构不对称、诊治信息不对称、学科地位不对称等，特别体现在检验质量差错和质量抱怨的处理和责任认定上。有研究表明医院临床实验室出现检验错误结果的原因，分析后环节差错占 18.5% ~ 47%，分析前环节差错占 46% ~ 68.2%，而分析中差错占的比例不足 15%。可见分析前环节产生的差错最多，而医护人员在检验分析前质量保证中扮演了重要的角色。

以往医院管理层和临床科室缺乏对检验全程质量管理体系的正确概念，加上临床实验室在我国医院学科群中的总体学术地位和影响力相对偏低，很多分析前因素造成的检验结果与临床不符甚至检验质量纠纷被习惯地判定为临床实验室单方面的过错，严重影响了检验工作者的积极性和检验质量改善，也制约了检验医学和临床医学的深层次发展。

随着近年来检验医学飞速发展，疾病实验诊断发挥越来越重要的作用，临床急需与临床实验室在检验项目的正确选择、检验结果合理解释、检验信息恰当应用等方面加强沟通，得到来自临床实验室方面的专业帮助。反过来，这种良性的沟通也极大地推动了检验医学的应用和发展。

沟通的执行者是临床实验室与临床科室沟通的灵魂。临床实验室与临床科室的沟通应由具备资质并经过适当培训的检验技师及检验医师担任。检验技师更加适合与临床沟通关于检验技术方法学性能、样本采集和保存指导、检验方法影响因素、检验过程的质量管理等方面的问题，检验医师则更加适合在检验项目选择与应用评价、分析前及分析后质量管理、检验结果临床报告与解释、临床病例会诊等方面开展与临床科室的业务沟通。

二、临床实验室与临床科室沟通的主要内容

临床实验室与临床科室的沟通涉及检验的全过程，为保证临床检验质量，提高医疗诊治水平，需要临床实验室与临床科室在分析前、分析中和分析后三个阶段都进行有效的沟通。

1. **分析前过程与临床科室的沟通**　分析前过程与临床科室的沟通主要围绕检验项目如何设置和选择以及如何获得合格真实的检测样本。

主要包括：①临床实验室在开展新项目、建立新方法前，应联合临床进行检验项目的诊断性能评价和成本效益分析，合理设置临床检验项目或项目组合。②临床实验室应建立适合本院的检验项目参考区间，并获得临床的验证和接受。③实验室还应广泛征询临床意见和建议，设立适合本院的危急项目、危急值、危急检测样本的周转时间、危急报告方式等，并严格执行危急值及时报告制度。④实验室应与临床医师讨论检验项目的检验周期、报告时间，以满足临床需要，必要时设立"快速通道"，保证特殊患者的特殊检验需要。⑤临床实验室应制定详细的临床样本采集手册，并设法让临床医护人员和样本运送人员掌握，以获得合格的检测样本；同时应加强对送检样本的质量评估和考核，定期向医院管理层和临床各科室反馈，不断提高样本送检合格率。⑥临床实验室还有义务向临床医师介绍

检验项目的临床意义、诊断效能等检验医学信息，帮助临床医师正确选择检验项目或项目组合。

临床科室也应配合临床实验室做好检验申请及检验报告质量反馈等工作。比如临床科室应尽可能清楚明确地提供患者的诊断信息；特殊的检验申请，如产前诊断、染色体检查等还应提供更加广泛的患者信息，以帮助临床实验室提升检验诊断质量。

2. 分析中过程与临床科室的沟通 分析中过程与临床科室的沟通主要围绕如何获得准确可靠的检验结果和检验信息。

主要包括：①需要检验医师签发的，如骨髓检查、细胞学检查等，以及需要在结果报告中附加解释性评论和（或）描述性分析的检验报告，临床实验室应主动向临床了解患者病史和诊治资料，以便给出正确的实验室诊断信息。②临床实验室还可以通过各种途径让临床了解临床实验室检验质量保证的各种措施，增强对临床实验室检验质量的信任。

3. 分析后过程与临床科室的沟通 分析后过程与临床科室的沟通主要围绕如何利用好检验结果，将有限的检验信息化做高效的疾病诊治信息。

主要包括：①临床实验室应向临床医师提供检验结果的解释和诊断价值的咨询服务，当检验结果与临床表现不符合时，应积极协助临床查找原因，排除分析前影响因素，检查实验室质量控制程序，必要时重新采集样本检测。②临床实验室可以派出检验医师，参与临床各项诊疗活动，协助临床医师充分利用实验室检验结果，为疾病诊治服务。

第三节　临床实验室提供咨询服务的方法和途径

临床实验室提供咨询服务的方法和途径较多，不同医院应根据医院实际情况，选择适合本院的方法和途径，加强与临床的联系，不断探索实践，做到有效持久，促使检验与临床良性互动。

一、针对分析前过程临床实验室提供咨询服务的方法和途径

1. 成立医院检验项目准入和应用管理委员会 医院应该成立包括医务管理层、临床科室、临床实验室、卫生经济管理及护理管理等部门专家成立临床检验项目准入和应用管理委员会。委员会的主要职责应涵盖新项目的诊断性能评价和成本效益分析，新项目的准入审批，建立项目参考区间，组织检验项目的临床推广应用和循证评价。管理委员会还应就检验危急项目及危急报告值进行广泛论证并统一发布，监督执行检验危急值报告制度。临床实验室通过管理委员会这一平台，一方面有效地加强与临床科室的沟通，一方面更有力地推动临床检验服务能力和服务质量的提升。

2. 开展分析前检验质量管理的宣传、培训和考核 临床实验室可以利用医院网络、宣传手册、多媒体课件、学术讲座等多种形式，动态立体地加强向医院管理层和广大临床医护人员、样本运送人员介绍全程检验质量管理的概念和保证措施。临床实验室应该制定临床样本采集手册，帮助临床科室掌握正确采集运送方法，以获得合格的检测样本。

样本采集手册通常包括实验室检验项目目录；纸质或网络申请单的填写；患者准备；生理、食物、药物等因素对检验结果的影响；各类样本的采集时机、采集方法、采集量及采集次数；所用容器及添加剂；样本运送要求（温度、运送时间、安全运送的方法等）、延迟运送时样本的贮藏方法；已检样本复查时限；申请附加检验项目的时间限制；不合格样

本拒收标准等。临床实验室应该让临床意识到分析前过程对检验结果有重要影响。

　　检验分析前质量管理的宣传，在具体形式上，临床实验室可以通过建设专题网站，定期编辑《临床检验项目应用手册》《检验医学通讯》等小册子，制作样本采集标准操作多媒体课件或举办相关学术讲座等形式，向临床宣讲分析前因素对检验结果的影响，并将分析前检验质量管理的基本知识和基本技能纳入到临床医师和护士"三基"培训或岗前培训、住院医师规范化培训、医护人员继续教育学术活动等医院人才培训体系中，严格培训后考核制度以及日常检验分析前质量考核制度，使检验分析前质量管理知识技能融入每个医护人员内在的知识结构体系中去，使他们能自觉地做好检验分析前的质量控制工作。

　　3. 建立临床科室的检验工作质量考评制度　　在医院医务部门组织下，协助建立临床科室检验工作质量考评制度，严格执行不合格样本回退制度，定期进行质量评估，并向临床反馈，不断提高样本质量。对临床科室检验样本采集操作和送检样本质量进行监督考评，重点是评估送检样本的质量，对不符合要求的送检样本向临床做必要的调查和说明后予以回退，并做好登记。

　　样本质量评估指标包括：适宜的样本量，样本采集部位，样本收集容器，样本的质量，血液、体液、尿样本等的污染率等。临床实验室需采取各种方式反馈样本质量评估结果，引起临床对样本采集规范化的重视，必要时对相关人员进行培训，以便不断提高样本质量。

　　4. 完善 LIS 系统的检验申请和样本流程监测功能　　临床实验室经常遇到这样的情况，样本还没有送到实验室医生就开始催问结果，于是临床实验室、临床护士、样本运送人员三方都在找样本。随着 LIS 系统的完善和普及，检验项目申请及检验样本流程均可以通过 LIS 系统实施全程监控，这样的现象就不复存在了。通过 LIS 系统监控，医生何时申请，护士采集，样本运送，实验室接收样本，检验结果审核，样本流程一目了然，全程电子监控，每一操作步骤的执行人及执行时间都准确记录，甚至一些问题样本的处理也可在网络上完成，样本的回退及回退的原因都可在网络上清楚记录。

　　5. 建立临床沟通小组定期联络临床制度　　临床实验室可以成立临床沟通小组到临床科室，面对面进行检验质量的沟通，搭建与临床沟通的长效平台。临床沟通小组成员应包括临床实验室管理层、技术主管、检验医师等，每个小组一般 2 ~ 3 人较为合适，分别负责若干个有关的临床科室的沟通任务。联络临床的形式可以通过参加科室早交班、科室学术活动等形式，主要内容包括介绍检验新项目、检验样本采集注意事项、检验项目临床意义，了解临床对检验质量的反馈以及对检验服务的需求等，帮助临床医师、护士了解检验分析前影响因素，提供检验项目的选择和检验结果的解读等检验医学咨询服务。通过沟通可以消除临床对检验的很多错误理解，共同提高检验质量。如护士的采血操作规范程度将直接影响检验结果的准确性。例如：某科室的患者在早上抽血做凝血检查 APTT 和凝血酶时间（TT）经常出现延长，但重抽复查时结果又正常，医生很困惑。沟通小组人员于是到科室帮其查找原因，发现早上抽血经常是夜班护士，为了让患儿少扎一针就在留置针处采血，留置针内封管的肝素被带入样本中，造成凝血功能检验结果的延长，而复查时其抽血又是正常静脉穿刺采血，结果又变为正常。这个事例让临床医生、护士充分认识到样本采集是否正确对检验结果影响巨大，样本采集差错不但会给患者造成不必要负担，还可能得出错误判断，影响诊疗工作。

　　因此，临床实验室通过成立若干沟通小组，负责临床科室的沟通，建立长效平台，共同促进检验质量的提升，为临床诊疗服务。

二、针对分析中过程临床实验室提供咨询服务的方法和途径

1. 建立质控员工作制度　医院应建立并实施质控员工作制度。在各科室设立相对固定的质控员，一般要求副高职称以上医务骨干承担，主要负责本科室医疗质量监督，并定期参加全院质控员例会，互相交流，共同改进医疗质量。临床实验室也应指定一名副高级职称以上的检验医（技）师骨干担任临床实验室质控员，在全院质控例会上了解临床科室对检验质量的意见和建议，并向临床科室质控员提出临床检验工作质量评估结果，并宣传和帮助临床建立检验全面质量管理体系的理念，特别是指导临床科室做好分析前质量控制工作。

临床实验室自身也应成立质量控制小组。质量控制小组在实验室管理层领导下，执行实验室质量管理的规章制度和措施。小组组长可由实验室负责人指定的质量负责人担任，各亚专业实验室可再指定 1~2 名质控员，由质量控制小组负责临床实验室日常室内质量控制的组织和监督、各级室间质量评价计划的落实、员工质量控制技能的培训以及临床检验质量抱怨的调查和处理等质量管理工作。

2. 开展检验质量管理宣传活动　临床医生在遇到检验结果与临床表现不符时，总是习惯性地怀疑临床实验室检测不准。一方面是由于临床医生对检验全程质量管理的概念和意识欠缺，对分析前因素影响认识不足，另一方面也因为临床实验室平时不注重向临床介绍实验室质量保证的措施和效果，临床医生对实验室为保证质量付出的大量工作毫无概念，遇到问题时就容易误解临床实验室。针对这一常见现象，临床实验室应积极主动向临床科室介绍实验室内部严格有效的质量管理的系列措施，以及质量管理的成效。

具体可以通过举办"管理活动周""质量控制技能活动月""检验科开放工作日"等形式，一方面通过学术报告或讲座、培训等方式，向临床科室介绍实验室质量保证措施；同时，也可将临床医务骨干邀请到临床实验室工作现场，让他们真切地接触和认识临床实验室严密的质量管理体系，了解实验室是如何保证检验结果准确可靠的，这样临床医务工作者就会理性地评价临床实验室的检验质量，遇到检验结果与临床不符时也能全面客观地分析和查找原因。

三、针对分析后过程临床实验室提供咨询服务的方法和途径

（一）建立临床检验诊断案例分析报告制度

临床实验室应加强对临床实验室工作人员的临床医学基本知识和临床诊断思维的培训，帮助临床实验室工作者搭建临床疾病实验诊断知识架构，提升与临床医师沟通交流的能力。临床实验室可以建立临床检验诊断案例分析报告制度，邀请临床医师讲解临床常见病、多发病的基本诊疗规律，通过收集整理典型病例的检验诊断结果，分析检验诊断项目结果变化的发生机制及与疾病临床表现的内在联系，归纳常见病、多发病的实验室检查特点，并从实验诊断角度揭示临床疾病诊断思维。临床实验室应主动并定期组织临床检验诊断案例分析报告会，面向临床实验室检验医（技）师以及全院临床医师，共同推动实验诊断在临床疾病诊疗中的应用水平，促进临床实验室学科地位的提升。

（二）建立检验结果"危急值"或特殊结果报告制度

一般而言，检验"危急值"是指检验结果过高或过低，可能危急患者生命的检验指标

检测值。临床实验室应依据所在医院提供的医疗服务能力和服务对象，针对报告项目、报告范围、报告途径、重点对象等，在征询临床相关科室意见的基础上，制定出适合本单位的检验"危急值"项目和"危急值"报告范围。对于一些与病情不符的检验报告或与近期历史结果差异大的检验结果也应及时与临床进行沟通，提醒临床医生注意排除可能的分析前影响因素或患者病情的变化，以便及时做出适当的诊疗处理，确保医疗安全。对于一些关系重大的检验报告（如抗 HIV 阳性的报告单、白血病及恶性肿瘤的报告单、罕见病原体的报告单等）需有实验室负责人或由实验室负责人授权的相关人员复核无误签发。

（三）设立检验医师岗位，推行检验医师工作制度

目前，我国卫生健康委员会医师分类中已经设立了检验医师分类，并制定了检验医师准入和培训细则。

1. 检验医师的职责　检验医师主要工作职责是：①提供检验医学咨询服务。②开发检验新项目，引进新技术，并进行临床应用前的全面评估。③承担试验项目的质量管理，监督并及时纠正错误或不准确的试验报告，充分考虑各项检查的诊断效率，结合临床综合分析试验结果。④定期收集和评估临床医护人员、患者对检验效率、质量的反馈并组织改进。⑤参与临床疑难病例讨论和会诊，为临床提出有价值的诊疗建议。⑥参与临床科研合作，开展基础与应用的临床观察和研究。⑦承担临床医护人员、检验工作者的专业培训、继续教育。

2. 检验医师工作形式　国内不少医疗机构也已经在临床实验室设立了检验医师岗位。检验医师作为连接临床实验室与临床科室的桥梁，与临床医护及患者沟通的使者，在检验医学服务于患者诊疗、提升检验医学学科水平和地位方面，发挥着越来越重要的作用。目前，检验医师工作的主要形式包括：

（1）开展检验咨询服务　可以设立检验咨询门诊或热线电话，解答来自临床或患者提出的检验医学相关问题。这种咨询不仅仅是在医师或患者得到检验结果后被提出来，也可以是在检验开始之前或不做检验仅为了解检验医学动态或常识而提出咨询。需要注意的是，在对检验结果解释时，检验医师对结果的解释跟临床医师的解释不相符的情况时有发生，是医疗纠纷的隐患，然而这也说明检验医师和临床医师对同一检测结果的理解可因角度不同而不同，检验医师必要时应与临床医师进行沟通，使咨询服务更符合患者病情实际并被临床医师和患者理解和接受。

（2）参加临床查房　实验诊断新技术、新项目不断应用于临床，临床医师难免在检查项目的选择、方法学评估、临床意义、结果解释、样本种类、采集方法、重复次数等方面存在疑问，检验医师通过参加临床查房等医疗活动，向临床医师介绍最新的检验项目或诊断技术，以及选择检测项目组合，综合分析、评价各项检测结果及其意义，为临床提供鉴别诊断、排除诊断的依据。

（3）参与临床会诊和病例讨论　检验医师应积极参加临床会诊和病例讨论，侧重于从实验诊断角度解读检验结果，阐明实验室检查结果与临床表现的内在联系，提出进一步实验室检查的建议。通常临床血液分析或骨髓形态检查、止血与血栓检验、微生物检验等领域涉及临床会诊较多，检验医师的会诊意见对临床诊疗帮助较大。

例如，某医院收治一位患心内膜炎的发热危重患者，多次血培养均为阴性。后临床要求检验医师会诊，检验医师经过分析，认为血培养阴性的原因是：①采集患者血培养样本

扫码"看一看"

的时间不对。②患者已经使用过抗生素，于是提出会诊意见：①在 24 小时内要在不同部位采血 3 次。②如果发热规律。必须在发热高峰前 1 ~ 0.5 小时采血。③因患者使用过抗生素，要适当停用或选用含树脂（或活性炭）的培养瓶采样。临床按照检验医师会诊意见采样送检，结果发热前 1 小时的血样本在树脂瓶中培养出了表皮葡萄球菌，该菌对红霉素敏感，用廉价的乳糖酸红霉素治疗，患者病情好转，临床实验室和检验医师也得到了临床科室的信任和赞扬。

（4）参与检验质量临床沟通　检验医师应经常下到临床科室，调研和征询临床对实验室检验质量的意见和建议，不断改进临床实验室服务质量。对于临床提出的检验质量抱怨的处理是全面质量管理体系的重要组成部分，临床实验室应建立处理抱怨的政策与程序，可由检验医师负责质量抱怨的调查和处理，一旦抱怨的问题被确认为检验不合格时，应抓住造成问题的根本原因，针对性地制定纠正措施，并对纠正措施的效果进行有效性评价。除了有纠正措施，还应针对可能存在不合格的潜在原因，制定所需改进的措施即预防措施。

比如出现检验结果与临床表现不符的情况，检验医师应积极组织深入调查分析，从分析前、分析中及分析后三个环节排查原因。分析前环节主要注意分析样本采集与运送、生理性变异或生活习性影响、临床用药的干扰等因素；分析中环节主要注意检查仪器状态、试剂质量、室内质控有无失控、人员操作等问题；分析后环节主要关注检验结果的及时报告和正确解读、利用等问题。

（5）参与临床科研和教学　检验医师还应积极参加与检验与临床结合的科学研究，包括诊断性试验新方法与新技术的临床评价、疾病发病机制研究、疾病实验诊断指标的参考值调查和应用规律研究、药物临床疗效研究等，一方面推动临床实验室新业务开展、检验医师业务水平提升，另一方面也赢得了临床科室的信任和尊重，为临床沟通奠定坚实基础。检验医师还应发挥熟悉临床疾病实验室诊断的知识特长，承担对实验室人员的继续教育培训工作。

（四）检验医师临床解释和咨询工作的注意事项

检验医师的大部分工作内容，包括检验咨询、临床会诊或病例讨论等，都涉及对检验结果的合理解释和咨询。对检验结果的解释和咨询，应在排除分析前因素对检验结果的影响，同时临床实验室质量控制水平良好的前提下，注意以下几个问题。

1. 参考区间　这是解释检验结果是正常还是异常的依据，但必须注意以下几个问题。

（1）生理性变异或生活习性带来参考区间的差异　主要是年龄、性别、民族、居住地域及妊娠等原因引起的差异。

（2）检验方法不同引起参考区间的差异　同一项目的检测方法可能有多种，即使使用同种检测方法，由于仪器不同及试剂的来源不同，检测结果也可出现差异。因此，各实验室应建立自己的参考范围，简单地引用文献或厂商介绍的参考区间是不可取的，应用时必须十分慎重，在适当验证后方可采纳。

（3）注意两类错误问题　多数检验项目的参考区间确定是根据正态分布的原理，以 $\bar{x} \pm 2s$ 作为参考范围的上、下限，也有用百分位法或 ROC 曲线法制定。不论用什么方法，总是存在两类错误：Ⅰ类错误，即假阳性的错误；Ⅱ类错误，即假阴性错误。尽管这两类错误的发生属小概率事件，但解释结果时仍必须注意，当测定值接近参考范围上、下限时，不要轻易下正常或异常的判断，最好过一段时间复查以对比分析。

（4）临界值的确定　在定性测定中，判断阴性、阳性存在临界值的问题。目前许多定性测定、快速测定的方法（如干化学方法、胶体金免疫层析法等）不同厂家生产的试纸条，其灵敏度并不相同，因此判断阴性、阳性的临界值并不相同。如采用胶体金免疫法做粪便潜血的测定，有的厂家试纸条灵敏度为 0.2μg/ml，也有的灵敏度设为 0.15μg/ml，在目前对许多试验临界值如何界定尚无统一规定时，解释结果时务必充分注意。

2. 敏感度及特异度　敏感度指的是某病患者该试验阳性的百分率；特异度指非该病患者该试验阴性的百分率。当前没有一个项目，不管是定量测定还是定性测定，其敏感度及特异度都达到百分之百，因此存在着一定的假阴性或假阳性。

一般来说敏感度高的试验阴性时对排除某病有价值，特异度高的试验阳性时对确诊某病有意义。根据诊断性试验的敏感度和特异度，可计算出阳性及阴性似然比，并结合验前概率推算出验后概率。阳性似然比高的试验，对确诊某病价值较大，阴性似然比越低，对排除某病价值越大。

3. 医学决定水平　医学决定水平（medicine decide level，MDL）是由 Barnett 于 1968 年首先提出的，是指不同于参考范围的另一些限值，通过观察测定值是否高于或低于这些限值，可在疾病诊断中起排除或确认的作用，或对某些疾病进行分级或分类，或对预后作出估计，以提示医师在临床上应采取何种处理方式，如进一步进行某一方面的检查，或决定采取某种治疗措施等。

例如，血小板（PLT）的参考范围在（100~300）$\times 10^9$/L，其医学决定水平临床意义及相应措施包括：①MDL1（10×10^9/L）：PLT 计数低于此值，可致自发性出血。若出血时间等于或长于 15 分钟，和（或）已有出血，则应立即给予增加血小板的治疗。②MDL2（50×10^9/L）：在患者有小的出血损伤或将行小手术时，若 PLT 低于此值，则应给予血小板浓缩物。③MDL3（100×10^9/L）：在患者有大的出血性损伤或将行较大手术时，若 PLT 低于此值，则应给予血小板浓缩物。④MDL4（600×10^9/L）：高于此值属于病理状态，若无失血史及脾切除史，应仔细检查是否有恶性疾病的存在。⑤MDL5（1000×10^9/L）：高于此值常出现血栓，若此种血小板增多属于非一过性的，则应给予抗血小板药治疗。

本 章 小 结

随着检验医学的飞速发展，临床实验室与临床的交流和联系越来越密切，尤其是近年来检验医师岗位和制度的建立，极大促进了检验和临床的交流，对检验医学学科发展和地位提高将产生积极推动作用。

（郑　磊）

第十三章　医学实验室认可

教学目标与要求

　　1. **掌握**　医学实验室建立质量管理体系所需遵守的原则，以及组成质量管理体系的要素。
　　2. **熟悉**　医学实验室管理的发展趋势；检验结果获得更广泛承认的途径。
　　3. **了解**　国际实验室认可制度；我国实验室认可制度和认可要求；医学实验室相关国际标准体系能力验证/室间质评（PT/EQA）。

　　实验室认可是指由第三方权威机构对实验室能力进行评价并予以正式承认的活动。它是一项国际制度安排和通行做法，在规范各国实验室质量管理工作，推动实验室能力建设，促进检验结果相互承认方面具有重要意义。我国按照国际要求建立并实施实验室认可制度，在促进实验室包括临床实验室（也称为医学实验室）质量管理和能力建设上发挥了积极作用。我国国家认可机构是国际组织全权成员并加入国际互认协议（MRA），认可结果得到广泛承认。本章节简要介绍国内外实验室认可和标准化有关内容。

第一节　实验室认可基础知识

　　实验室认可是一个国际体系。加入该体系并按照国际组织的要求开展认可、签署互认协议，是认可结果及获认可的实验室的检验检测结果得到全球承认的基础。同时，该国际组织与其他诸如联合国（UN）、世界卫生组织（WHO）等国际组织保持合作并得到几乎所有国际组织的承认，因而成为证实实验室能力的一项国际制度安排。

扫码"学一学"

一、国际实验室认可概述

　　本部分内容简要介绍国际实验室认可体系、国际相关机构及其宗旨和作用。

（一）国际实验室认可体系的建立和发展

　　在经济全球化和区域经济一体化趋势的推动下，克服技术壁垒、减少不必要的重复检测和重复评价的要求愈加迫切，"一个标准，一次检测，全球承认"成为国际共识。于是，各国认可机构认可结果的相互承认成为迫切需求，并需要有相应国际和区域认可合作组织来协调各国认可工作，国际实验室认可体系应运而生。

　　1. **国际实验室认可合作组织（ILAC）**　实验室认可制度起源于 1947 年。澳大利亚率先建立起世界上第一个国家实验室认可体系——澳大利亚国家检测机构协会（NATA）。其后，在 20 世纪 60 年代，英国等欧洲国家相继建立实验室国家认可制度；70 年代，实验室认可制度开始在美国等主要工业国家普及；从 80 年代开始，一些新兴的工业化国家（新加坡、马来西亚等）建立起实验室认可体系；90 年代，更多的发展中国家包括中国建立了实验室认可体系。在关税及贸易总协定组织（GATT）和世界贸易组织（WTO）的推动下，各国认可制度按照国际标准逐步走向统一。到了90年代中期，实验室认可的国际和区域合作组织逐步建立。当前，形成了在国际实验室认可合作组织（International Laboratory Accreditation Cooperation，ILAC）领导下的，由亚太认可合作组织（Asia Pacific Accreditation Cooperation，APAC）、欧洲认可合作组织（European Accreditation，EA）、美洲认可合作组织（InterAmerican Accreditation Cooperation，IAAC）等六个区域性认可合作组织组成的国际体系。

国际实验室认可合作组织（ILAC）成立于1996年，其前身为1977年成立的国际实验室认可合作大会（International Laboratory Accreditation Conference，ILAC）。ILAC的主要工作目标是：

（1）研究实验室认可的程序和规范；

（2）推动实验室认可的发展，促进国际贸易和交流；

（3）帮助发展中国家建立实验室认可体系；

（4）促进世界范围的实验室互认，避免不必要的重复评审。

当前 ILAC 的成员有来自100多个国家和经济体的120余个成员机构，其中全权成员（full members）103个，准成员（associates）13个，联络成员（affiliates）10个，区域认可合作组织6个，利益相关方（stakeholders）25个。我国是 ILAC 的缔约国、全权成员。

ILAC 鼓励区域性合作组织的发展，除了上面提到的 APAC、EA、IAAC 三个成熟的区域合作组织外，非洲认可合作组织（AFRAC）、南部非洲发展共同体认可合作组织（SADAC）和阿拉伯认可合作组织（ARAC）也已初步建立起来。

2. 国际多边互认协议（MRA） 为实现"一个标准，一次检测，全球承认"的目标，ILAC 建立了国际多边相互承认协议（MRA）制度，并通过签署该协议促进各国对由其他国家认可机构认可的实验室出具的检验检测和校准结果的承认和利用，从而减少重复评价。APAC、EA 等区域合作组织的相互承认协议（MRA）是 ILAC 全球多边承认协议的基础。签署 MRA 的各认可机构应遵循以下原则：

（1）认可机构应完全按照国际标准 ISO/IEC 17011《合格评定 认可机构通用要求》以及 ILAC 和区域认可合作组织的要求运作并持续保持其符合性；

（2）认可机构应保证其认可的实验室持续符合有关实验室能力的国际标准 ISO/IEC 17025 或 ISO 15189（针对医学实验室）；

（3）被认可的检验检测或校准服务可溯源至国际单位制（SI）；

（4）被认可的实验室必须参加能力验证或其他实验室间比对活动。

区域认可合作组织通过实施同行评审来评价各国认可机构是否符合上述要求，并根据评价结果决定各国认可机构能否加入区域互认协议。加入区域组织互认协议的认可机构通过 ILAC 互认委员会推荐、全体成员大会批准后方可签署 ILAC－MRA。目前，已有来自亚太、欧洲、非洲和美洲的80多个国家和经济体的超过100个认可机构签署了 ILAC－MRA。ILAC 互认制度极大地促进了国际检验检测校准结果的相互承认，并得到联合国（UN）、世界卫生组织（WHO）、国际奥委会（IOC）、国际计量局（BIPM）、欧盟（EU）、亚太经合组织（APEC）、国际医学溯源联合委员会（JCTLM）等众多国际组织的承认。

（二）主要区域认可合作组织及其认可制度

1. 亚太认可合作组织 亚太实验室认可合作组织（APLAC）始建于1992年。在1995

年成为正式的区域性组织，我国作为 16 个创始成员之一首批签署了 APLAC 认可合作谅解备忘录（MOU），是 APLAC 的全权成员。MOU 的签约组织承诺加强合作，并向进一步签署多边承认协议方向迈进。从 2019 年 1 月 1 日起，APLAC 与太平洋认可合作组织（PAC）合并为亚太认可合作组织（APAC）。

APAC 现有来自 40 个国家和经济体的 75 个成员。其宗旨是：

·在亚太地区管理和推广认可机构之间的相互承认协议（Mutual Recognition Agreement，MRA）；

·有助于促进全球不同地区间合格评定结果（如检测报告、检测证书、检验报告和认证结果）的采信；

·促进 APAC MRA 成员认可的合格评定机构（conformity assessment bodies，CABs）所出具的结果被所有其他的 APAC MRA 成员承认；

·通过互认，减少重复检测、检验或认证等活动，从而节省时间和资金投入，进而提高经济效率、推动国际贸易发展。

APAC 与亚太经济合作组织（APEC）紧密联系，是 APEC 下设的 4 个专门区域机构（SRBs）之一。APEC 将各国/经济体认可机构必须加入 APAC - MRA，以及实验室检验检测结果必须由获认可实验室出具作为地区无障碍贸易的一个重要前提条件。

2. 欧洲认可合作组织　欧洲认可合作组织（EA）于 1997 年成立，其前身为 1975 年成立的西欧校准合作组织（WECC）、1989 年成立的西欧实验室认可合作组织（WELAC）以及欧洲认证组织（EAC）。当前 EA 有 36 个全权成员和 14 个准成员。EA 的宗旨是：

·应用欧洲成员对其使用标准的通用解释和应用，规定和建立欧洲认可；

·确保其成员运作和提供结果的透明性；

·维持认可活动的多边互认协议，以及认可的合格评定服务的相互接受；

·管理符合国际规范的同行评审体系；

·在相关管理事务中提供技术资源；

·与欧盟委员会和其他欧洲和国际利益相关方合作；

·制定认可标准和指南以支持认可活动的协调一致。

EA 借助于欧盟这个政治联盟的优势，实施统一的认可制度，完全实现了欧盟各成员国实验室检验检测结果间的相互承认。欧洲议会和欧盟理事会在 2008 年发布的（EC）No 765/2008《制定关于产品销售的认证和市场监督要求以及废止条例》（EEC）法案中，规定每个成员国只能保留一个国家认可机构且必须为 EA 成员，为各国认可体系建立和检测结果的互认提供了法律和制度上的保障。

3. 美洲认可合作组织　美洲认可合作组织（IAAC）成立于 1996 年，由美洲的认可机构以及对合格评定和标准化领域感兴趣的组织组成，秘书处设在墨西哥。IAAC 由来自于美洲 21 个国家的 24 全权成员、4 个准成员和 30 个利益相关组织组成。IAAC 的主要目标是：

·通过合格评定机构体系促进美洲国家或国家集团之间的商业交流。

·在 IAAC 成员之间制定和维持多边互认协议（Multilateral Recognition Arrangements，MLAs）。

·通过国际认可论坛（IAF）和国际实验室认可合作组织（ILAC），或可能由二者合并后成立的国际认可组织的承认，维持区域合作认可地位。

·在国际认可框架内与其他区域认可组织合作，根据其认可体系及其各自认可制度的运作一致性，促进认可会员机构对其认可的接受。促进认可的合格评定机构发布的证书和结果被国际社会承认。

·促进知识和技术信息的转让、信息共享、区域专家的访问和类似活动，以协助新的、正在建立和已建立的认可制度。

（三）美国的实验室认可制度

这里将美国认可制度单列出来介绍，是基于两个原因：其一是美国的认可制度与国际认可思路有根本性不同；二是在医学领域，美国的实验室认可对发展中国家（包括我国）的卫生行业和医学实验室有一定的影响力。因此有必要单独进行说明。

1. **美国的实验室认可制度** 美国的实验室认可制度与国际认可合作组织的理念以及绝大多数国家的认可制度不同。国际和区域认可合作组织倡导每个国家建立一套统一的国家认可制度，欧盟更是以法律（如欧盟 EC765 法案）规定了其各成员国只能设立一个国家认可机构，该认可机构必须是欧洲认可合作组织（EA）成员，且为非商业化和非营利性的公共机构，或是直接参与政府管理的机构，但美国的认可制度是一种动态的、多层次的和市场化的体系。

在美国，实验室认可体系是由联邦政府、州政府等各级政府和私人机构运作的，虽然在特定的行业间或与相关利益方之间，例如政府机构、贸易协会或专业协会间存在一定的协调，但并没有集中统一的协调机构。因此，美国当前存在众多属性各异、各具特色的认可机构，包括联邦政府、州政府、地方政府以及私人的实验室认可机构。

美国曾经在 1996 年颁布《国家技术转让和发展法案》，授权美国标准技术研究院（NIST）作为负责开展技术标准和合格评定活动的政府协调机构，以协调美国纷杂的认可制度，消除不必要的重复性合格评定活动和不正当竞争，并由 NIST 成立了代表美国的国家自愿性实验室认可体系（NVLAP）。从当前现状来看，收效甚微。

目前，NVLAP 和美国实验室认可协会（A2LA）是美国最大的两个联邦实验室认可机构，也是 ILAC 和 APLAC 的全权成员和 MRA 签署机构。

2. **美国的医学实验室认可制度** 美国的医学实验室认可并没有授权给 NVLAP 和 A2LA 这两个得到国际承认的国家认可机构负责。美国要求医疗检测机构必须符合其 CLIA "临床实验室改进修订法案"的要求，同时要求这些医学实验室必须持有美国医疗保险和医疗补助服务中心（Center for Medicare and Medicaid Services，CMS）的证书，才可以接受人体样本进行诊断检测。

CMS 的证书有以下五种类别：① COW（仅对免除试验的证书）；②PPM（仅对微观程序的证书）；③COC（符合性证书）；④认可证书（COA），⑤注册证书（当申请 COC 或 COA 时，会获得一个注册证）。对于其中的认可工作，CMS 指定了 6 家认可机构来承担，分别是：AABB（美国血库协会）、AOA（美国骨科协会）、ASHI（美国组织配型和免疫学会）、COLA（办公室实验室认可委员会）、CAP（美国病理学家协会）、JCAHO（医疗机构认可联合委员会）。

上述 6 个美国医学认可机构，均依据美国 CLIA 及其他相关法规和要求而不是国际标准来开展认可活动，因此并不是国际认可制度。其中，仅有 CAP 在几年前向 ILAC 表达了按照国际标准和要求开展认可工作的意愿，被 ILAC 接受成为联络成员，具有参加 ILAC 年度大会的义务但无表决权。按照 ILAC 程序，能够提供证据证实其认可体系符合国际标准和要求的机构才能成为 ILAC 的准成员，此基础上再通过国际同行评审并经 ILAC 成员表决同意后，加入 ILAC – MRA 协议才能成为全权成员。因此，美国医学实验室认可体系欲融入国际认可体系并获得全球承认，还有一定的路要走。近几年来，美国 A2LA 也逐步开展 ISO15189 医学实验室认可，获得该认可机构认可的医学实验室可得到全球承认。

二、我国实验室认可制度概述

（一）我国实验室认可制度的建立和发展现状

1. **我国统一的认可体系的形成**   我国的实验室认可起始于 1993 年。经过一年筹备，1994 年，原国家技术监督局正式批准成立了我国第一个实验室认可机构——中国实验室国家认可委员会（CNACL），标志着我国实验室认可制度的正式建立。1996 年，原国家进出口商品检验局成立了负责进出口领域的中国国家进出口商品检验实验室认可委员会（CCI-BLAC）。2002 年，CNACL 与 CCIBLAC 合并，成立了新的中国实验室国家认可委员会（CNAL）；2006 年，CNAL 与中国认证机构国家认可委员会（CNAB）合并，形成中国合格评定国家认可委员会（China National Accreditation Service for Conformity Assessment，缩写为 CNAS）。自此，我国建立起了统一的国家认可体系。截止 2018 年底，CNAS 已认可各类检验检测机构近万家家，涵盖了机械工业、电子电气、农业、卫生、轻工纺织、石油石化、食品药品、医疗器械、建工建材、能源地矿、特种设备、信息安全、计量校准等国民经济各重要领域以及公安、司法、动植物和卫生检疫、生物安全等社会领域。CNAS 是当前世界第一大认可机构。并加入了国际现有的全部互认协议（MKA）项目。

2. **我国已建立的认可服务门类**   所谓合格评定，是指所有证明产品、过程、体系、人员及机构满足规定要求的活动，是检验、检测、校准以及认证认可活动的总称。我国已开展的认可服务涵盖了认证机构、核查机构、实验室及其相关机构、检验机构四大门类。其中，实验室及其相关机构的细分认可制度有：

· 检测实验室（含司法鉴定机构）；

· 校准实验室（含医学参考测量实验室）；

· 医学实验室；

· 生物安全实验室；

· 标准物质/标准样本生产者（reference material producer，RMP）；

· 能力验证提供者（proficiency testing provider，PTP）；

· 科研实验室；

· 实验动物生产机构；

· 生物样本库（biobank）。

上述制度中，标准物质（RM 和 CRM）是确保检验结果的溯源性和正确性的基础，能力验证（在我国医学领域也称为室间质评）是通过实验室间比对判定检验能力的有效方法，两者对于临床实验室检验结果质量均具有重要影响，因此标准物质/标准样本生产者（RMP）研制生产 RM 的能力、能力验证提供者（PTP）运作能力验证计划的能力也都需要有保证。上述认可制度分别对应的国际和国家标准见图 13 – 1。

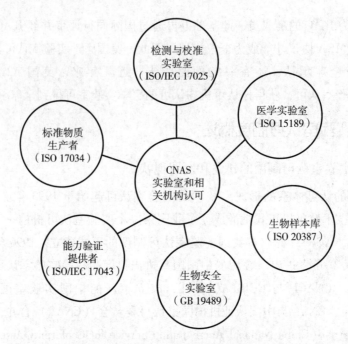

图 13 - 1　CNAS 实验室及相关机构认可制度

（二）中国合格评定国家认可委员会（CNAS）

1. CNAS 的法律地位和属性　中国合格评定国家认可委员会（CNAS）是根据《中华人民共和国认证认可条例》的规定，由国家认证认可监督管理委员会确立的我国国家认可机构，统一负责我国认证机构、实验室及相关机构、检验机构等的认可工作，同时，也代表我国参与国际和区域认可合作组织的工作。

（1）CNAS 依据　我国相关法律法规、国际组织要求以及国际和国家标准、技术规范等开展认可工作，遵循客观公正、科学规范、权威信誉、廉洁高效的工作原则，确保认可工作的公正性和权威性，并对作出的认可决定负责。

（2）CNAS 的宗旨　推进合格评定机构按照相关标准和规范等加强能力建设，促进合格评定机构以公正的行为、科学的手段、准确的结果有效地为社会提供服务。

（3）CNAS 的使命　证实能力，传递信任。

（4）CNAS 的任务　①按照我国有关法律法规、国际和国家标准、规范等，建立并运行合格评定机构国家认可体系，制定并发布认可工作的规则、准则、指南等规范性文件；②对境内外提出申请的合格评定机构开展能力评价，作出认可决定，并对获得认可的合格评定机构进行认可监督管理；负责对认可委员会徽标和认可标识的使用进行指导和监督管理；③组织开展与认可相关的人员培训工作，对评审人员进行资格评定和聘用管理；④为合格评定机构提供相关技术服务，为社会各界提供获得认可的合格评定机构的公开信息；⑤参加与合格评定及认可相关的国际活动，与有关认可及相关机构和国际合作组织签署双边或多边认可合作协议；⑥处理与认可有关的申诉和投诉工作；⑦承担政府有关部门委托的工作；⑧开展与认可相关的其他活动。

2. CNAS 的组织结构和公正性保证　CNAS 的组织机构包括：全体委员会、执行委员会、认证机构专门委员会、实验室专门委员会、检验机构专门委员会、评定专门委员会、申诉专门委员会、最终用户专门委员会和秘书处。

CNAS 全体委员会由政府部门、合格评定机构、合格评定服务对象、合格评定使用方、专业机构与技术专家等 5 方面总计 64 个单位代表组成，其中每一方代表人数均衡，均不占支配地位，以确保 CNAS 的认可政策不被任何一方利益集团所左右。

秘书处是 CNAS 的常设工作机构，设在中国合格评定国家认可中心。中国合格评定国家认可中心是 CNAS 的法律实体，承担 CNAS 开展认可活动所引发的法律责任。CNAS 秘书处负责日常认可评审工作安排，具有推荐认可的建议权，认可决定则由评定委员会作出，以避免"既当运动员又当裁判员"带来的不公正。

CNAS 的组织结构见图 13 - 2。

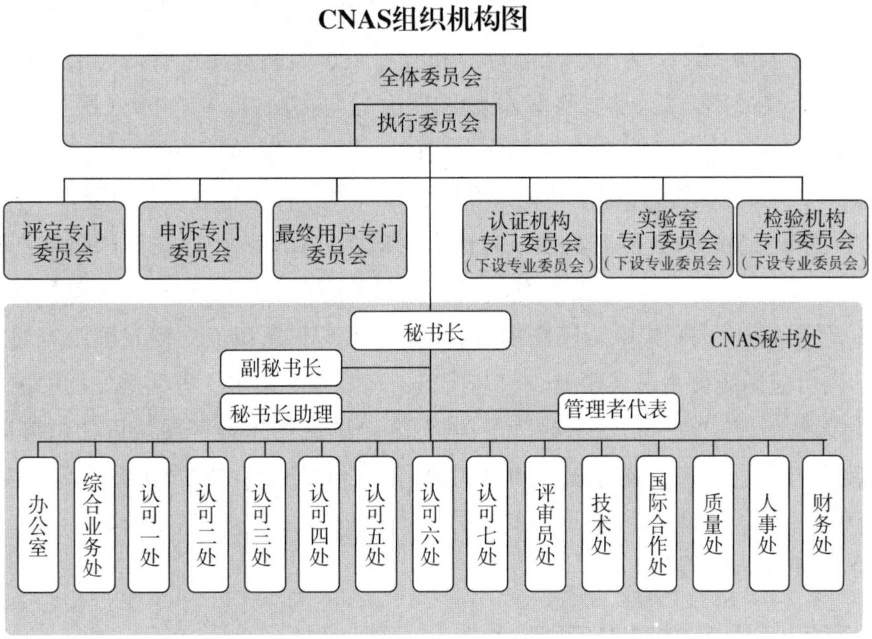

CNAS组织机构图

图 13 - 2　CNAS 组织机构图

（三）CNAS 参与的国际活动

1. 履行成员义务，签署互认协议　我国认可机构是国际实验室认可合作组织（ILAC）和亚太认可合作组织（APAC）的缔约机构，为该两个国际组织全权成员。CNAS 积极参与国际组织各项工作，参加国际认可规则的制修订，确保我国的利益。

当前，CNAS 有近 20 人参加 ILAC 和 APAC 各委员会和工作组的工作，全面参与了国际和区域组织实验室认可政策和技术要求的制定，例如，承担着 ILAC 对口国际标准化组织标准物质委员会（ISO/REMCO）的官方联络人、ILAC 医学工作组（WG6）组长及 ILAC 对口国际标准化组织医学实验室检验与体外诊断系统技术委员会（ISO/TC212）的官方联络人、ISO/TC212 指定对口 ILAC 的官方联络人等职责，负责协调 ILAC 与 ISO/TC212、ISO/REM-CO 等相关国际标准化组织的工作。

CNAS 签署了国际和区域认可合作组织当前存在的全部领域的互认协议（MRA），包括：ILAC 的检测与校准实验室、医学实验室、检验机构、认证机构认可国际互认协议（MRA）和 APLAC 的检测和校准实验室、医学实验室、检验机构、能力验证提供者（PTP）和标准物质/标准样本生产者（RMP）认可互认协议（MRA）。

这些国际互认协议的签署，为我国实验室及相关机构的数据得到国际承认搭建了桥梁，在促进我国对外贸易和国际交流发挥了重要作用。

2. 积极参与标准化工作，推动我国国家标准保持国际同步 CNAS 一直重视参与认可有关的标准化工作。当前，CNAS 承担着国家标准委（SAC）全国认证认可标准化技术委员会（SAC/TC261）实验室认可分委会（SC）秘书处的工作，对口 ISO 合格评定委员会（ISO/CASCO）、ISO/REMCO 等国际标准化组织，积极参与 ISO/IEC 17025《检测和校准实验室能力的通用要求》、ISO/IEC 17020《各类检验机构能力的通用要求》、ISO/IEC 17043《合格评定 能力验证通用要求》，ISO 17034《标准物质生产者能力要求》等国际认可标准和我国认可领域国家标准、行业标准的制修订工作。

CNAS 还作为全国医学实验室检验和体外诊断系统标准化技术委员会（SAC/TC136）的代表，积极参与 ISO/TC212 的医学国际标准和我国医学实验室质量管理相关国家标准的制修订工作，为 ISO 15189《医学实验室 质量和能力的要求》、ISO 15190《医学实验室 安全要求》、ISO 15195《检验医学 参考测量实验室的要求》等医学相关国际标准的制修订做出了贡献，同时，在将这些国际标准转换成我国国家标准工作中也发挥了重要作用。

3. 加强国际交流合作，提升我国认可国际影响力 CNAS 严格按照国际规则和要求运行认可体系，开展认可工作。并以优异成绩通过了国际组织的历次同行评审，加入并保持了 MRA 签署国地位，国际影响力不断提升。同时，CNAS 还积极支持我国政府履行大国责任。CNAS 先后应邀派员为马来西亚、巴基斯坦、乌兹别克斯坦、巴西等发展中国家开展了认可体系建设的培训，为"一带一路"沿途近 20 个国家的代表开展认可知识培训。CNAS 还在我国政府与其他国家签署的双边和多边政府间合作协议，例如中新（新西兰）、中澳（澳大利亚）、中俄、中法、中美、中日韩、中欧（欧盟）及上合组织等经贸合作协议中发挥了重要的技术支持作用。

三、我国医学实验室认可概述

（一）我国医学实验室认可制度的建立

我国医学实验室 ISO 15189 认可起始于 20 世纪初。CNAS 的前身、原中国实验室国家认可委员会从 2001 年开始跟踪、翻译、研讨 ISO/DIS 15189 草案，并向国际标准化组织临床实验室检测和体外诊断实验系统技术委员会（ISO/TC 212）提出反馈意见，参与该国际标准的制订工作。随着 ISO 15189：2003 的正式出版，中国实验室国家认可委员会又积极组织了将该标准转化为我国国家标准的工作，并于 2003 年 12 月发布了 CNAL/AC23《医学实验室质量和能力认可准则》，2004 年完成医学实验室质量和能力认可体系建设，7 月开始正式受理医学实验室 ISO 15189 的认可申请；2005 年 8 月，完成对解放军总医院的认可评审，发出了我国第一张医学实验室 ISO 15189 认可证书。

2006 年 CNAS 成立后，继续积极研究和不断完善医学实验室认可工作。2007 年，CNAS 发布了 CNAS–CL02（CNAL/AC23 的换版）在各专业领域的应用说明和实施指南文件；同年 8 月，CNAS 顺利通过了 APLAC 的国际同行评审，12 月签署 APLAC 医学实验室认可互认协议（MRA），成为首批签署 APLAC 医学实验室认可 MRA 的认可机构；2011 年、2015 年及 2019 年，CNAS 均顺利通过 APLAC/APAC 复评审，维持了 APLAC–MRA 互认资格。截止到当前，CNAS 认可了近 400 家临床实验室，覆盖了我国大陆地区 31 个省、自治区和直辖市以及澳门特别行政区。

ISO 15189 是国际上第一个专门为医学实验室质量管理"量身定制"的国际标准，它不仅为我国医学实验室的管理提供了科学的模式和方法，也将全球医学实验室的质量管理和认可工作拉回到同一起跑线上，从而为我国医学实验室质量管理和认可工作保持国际同步提供了良好契机。

（二）医学实验室认可在我国的作用和意义

医学实验室认可不仅推动了我国医学实验室质量管理水平和能力建设，推动检验医学学科的发展，还在支持我国举办大型国际活动方面发挥了积极作用。

客观公正的行为、严谨务实的作风、高水平的专家队伍以及与国际政策和标准的无缝对接，确保了 CNAS 认可的质量，并在规范医学实验室运作促进实验室管理水平和能力建设上挥了积极作用。获得 CNAS 认可的医学实验室普遍认为，通过认可的压力正是全面审视和完善实验室质量建设的动力，CNAS 发布的各项技术要求，有力促进了实验室技术水平的提升。

除促进实验室能力提升外，CNAS 的医学实验室认可还发挥了重要社会效应。2007 年初，CNAS 与北京市卫生局合作启动了北京奥运定点医院医学实验室认可专项工作，CNAS 全力提供了技术支持。在奥运会开幕之前，北京市共计 19 家医学实验室获得认可，增强了各国运动员和游客对奥运会医疗保障服务的信心；同年，CNAS 还完成我国兴奋剂国家检测中心的认可工作，确保了我国检测机构满足国际奥委会（IOC）对实验室的资格要求，顺利承担北京奥运会运动员的兴奋剂检测工作。2009 年，CNAS 又与上海市卫生局合作，开展上海地区医学实验室的专项认可工作，共完成了对 11 家医学实验室的认可，为 2010 年上海世博会提供符合国际要求的医学检验服务。

当前，我国医学实验室认可制度已得到广大医学实验室的认同，认可结果也被国家和越来越多的地方卫生主管部门采信，例如被地方卫生主管部门应用于医院等级评审、临床药理基地指定等工作中。随着我国进一步的改革开放和国际化程度的深化，作为国际通行做法的医学实验室认可无疑将会成为我国医学实验室质量管理和能力证明的必由之路。

第二节　实验室认可标准简介

医学是一个很大的概念，既包含临床检验，也涵盖了公共卫生、卫生检疫等领域。根据不同机构检验检测活动的特点以及国际标准的适用性，在我国，当前对公共卫生领域的疾病控制预防中心（CDC 实验室）、卫生检疫实验室采用的是 ISO/IEC 17025 为认可依据；对医学参考测量（即校准）实验室，应用 ISO/IEC 17025 加 ISO 15195 作为认可依据；对医学检验实验室（包括血站）则采用 ISO15189 为认可准则。以下对这些标准进行简单介绍。

一、ISO/IEC 17025：2017《检测和校准实验室能力的通用要求》

该标准被我国等同采纳为国家标准 GB/T 27025《检测和校准实验室能力的通用要求》以及 CNAS – CL01《检测和校准实验室能力认可准则》。

（一）引言

该标准包含了实验室能够证明其运作能力，并出具有效结果的要求。符合该标准的实验室通常也是依据 GB/T 19001（ISO 9001，IDT）的原则运作。实验室管理体系符合 GB/T

扫码"学一学"

扫码"看一看"

19001 的要求，并不证明实验室具有出具技术上有效数据和结果的能力。

该标准要求实验室策划并采取措施应对风险和机遇。应对风险和机遇是提升管理体系有效性、取得改进效果以及预防负面影响的基础。实验室有责任确定要应对哪些风险和机遇。

（二）范围

该标准规定了实验室能力、公正性以及一致运作的通用要求。

该标准适用于所有从事实验室活动的组织，不论其人员数量多少。

实验室的客户、法定管理机构、使用同行评审的组织和方案、认可机构及其他机构采用该标准确认或承认实验室能力。

（三）正文

该标准当前现行有效版本为 ISO/IEC 17025：2017，于 2017 年 11 月发布。CNAS 于 2018 年根据该标准修订和发布了 CNAS - CL01：2018 检测和校准实验室能力认可准则（等同采用 ISO/IEC 17025：2017），并按照国际实验室认可合作组织（ILAC）的要求，于 2018 年 3 月 1 日启动换版工作，要求所有获认可实验室在 2020 年 11 月 30 日前完成新版标准的转化（以取得依据 ISO/IEC 17025：2017 颁发的认可证书为准）。

该版标准按照国际标准化组织合格评定委员会（ISO/CASCO）对合格评定标准的统一要求，在结构框架上发生了较大变化，将 2005 版标准中的 25 个要素改变成 8 个章节来表述。这 8 个章节分别为"1. 范围""2. 规范性引用""3. 术语和定义""4. 通用要求""5. 结构要求""6. 资源要求""7. 过程要求"和"8. 管理要求"。其中核心内容为第 4 章到第 8 章内容。

与 2005 版标准相比，本版标准的主要调整和变化为：①明确了与 ISO9001 的关系；②引入风险管理的要求；③将"服务和供应品的采购"与"分包"合并；④增加了对"抽样活动"要求的条款；⑤对人员要求进行了适度的简化；⑥明确了哪些设备需要校准；⑦将期间核查扩展至所有设备，实验室应根据其稳定性和使用状况来确定；⑧用"计量溯源性"取代"测量溯源性"；⑨增加了"信息管理系统"的要求；⑩对投诉处理增加了很多新要求；⑪删除了对内部审核、管理评审周期的建议等。

ISO/IEC 17025 是当前国际上对实验室能力的基本通用要求，是全球应用最广泛的国际标准之一。

二、ISO 15189：2012《医学实验室　质量和能力的要求》

该标准被我国等同采纳为国家标准 GB/T 22576.1 -2018《医学实验室 质量和能力的要求》；CNAS - CL02《医学实验室 质量和能力认可准则》等同采用该标准。

（一）引言

临床实验室的服务对于患者医疗很重要，因而应满足患者及负责患者医疗的临床人员的需求。这些服务包括检验申请的安排，患者准备，患者识别，样本采集、运送和保存，临床样本的处理和检验以及后续的解释、报告及建议，此外，还包括临床实验室工作的安全和伦理方面的相关事项。

只要我国法律法规允许，鼓励临床实验室的服务能包含为咨询病例的患者进行检验，以及积极参与除诊断和患者服务之外的疾病预防，同时，也鼓励实验室为其专业工作人员提供适宜的教育和科研机会。

该标准旨在用于目前公认的临床实验室服务所涉及的各类学科，在临床生理学、医学影像学和医学物理学等其他服务和学科领域，该标准也是有用且适当的。

ISO 15189 以 ISO/IEC 17025 作为母体文件，同时结合临床实验室特点，规定了对临床实验室的专用要求。ISO 15189包含了伦理、安全和法规要求，同时强调了风险管理和信息管理，更贴切临床实验室的属性，这也是两个标准的最大不同。

（二）范围

该标准规定了临床实验室质量和能力的要求，可用于临床实验室建立质量管理体系和评估自己的能力，也可用于实验室客户、监管机构和认可机构承认或认可临床实验室的能力。简而言之，ISO 15189 既可被临床实验室用于自身质量管理和能力建设，也可被外部机构用于评价依据。

（三）正文

ISO 15189 的核心内容分为"管理要求"（第 4 章）和"技术要求"（第 5 章）。其中，"管理要求"基本等同采用 ISO/IEC 17025：2005 的管理要求，分为 15 个要素：4.1 组织和管理责任、4.2 质量管理体系、4.3 文件控制、4.4 服务协议、4.5 受委托实验室的检验、4.6 外部服务和供应、4.7 咨询服务、4.8 投诉的解决、4.9 不符合的识别和控制、4.10 纠正措施、4.11 预防措施、4.12 持续改进、4.13 记录控制、4.14 评估和审核、4.15 管理评审。但在管理者责任、服务协议、受委托实验室的要求以及评估和审核方面有所不同，更贴切医学检验活动。

"技术要求"包括了 10 个要素，分别为：5.1 人员、5.2 设施和环境条件、5.3 实验室设备、试剂和耗材、5.4 检验科过程、5.5 检验过程、5.6 检验结果质量的保证、5.7 检验后过程、5.8 结果报告、5.9 结果发布、5.10 实验室信息管理，与 ISO/IEC 17025：2005 存在很大不同。其中，最大的不同是 ISO 15189 更强化了过程管理方法，将检验活动分为"分析前""分析中"和"分析后"（也称为检验前、检验中和检验后）三个过程，同时，ISO 15189 强调了实验室的信息系统（LIS）管理。LIS 对于实验室样本采集和管理、检验过程控制、质量控制、记录控制、检验时限控制以及检验结果传递和使用均有着极其重要的作用。

该国际标准当前处于修订中，新版标准预计于 2023 年左右发布。

三、ISO 15190：2003《医学实验室　安全要求》

该标准被我国等同采纳为国家标准 GB 19781—2005《医学实验室 安全要求》。

（一）引言

该标准规定了在临床实验室建立并维持安全工作环境的要求，涉及实验室的电器安全、化学品安全、环境安全、生物安全和操作安全等各方面。与所有此类安全指南一样，要求确保有专人负最终责任，并且所有员工均承担以下个人责任：确保他们在工作中的自身安全和可能受其工作影响的他人的安全。

每项任务都需要进行风险评估，目的在于尽可能消除危险。如果无法消除危险，则应按下列的优先顺序使各种危险的风险减至尽可能低的水平：①使用替代方法；②采用防护方法；③使用个人防护措施和设备。

该标准旨在目前已知的临床实验室服务领域中使用，但也可能适用于其他服务和领域。然而，为确保安全，实验室在操作需要 3 级和 4 级防护水平的高致病人类病原体时，还应符合附加要求，在我国即还需要符合 GB 19489 的要求。

（二）范围

该标准规定了临床实验室中安全行为的要求。

（三）正文

该标准正文分为 20 章，分别为：4 风险分级、5 管理要求、6 安全设计、7 员工、程序、文件、检查和记录、8 危险标识、9 事件、伤害、事故和职业性疾病的报告、10 培训、11 个人责任、12 服装和个人防护装备（PPE），包括手套和眼、面、足及呼吸防护装置、13 良好内务行为、14 安全工作行为、15 气溶胶、16 生物安全柜、化学安全罩及柜、17 化学品安全、18 放射安全、19 防火、20 紧急撤离、21 电气设备、22 样本的运送、23 废物处置。

该国际标准当前处于修订中。

四、ISO 15195：2003《检验医学　参考测量实验室的要求》

该标准被我国等同采纳为国家标准 GB/T 21919《检验医学　参考测量实验室的要求》和 CNAS – CL07：2018《参考测量实验室认可准则》。

（一）引言

该标准规定了医学领域中的校准实验室的要求，在医学领域，"校准实验室"通常被称为"参考测量实验室"。校准实验室是检测实验室实现溯源的基础。

参考测量实验室需要尽可能实施参考测量程序并提供准确的、可溯源至国家或国际一级参考物质的测量结果，并尽可能溯源至体现国际单位制（SI）单位的参考物质。参考测量实验室提供的结果的计量学水平应能保证常规实验室的检测需求。参考测量实验室宜加入由国际临床化学和检验医学联合会（IFCC）、国际计量委员会（CIPM）和国际实验室认可合作组织（ILAC）联合成立的全球医学参考测量实验室网络。

参考测量实验室还可承担其他任务，包括：对新的或已有的测量程序的真实度进行研究；为用于校准、室内质量控制和室间质评的物质（即校准品或质控物）提供带有明确不确定度的准确（真实和精确）赋值；还可作为政府、企业等组织的顾问，指导室间质评/能力验证计划。

一个参考测量实验室如果是常规实验室的一部分，则该参考测量实验室的管理体系、人员和设备应独立于常规实验室。

根据国际医学溯源联合委员会（JCTLM）的要求，符合 ISO/IEC 17025 是参考测量实验室开展工作所需的先决条件。因此 ISO 15195 需要结合 ISO/IEC 17025 使用。该委员会还规定，获得认可是证明该类实验室能力和加入 JCTLM 全球网络的前提条件。

（二）范围

该标准规定了对医学参考测量实验室的特殊要求。该标准不包括以名义标度或顺序标度报告结果的特性的测量，且不适用于常规临床实验室。

（三）正文

该标准正文分为第 4 章"管理要求"和第 5 章"技术要求"。第 4 章包括 5 个要素，分别为：4.1 组织和管理、4.2 质量管理体系、4.3 人员、4.4 测量文件和记录、4.5 合同；第 5 章包括 8 个要素，分别为：5.1 设施和环境条件、5.2 样本处理、5.3 设备、5.4 参考物质、5.5 参考测量程序、5.6 计量学溯源性 – 测量不确定度、5.7 质量保证、5.8 结果报告。

该标准当前处于修订中。

五、GB 19489—2008《实验室生物安全通用要求》

该标准是我国自主制定并发布的强制性国家标准。

（一）引言

该标准是在 2003 年我国爆发 SARS 疫情，给我国人民生命和国家经济造成严重危害和重大损失的严峻背景下，由国家科技部提出的建立我国生物安全评价体系工作中的一项基础工作，由原 CNAL 牵头组织制订。第一版发布于 2004 年，2008 年修订为当前的 GB 19489 – 2008《实验室生物安全通用要求》。

鉴于生物安全的重要性，国务院于 2004 年发布了《病原微生物实验室生物安全管理条例》（国务院 424 号令），要求操作高致病病原微生物的实验室（即生物安全三级和四级实验室，也称为 P3、P4 实验室）必须先通过国家认可，才能向卫生、农业主管部门申请活动资格。同时，CNAS 也向社会开放了生物安全二级实验室的自愿性认可。

（二）范围

该国家标准的内容参考了 ISO 15190、WHO《实验室生物安全手册》以及考虑了我国相关行业标准，适用于所有进行生物因子操作的实验室（包括临床实验室），尤其适用于对 P3、P4 级防护水平的实验室。

（三）正文

该标准的主体内容分为两个部分。第一部分为：实验室生物安全通用要求，包括：3 风险评估及风险控制、4 实验室生物安全防护水平分级、5 实验室设计原则及基本要求、6 实验室设施和设备要求（从 BSL – 1 到 BSL – 4 级实验室、动物生物安全实验室）、7 管理要求（从 7.1 组织和管理到 7.23 事故报告）；第二部分为：病原微生物实验室生物安全管理条例的相关要求。

当前，临床实验室管理部门和专家们已经越来越认识到临床实验室存在极大的生物安全风险，并正在研究措施以增强医学检验工作者的生物安全意识，完善实验室管理，降低生物风险。

六、ISO/TS 20658：2017《医学实验室　样品采集、运送、接收和处理要求》

该技术规范是 ISO/TC 212 发布的关于检验前样品从采集到处理的指导文件。

（一）引言

医学实验室的服务对于患者的医疗和公共卫生都很重要，因而应满足患者及负责患者医疗的临床人员的需求。这些服务包括检验申请，患者准备，患者识别，临床样品采集、运送、保存、处理和检验及结果报告，此外，还包括医学实验室工作的安全和伦理方面的相关事宜。

该文件提供的有关样品采集和处理的指导来源于已在检验前过程中应用的良好实验室规范，并符合已发表的文件的要求。该文件用于指导个人和机构样品采集和送检，以确保医学实验室服务的质量并获得更好的公共医疗服务效果。

我国在对本领域的专业人员、人员的活动及职责方面，可能有其特殊的指南或要求。

每个医学实验室或样品采集机构宜确定其遵守本文件中相关要求的程度。管理层宜基于患者和客户需要，可利用的资源，以及当地、区域和国家的强制要求等，首先确定适宜的优先权。

（二）范围

该文件规定了对医学实验室检验的样品采集、运送、接收和处理的要求和良好规范的建议。

该文件适用于涉及检验前过程的医学实验室和其他医疗服务机构，这些过程包括检验申请，患者准备和识别，样品采集、运送、接收、保存和处理。本文件也可适用于某些生物样本库。

该文件不适用于输血所用的血液及血液制品。

（三）正文

该文件的正文共有 18 个要素，包括：4 质量管理、5 与患者样品相关的检验前过程、6 设施和环境条件、7 设备和物品、8 感染预防和控制（生物安全）、9 人员、10 为患者或用户提供的信息、11 申请单、12 患者识别、13 样品识别、14 样品采集、15 样品完整性和稳定性、16 样品运送、17 样品接收和评估、18 检验前样品存放、19 客户满意度、20 不符合的识别和控制、21 性能指标。

七、其他相关标准

除上述标准外，ISO/TC 212 还针对医学实验室正在制定一系列相关标准或国际文件。这些标准对医学实验室检验具有重要指导作用，值得跟踪和参与。

·ISO 22870：2016《POCT—质量和能力的要求》；

·ISO 17511《体外诊断医疗器械—建立校准品、正确度控制物质和人类样品赋值的计量溯源性的要求》（修订，即将发布）；

·ISO/TS 20914《医学实验室—测量不确定度评估实用指南》（制定，即将发布）；

·ISO 22367《医学实验室—医学实验室风险管理的应用》（制定，即将发布）；

·ISO 35001《实验室及其他相关机构生物风险管理》（制定，即将发布）。

第三节　我国医学实验室认可过程

一、医学实验室认可流程概述

我国医学实验室认可过程粗分为实验室申请、文件及现场评审以及评定批准三个阶段。

扫码"学一学"

具体流程见图 13 - 3。

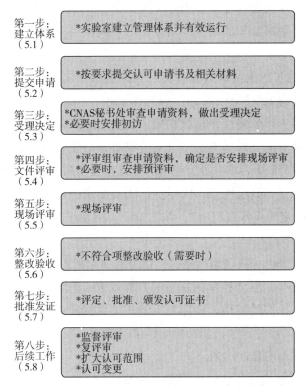

第一步: 建立体系 (5.1)	*实验室建立管理体系并有效运行
第二步: 提交申请 (5.2)	*按要求提交认可申请书及相关材料
第三步: 受理决定 (5.3)	*CNAS秘书处审查申请资料，做出受理决定 *必要时安排初访
第四步: 文件评审 (5.4)	*评审组审查申请资料，确定是否安排现场评审 *必要时，安排预评审
第五步: 现场评审 (5.5)	*现场评审
第六步: 整改验收 (5.6)	*不符合项整改验收（需要时）
第七步: 批准发证 (5.7)	*评定、批准、颁发认可证书
第八步: 后续工作 (5.8)	*监督评审 *复评审 *扩大认可范围 *认可变更

图 13 - 3　实验室认可流程图

二、认可准备及申请

（一）认可准备

准备申请认可的医学实验室应该从以下几方面做好充分准备，以保证申请后相关工作的顺利进行。

1. **思想准备**　实验室首先需要明确认可的目的。即按照 ISO 15189 建立和运行质量管理体系，并通过持续改进，达到确保实验室操作的规范化和结果的准确可靠，加强患者的安全和诊治，满足临床和患者需求的目的，这是实验室建立体系的根本出发点。而申请认可，是通过增加外部的检查和监督来帮助实验室完善体系、提高能力、寻求证实的一种手段。此外，由于医学实验室认可不同于其他类型的实验室认可，检验前的相关要求需取得临床部门的支持和配合，所以准备认可的医学实验室需要加强与相关领导及临床部门的沟通，确保其可以实现 ISO 15189 对于检验前的要求；另外，与其他所有的管理体系相同，医学实验室管理体系的建立和运行需要领导的重视和全体工作人员的参与，只有保证了全员参与，才能保证体系运行持续符合要求并不断得到改进，所以调动工作人员的主观能动性也是进行认可准备的重要环节。

2. **知识准备**　了解并熟悉 CNAS 对医学实验室认可的相关政策、规定和文件对于认可申请是非常重要的，包括认可规则、认可准则、认可应用说明、认可指南、技术报告、申请要求等，可以指导实验室按照比较规范的程序进行相关的准备工作，例如参考 CNAS - GL011《实验室和检验机构内部审核指南》进行实验室管理体系的内部审核、参考 CNAS -

GL012《实验室和检验机构管理评审指南》进行实验室管理体系的管理评审；此外，组织全部工作人员学习讨论和研讨管理体系和技术能力等方面知识，增进对 ISO 15189 和相关应用说明的正确理解，了解国家相关的法律法规、行业规范要求等都是进行认可知识准备的重要工作。

3. 工作准备 经过了以上的准备工作之后，即进入了实质性的实验室认可准备工作。需要注意的是，建立符合 ISO 15189 要求的管理体系并不意味着需要将实验室原来一直在用的一些文件或程序废除，重新建立，与此相反，实验室应该在梳理管理及技术现状的基础上，尽量利用实验室现有的文件体系，结合实验室日常的工作流程，经过整合、补充和完善，建立起既符合 ISO 15189 要求又最大程度保留自身文化和习惯的管理体系，严格执行体系要求并保存好运行记录；其次按照不同专业的相关要求进行技术准备，关注诸如室内质控（IQC）、能力验证/室间质评（EQA）、性能验证、检验程序确认、不确定度评定、分析系统比对等技术点。

实验室开展质量管理时，需注意严格执行以下八项原则。

（1）以顾客为中心 医学实验室的主要客户有两个：患者和临床医生。实验室应满足他们的要求并争取超越他们的期望。临床是实验室的直接服务对象，从检验前过程（例如申请单的内容设计），到检验后（例如对检验结果的使用及反馈），对检验全过程均会产生影响，因此要格外重视与临床的沟通。

（2）领导作用 实验室主任和管理层必须注重质量，确定实验室的宗旨、方向、资源并为员工创造一个他们能充分参与实现目标以及实现自身发展的环境。ISO15189 中规定了管理层的具体职责。从认可实践来看，即使实验室管理层重视，没有院长的支持，实验室也很难落实 ISO15189。

（3）全员参与 每个员工的工作都会对检验结果质量带来影响。决定一个木桶容量的是最短的那块木板。尤其在执行层面，每个员工都是管理体系的参与者。

（4）过程方法 将相关资源和活动按照过程来进行管理，可以更高效地得到期望的结果。ISO15189 为医学检验清晰地界定出检验前、中、后三个过程并分别提出了要求，涉及到负责采样的护理部门和使用检验结果的临床部门。

（5）管理的系统方法 不能孤立看待标准中的每个要素，更要思考它们之间的相互联系、相互影响和相互作用，才能建立起有机的整体。

（6）持续改进 任何事物没有最好，只有更好。善于使用标准中给出的持续改进工具，理解 PDCA 方法。持续改进是实验检验工作永恒的追求，实验室正是在一轮一轮的持续改进中不断取得进步和提升。

（7）基于事实的决策方法 以事实为依据做决策，可防止决策失误。要善于使用统计技术，例如在质控、满意度分析等活动中开展统计分析，要不回避问题，善于发现问题，持续改进。

（8）互利的合作关系 无论对供方还是客户，没有互利就没有良好合作。临床实验室要重视与护理和临床部门的沟通，不断了解他们的需求和要求。

（二）认可申请

CNAS 规定了受理医学实验室认可申请的条件。

（1）提交的申请资料应真实可靠，申请人不存在欺诈、隐瞒信息或故意违反认可要求的行为。

（2）申请人应对 CNAS 的相关要求基本了解，且进行了有效的自我评估，提交的申请资料齐全完整、表述准确、文字清晰。

（3）申请人具有明确的法律地位，其活动应符合国家法律法规的要求。

（4）建立了符合认可要求的管理体系，且正式、有效运行 6 个月以上。即：管理体系覆盖了全部申请范围，满足认可准则及其在特殊领域的应用说明的要求，并具有可操作性的文件。组织机构设置合理，岗位职责明确，各层文件之间接口清晰。

（5）进行过完整的内审和管理评审，并能达到预期目的。

（6）申请的技术能力满足 CNAS－RL02《能力验证规则》的要求。

（7）申请人具有开展申请范围内的检测/校准/鉴定活动所需的足够资源，例如主要人员，包括授权签字人应能满足相关资格要求等。

（8）使用的仪器设备的量值溯源应能满足 CNAS 相关要求。

（9）申请认可的技术能力有相应的检测/校准/鉴定经历。

经过程序性审查、风险识别和初步文件审查后，如果满足受理要求即可受理；如果不能通过文件审查确定是否满足受理要求，则需要实验室继续改进。

三、评审

（一）文件评审

在正式受理实验室的申请后，一般由评审组长负责组织全面文件审查，包括实验室的质量管理体系文件以及相应的技术能力文件，在审查后给出是否可以进行现场评审的结论。某些情况下，不能通过文件审查确认实验室是否可以接受现场评审时，CNAS 会与实验室协商以预评审方式确认实验室是否满足可以进行现场评审的条件。

（二）预评审

当评审组长有充分理由认为确有必要安排预评审时，需提交书面申请，CNAS 批准后可进行预评审。预评审中发现的问题，应提交给实验室，并向 CNAS 提交《预评审报告》，明确说明实验室是否可在短期内接受正式评审。

（三）现场评审

在进行现场评审之前，评审组长应负责组织评审策划，包括需查阅的文件、观察的场所和操作、现场试验、考核的人员、座谈会需了解的问题等，并将现场评审策划在进入现场之前发给实验室及 CNAS。

现场评审过程主要有预备会、首次会、现场观察、现场评审、分析前过程见证、与临床医护人员的座谈会、与实验室人员的沟通会以及末次会等环节。对实验室管理体系与 ISO15189 的符合性进行全要素评审，评审依据还包括认可规则、认可准则的应用说明和实验室的管理体系文件，并覆盖实验室申请的全部专业项目和所涉及的部门。评审组会在末次会之前形成评审结论，与实验室商定整改方法和完成时间，完成评审报告现场评审部分的内容，并得到实验室的确认。

（四）跟踪评审

一般情况下，现场评审发现的不符合项可以通过审查整改文件的方式予以确认，某些情况下，为验证纠正措施是否得到有效实施，可由评审组长或其指定的评审员对被评审实验室进行跟踪评审。跟踪评审内容仅限于实验室评审中发现的不符合项的纠正措施实施情况，一般不扩大评审范围。跟踪评审采取现场验证和（或）文件评审的方法。

四、评定批准

（一）评定

CNAS 指定独立于评审过程的专家组成评定工作组，对秘书处提交的评审报告进行评定。评定工作组重点对秘书处提交资料与认可规范的要求，进行符合性和完整性审查与评价。评定工作组根据评定委员的意见或建议，进行研究讨论；形成评定结论须至少获得2/3成员的同意。根据评定结论，秘书处办理批准或向相关业务处反馈评定工作组意见，要求评审组进行改正。

（二）整改

对于评定工作组提出的整改意见，由 CNAS 相关业务处室组织落实。对于整改意见，可能需要补充评审、现场验证或其他整改工作。整改工作完成并经评定处室审核符合要求后，办理批准。

（三）批准

对于评定委员会做出的评定结论，由 CNAS 秘书长或其授权人批准，签发认可证书。秘书长或其授权人不能更改评定委员会的评定结论，但若发现有不妥之处或疑问，可暂缓批准，提请评定委员会澄清、修正或重新评定。

本 章 小 结

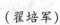

医学实验室出具的检验报告，是临床医生对患者做出诊疗的重要依据。检验结果的质量对于人们健康至关重要，因此实验室需要建立有效的质量管理体系、具备可靠的能力。医学实验室检验服务的对象是临床医生和患者，取得他们的信任对实验室也十分重要。国际标准化为实验室建立质量管理体系提供了基础方法和依据，实验室认可为实验室的能力和结果承认提供了权威证明的途径。本章即通过对国际和我国实验室认可体系以及医学相关国际标准化工作的介绍，使读者对医学实验室的质量管理方法和能力证明途径具有一个初步的了解。

扫码"练一练"

（翟培军）

第十四章　临床实验室各专业质量管理概述

本书第一章对临床实验室的专业划分及在医疗工作中的意义和价值做了详细的阐述，在常规工作中主要涉及临床血液学、体液学、免疫学、生物化学、微生物学、分子生物学等专业的检验。虽然各专业的质量管理有共性的方面，但也有各自的特点，本章根据国标 ISO 15189：2012 的内涵及过程控制的理论，分别对各专业的全面质量管理体系及流程管理作简要介绍。

第一节　临床血液学检验的质量管理

临床实验室血液学检验涉及的内容较多，包括血液学一般检查（血常规、血沉和网织红细胞计数等）、血液病（贫血、白血病及其他血液系统疾病）的细胞形态学检查、血液生物化学检查、血液免疫学检查、血栓性和出血性疾病检查。本节重点介绍如何用过程控制理论对自动化仪器分析血细胞（血常规）及凝血因子的检验进行全过程的分析，找出影响检验结果的环节和要素，从而实施全面质量管理。

扫码"学一学"

一、分析前质量管理

分析前是指按照时间的顺序，从临床医生开出医嘱开始，到分析检验程序启动时终止的步骤，包括检验申请、患者准备、原始样本的采集、样本运送到实验室并在实验室内进行传输的过程。

（一）检验申请

检验申请是整个检验过程的开始。首先，临床医生必须对实验项目的实验原理、临床意义有较深入的了解，以便能根据有效性、时效性和经济性的原则，结合患者病史、临床表现、体征、家族史和相关的实验诊断原理综合分析，申请项目和组合。这点在凝血实验的选择上更为重要，因为血栓形成是一个动态的过程，从血栓开始的高凝期、到凝血因子消耗的低凝期直至继发纤溶期，不同阶段病理生理变化不同，选择的项目也应不同。其次，医护人员应详细、认真、完整的填写检验申请单。在血细胞分析、血栓性疾病、出血性疾病检验时要求医护人员特别注意填写"临床诊断"或"临床表现"栏内的相关内容，如是否发热、是否贫血、有无出血点或瘀斑、是否用过抗凝药物（如华法林、阿司匹林、肝素）等。

（二）患者准备

是指在采集样本前，对患者采取一系列措施，避免影响样本质量的情况发生。比如：患者的生理状态、服用或停服药物、饮食控制。至于控制什么饮食、什么药物需要在样本采集前多长时间停药，要根据实验项目和药物的药代动力学而定。

（三）样本采集

1. 制定《样本采集手册》　实验室管理层应与临床医护人员共同探讨和规范每一类实验项目的样本采集和处理程序，并制定相应的流程，编制成《样本采集手册》，可供给负责采集原始样本者使用，也可供管理者作为评价样本采集者工作质量的重要依据，还可作为实验室人员决定"接收"还是"拒收"样本判断的标准。

2. 《样本采集手册》　应作为实验室文件控制体系的一部分，按照实验室文档管理程序要求，进行管理。手册应根据 ISO 15189 文件要求编制。

二、分析中质量管理

分析中质量管理是从样本进入仪器检测到分析结束各个环节的过程控制，包括以下内容。

（一）操作人员的技术培训

（1）实验室应对检验项目操作人员进行岗前技术培训。特别是血细胞形态学检查，主要靠人工镜检，凭经验判断，缺乏客观的判断标准，要经严格培训并在培训完成后对每个工作人员执行指定工作的能力进行评审，考核证实可胜任该项工作的方能批准上岗，此后还需定期评审。负责对血栓性疾病、出血性疾病或血液病（贫血、白血病）等实验结果做专业判断的工作人员，应具备相应的理论以及实践背景，并且有近期从事相关工作的经验。这些人员除检验技术培训外，必须有临床培训（包括查房），如有可能最好由检验医师担任。

（2）血液学检验与临床工作十分密切，要经常组织检验人员与临床医护人员进行技术交流和探讨，主动听取临床工作的要求和建议，以便更好地服务于临床诊疗工作。

（二）《检验程序》的编制

作业指导书标准、规范、可操作性强是获得准确结果的基础。ISO 15189：2012 中，专门规定了编写作业指导书的要求和内容。在制定《检验程序》时应注意：

（1）实验室应该使用包括选择/提取部分样本在内的检验程序，该程序应符合实验室服务的用户的要求，且适宜检验操作。提倡使用在已出版的公认/权威的教科书中、经同行评议的书刊或杂志中，或国际、国家或地区的法规中所明确的程序。如果应用的是内部的规程，则应确认其符合相应的用途并形成文件。

（2）实验室应只能使用经确认的程序来验证所使用的检验程序是否适合预期用途。验证范围应满足特定的或某领域的应用需要。实验室应记录验证过程中所使用的程序以及所获得的结果。应对所选用的方法和程序进行评估，在用于医学检验之前应证实其结果符合要求。实验室负责人或指定的人员应在初期对程序进行评审，并定期进行评审，通常每年一次。评审结果应记录归档。

（3）所有的程序都应形成文件，方便相关工作人员从工作站上查阅。已形成文件的程序及必要的指导书应使用实验室工作人员都理解的语言。卡片文件或类似总结有关键信息的系统应能快速查阅，同时备有完整的操作手册供检索。卡片文件或类似的系统应与完整手册的内容相对应。任何缩略性的程序都应该作为文件控制系统的一部分。

（三）检测系统的建立

血细胞分析仪、凝血仪检测临床样本前，首先要制定"检测体系"，进行实验方法学的评估、仪器的校准、建立实验项目的不确定度、参考范围、危急值。

（四）检验程序的质量保证

（1）建立内部质量控制体系，保证检验结果达到预期的质量标准。

控制体系的具体操作程序（质控的方法、失控的标准、失控的分析方法、失控记录的内容和格式、纠正和预防措施的制定）应简明、易懂，使工作人员能根据此信息做出技术和医疗决定。特别需要注意设法消除在处理样本、提出申请、检验以及报告等过程中出现的错误。

（2）必要且可能时，实验室应评定检验结果的不确定度。应考虑到重要的不确定度分量。不确定度的来源可包括：采样、样本制备、样本部分的选择、校准品、参考物质、加入量、所用的设备、环境条件、样本的状态及操作人员的变更等。

（3）应设计并实施测量系统校准和真实性验证的计划，以确保结果可溯源到 SI 单位，或可参比到一个自然常数或其他规定的参考值。如果以上都无法实现或不相关，还可采用其他方法以提供结果的可信度。

（4）实验室应参加实验室间的比对活动，例如由外部质量评审计划组织的活动。实验室管理层应监控外部质量评审结果，如果不能达到控制标准，则管理层还应参与实施纠正措施。外部质量评审计划应尽可能提供临床相关的测试，能模拟患者的样本并对整个检验过程，包括检验前和检验后的程序进行检查。

（5）如果无正式的实验室间的比对计划，则实验室应建立有关机制，用于判断未经其他方式评审的程序的可接受性。只要有可能，运行这种比对机制时应利用外部的测试材料，如与其他实验室交换样本。实验室管理层应监控实验室间比对的结果，并参与实施和记录纠正措施。

（五）不同检测体系比对

ICSH 推荐了白细胞计数、红细胞计数、血小板计数、血红蛋白定量和红细胞比积测定的参考方法，用这些方法定值的新鲜抗凝血液，校准任何型号的血液分析仪，即可使这些仪器检测的同一样本检验结果具有可比性。但凝血仪不同，首先，除纤维蛋白外其他因子的检测，既无标准物质也无参考方法，其次，凝血实验多为因子活性检查且多为生物试剂，难于标准化，检测系统不具溯源性。因此，在同一医院（检验科）具有两台以上仪器时，最好是同一型号，否则每台仪器都要使用自己的参考范围判断检验结果。

（六）建立血细胞分析仪镜检筛选标准

电阻法血细胞分析仪白细胞分类的技术只是根据细胞大小的分群，报告的结果只粗略代表正常状态下的不同种类的细胞的大致比例。流式法五分类分析仪是根据细胞大小、核的形状、浆内颗粒等信息，综合分析进行的正常形态白细胞的分类，但不能准确分析病理细胞，只能起提示作用。原则上讲，白细胞分类计数最好使用镜检的方法。但由于血涂片镜检方法繁琐、费时、在样本量很大的实验室很难及时完成检验发出报告。精度高的分析仪的检测结果可在各类型白细胞的形态、比例大致正常时，基本满足临床的要求，这样就可以使白细胞形态正常的样本免于镜检，减少了工作压力。但当细胞形态变化超过仪器分析能力时，需进一步镜检。这种"能力"是通过《筛选标准》来体现的。因此，合理的筛选标准的制定是正确使用仪器、保证结果质量的重要因素，也是应用血细胞分析仪进行血液学检验质量保证措施的重要环节。

三、分析后质量管理

（一）实验室管理者

应授权专门人员对检验结果进行系统性评审，评价其与可获得的患者相关临床信息的符合性，并授权发布检验结果。如果实验室定量的检验结果采取自动审核，建议遵循有关行业标准，如《临床实验室定量检验结果的自动审核》（WS/T 616－2018）。

1. 血细胞分析结果审核应注意

（1）根据报告的"直方图"和"散点图"变化，分析仪器工作状态、血样本的质量、病理细胞提示，决定是否进一步镜检。

（2）分析检验结果中 RBC、Hb、MCV、HCT、MCH、RDW 及血涂片镜检红细胞形态之间的内在联系，判断结果的真实性。

（3）分析检验结果与临床表现、医生初步诊断的相关性和符合性，判定检验结果的可靠性。

（4）审核检验结果的人员可通过 LIS 系统将刚刚检测的数据与患者最近一次同项目检验数据对比分析，确认此次结果的可靠性。

2. 凝血实验结果审核应注意

（1）血栓性疾病病理变化是动态的，为诊断所设计的实验针对不同病理环节。为此，应根据病人临床表现和病理合理选择实验。

（2）凝血实验结果参考值均有较大的生理波动范围，个体之间差异亦较大，某些原发病也影响凝血指标，因而某些患者第一次检查结果对群体来说是在正常范围，但对此患者已是明显变化的异常值，所以有些实验项目一次检查结果不能轻率定论，动态观察可能更早发现病情，这一点对于 DIC 的早期诊断尤为重要。

（3）同一样本同一项目在不同检测体系检查，检验结果可能是不可比的。不同检测体系参考值也是不同的，在审核检验结果是应考虑这一因素。

（二）检测后样本的处理

检测后样本的处理包括如下内容。

（1）实验室应根据样本的理化性质、实验方法学的要求、征求医护人员同意和主管部门批准后制定检测后样本的保存时限使其文件化。在患者或临床医护部门认为检测结果有差错时，可在样本保存期限内申请复查，超过时限，实验室可拒绝复查。

（2）实验室对于不再用于检验的样本应进行安全处理，处理方法应符合当地关于废弃物处置的法规或推荐方法，并作为一项重要工作加以管理。

四、临床血液学检验质量管理的主要问题

（一）常规血液学分析（血常规）质量管理的问题

常规血液学分析（血常规）是疾病诊断和治疗最常用的检验项目，包括细胞数目（或化学成分）检测和细胞形态学检查两个方面。从某种意义讲，形态学检查比细胞计数更具临床价值。全自动血细胞分析仪的快速发展，提高了检验结果的精确性和准确性，加快了检测速度，为诊断和治疗提供许多有用的指标。但有些人没有认识到血液分析仪的技术局限性，误认为仪器分析可以完全代替显微镜检查。在质量管理上，对血涂片显微镜检查的要求不够严格，在形态学检验技能培训上不够重视，在岗位技术人员数量不够充足。忽视细胞形态学检查的倾向十分严重，造成漏诊、误诊、医疗纠纷现象时有发生。

（二）血栓与出血性疾病检验质量管理存在的问题

1. 分析前质量管理 采集样本前的用药状况是实验的重要影响因素；其次是护士的采集技术，有时在采集过程中就发生了小凝块；再次是抗凝剂的用量，特别是在血细胞比积过高或过低时如何调整抗凝剂用量；四是控制样本的保存温度和时间。由于这些环节涉及医生、护士、护工、实验室工作人员，管理过程需要大家共同完成。而实际工作中各方面沟通配合较差，影响了样本质量，进而产生实验结果的误差。因此，分析前质量管理是系统工程，应把实验室全面质量管理体系的实施作为全医院质量管理的一部分来执行。

2. 关于不同检测系统可比性问题 前已述及，凝血因子（除纤维蛋白原外）的检测既无标准物质也无参考方法，检测方法难于标准化，检测系统不具溯源性。因此，在同一医院（检验科）具有两台以上不同型号仪器时，同一样本用不同仪器检测所得检验结果是有差异的。因此每台仪器都要使用自己的参考范围。为了方便临床医生，实验室需要二台以上仪器时，最好配备同一型号。

（三）血液学检验与临床交流应更紧密

ISO 15189：2012 文件中，多处提到实验室要参与临床交流。如文件指出"医学实验室服务，包括适当的解释和咨询服务，应能满足患者及所有负责患者医疗护理的临床工作人员的需要"；"专业人员应就选择何种检验及服务提供建议，包括检验重复的次数以及所需的样本类型等。适当情况下，还应提供对检验结果的解释；应定期与临床医生交流，讨论如何利用实验室服务，并就学术问题进行咨询；应参与临床查房对总体和个体病例的疗效发表意见"，这些论述对医学检验质量管理提出了更高的要求，我们追求的质量并不仅限于检验结果的准确，更重要的是，这些检验信息能够及时、合理、正确的用于疾病的诊治。

第二节 临床体液学检验的质量管理

在临床一般检验领域，体液检验涉及尿液分析、脑脊液检验、浆膜腔液检验、心包腔积液检验、关节腔液检验、腹腔灌洗液检验、支气管肺泡灌洗液检验、粪便检验、精液检验、前列腺液检验、阴道分泌物检验和羊水检验等方面，大多数体液检验没有国内外标准

扫码"练一练"

扫码"学一学"

化规范可循，本节按我国卫生行业标准和医学实验室认可应用说明，以及临床和实验室标准协会（Clinical and Laboratory Standards Institute，CLSI）标准中规范化要求进行介绍，但也未能涵盖体液检验的所有方面。

尿液分析是一项简单、快速的基础检验项目，能用于无症状人群的筛检、疾病诊断（如肾脏、泌尿道、肝脏、代谢性疾病等）和慢性疾病治疗效果的监测。目前，许多实验室的尿液物理学、化学和沉渣检验都采用先进的自动化仪器。但是，影响尿液分析结果的重要因素之一的样本采集仍需检验人员和相关人员共同完成，而只有合格的尿液样本才能提高尿液分析结果的质量和可靠性。因此，应当在样本采集、运送和分析等各个环节对所有检验和相关人员进行培训和沟通。

除尿液外的其他体液，从样本采集、处理、贮存、检测到结果报告等各个环节不同实验室之间存在很多不一致，众多因素都会影响检测结果。针对脑脊液、浆膜腔液、支气管肺泡灌洗液和关节腔液等检验方面，要求检验人员、医护人员和样本运送的相关人员等规范体液样本的采集和运送，要求规范手工法或自动法细胞计数和分类、定性和定量体液检验项目、统一结果报告的格式和术语，要求各类人员接受过规范化教育和培训、考核和能力评估，使影响体液分析的各个环节质量能够得到保证。

一、分析前质量管理

分析前因素（或检验前因素）是样本实际检验之前的过程，包括检验申请、患者准备、采集容器和抗凝剂、样本采集、处理、转运、贮存和样本接收等。其中，许多因素是非实验室所能控制的，如检验申请、样本采集和运送等方面，各相关部门之间应进行良好的沟通和足够的培训，以避免重复申请、缩短检验结果周转时间（turnaround time，TAT），确保收到高质量的样本。

（一）尿液分析方面

1. 尿液分析申请单　尿液分析申请单（电子或纸质）需提供下列信息：患者姓名/年龄或生日；性别；患者类型（门诊或住院）；识别号（门诊或住院号）；样本类型（如清洁尿、中段尿、导尿、随机尿、晨尿或其他）；申请医师（姓名和诊疗场所）；初步诊断或主要症状；潜在干扰物质和非处方药（如维生素C）；样本采集实际日期和时间；实验室收到样本时间、检验时间和检验项目名称等内容。

2. 样本采集和处理　在文件中规定样本采集和处理的要求，包含下列信息：样本采集文件有符合申请检验项目的样本类型、样本量、所用容器和标签要求；样本运送文件有具体的运送时间和温度要求；样本处理文件有实验室收到样本后所需的恰当核查、拒收、正确贮存（如防止热源、光源和冷藏）的要求。患者准备方面文件有考虑禁食、禁药或灭菌等要求。采集清洁尿和定时尿时，除口头说明外，需提供患者较为详细的纸质的文件说明。所有尿液样本须在2小时内完成检查，若不能完成，采取冷藏措施或使用防腐剂，并有书面规定。

为确保尿液分析得到准确结果，在实验室接收尿液样本时考虑下列问题：申请单和容器标签内容一致；样本采集和实验室接收时间间隔符合规定；运送延迟或需做微生物检查样本已采取冷藏或添加恰当防腐剂措施；容器恰当，如是否加盖防止液体溅出；样本量足够；根据检验目的的添加或不添加防腐剂。

实验室有尿液样本的拒收标准，如需检查申请单信息和容器标签信息是否一致、样本采集和接收时间是否正确、延迟运送或微生物学检查样本是否冷藏或添加防腐剂、容器使用是否正确、样本量是否不足、是否有污染物、所添加化学防腐剂与预期用途是否符合等，并提供给临床医护人员。通常，生殖道/肛门污染物（如大量成熟鳞状上皮细胞、线索细胞、粪便残渣、植物纤维等）会干扰尿有形成分显微镜检查，实验室应与相关人员联系，采取进一步措施；但在与临床医师达成共识前，不能随意丢弃相应样本。如标签错误样本的处理程序如下：①不能提供关于样本或患者的任何信息；②不能在标签错误样本上重新标记；③在完成调查前，不能丢弃样本；④将收到的样本冷藏保存，直到错误解决；⑤将问题通知相关临床医护人员，告知分析前必须纠正错误的理由；⑥记录样本申请日期、时间和所发现问题；⑦记录负责样本采集人员和所采取的纠正措施；⑧在质量会议上，报告所有错误标签样本的情况。

实验室信息系统（laboratory information system，LIS）可设计成自动记录相关信息，如申请单和容器标签上患者信息、运送时间信息、样本确认接收时间信息等。LIS作为一种发现、描述问题的工具，能帮助实验室人员正确分析原因，建立正确的纠正措施。实验室接收样本后，需立即处理，若延迟分析，应将样本贮存在冷藏和避光环境中。

（二）其他体液分析方面

1. 样本采集　脑脊液、胸膜腔积液等其他体液样本的采集技术会直接影响检验结果，因此，样本采集步骤应标准化，以减少或杜绝样本采集错误。采集容器尽可能减少影响细胞计数和形态的干扰因素，通常细胞会黏附在玻璃试管的管壁上，尤其是BAL样本蛋白质含量较低，使细胞分类计数结果发生人为的改变。所以，在选择恰当的采集容器时，医疗机构要评价相关采集材料，或由厂商提供相关信息，或从文献资料中获取相关信息。

不同体液采用不同类型抗凝剂，如脑脊液样本做细胞计数和分类时无须添加抗凝剂，而浆膜腔液样本应添加乙二胺四乙酸盐（ethylene diamine tetraacetic acid，EDTA）抗凝剂，各类体液样本采集要求见表14-1。若添加抗凝剂错误（如关节腔积液）会导致人为误差，干扰细胞成分或结晶的识别；若使用促凝剂，会使样本凝固，影响细胞计数和分类。

表14-1　各类体液样本的采集要求

样本	项目	抗凝剂	量（ml）	备注
脑脊液	蛋白质、葡萄糖和其他	不添加	3~5	第1管
	Gram染色和培养	不添加	3~5	第2管，需要无菌管
	细胞计数和分类	不添加	3~5	第3管
	必要时，细胞学检验	不添加	3~5	第4管
浆膜腔液	细胞计数和分类	EDTA	5~8	
	蛋白质、乳酸脱氢酶、葡萄糖、淀粉酶	肝素、不添加	8~10	
	Gram染色和培养	聚茴香脑磺酸钠，不添加	8~10	需无菌管
	抗酸杆菌培养	聚茴香脑磺酸钠，不添加	15~50	需无菌管
	巴氏染色、细胞块	无，肝素，EDTA	5~50	
关节腔液	细胞计数、分类、结晶、包涵体	肝素、EDTA	3~5	几滴液体，充分混匀
	葡萄糖	氟化钠、不添加	3~5	禁食8小时
	蛋白质	不添加		如不能立即测定冷藏保存
	CH50	不添加		
	C3、C4	不添加、EDTA	1	
	培养	聚茴香脑磺酸钠，不添加	3~5	需无菌管

注：样本量为推荐要求，不同实验室宜按照实际情况制定。CSF采集量，推荐成人不超过10~20ml，儿童CSF采集量不超过8ml；浆膜腔积液采集量不超过50ml，关节腔液采集量为3~5ml。

在采集体液样本时还需考虑采集顺序，以避免微生物检验样本的污染。通常，不推荐使用溶血和有凝块的样本，因此类样本会引起体液分析结果不正确，但对特殊、有例外的样本情况，则在操作手册中明确规定。

2. **样本处理和运送** 样本运送过程也会影响检验结果，通常体液样本在室温条件下运送。脑脊液样本在采集后1小时内细胞开始溶解，所以要尽快运送并尽快完成细胞计数。实验室在收到浆膜腔积液样本后尽快处理，以免细胞溶解、细菌繁殖而影响检测结果。若细胞学检验样本不能及时分析，则应4℃冷藏保存。BAL样本在采集后3小时内完成细胞计数和分类。

国际血液学标准委员会（International Committee for Standardization in Hematology，ICSH）要求，在使用自动体液细胞计数仪的实验室，样本采集应遵循制造商声明的预期用途，如滑膜液样本需用透明质酸酶进行预处理，以降低其黏度。

二、分析中质量管理

分析中因素是直接影响样本检测结果的因素，包括试剂、仪器设备、室内质量控制、操作手册和个人能力等多个方面。

（一）尿液分析方面

1. **试剂** 尿液分析中所用试剂应注明试剂名称和化学式，必要时说明配置方法、原料来源、贮存要求、质控方法，表明制备试剂和质控物所用水的类型，如蒸馏水或去离子水，注明试剂对安全或健康的所有影响。所用试剂和尿液干化学试带需标注启用和制备日期、购买和收到日期、有效期限、恰当的安全信息等。为了获得良好的尿液干化学试带检测结果，考虑下列方面：按厂商规定保存在原装容器内，避免直接光照和室内潮湿，否则会导致检测结果错误；保持装有试带的容器盖子紧密性，并贮存在厂商推荐的温度下；每次应用，只能取出少量试带，并立即重新关闭、拧紧打开的盖子，已取出的试带不能重新装入容器；不同容器内试带避免混合使用；避免触摸试带上的化学反应区域。

2. **仪器设备** 在仪器设备安装后和使用前，应对尿液干化学试带读数仪和尿有形成分分析仪的性能进行验证，其中，尿液干化学试带读数仪性能验证指标包括阴性和阳性符合率，尿有形成分分析仪性能验证指标包括精密度、携带污染率、可报告范围和生物参考区间。在仪器设备操作手册中应详细说明操作性能、校准频率、局限性和超出线性范围时的操作，如稀释等。所有仪器具备下列文件：电子或纸质版操作手册；仪器保养和验证计划文件；服务、维修记录和厂商指导手册等。

使用频率较高的折射计、渗透压计、尿干化学试带读数仪和显微镜等仪器。折射计应每工作日进行校准，采用蒸馏水和已知质控物，如5%生理盐水（1.022±0.001）或9%蔗糖（1.034±0.001）。渗透压计、尿液干化学试带读数仪采用两种水平质控物进行质控并记录结果，应采用厂商提供的校准品，按说明书要求对尿液干化学试带读数仪定期进行校准。自动化尿液分析系统在投入使用前，进行方法学验证，根据验证结果，实验室规定相应的复核标准。对于常用设备，如冰箱、离心机、显微镜和水浴箱等仪器。冰箱和水浴箱温度应每日记录。如用于尿液有形成分分析的水平离心机应有盖，能提供400g相对离心力（RCF），应每12个月对离心机进行校准，并执行期间核查，应每周进行消毒。显微镜随时保持干净，每年进行专业清洁。仪器设备的常规预防性保养按照厂商操作手册中规定的要求进行。用于试剂制备的去离子水应每周核查 pH 和电阻抗，每月核查细菌计数，并记录所有结果。

仪器设备故障后，应首先分析故障原因，如设备故障可能影响检验性能，故障修复后要进行性能验证或校准，验证方法包括：①可校准的项目实施校准验证，必要时，实施校准；②检验质控物；③与其他方法进行比对；④再检验以前检验过的样本。

3. 实验操作 厂商操作手册不能替代实验室操作手册，且操作手册应便于在工作台上获得。需制定完整的、详细的、精确的尿液分析操作手册，内容需包括：样本制备，如离心时间和速度、器材类型、样本和试剂稳定性；实验操作步骤、确诊实验；计算和换算公式；质量控制；参考区间和警告值；健康和安全要求；其他信息，如特殊操作注意事项、误差来源和结果干扰、影响结果的临床情况和可接受的 TAT；结果记录和保存；参考资料来源和实验室主任的签字和日期。

在使用自动化有形成分分析仪做有形成分筛检时，实验室应制定尿液有形成分分析的显微镜复检规则和程序，并对下列内容进行确认，包括：①显微镜复检程序的制定依据和方法；②规定验证方法及标准，对复检规则进行验证，假阴性率应≤5%。

4. 质量控制 质量控制涵盖检验材料、操作步骤和技术，以监测检验结果的正确度、精密度和可靠性，确保患者检测结果准确。质量控制信息包括质控物制备和处理、使用频率、质控方法具体操作步骤、结果记录和报告方法等。质量控制定期执行，如每批测试开始前、患者样本测试前、更换试剂后、仪器故障解决后或临床医师对检验结果有怀疑时等。开展尿液分析的实验室应实施室内质量控制和室间质量评价。

扫码"看一看"

（1）尿液干化学试带的室内质量控制　尿液干化学试带应采用阳性和阴性质控物进行室内质控，并记录所有结果。阳性质控物应选择弱阳性，使质控物能灵敏地发现检测系统的变化。每个实验室根据实际情况制定质控物的测定频率，与实验室工作量、厂商推荐和当地法律法规要求相符合，如实验室每月使用 1 筒试带时，质控频率可设为 1 周；每天使用数筒试带时，每筒试带均做质控；或每批次试带使用前做质控核查；或每天做 1 次质控；或每次打开新筒试带后做质控检查。通常，室内质量控制常采用商品质控物，也可将患者原先测定的尿液样本分成数份，每批工作时重复测定，并与原先测定结果进行比较，作为精度核查方法。应在报告患者数据前评价质控数据。如按 CNAS—CL02—A002《医学实验室质量和能力认可准则在体液学检验领域的应用说明》的要求，定性检验项目应至少使用阴性和阳性质控物进行室内质控，每日至少检测 1 次，偏差不超过 1 个等级，且阴性不可为阳性，阳性不可为阴性；尿液有形成分分析仪红细胞、白细胞计数项目应至少使用 2 个浓度水平（正常和异常水平）质控物，每日至少检测 1 次，使用 $1-3s$、$2-2s$ 失控规则。

根据质控类别，凡质控物重复测定值呈 Gaussian 分布，实验室可根据测定数据建立每个检验项目的质控均值和标准差。质控均值是所有质控数据点的均值，质控标准差（s）是均值分布范围，质控限由质控均值和标准差计算得到的可信区间决定，如均值 $\pm2s$ 或 $\pm3s$ 范围，提示 95.5% 或 99.7% 的结果在预期范围内。将质控测定值画在 Levey–Jennings 质控图上，以便快速判定质控值是否在预期范围内，若质控测定值落在实验室设定的质检限内，可以报告患者结果。若质控结果发生变化，出现失控的情况有：结果超出了质控限；结果分布逐渐向一个方向倾斜；结果均值突然发生变化，向一侧发生漂移。当发生失控时，采取进一步的纠正措施，直到质控结果可接收为止，才能分析患者样本。失控后常用纠正方法有：使用新筒试带或新批号试带、新瓶质控物或新批号质控物、确认质控物批号和有效期限、确认仪器校准和维护状态等。主管人员应定期回顾所有质控结果，所有上述内容均应有文件化规定。

（2）显微镜检查室内质量控制　所有人员按照实验室操作规程进行操作。每日开展显微镜检查质控物的质控。通常商品质控物内仅含有 RBC 和 WBC。新鲜尿液样本的重复测定也能用于精密度核查，以监测管型、肾上皮细胞和其他有形成分的识别能力。所有检验人员应以标准化的方式，采用相同术语报告检测结果。当结果失控时，采取恰当的纠正措施。

（3）室间质量评价（能力验证试验）　实验室参加各省市临床检验中心组织的、第三方机构组织的或厂商组织的室间质量评价活动。用于确认实验室检测结果的准确度和精密度，证明实验室维持准确度和精密度的能力，体现检验结果的可靠性。

来自外部机构室间质量评价是测试未知质评样本的能力，每年常发放 2～3 次，每次常发放 3～5 个样本。质评样本多数是商品质评物，适用于尿液化学检验、比重和某些有形成分的质评。室间质评文件宜记录开瓶日期、操作人员、试剂批号和有效期限等内容的规定。参加实验室按相关计划收到冻干或液体尿液分析质评物时，采取和患者样本相同处理方法进行测定，然后将结果回报给室间质评机构。室间质评机构通过比较同一方法学组内各参加实验室的结果，或与已知测定物浓度的结果进行比较，采用统计学方法核查参加实验室结果的正确性，最后将结果反馈给参加实验室，实验室主任应监控评价室间质评结果，对不可接收结果采取恰当的纠正措施，并在结果报告上签字。某些室间质评机构采用图谱方法来评价有形成分识别能力，若检验人员能正确识别相应有形成分，证明人员技术能力良好。但是，包括样本制备、涂片观察和结果报告等完整尿沉渣检查操作环节的不规范仍难以有效评价。

凡未能开展室间质评的项目，应采取与其他实验室进行比对的方法，具体要求为：①规定比对实验室的选择原则；②样本数量：至少 5 份，包括正常和异常水平；③频率：至少每年 2 次；④判定标准：应有≥80% 的结果符合要求。

（二）其他体液分析方面

在检测任何样本前，尤其是脑脊液样本，应确保仪器的吸样通道清洁，以避免样本受污染。如在开盖模式下检测，对进样针外部进行清洁也是规范实验室的做法。背景计数必须≤空白值下限，否则应重做；如复做后背景计数仍很高，则需对仪器进行清洗或维护。

1. 室内质量控制　每个实验室采用恰当的质控物进行质控，并满足当地法规和认可机构的要求。有文件规定室内质量控制的具体操作。商品质控物通常仅含有 RBC 和 WBC。使用前，实验室应采用手工法或仪器法对质控物进行评价。实验室也可采用重复试验来核查手工法或仪器法的精密度。

ICSH 规定自动化细胞计数仪也应开展质量控制。在使用具有特定的体液检测模式的血液分析仪时，需了解此模式的检测通道、吸样路径、样本稀释、报告模式、计数体积或细胞分析是否与 CBC 模式不同，如体液样本采用不同于 CBC 计数的检测方法，要用独立的商品化体液质控物，或用检测分析测量范围下限的商品化质控物。有些仪器报告两分类细胞等分类结果，则商品化体液质控物也应包含此类成分。但是，按美国病理学会（CAP）的规定，如仪器还用于血液细胞计数，则体液细胞计数无须再做特殊的质控。所有检验人员应采用标准化的格式报告质控结果。如发现结果失控，需分析检验人员、检测过程和仪器系统有无问题，并采取进一步纠正措施。

2. 室间质量评价　室间质量评价是实验室认可的要求。对实验室来说，某些室间质评机构采用体液细胞图谱来评价检验人员的识别能力，但无法评价参加实验室的涂片制备能力和镜下细胞识别能力。如无来自外部能力验证计划的样本，则须用其他方式来证明其检测能力，如采用盲样检测或实验室之间的样本交换检测及比对，以达到法规的要求。

三、分析后质量管理

分析后因素主要影响检验结果报告，涉及报告结果格式、参考范围、危急值和数据纠正等方面。所有体液分析样本在完成检验后冷藏保存，若增补检验项目需参考厂商说明书中有关样本稳定性的内容。涂片保存符合当地法规和实验室认可的要求。

1. 尿液分析方面　在操作手册中应有标准化结果报告格式和相应参考范围。有文件化程序规定结果报告、复核、错误数据纠正的方法。结果报告格式提供足够书写空间，并按照一定顺序报告结果。标准化结果报告格式能减少医护人员在理解结果时的混淆，其中形态学检验报告只报告筛查后最终唯一结果，尿沉渣显微镜检查以每高倍或低倍视野中形态数量报告，如日本临床和实验室标准协会规定的尿沉渣检查显微镜报告格式如下。①非上皮细胞和上皮细胞：< 1 个/HPF、1 ~ 4 个/HPF、5 ~ 9 个/HPF、10 ~ 19 个/HPF、20 ~ 29 个/HPF、30 ~ 49 个/HPF、50 ~ 99 个/HPF、>100 个/HPF。②管型：因管型需观察全片和低倍视野，故报告方式比较复杂（表14 - 2）。③微生物： - 为0 ~ 散在少数；1 + 为每高倍视野均可见；2 + 为聚集成块；3 + 为大量。④寄生虫： - 为0；1 + 为1 个/WF（全片）~4 个/HPF；2 + 为5 ~ 9 个/HPF；3 + 为 >10 个/HPF。⑤结晶： - 为0；1 +/少量为1 ~ 4 个/HPF；2 +/中等量为5 ~ 9 个/HPF；3 +/大量为 >10 个/HPF。

表14 - 2　管型的定性报告方式

级别	管型			微生物	寄生虫	结晶
-	0/WF	0/100LPF	0/100LPF	0 ~ 散在少数	0	0
1 +	1 ~ 4 个/WF	1 ~ 4 个/100LPF	1 个/WF ~ < 1 个/10LPF	每高倍视野均可见	1 个/WF（全片）~4 个/HPF	少量为1 ~ 4 个/HPF
1 +	5 ~ 9 个/WF	5 ~ 9 个/100LPF				
2 +	10 ~ 19 个/WF	10 ~ 19 个/100LPF	1 ~ 2 个/10LPF	聚集成块	5 ~ 9 个/HPF	中等量为5 ~ 9 个/HPF
2 +	20 ~ 29 个/WF	20 ~ 29 个/100LPF				
3 +	30 ~ 49 个/WF	30 ~ 49 个/100LPF	3 ~ 9 个/10LPF	大量	>10 个/HPF	大量为 > 10 个/HPF
3 +	50 ~ 99 个/WF	50 ~ 99 个/100LPF				
4 +	100 ~ 999 个/WF	100 ~ 999 个/100LPF	1 ~ 9 个/LPF	—	—	—
5 +	>1000 个/WF	>1000 个/100LPF	>10 个/LPF	—	—	—

目前，许多实验室的结果报告常采用电子传输方式。仪器能直接将结果传输或手工将数据输入到计算机信息系统，实验室在给临床医护人员传输结果之前，仔细复核结果。若发生患者识别错误、样本标签错误或结果传输错误等原因均可导致结果不正确。一旦错误发生，实验室必须纠正患者结果报告记录，但是，不能删除原始结果的记录，而是按文件规定来处理错误结果。在操作手册中，对每个尿液化学检验项目的灵敏度和特异度有所说明，参考厂商说明书的内容列出所有已知干扰物，以便正确地评价患者检测结果。实验室应有危急值处理的程序，尤其是针对儿童、新生儿样本中出现酮体或还原性物质，考虑作为危急值向临床医护人员报告。

2. 其他体液分析方面 ICSH 建议，实验室须表明用于报告体液细胞计数的单位，建议自动体液计数使用与全血细胞计数相同的测量单位，这样还可消除导致错误结果的计算过程。在患者报告中也应明确标明所用测量单位。有核细胞计数和分类应采用 SI 单位报告，如细胞计数采用 ××个/μl，细胞分类采用 ××% 或比率方式。有临床意义的形态学发现在结果报告的备注中注明，如是否出现恶性细胞。但是，体液分类计数并非原先未诊断恶性疾病患者的恰当筛检或诊断试验。若未做分类计数，在备注中描述体液是以淋巴细胞为主、单核/巨噬细胞为主、中性粒细胞为主，还是混合细胞组成。有资格的临床检验医师复核涂片中所有的不典型细胞或可疑恶性细胞，并在报告中加以注明。每个实验室必须建立针对各种体液的恰当危急值报告方式。

阳性检测结果需进一步复核，否则不应当接受。当检测结果阳性时，大多数检测系统会报警。实验室操作规程中应规定体液样本发生报警时如何进行调查和采取措施，这些程序包括如何检出造成假性结果的各种碎片或细胞团块，以及表明是否有必要使用替代的计数方法。调查方法可以是外观检查或湿片镜检。如实验室政策要求检测不可替代样本，则报告中应有对这些发现和结果准确性影响程度的描述。

需确定每种体液可报告上限和下限。当检测结果超出临床实验室验证的分析测量范围时，应有处理超出可报告范围上限和下限样本的书面程序，包括结果超出分析测量范围实施稀释的程序。

四、临床体液学检验质量管理的主要问题

质量保证程序涉及质量水平建立、全面质量管理和持续质量改进，是从 Deming 质量管理理论发展而来的。质量保证涉及所有人员，以满足最终客户的要求，并通过持续质量改进程序来补充一系列政策和程序。在医疗领域中，最终客户可以是患者、患者家人和朋友、医护人员和其他医院员工。持续质量改进是通过流程图（是按照质量管理体系的要求来制作的，是将质量管理体系以图形方式表达出来）、因果图（是基于任何问题都受一些因素的影响，通过找出这些因素，并将它们按相互关联进行整理所形成的层次分明、条理清楚并标出重要因素的图，是一种透过现象看本质的查找根本原因的分析方法）等方法来识别每步操作中的问题，以减少时间和费用。如按 CNAS—CL02—A002 要求，体液检验人员配置要求为每日 1~200 份体液学样本时至少配备 2 人，每日 200~500 份体液学样本量时至少配备 3~4 人，采用自动化形态学筛检仪器，可适当减少人员数量；有颜色视觉障碍的人员不能从事涉及辨色的体液检验工作。但很多临床实验室在人员方面尚不能全部满足此要求，就会造成质量问题，如 TAT 不能满足临床需要等。

1. 尿液分析的 TAT 为了减少患者尿液样本的检测时间，通过分析整个实验室流程，使用流程图、因果图，针对导致尿液分析 TAT 延长的原因，提出解决问题的路径。减少尿液分析 TAT 的方法是缩短样本采集时间、样本运送时间、实验操作时间和结果报告时间，其中缩短样本运送时间是关键，可通过真空压力管道系统来运送样本，以缩短 TAT 时间。

2. 体液检验方法的性能验证方面 近年，加拿大、美国、英国和日本等国针对体液自动化计数仪的性能验证情况开展了调查，发现各国对仪器性能进行评估的实验室比例差异很大，如精密度为 19%~83%、正确性为 26%~86%、灵敏度为 11%~64%、特异性为 5%~33%、可报告范围为 2%~71%。与精密度和正确性相比，对灵敏度、特异度和可报告范围进行评估的实验室较少。北美地区验证仪器性能的实验室比例高于英国和日本。基

于此，ICSH 指出，提供仪器有能力报告可靠结果的证据是规范实验室的做法。与外周血相比，体液有不同于全血的基质，所含细胞种类也不同。因此，确保实验室对准备分析的每种体液类型的结果具有真实性和可靠性很重要。许多仪器有专用的体液模式，因此，对全血细胞计数的验证不能满足体液细胞计数报告的要求。每个实验室应确定自己的体液细胞计数模式的可接受性，具体性能验证要求见表 14 – 3。

表 14 – 3　体液自动计数仪的确认和验证项目

项目	确认	验证
正确性	是	是
精密度（可重复性）	是	是
相关性	完整研究	小型研究
携带污染	是	是
检出限	是	是
分析特异性，含干扰物	是	是
AMR	是	是
线性	是	是
分析灵敏度	是	是
参考区间	完整研究	小型研究

3. 人员能力方面　实验室支持和提倡检验人员参加体液检验方面的各类继续教育活动。检验人员保持其技术能力并不断发展。实验室提供相关书籍、图谱和张贴等参考资料，便于随时查找和使用。所有良好质量管理系统的基础是有效的文件和针对所有人员的规范化培训。检验人员只有经过规范化的培训，才能提供一致的、高质量的、准确的检验结果。为了保证体液检验的质量，检验人员应通过参加能力验证试验或盲样检测，能证明其具有可靠的检验能力。

培训和培训后考核评估是影响检验操作的关键因素，实验室管理者或负责人建立能力评估程序，定期评估检验人员的能力，使之能持续保持高水平。只有经过规范化培训的检验专业人员才能进行体液有形成分显微镜检查。若实验室缺乏有经验的人员，则只能开展试带检查，提供有关血尿、脓尿、菌尿的半定量信息。评估检验人员形态学检查能力资格的方法：CNAS—CL02—A002 附录 A 有明文规定需采用最少有 50 张显微摄影照片（包括正常和异常成分）进行评价，这些照片可由实验室自制、商品化购置或从能力验证试验提供者处获取。为了确保分类的客观性，照片选择大多数形态学检查者有共识的病例，或来自于能力验证试验调查的结论，或来自于能力验证提供者的档案资料。内容包括正常和病理性有形成分，通常以正确识别最少 80% 的有形成分作为评判标准。

4. 记录保存方面　保存记录是实验室质量保证的重要内容。工作人员应对各类体液分析的质量控制结果和文件规定内容进行记录，记录必须便于所有班次工作人员使用，至少包括仪器和试剂核查、质控、误差检出和纠正错误文件、失控结果、样本采集日期、时间和送达实验室时间、检测结果、必要实验结果复核、试剂、质控物批号和评价数据等。患者结果复核记录还需符合相关法规和实验室认可的要求，部门负责人应定期回顾和检查这些记录。

扫码"练一练"

扫码"学一学"

扫码"看一看"

第三节　临床生物化学检验的质量管理

　　临床生物化学检验是整合物理学、化学、生物学、免疫学、遗传学、生物化学和分子生物学的基本理论和技术方法，通过检测分析人体的化学、生物化学成分和特异标志物的质与量的变化，探讨疾病的病理生理机制，为疾病的临床诊断、病程监测、药物疗效评估、预后判断、疾病预测和预防等提供循证医学证据的一门应用型学科。随着基因组学、蛋白组学、代谢组学、生物信息学的快速发展，以及免疫分析、质谱分析和基因测序等分析测试技术的进步和推广应用，大大拓宽了临床生物化学检验的应用范围。目前，临床生物化学检验已经成为临床检验工作的重要内容之一，不仅检验项目多，已有上千项生物化学检验项目应用于临床检验诊断，包括临床一般生物化学检查，如肝功、肾功、血脂、血糖、电解质、心肌酶和血气分析等，以及内分泌激素分析、肿瘤标志物分析、微量元素分析、药物、毒物分析等特殊生物化学检查项目，而且临床生物生化学检验其检验仪器的自动化程度高，自动生物化学分析仪的普及和自动化检验流水线的推广应用，改变了临床生物化学检验的传统工作模式，对生物化学检验质量管理提出了更高的要求。本节结合《医学实验室质量和能力认可准则》（CNAS－CL02／ISO 15189：2012）重点介绍如何对临床生物化学检验分析前、中、后过程进行全程质量控制，达到全面质量管理的目的。

一、分析前质量管理

　　分析前过程质量管理是保证检验结果正确的先决条件，其包括临床医师科学、合理申请检验项目；患者的正确准备；原始样本正确采集和运送。这些环节必须由临床医师、护士和患者共同参与完成。分析前质量控制是做好检验质量全面控制的重要步骤，也是医院内部质量管理的重要内容。

（一）检验申请

　　检验申请是整个临床生物化学检验过程的开端，通常由临床医师完成。检验申请单的格式和填写要求详见本书第七章。其质量管理要点包括以下内容。

　　1. 检验项目选择的合理性　目前，临床生物化学检验不仅项目或项目组合较多，各种生物化学检验项目或组合具有不同的临床意义和适用范围，而且相同的检验项目可能采用不同原理的检测分析方法，例如血糖检测可用己糖激酶法和葡萄糖氧化酶法等两种方法。因此，临床实验室应建立规范临床生物化学检验前过程活动的程序性文件如《临床检验工作手册》，供临床医务人员参考使用。程序性文件应至少包括生物化学检验项目名称、原始样本种类及量、患者准备或患者自采样本说明、影响检验性能和结果解释的重要因素、实验室开放时间、检验周期、生物学参考区间和临床意义等内容。

　　临床医疗中，合理选择检测项目的原则是要考虑其针对性、有效性、时效性、经济性。医生应掌握不同检验项目的敏感性、特异性、实验原理、临床意义及应用指征，根据患者的病情和诊疗需要，选择检验项目，避免不必要的检验。

　　2. 条形码标识　随着信息技术的发展，条形码技术和自动检验流水线已在大、中型临床生物化学实验室逐步推广应用，传统的检验申请单逐渐被条形码标识所取代。条形码标识应包括纸质申请单的全部内容，尤其应包括患者的临床诊断样本采集时间等重要临床信息。同时注意条形码标识应打印清楚、完整、无污损、粘贴正确。

3. **急诊标识**　血清电解质、血糖、心肌损伤标志物等部分生物化学检验结果可能直接影响临床医师对危重患者的治疗和抢救措施，要求检验报告在最短时间内发布。因此，临床医师在填写急诊生物化学检验申请时，应注明"急"字样或约定的特殊标识，便于临床生物化学实验室识别和优先处理。

（二）患者准备

患者的饮水、饮食状况，运动和心理状态，月经等生理情况以及临床用药等因素，对某些生物化学检验结果可能产生一定的影响，因此规范采集样本前患者的生活行为对保证生物化学样本的质量至关重要。医护人员有责任通过有效的方法向患者讲解样本采集的具体要求，特别是尿液等患者自采样本，应取得患者的理解与配合，以保证原始检验样本合格、真实。

1. **患者状态**　运动会使血管内物质在血管腔与腔隙间迁移，运动时大量出汗亦会改变血容量，同时运动加速了肝脏、肌肉等组织器官的物质代谢过程，导致体内血液成分明显改变。运动尤其是剧烈运动对许多生物化学检验项目的测定结果影响较大，运动的影响可分暂时性和持续性两类。暂时性影响可致血浆脂肪酸含量减少；丙氨酸、乳酸含量以及肾上腺素、胰高血糖素等应急激素水平增高。持续性影响，如剧烈运动后可导致血液中肌酸激酶、乳酸脱氢酶、丙氨酸氨基转移酶、天冬氨酸氨基转移酶等物质的测定值显著升高，且有些生物化学指标在运动后恢复较慢，如丙氨酸氨基转移酶在停止运动 1 小时后测定，其值仍可偏高 30% ~ 50%。这种变化的个体差异大，受运动强度、环境温度、液体补充等因素的影响，难以控制。因此原则上要求患者处于安静状态或正常活动下采集检验样本。

2. **饮食（水）状况**　血液生物化学检验项目大多数要求在指导下禁食 12 小时后空腹清晨采血，其理论依据在于高脂饮食后血液甘油三酯的升高持续约 9 小时。饮食中的不同成分尤其是脂肪食物被吸收后可能形成脂血，干扰生物化学分析的光学比色结果；同时食物成分也可改变血液成分，直接影响生物化学测定结果的准确性。如餐后血液中甘油三酯、丙氨酸氨基转移酶、葡萄糖、尿素、钠离子等均可升高；饮含咖啡、浓茶等饮料，可引起血液淀粉酶、丙氨酸氨基转移酶、天冬氨酸氨基转移酶、碱性磷酸酶、葡糖糖和游离脂肪酸等的升高，并使肾上腺和脑组织释放儿茶酚胺；饮酒后使血浆乳酸、尿酸盐、甘油三酯、乙酸等增加，长期饮酒者高密度脂蛋白胆固醇和 D - 谷氨酰转肽酶亦较不饮酒的患者为高。但空腹准备时应注意时间不宜过长，否则会导致葡萄糖、蛋白质的浓度降低，胆红素水平因消除率减少而升高。

3. **药物**　常见药物对生物化学检验结果的影响详见相关章节。尤其值得注意是临床使用的药物种类多、药物配伍多，许多药物对生物化学检验结果的影响并不清楚，中药的影响了解得更少。如果在临床工作中，发现某些无法解释的生物化学检验结果时，不应轻易放过，可考虑是否为药物的影响，应进一步追踪。

4. **生理节律**　由于人体的生理变异和患者的病理状态存在周期性变化，如女性生殖激素与月经周期密切相关，在经前期胆固醇、纤维蛋白原水平最高，排卵时血浆蛋白质浓度降低，胆固醇处于最低值。生长激素于入睡后会出现短时高峰；胆红素、血清铁以清晨最高；血浆蛋白质水平在夜间降低；血 Ca^{2+} 往往在中午出现最低值。因此，样本采集时间应尽量标准化和规范化。对某一患者而言应该相对固定标本采集时间，最好在不同日期的同一时段采集样本，以减低日内变异对检验结果的影响，有助于检验结果的动态观察。

（三）样本采集

临床生物化学检验样本通常是血清或血浆，其他样本包括尿液、脑脊液、浆膜腔积液等体液样本。血液样本采集受压脉带捆扎时间、溶血、静脉输注以及抗凝剂和防腐剂等因素的影响。尿液易受女性白带、饮水、防腐剂和保存条件影响。脑脊液、胸腹水等穿刺样本易受穿刺出血、抗凝剂的干扰。临床生物化学实验室应规范各种生物化学检验原始样本的采集和处理程序，编制作业指导书或称《检验样本采集手册》，供负责原始检验样本采集的临床医护人员或患者使用。

例如血液样本采集时尤其注意避免产生溶血，但脂血、黄疸等多数是由患者的病理生理因素或药物治疗造成的，如病理性黄疸、高脂血症等，样本采集者往往无法主动干预。

（四）样本保存和运送

采集后的血液样本易受血细胞代谢和环境温度、光照等外界干扰因素的影响，样本采集后应由专人及时送检，样本运送的安全性及样本运输的完整性。如遇特殊情况不能立即送检，应分离出血浆（清），低温保存。同时需注意下列特殊送检条件：①标本采集后须立即送检的检测项目：血氨、血气分析、酸性磷酸酶、乳酸。②标本采集后 0.5 小时内送检的检测项目：乙醇、血糖、电解质等。否则血清中的 K^+、Cl^- 等均可因细胞内外的转移代谢显著增高。③标本采集后需避光送检的检测项目胆红素、红细胞原卟啉和 β - 胡萝卜素等。

尿液、脑脊液、浆膜腔积液等其他体液样本中的生物化学物质可受样本中的细胞裂解、细菌繁殖等因素的影响，应注意保存条件，及时送检。

样本传输过程中应注意样本容器的密闭性，防止渗漏和被污染；避免剧烈震荡，防止样本溶血；样本装载符合生物安全规定，杜绝患者或患者家属自送样本。

（五）样本的验收与处理

临床检验工作中，生物化学检验样本数量大，检验项目多，样本接收、处理时易出现差错。临床实验室应建立样本接收和拒收的标准操作程序。安排专人验收、接收样本，严格落实样本手工或电子签收记录。样本验收内容应包括以下几项。

1. **检查检验申请单**　纸质申请单重点检查申请内容填写是否清楚、完整，所选检验项目是否与样本种类、标识一致。检验条形码应关注申请要素是否齐全，打印是否清晰完整，粘贴是否正确、标准。申请单有"急"字样标识的生物化学检验样本，接收后及时进入急诊检验程序。

2. **检查样本的量和外观**　判断样本量是否满足全部生物化学检验项目的最低需要。外观质量检查包括判断有无溶血、脂血、黄疸及其严重程度，观察样本容器是否正确以及有无破损等。通常把严重溶血、脂血、黄疸作为样本拒收的标准，但对血管内溶血（DIC）、新生儿黄疸、长期脂肪乳治疗以及严重肝病等特殊类型患者或紧急情况，则应区别对待。接收这些不可替代或关键的样本时，应在接收记录中标明样本状态，以便在检验结果解释中给予警示。

3. **核实样本的时效性**　核实样本采集和送检的时间间隔是否符合生物化学检验项目的要求，必要时了解样本采集后的保存和运送方法。

4. 样本的处理

（1）生物化学检验样本的制备　临床生物化学检验项目通常采用血清或血浆以及尿液、浆膜腔积液、脑脊液等其他体液的上清液作为检测样本。临床实验室在收到原始检验样本后应及时分离处理，原则上应在穿刺抽血后 2 小时内分离处理完毕。如遇冬季环境温度较低的影响，可将血液样本置 37℃ 水浴箱中孵育，促进血液凝固，加快血清分离。凝固不完全的血清样本含有纤维蛋白原，自动生物化学分析仪测试时易造成采样针和检测管道堵塞。

（2）高脂蛋白血检验样本对生物化学分析的影响及处理方法　高脂蛋白血又称高脂血，是指血浆中的乳糜微粒、极低密度脂蛋白、低密度脂蛋白、高密度脂蛋白中的一种或多种浓度过高的现象。临床常见高脂血样本来源包括：①抽血前患者摄入大量高脂食物或空腹时间不够，血液中的乳糜微粒可使血浆出现混浊，称乳糜血；②高脂血症患者；③临床因治疗营养不良或消耗性疾病输入脂肪乳的患者，如采血的间隔时间不足，可出现高脂血。高脂血对临床生物化学检测分析的干扰机制主要有光散射、不可溶物质增多致样本混浊、增加样本物质的极性或非极性等。高脂血是临床生物化学检测分析中经常遇到的棘手问题，低浓度的高脂血对常见临床生物化学检测项目影响不大，但中、高浓度高脂血对生物化学检测影响较大。如急性胰腺炎、全静脉营养输注患者，血液往往出现高脂血。但这些患者病情危重，血液样本不能拒收，只能在检测分析前对高脂血样本进行预处理。常用的处理方法包括超滤、高速离心或加入聚乙二醇等去除脂蛋白成分。

（3）黄疸、溶血检验样本对生物化学分析的影响及处理方法　除患者自身病理性溶血或急性输血反应外，大部分溶血样本是因采血或样本运送方法不当造成的。溶血样本对生物化学检验结果的影响大致可归为三类：①血细胞内成分的释放。许多物质在红细胞内和血清（血浆）中的含量差异较大。如红细胞内丙氨酸氨基转移酶比血清高出数倍，血钾、天冬氨酸氨基转移酶高出几十倍，而乳酸脱氢酶则高出百倍以上，一旦溶血，特别是严重溶血，会造成血清（浆）中这些物质的测定值严重偏高。②干扰检测方法。红细胞破坏后释放出的血红蛋白为有色物质，可干扰某些波长的比色结果，引起部分检验结果假性增高。③溶血还可导致红细胞内的过氧化物酶、腺苷酸激酶等释放，前者对 ELISA 方法影响较大，后者则干扰肌酸磷酸转移酶的测定。黄疸血样本是由于血浆中的胆红素浓度过高导致的颜色变化，多决定于患者的病理状态，如严重的肝、胆、胰疾病患者，新生儿黄疸等。黄疸血样本中的胆红素是有色物质，对大多数以光谱分析为基础的生物化学检验项目可产生干扰。因采血方法不当所致溶血的检验样本，应严格拒收，建议重新采集样本。但对于不能拒收的黄疸、病理性溶血样本，在临床生物化学检测分析过程中通常采用改变检测波长、设置对照管等方法消除或减少其干扰。并在检验报告中注明样本状态，对检测结果的影响。

（4）对于不能及时检测的生物化学检验样本，必须进行上述预处理并适当保存。具体保存方式和期限与不同的样本类型和检验项目有关，详细内容见本书第七章。

二、分析中质量管理

目前，全自动生物化学分析仪已在临床生物化学实验室普及使用，大多数生物化学检验项目采用自动生物化学分析仪检测完成，手工操作项目越来越少。自动生物化学分析仪检测过程包括：仪器操作与校准、试剂管理、质量控制和数据处理等环节。因此，临床生物化学分析过程的质量管理主要是通过对自动生物化学分析仪测试流程的各环节进行质量管理来实现的。

（一）人员教育与培训

自动生物化学分析仪属于大型检验仪器，自动化、智能化程度高，对操作人员的业务素质要求高。临床生物化学实验室应对从事临床生物化学检验工作的所有人员进行岗前培训和考核，实行上岗资格管理。

1. 岗前培训与考核　担任生物化学检测的工作人员不仅应具备全自动生物化学分析仪的操作、维护与保养、校准等基本操作技能，而且应熟练掌握生物化学检验质量控制的原理、方法、数据管理、失控判断与原因分析以及纠正措施等相关知识。

2. 继续教育培训　临床生物化学检验与临床诊疗工作关系密切，特别是负责对检验结果进行专业判断（审核）、临床解释和沟通的工作人员，除具备生物化学检验的操作技能外，还应有丰富的临床基础理论知识和实践经验。此类岗位最好由临床检验医师承担。检验医师的培养可通过鼓励5年制医学检验或临床医学专业本科及以上学历人员参加临床医师规范化培训和检验医师执业资格考试，取得相应的执业资格，其主要承担检验项目的选择与咨询、结果审核与解释、疑难病案讨论、临床查房和会诊等工作。

（二）《生物化学检验程序》的编制

标准、规范的《生物化学检验程序》是临床生物化学检验结果准确、可靠的保证。《生物化学检验程序》的编写格式和内容可参考《医学实验室质量和能力认可准则》（CANS－CL02：2012／ISO 15189：2012）中的相关规定，但应注意以下问题。

1. 实用性　建立的《生物化学检验程序》应符合本实验室使用的仪器、试剂等临床实际情况，对指导本实验室的生物化学检验过程具有实用价值。切忌盲目照抄照搬，脱离临床工作实际。尤其当实验室同时使用不同型号、不同厂商的生物化学分析仪及试剂进行临床生物化学检测时，必须独立编制相应的《检验程序》。

2. 验证和确认　编制的《生物化学检验程序》必须通过本临床生物化学实验室的独立验证，其性能参数达到制造商或方法开发者的申明要求。性能参数包括：正确度、准确度、精密度、测量不确定度、分析特异度、分析灵敏度、检出限和定量限、测量区间、诊断特异度和诊断灵敏度等。

《检验程序》的确认即评估检验程序的性能参数能满足本临床实验室进行临床诊疗、预防保健、科学研究等临床或特殊检测分析的预期用途。在临床实际工作中，尤其注意当改变反应缓冲液、调整样本或试剂用量、改变仪器检测参数、试剂更换等偏离《检验程序》时，应重新确认《检验程序》，保证其现行有效。

3. 文件管理　全自动生物化学分析仪或检验流水线的操作、校正、保养程序较为复杂，故《检验程序》的管理应以方便工作人员随时查阅为原则。必要时，以程序文件为基础，制作诸如仪器操作、校正、质量控制、日常保养等程序的卡片式文件或电子文件，供工作人员快速查阅，充分发挥其对临床工作的指导作用。

（三）实验仪器的质量保证

生物化学检验项目绝大多数为定量分析，对检验仪器的测量准确度要求较高。实验室应对生物化学检测仪及所用量具的维修、维护、保存、识别、性能检验、档案记录等进行明确规定，并积极参加当地或行业主管部门组织的定期计量检定计划。

对用于临床样本检测的仪器应按要求进行日常保养和校准，保证临床生物化学检验所用仪器、设备始终处于良好的工作状态。校准时要选择与仪器、试剂配套的校准物，为了避免基质效应的干扰，最好选用人血清基质的校准物，杜绝把定值质控血清作为校准物使用。不同分析项目要根据其特性确立各自的校准频度，但当仪器光源更换、仪器故障修复后，室内质控失控后排除其他影响因素仍不能纠正，以及试剂批号更换后经比对或验证仍无法通过者均需进行校准。

（四）建立检测系统

使用生物化学分析仪检测临床样本前，所有检验项目必须首先建立一套"检测体系"，其内容包括：仪器性能参数、检测方法的计量学溯源性、原始样本要求、容器和添加剂、检测程序、干扰和交叉反应、参考区间、可报告范围、危急报告值、实验室解释等方面。具体方法可参考《临床生物化学检验》等相关教材。

（五）检验程序的质量保证

1. 生物化学检测试剂和质控物的选择与评价　合格的检测试剂和质控物是保证临床生物化学检验质量的前提和物质基础。目前，可供临床选择的生物化学试剂品种多，生产厂家多，质量参差不齐。选择生物化学试剂前，应对试剂性能进行评价，评价指标包括：精密度、准确度、稳定性、重复性、干扰试验和回收试验等。生物化学检验程序文件应对生物化学试剂和质控物供应商的选择、评价与管理、试剂采购及出入库、保存标准物条件、使用记录等方面进行规定。试剂应选择具有国家批准文号、有量值溯源性、有配套标准物及质控物、在有效期内的试剂，杜绝使用不合格试剂。某种生物化学试剂一旦选定，不宜频繁更换试剂厂家。必须更换时，应重新建立检测系统，重新验证和确认，并形成新的检测程序文件。

2. 生物化学检验结果测量不确定度的确定　参照国际《测量不确定度表示指南》，生物化学检验过程的测量不确定度来源具体包括：样本采集、样本制备及选择、校准物、参考物质、样本及实际用量、生物化学分析仪性能、实验室环境条件及操作人员的变更等方面，各分量评定困难，确定过程较为繁琐。生物化学检测程序测量不确定度的确定方法详见本书第三章相关内容。

测量不确定度可帮助某些生物化学检测结果的有效解释和正确利用。如同一患者的多次测定结果可能不一致，但其波动在测量不确定度范围内，可认为各次差值在检测程序固有的变化范围内，无本质上的差异；或者当患者结果在生物参考区间附近或定性测量的临界值时，了解检验结果的不确定度有助于正确判断其临床意义。因此，临床生物化学实验室应确定每种生物化学检验程序的测量不确定度，定期进行评估，并向临床用户发布评估结果，供临床医师分析、应用检验信息时参考。

3. 全自动生物化学检验流水线的合理使用　目前，全实验室自动化（total laboratory automation，TLA），又称为自动化检验流水线；其在临床生物化学实验室的应用越来越多。就生物化学分析系统而言，TLA 规范了生物化学检验流程，使项目归类、样本编号、患者资料录入、检验项目输入等大量工作由 LIS 管理系统自动完成，提高了检验工作效率，减少了传统工作流程易发生差错的环节。生物化学实验室应制定生物化学检验流水线管理的程序文件，对在线离心机配置数量、离心条件、真空采血管的质量、样本最小量等进行规范，避免因离心机效率低下、血清样本分离不完全、样本量不足影响后续的分注和检测过程，以保证检验流水线优势的充分发挥。尤其值得注意的是急诊检验样本不应上线运输，避免因单线传输影响急诊检验样本的优先处理。

4. 建立临床生物化学检验质量控制体系

（1）内部质量控制　又称室内质量控制，内部生物化学质量控制应建立标准化文件，对质量控制的项目、方法、失控标准、失控原因的分析与处理（干预措施）、失控报告等相关内容做出明确规定。必要且可能时，生物化学实验室应开展分析前、中、后；涵盖高、中、低值的室内质控，并通过 LIS 系统，实现质控数据统计处理和质控图绘制的自动化、信息化。内部质量控制结果是评价检验结果可靠性的重要证据之一，质控数据务必真实有效，处理及时，表达形式正确合理，杜绝弄虚作假、敷衍了事的现象。内部质量控制数据应定期评审，及时发现可能由检验系统问题导致的检验性能变化趋势，尽早采取预防措施。目前，临床生物化学检验常用室内质量控制方法包括 Levey – Jennings 质控图、Westgard 多规则质控方法等。内部质量控制的原理和常用方法参见本书第四章相关内容。

（2）外部质量控制　又称室间质量控制，其实质就是实验室间比对计划。对常规生物化学检验项目而言，国内有多种正式的实验室间比对计划，如国家卫生健康委、各省（市）、各区域或行业组织的临床检验中心每年均组织正式的室间质控评价活动。质控频度和项目由活动组织机构确定，生物化学检验项目质控频度为 2～3 次/年，涵盖了常规临床生物化学检验项目的 90% 左右。临床生物化学实验室可参照美国临床和实验室标准化协会（CLSI）EP15 – A 文件《用户对精密度和准确度性能的核实试验—批准指南》进行实验室间比对试验。

目前，有少数生物化学检验项目如 5′– 核苷酸酶、总胆汁酸等尚无正式实验室间比对计划。对于这类项目，实验室也应建立相关程序文件来保证检验结果的可接受性。结果比对是常用方法，包括：检验结果与其他实验的比对和交换检验样本交叉比对、分割样本比对等。

5. 检验结果的溯源性保证　溯源性是生物化学检验结果准确性和一致性的可靠技术保证。临床生物化学实验室应建立并实施生物化学检测系统校准和真实性验证计划，确保检验结果可溯源到 SI 单位或可参比到一个自然常数或其他规定的参考值。在临床工作中，可溯源的试剂和标准物质保障了生物化学检验结果的溯源性，通常由试剂厂家完成。值得注意的是目前国内临床检验结果的溯源基础尚处于完善阶段，具有完整参考系统的生物化学检验项目仅有胆固醇、尿酸和尿素等。如无法实现上述计划，可采用本书第三章介绍的方法来保证生物化学检验结果的可信度。

6. 不同生物化学检测体系的比对　在临床生物化学检验中，相同检验项目采用不同的生物化学分析仪或不同的检测程序同时检测临床样本的现象在许多临床生物化学实验室比较普遍。为了保证同一项目不同仪器或方法的检验结果在整个临床适用区间的可比性，临床生物化学室应建立相应的验证机制。例如，肝功能、肾功能检测在急诊时采用干式生物化学分析系统，在常规工作中采用湿化学生物化学分析仪，实验室应采取措施保证两种不同的生物化学分析系统所得检测结果具备可比性。目前，就大部分生物化学检验项目而言，已有参考检测方法和校准物。若使用相同的检测程序和校准物可以校准不同的生物化学检测系统，保证不同检测系统测定相同生物化学项目所得结果的可比性。不同生物化学检测体系的比对过程可依据设备和检测程序的具体情况定期进行。

三、分析后质量管理

临床生物化学分析后过程具有检验项目多、测试数据多、检验报告数量多的特点，是临床生物化学检验质量管理目标的实现阶段，包括测试数据传输、结果审核与发布、危急（警戒）值报告、临床咨询服务、样本的保存与处置等环节，但有些环节在临床工作中易被忽视。

（一）生物化学检验结果的审核与发布

1. 生物化学测试数据的传输与导入　在未实现自动生物化学分析仪和 LIS 系统双向通信的检验程序中，生物化学检测项目的各种测试数据必须通过人工指令进行传输。数据传输时，应注意数据传输的完整性和正确性。随着临床实验室信息管理系统的发展和完善，如果临床生物化学实验室应用自动审核和结果报告系统，应建立文件化程序，首先制定自动审核和结果报告的准则，并对准则进行可行性验证。自动审核和结果报告系统必须有过程提示，可能改变检测结果的样本干扰因素，如溶血、黄疸、脂血等，危急值等警示信息能自动导入系统，检测结果能与患者历史检测数据比较，自动筛选需要人工干预的结果，如不可能、不合理的检验结果等。其中，需人工干预结果判断阈值的选择至关重要，设置范围过宽，可能导致不合理生物化学检验报告增多，设置范围过窄，需人工干预的结果增多，达不到自动选择和报告的目的。

2. 生物化学检验结果人工审核　生物化学检验报告必须经审核后发布，审核内容包括：检验项目是否与检验申请单一致，检验数据和使用单位是否准确无误，评价检测结果是否与患者临床信息符合，有无异常、难以解释的检测结果，决定是否复查与发布等方面。对符合要求的检验结果可授权发布；对有疑问如结果异常偏低或偏高，与患者临床信息不符，结果难以解释时，需进一步分析原因，并提出处理意见，必要时对检测系统和检验程序进行重新验证。因此，生物化学分析结果审核时，应重点关注以下几方面：

（1）检验结果的完整性　临床生物化学检验通常有多种项目组合，应注意检验项目是否漏检、错检或数据漏传、误传；生物化学检验结果数据多、使用单位复杂、参考区间各异，尤其应认真审核，防止出现小数点、单位和参考区间使用错误；生物化学检验分析受检验样本影响因素多，样本若存在溶血、脂血、黄疸等质量问题（样本关键或不可替代时），应在检验报告中评估其可能对检验结果的影响，供临床医师使用检验信息时参考。

（2）检验结果的正确性　审核生物化学检验结果时必须以质量控制结果（室内、室间质控等数据）和患者的临床信息为依据，主要评价检验结果与患者临床信息的符合性。但如果遇到检验结果异常偏高或偏低、与临床诊断不符、与近期检验结果相差过大或与相关检验结果矛盾等情况时，应分析原因，除外检测系统的可靠性后，必要时可查阅患者病历和临床治疗情况，或与临床医师联系，决定是否原样本复查或是重新采集样本复查。

血钾、血糖、血钙等对患者影响重大的检验结果，如有疑问，可由实验室负责人或多名人员集体会审，决定复查或发布。

（3）检验结果的有效性和时效性　生物化学检验结果提供的实验诊断信息应在疾病的临床诊断、治疗和预后判断中发挥作用，否则就是无效检验。在生物化学结果审核时，审核者有责任根据本次检验结果和患者的临床信息为进一步的实验诊断提供建议或帮助临床医生选择其他检验项目，防止出现应该检验的项目没有进行检查的情况，即防止"漏检"。

同时，检测后的生物化学结果尤其是急诊生物化学检验结果应及时审核并授权发布，保证检验结果的时效性。检验结果不能及时发布，必然延误对患者疾病的诊断和治疗，也是对检验资源的最大浪费。

3. 检验结果发布 临床生物化学实验室应建立检验结果发布的程序性文件，规定发布人、发布对象和方式等。随着临床实验室信息管理系统的发展和完善，生物化学检验结果的信息化发布方式逐渐取代了纸质检验报告单，特别是住院患者的生物化学检验结果在许多医疗机构实现了信息化发布，报告发布在医院的 HIS 系统，临床医师可直接查阅、随时调用。门诊患者可通过检验报告自助打印系统自主打印、领取，既减少了检验报告单的传输环节，提高了时效性，又节省了人力资源，提高了工作效率。

（二）建立急诊检验和危急值报告制度

在临床生物化学检验工作中，急诊生物化学检验项目多、样本数量多，临床生物化学实验室应明确规定急诊生物化学检验程序。急诊生物化学检验须做到"三优先"，即样本优先处理、项目优先检测、结果优先发布。

危急值又称紧急值或警戒值，此时的生物化学检验结果提示患者可能处于有生命危险的边缘状态，临床医师如不及时处理，可能随时会危及患者生命，生物化学实验室应制定危急值报告程序。目前，危急值的项目和界限值的确定尚无统一标准或程序，相同的危急值项目适用于不同科室的特定患者时，可以有不同的界限值，如某医院血糖的危急值上限值，针对糖尿病患者为 33.3 mmol/L，普通患者为 24.8 mmol/L。生物化学实验室应与临床医师协商后确定，但不能把危急值和检验项目的参考区间上、下界值相混淆。常用的生物化学危急值项目及界限值可参见本书第八章相关内容。临床工作中出现危急值时，无论是急诊或常规检验项目，均应迅速（如电话通知）将检验结果报告临床医师并记录，避免对患者诊治的延误，危及患者生命。否则，可能引起医疗差错或医疗纠纷。

（三）生物化学检验样本的保存与处理

生物化学检验后的样本（血清或血浆）应该保存，实验室应明确规定生物化学检验样本保存的条件和时限，以利于必要时复查，也利于检验人员遇到纠纷时的自我保护。检验样本的存储方法、条件和时间应视工作需要和分析物的稳定性而定。常见生物化学分析物在检验样本中的稳定性详见本书第七章相关内容。

由于不同生物化学分析物的稳定性各异，普通冰箱保存时，一般临床生物化学检验样本保存时间不超过 1 周；如升学、提干、入伍体检、医疗纠纷鉴定等特殊生物化学样本可改变储存条件，按规定适当延长保存时间。保存的样本应有明显的标识、日期，并与原始样本唯一对应。达到保存期的样本，应按《医疗废物管理规定》和当地医疗废物处理法规进行无害化处理，保证生物安全。

（四）投诉调查与反馈

生物化学检验项目多、样本量大，工作稍有疏漏，易引发投诉和纠纷。生物化学实验室应建立投诉调查与反馈意见登记本，指定人员负责处理投诉与反馈意见。尤其需注意临床医师对检验结果的信任度、可接受性的评价以及对生物化学检验新项目的需求等反馈意见。

四、临床生物化学检验质量管理的主要问题

临床生物化学检验结果受诸多因素影响，如医护人员对生物化学检验项目和实验方法的理解与选择、样本采集各环节、仪器设备、检测系统、检验人员素质等因素。这些因素不是孤立的，而是相互联系的。因此，临床生物化学检验的质量管理必然是贯穿生物化学检验整个过程的系统性、全面性的质量管理。在临床实际工作中，常常出现下列问题。

1. **重视分析过程中的质量控制，忽视分析前、后的质量管理**　某些临床生物化学实验室的管理层或工作人员对生物化学检验质量管理的片面理解，认为生物化学分析过程才是影响检验质量的关键环节，从而忽略了分析前、后对生物化学检验质量的影响。常见问题有：未建立检验样本采集程序文件或《检验样本采集手册》，导致临床原始样本采集不规范；未建立样本接收和不合格样本拒收制度，不合格样本用于生物化学检测，直接影响了检验结果的质量；忽视分析后生物化学结果的审核和复查，导致与患者临床信息不符合的生物化学检验报告增多，影响了生物化学检验结果的临床可信度等方面。

2. **重视外部质量控制，忽视内部质量管理**　生物化学检验过程中应用最多、最常见的外部质量控制是参加国家、当地或行业卫生主管部门组织的正式实验室间的比对计划（室间质控）。临床生物化学实验室普遍非常重视室间质控，一方面是因为主管部门在对临床实验室的各种检查、评比等活动时，要求临床实验室必须提供室间质控结果和合格证书；另一方面实验室管理者片面认为室间质控才是实验室能力的验证，只要室间质控结果合格，就证明其检验结果的可信度高，其实这并不完全正确。因为在临床工作中，正式的室间质控计划频度为 2~3 次/年，加之个别工作人员在检测室间质控物时采取了一些"非正常措施"。因此，室间质控结果未必能完全、真实地反映出生物化学实验室日常生物化学检验质量的好坏。

为了保证生物化学检验结果达到预期的质量标准，内部质量控制是不可或缺的重要保证措施。在临床工作中，忽视内部质量管理的现象时有发生，表现为：实验室虽然建立了室内质控制度，但执行机制不健全，质控监测缺乏连续性；或者是把室内质控当成例行公事，放在生物化学检测完毕甚至是检验报告发出后进行；或者是按程序要求及时进行了室内质控检测，但借口样本多、工作忙，并未及时分析室内质控数据，或即使发现了"失控"问题，为了不延误日常工作，也未及时采取补救措施，没有真正发挥室内质控对临床生物化学分析质量的监测和保证作用。

3. **重视生物化学检验结果的重复性，忽视结果与患者临床信息的符合性**　在临床生物化学检验过程中，实验室或工作人员对异常偏高或偏低的生物化学结果高度重视，但一般只对原始样本进行复查，只要两次结果相近，就认为检验结果是正确的。并未深究其原因，忽视了检验结果与患者临床信息的符合性，影响了生物化学检验结果的临床信任度，甚至引发医疗投诉和纠纷。

总之，临床生物化学检验过程的影响环节多、干扰因素多，且各种因素和环节又相互联系，甚至可能出现叠加和放大效应。因此，临床生物化学检验质量管理应是系统性、全面性的管理过程，任何因素或环节的重要性均是等同的，不能厚此薄彼，必须齐抓共管，才能实现对临床生物化学检验质量全面管理，最大程度保证生物化学检验结果的可信度和可接受度。

扫码"练一练"

扫码"学一学"

第四节　临床免疫学检验的质量管理

　　临床免疫学检验是检验医学中重要的亚专业之一，是研究免疫学技术及其在临床医学领域中的一门应用科学，是依据免疫学基本原理（抗原抗体反应），结合各种敏感的标记、示踪技术，超微量、特异性分析检测人体各种生理和病理性的指标。临床免疫学检验主要包括两部分，一部分是利用免疫检测原理与技术检测免疫细胞、抗原、抗体、补体、细胞因子、细胞黏附分子等免疫相关细胞和物质；另一部分是利用免疫检测原理与技术检测体液中微量物质，如激素、酶、微量蛋白和药物等。这些检测结果为临床疾病的诊断、鉴别诊断、治疗监测、指导治疗方案和判断预后等提供了有效的实验室依据。

　　目前，临床免疫学检验包含以手工操作、定性或半定量试验为主的项目和以各种免疫学新技术、新方法为基础的自动化仪器定量试验为主的项目。各种免疫学检验项目的方法学及临床应用已在有关教材中有详细叙述，本节重点从全面质量管理的角度来介绍如何进行临床免疫学检验的质量管理。

一、分析前质量管理

　　分析前质量管理是指对分析前的各阶段进行质量管理，各控制环节与前述各专业大致相同，以下重点介绍临床免疫学检验分析前的质量管理注意事项。

（一）检验申请

　　检验申请作为实施全面质量管理的起始阶段，对作为实施主体的临床医师的最基本要求是正确、合理选择临床免疫学检验项目，要从循证医学的角度和患者疾病的特殊性出发，选择最合理的项目和组合，以达到实施本次检验的目的。如根据不同免疫学检验方法的敏感性和特异性等特点，在疾病发生发展的不同阶段选择适宜的检验项目，并明确检验项目的预期用途，如筛查试验和确认试验等。临床免疫学检验人员应深入评估不同检验方法的诊断效能差异，明确各检验项目的诊断价值和临床意义，并主动与临床沟通，为临床选择合理的检验项目提供建议，保证检验申请的正确实施。

（二）患者准备

　　分析前患者准备请参见第7章第3节内容。临床免疫学检验常用的血液样本采集原则：尽量采集晨起空腹6~8小时样本，尽量减少昼夜节律带来的影响，避免患者由于运动带来的影响，降低饮食和药物的影响，样本采集时采取坐位5分钟为宜，应注意体位改变可影响细胞及酶、激素等的浓度。

　　血浆微量蛋白的检测应在禁食12小时后清晨空腹采血，避免食物脂肪被吸收后可能形成脂血而造成对检测的干扰，同时食物中的某些成分也可能影响检测结果。对于激素和药物浓度检测的样本尤其要注意采集时间和体位变化对结果产生的影响。如人体皮质醇的分泌存在昼夜节律，在分泌峰或谷浓度时单次采样，可产生假阳性或假阴性结果。生长激素、促黄体生成素和促卵泡激素均以脉冲式方式释放，因此在检测此类激素时，应考虑激素分泌的生理周期，采集不同生物阶段的样本，并建立相应的参考范围。同样对于进行治疗药物监测（TDM）的样本采集时间要求也很重要，为获取不同时段的药物浓度（稳态浓度、峰浓度、谷浓度），需采集不同时间的样本。而对于感染性血清学标志物、肿瘤标志物、自身抗体等血清样本通常无体位和时间方面的要求。

（三）样本采集

临床免疫学检验通常采用血液、尿液、脑脊液等体液样本，采集要求与其他检验项目相同。实验室应制定正确采集样本的程序化文件，供样本采集者使用。

对于感染性疾病血清学标志物检验样本的采集，应严格按照生物安全要求。了解样本采集不当对检验结果的影响：如血液采集时发生溶血，在以辣根过氧化物酶（HRP）作为标记酶的酶联免疫吸附试验（ELISA）检测中，由于溶血使得血清中含有血红蛋白（其含有血红素基团有类似过氧化物酶的活性），在加样温育过程中可吸附于固相载体，从而干扰 HRP 的酶促底物反应，影响检测结果。另外，某些肿瘤标志物如神经元特异性烯醇化酶（NSE），存在于红细胞和血小板中，因此溶血样本可使血清中 NSE 含量假性升高。

（四）样本运送

实验室应根据相关要求制定程序化文件规范样本的运送，临床免疫学检验样本采集后应及时送至实验室处理、检验。样本运送需确保样本完整性，确保运送者、公众及接收实验室安全，并符合规定要求。了解样本运送不当对检验结果的影响，如唾液、汗液和呼吸道分泌物中存在大量鳞状细胞癌抗原（SCCA），因此，运送 SCCA 检测样本需避免上述污染。

（五）样本接收、样本处理

实验室应制定样本接收、处理的程序化文件，样本接收应有接收记录，拒收的样本应有相应标准及记录，所有取自原始样本的部分样本应可明确追溯至最初的原始样本。实验室应有相应的程序和适当的设施，避免样本在处理期间发生变质或损坏。对于临床免疫学检验常用的血清样本，需注意充分分离，避免纤维蛋白凝块对检测仪器探针或管道的堵塞。在不影响免疫学检验质量的前提下，样本采集时可考虑使用分离胶或促凝剂的试管。

（六）样本保存

实验室应有保护患者样本的程序和适当的设施，避免样本在保存期间发生变质、遗失或损坏。具体保存方式及保存期限视不同的样本类型和检验目的而定，以保证检验结果的可靠性为原则。如使用流式细胞仪（FCM）进行免疫细胞计数的 EDTA 抗凝全血室温下需在 6 小时内染色检测，4℃保存则可以稳定 48 小时。感染性血清学标志物、肿瘤标志物、自身抗体等血清样本可在 4~8℃短期保存。但对于长时间的样本保存，则建议将血清贮存于 -20℃。而对于补体及不稳定的激素如多肽类激素、肾素、血管紧张素、胰岛素、生长激素和降钙素等，若不能及时检测，需将血清样本贮存于 -20℃冻存。

临床免疫学检验样本的保存还应注意：①样本污染。若保存不当时样本可被细菌污染，细菌分泌的一些酶可能会分解抗原、抗体等蛋白；某些细菌的内源性酶如大肠杆菌的 β-半乳糖苷酶本身会对酶标方法产生非特异性干扰。②样本存放时间过长。样本在 2~8℃保存时间过长，IgG 可聚合成多聚体，在酶免间接法中会导致本底过高，甚至造成假阳性结果。③样本反复冻融。样本的反复冻融所产生的机械剪切力会破坏样本中的蛋白分子，从而影响检验结果。冻融样本的混匀应注意避免剧烈振荡，反复颠倒混匀即可。

二、分析中质量管理

临床免疫学检验分析中的质量管理是直接影响样本检测结果的因素，包括个人能力、检测程序、检测方法、检测试剂、检测仪器设备、室内质控、室间质评、不同检测体系比对、实验室比对和免疫检测干扰因素等多个方面。

（一）人员培训

临床免疫学检验的内容广泛，检测技术有手工操作和自动化仪器操作，为获得准确、可靠的检验结果，相关工作人员需要具有与所承担的工作相适应的教育背景、培训经历和技能。而在实际工作中不同的检验人员所得的检验结果往往差异较大，因此，对人员进行岗位培训尤为重要。如在采用间接免疫荧光法进行自身抗体检测过程中，目前仍以手工操作为主，结果的判断主要依靠荧光显微镜下的荧光模式判读，工作人员的主观性对结果判读影响较大。因此要进行人员的岗位培训和培训完成后的能力评估，评估合格后方能批准上岗。临床免疫学实验室特殊岗位（如 HIV 初筛、产前筛查、新生儿疾病筛查等）工作人员应取得相应上岗证。临床免疫学检验的其他常规项目，如感染性血清学标志物、肿瘤标志物、补体、免疫功能、特种蛋白和激素等项目的自动化检测程度不断提高，需对工作人员进行仪器操作和仪器维护的培训。临床免疫学实验室应将每个岗位的人员培训要求文件化，制定能力评估的内容、方法、频次和评估标准。

扫码"看一看"

（二）建立标准操作规程

建立临床免疫学检验项目完整的标准操作规程（SOP）文件并加以实施，是不断提高临床免疫学实验室工作人员的素质和保证检验质量的关键。临床免疫学检验与其他检验亚专业一样，应对每个检验项目制定详细的、可操作性强的、标准规范的检验程序或作业指导书。

在编写标准操作规程时，还应特别注意临床免疫学检验的专业特点。如某些检验项目对样本种类、采集、处理的特殊要求，免疫学检验仪器使用、操作、保养的特殊要求，检测方法的局限性，免疫学检验室内质控、室间质评的方法特点，免疫学检验常见的影响或干扰因素等。

（三）检测系统的建立

应用各种免疫学技术及分析仪检测临床样本前，首先要建立和评估本实验室"检测体系"，包括：检验方法和程序的性能验证、检验系统比对验证、检验仪器的校准、建立本体系的参考区间、危急报告值等。

如临床免疫学定性项目检验方法和程序的性能验证内容应参考说明书上明确标示的性能参数进行验证，至少应包括：重复性、检出限、符合率（采用国家标准血清盘或临床诊断明确的阴阳性样本 20 份或与其他分析方法比对）。定量方法的性能验证试验可包括但不限于准确度评价、校准验证、灵敏度、精密度、携带污染、方法学比较、参考范围验证、分析干扰及稀释验证等。由于临床免疫学检验项目较多，多数项目目前尚没有参考方法和参考物质，可根据临床符合性对检测系统的性能进行验证。此外，还应明确检验项目的预期用途，如筛查或确认试验等。

检测系统的建立及其他内容在《临床检验仪器》《临床免疫学检验》有详细介绍。

（四）实验室的环境、设施及设备

1. 实验环境、设施 临床免疫学检验的实验室环境和设施条件须满足第二章第二节中的要求。同时，对于一些特殊检验项目应有独立的实验室，如艾滋病检测实验室应按国家相关要求设置，采用间接免疫荧光法检测自身抗体应提供安静不受干扰的暗室环境。

（1）温度 应根据不同检验项目的免疫反应的特点选择适合的反应温度。对于自动化免疫检验仪器，实验室温度过低或过高，均会超出仪器自动恒温控制范围。因此，实验室应保持室温恒定，最好控制在 22～25℃。

（2）湿度 自动化免疫检测仪器一般要求相对湿度＜80% 即可，但临床免疫学检验中常用的 ELISA 法最佳相对湿度为 40%～50%。

（3）洁净度 ELISA 法的洁净度要求比较高，如果空气中微粒过多，易引起假阳性。自动化免疫检测仪器、流式细胞仪等仪器的正常运行，也要求实验室保持清洁。

2. 仪器设备 临床免疫学实验室的仪器设备应正确使用和维护保养，保持仪器良好的性能，并按要求进行校准，这是保证检验质量的关键。在临床免疫学检验中常用的荧光显微镜、酶标仪、流式细胞分析仪以及化学发光分析仪等设备如果其光学系统缺乏保养会引起输出量变化进而常会导致检测结果的改变。

有关临床免疫学检验使用仪器的检测原理、使用操作、保养维护等内容在《临床检验仪器》、《临床免疫学检验》有详细介绍。

（五）临床免疫学检验室内质控（IQC）

1. 临床免疫学定性检验室内质控 临床免疫学定性检验主要有沉淀试验（如血清中 M 蛋白的鉴定与分型、抗 ENA 抗体免疫双扩散法检测）、凝集试验（如 TPPA 试验、Coombs 试验）、荧光免疫试验（如自身抗体、病原体抗原或抗体检测等）、固相膜免疫测定（包括免疫渗滤试验、免疫层析试验、免疫斑点试验、酶联免疫斑点试验、免疫印迹试验等）及部分 ELISA 检测等，检测结果的判断为反应性/非反应性或者阳性/阴性。其室内质控方案应包括：

（1）质控物选择 试剂盒自带的内对照，用于监控试剂的有效性和 Cut－Off/检出限的计算。阴、阳性质控物为外对照用于监控试剂的批间精密度，实验室在选择时应考虑质控物的类型（宜选择人血清基质，避免工程菌或动物源性等的基质）、浓度（定性检验，尤其是病原学定性检查项目，最好包含阴性、弱阳性及阳性三个水平。如无法实现以上浓度设定时，应进行风险评估。弱阳性质控物浓度宜在 2～4 倍临界值左右，阴性质控物浓度宜 0.5 倍临界值左右）、稳定性（宜选择生产者声明在一定保存条件下，如 2～8℃ 或 －20℃ 以下，有效期为 6 个月以上）。

（2）质控频率 每检测日或分析批，应使用阳性、弱阳性和阴性质控物进行质控。实验室应定义自己的质控周期。

（3）质控物位置 不能固定而应随机放置且应覆盖检测孔位（样本间隔）。

（4）质控记录应包括以下信息 检验项目名称，方法学名称，分析仪器名称和唯一标识，试剂生产商名称、批号及有效期，质控物生产商名称、批号、浓度和有效期；质控结果、结论。失控时，应立即停发报告，分析造成失控的原因，采取纠正措施，必要时引入预防措施。

（5）质控判定规则 肉眼判断结果的规则：阴、阳性质控物的检测结果分别为阴性和阳性即表明在控，否则为失控。滴度（稀释度）判定结果的规则：阴性质控物必须阴性，阳性质控物结果在上下 1 个滴度（稀释度）内，为在控。数值或量值判定结果的规则：可以使用肉眼判断结果的规则；也可以使用统计学质控规则，至少利用一个偶然误差及一个系统误差规则。

2. 临床免疫学定量检验室内质控 临床免疫学定量检验主要有放射免疫技术、免疫比浊分析技术、酶免疫技术、化学发光分析技术、自动化电泳技术、流式细胞术等，通常需要使用免疫分析仪器进行检测。由于其使用量值判定结果，室内质控应选择不同浓度的质控物（测定范围内的高、中、低 3 种浓度），以监测对不同浓度样本的测定变化。相应的室内质控方案类似其他定量检验专业。

（六）临床免疫学检验室间质评

室间质量评价是由多家实验室分析同一样本并通过外部独立机构收集和反馈实验室的上报结果，以评价检验结果的准确性及可比性

国家卫生健康委临床检验中心组织的临床免疫学检验的室间质评资料来看，全国范围内自 1988 年开始开展乙肝血清学抗原、抗体检测室间质评，经过近 20 年的工作，不但增加了实验室技术人员的质量意识，促进了室内质控工作的开展，提高了临床检测水平和检测质量，推动了诸多免疫学检验项目的临床应用和发展，也促进了试剂厂不断改进质量，淘汰特异性和敏感性较差的方法（如反向间接血凝试验检测 HBsAg），以适应临床免疫学检验的质量要求。对于国家卫健委临床检验中心未组织开展室间质评/能力验证的临床免疫学检验项目，实验室可参加美国病理家学会（CAP）或英国国家室间质量评估计划（NEQAS）组织的室间质评/能力验证。

（七）实验室间比对

对没有开展能力验证/室间质评的临床免疫学检验项目，实验室应通过与其他至少 2 个以上实验室（如已获认可的实验室或其他使用相同检测方法的配套系统的同级别或高级别医院的实验室）比对的方式判断检验结果的可接受性，并应满足如下要求：①规定比对实验室的选择原则；②样本数量：至少 5 份，包括阴性和阳性；③频率：至少每年 2 次；④判定标准：应有≥80% 的结果符合要求；⑤结果不一致时，应分析不一致的原因，必要时，采取有效的纠正措施，并定期评价实验室间比对对其质量的改进作用，保留相应的记录。

（八）实验室内部比对

对于临床免疫学检验定性项目涉及手工操作步骤较多或同一项目使用两套及以上检测系统时，应至少每年 1 次进行实验室内部比对，包括人员和不同方法/检测系统间的比对，至少选择 2 份阴性样本（至少 1 份其他标志物阳性的样本）、3 份阳性样本（至少含弱阳性 2 份）进行比对，评价比对结果的可接受性。出现不一致，应分析原因，并采取必要的纠正措施，及评估纠正措施的有效性。

（九）临床免疫学检验的干扰问题及解决方案

临床免疫学检验的基本原理是抗原抗体反应，免疫检测中能够改变被检测物浓度或被检测物与相应抗原、抗体结合能力的物质，均可能对检测结果造成干扰，从而引起检测结果的假性升高或降低，进而影响疾病的诊断和治疗的评估。免疫反应过程诸多干扰因素包

括检测的基质效应、抗原的不均一性和交叉反应性、实验设计（反应温度、反应时间、反应模式）等。实验室人员与临床医师都应充分认识免疫检测中的干扰因素，并在出现检测结果与临床征象不符时进行充分沟通，查找是否存在干扰因素，并采取适当措施加以解决。

1. 基质效应 基质效应指干扰抗原和抗体反应但与分析物本身无关的非特异性因素。基质效应与测定模式及抗体选择有较大关系，因此，对于不同免疫学检测的影响方式也有所不同。基质效应通常由蛋白、盐、磷脂、异嗜性抗体、高浓度的非特异性免疫球蛋白、补体、抗免疫球蛋白［某些自身抗体、人抗动物抗体（HAAA）等］、药物及可能污染样本的物质引起。

（1）类风湿因子（RF） 存在于类风湿关节炎、干燥综合征、系统性红斑狼疮等自身免疫性疾病患者中，以及部分健康的老年人。RF 一般为 IgM 型，亦有 IgG 和 IgA 型，RF 具有与变性 IgG 非特异性结合的特点。因此，在免疫学检测中，RF 可与固相载体上包被的特异性抗体 IgG 以及随后加入的酶或其他标记物标记的特异性抗体 IgG 结合，从而出现假阳性结果。

为避免 RF 对免疫学检测的干扰，可采取以下解决措施：①改变标记抗体。由于 RF 结合的是 IgG 的 Fc 片段，若将待标记抗体的 Fc 片段进行酶切去除，仅留下具有特异结合功能的 F（ab′）$_2$ 部分标记酶，则在检测中可避免 RF 的干扰。②样本中 RF 用变性 IgG 预先封闭。③检测抗原时，可在样本中加入可使 RF 降解的还原剂，如 2 - 巯基乙醇。

（2）补体（complement） 在固相标记免疫检测中，来自哺乳动物的固相特异性抗体和标记二抗均有激活人补体系统的功能。固相抗体和标记二抗可在固相吸附及结合过程中，抗体分子发生变构，其 Fc 段的补体 C1q 结合位点暴露出来，C1q 可成为中介将两者交联，从而出现假阳性结果。同时固相抗体也会由于与补体的结合，封闭抗体上的抗原结合表位，而引起假阴性结果或使定量检测结果偏低。由补体引起的干扰可通过下述方法解决：①将临床血清样本加热灭活补体，采用 56℃ 30 分钟加热可使血清样本中的补体 C1q 灭活。②由于鸡抗体不激活人的补体系统，故使用鸡抗体作为包被或标记二抗。

（3）异嗜性抗体（heterophilic antibodies） 指人血清中含有的抗啮齿类动物免疫球蛋白（Ig）抗体，通过交联固相与标记的单抗或多抗而出现假阳性反应。可通过以下方法避免：①使用特异的兔 F(ab′)$_2$ 片段作为固相或测定标记抗体。②在样本或样本稀释液中加入过量的动物 Ig，封闭可能存在的异嗜性抗体。③使用非 Ig 亲和蛋白替代固相或标记抗体。

（4）人抗鼠抗体（HAMA） 患者由于进行影像检查或治疗接触鼠单克隆抗体，而产生的人抗鼠抗体，在两个鼠单克隆抗体间起"桥梁"作用。因此在以鼠抗作为固相抗体和标记抗体的肿瘤标志物检测时，肿瘤标志物浓度呈假性增高。对此，可以使用阻断剂对样本进行前处理，在反应基质中加入非免疫的鼠血清或对样本进行稀释后再进行分析的方法来减少 HAMA 的干扰。

（5）溶菌酶 对等电点较低的蛋白具有较强的结合能力。由于大多数 Ig 等电点约为 5.0，因此在 ELISA 双抗体夹心法检测中，溶菌酶可在固相包被的 IgG 和标记的 IgG 间形成桥联，导致假阳性结果。因此有必要从样本中去除溶菌酶或使用 Cu^{2+}、卵白蛋白等将其封闭，以防止其连接 IgG。

2. 抗原的不均一性和交叉反应性 在蛋白类激素的检测中，由于其在血液循环中除了具有生物活性形式外，还有前激素、片段和亚单位，存在抗原的不均一性。如甲状旁腺激素（PTH）、促肾上腺皮质激素（ACTH）、泌乳素等检测均存在此问题，若应用双位点夹心法检测时，使用针对 PTH 或 ACTH 的氨基和羧基末端部分的单克隆抗体则不会测定生物学活性的片段。在血浆微量蛋白检测中，通常使用多克隆抗体，但多克隆抗体无法区别蛋白结构上的微小差异，而单克隆抗体则可能无法检测某些变异体，因此采用多克隆抗体或单克隆抗体检测可能会造成检测结果的差异，这也是血浆微量蛋白检测中的一个普遍问题。

3. **试验设计**　主要涉及抗原抗体反应的浓度、反应温度、反应时间、检测模式等。一般来说，提高抗原和抗体浓度、增加反应温度（37℃而非室温）、延长反应时间均可改善免疫学的检测下限。如在蛋白类激素和肿瘤标志物的检测中，现常使用双抗体夹心法，与竞争抑制法相比具有较好的检测下限和特异性。在双抗体夹心法的检测中，使用两步法可以避免一步法中出现的"钩状效应"。同样在使用免疫浊度法检测血浆微量蛋白时，常通过自动化仪器复杂的反应动力学处理数据，可确定反应是否存在前带、后带现象。或可采用样本两种稀释度测定和在测定后的反应液中加入待测样本，浊度升高表示有抗体过剩，浊度下降表示抗原过剩。此外，当所检测物质分子量较大时，反应时间也相对延长。

三、分析后质量管理

分析后质量管理指的是针对检验后的所有过程，主要包括检验结果的审核和发放、检验后样本的保存与处理及咨询服务。

（一）检验结果的审核和发放

检验结果作为整个检验工作的终产物，保证检验结果的准确、及时审核和发放是分析后质量管理的核心，也是保证患者能否得到准确、及时的诊断和治疗的关键。实施全面质量管理的目的之一就是为了出具准确、及时的检验结果。

1. **结果审核**　在实际工作中，应建立报告单审核签发制度。审核的内容包括：对检验申请的检测项目是否已完整完成，检验结果的填写是否正确，检验结果报告单是否内容正确，检测过程中的室内质控是否在控等。评价本次检测结果与患者提供信息（临床诊断、以往检测结果、相关检测结果）的符合度。如果实验室应用结果的自动审核系统，需规定自动审核的标准，并以文件程序加以确保。

2. **检验结果报告**　通常包括文字、数字、符号（如感染性疾病血清学标志物检测结果中的"＋、－"）等形式。某些特殊的免疫学检验如间接免疫荧光法检测抗核抗体（IIF-ANA），在检验结果报告中除上述基本信息外，还应包括实验结果的判断（阴性或阳性）、特异性荧光模型及滴度值（应注明滴度的参考范围），并注明检验方法。另外，一些特殊免疫学检验项目的结果报告应符合相关要求，如当 HIV 抗体筛查试验呈阳性反应时，应报告"HIV 抗体待复查"；当 HIV 抗体确证试验呈现非阴性反应，但又不满足阳性判断标准时，应报告"HIV 抗体不确定（±）"，并在备注中注明进一步检测的建议，如"4 周后复查"；产前筛查报告应由两个以上相关技术人员核对后方可签发，其中审核人应具备副高级以上检验或相关专业的技术职称。对于明显影响检测结果的问题样本（如溶血、脂血等），应在检验结果报告中加以说明。

3. **结果的发放**　检验结果的及时发放，是保证患者获取检验结果信息以得到及时诊断和治疗的关键。对于急诊检验结果应争取在最短时间内报告，当检验结果处于规定的"警示"或"危急"区间内时，应立即通知医师（或其他授权医务人员），避免对患者诊治的延误，危及患者生命。同时在临床免疫学检验中涉及患者隐私的检测结果，如 HIV 抗体结果，需按照有关规定保护患者的隐私。

（二）检验后样本的保存与处理

1. **保存**　检验后样本保存的目的是为必要时的复查，对于临床免疫学检验后的样本保存时间和保存方法（室温、4℃冰箱、低温冷藏等）常视工作需要及分析物的稳定性而定，应以维持样本完整性和防止交叉污染为原则。4℃保存时，临床免疫学检验样本以不超过 1 周为宜，大部分样本 –70℃低温冷藏可以保存更长的时间。特殊检验项目的样本应按照相关规定保存及处理，如所有经确认的 HIV 抗体阳性标本，包括在实验室内留存的标本，应送相应的疾病预防控制中心 HIV 抗体确认中心保存，不得擅自处理。标本保存时间最少 5 年。

2. **处理**　鉴于各种临床免疫学检验样本具有潜在生物危害，对于检验后样本的处理应符合地方法规或者有关废物管理的规定。

（三）咨询服务

临床实验室应当提供不合格样本的标准，提供检验程序的限制及申请检验的频率，提供检验结果解释的专业判断及为临床病例提供检验建议，这些做法有利于检验信息在诊断、治疗中发挥更大作用。

四、临床免疫学检验质量管理的主要问题

（一）室内质控方面

与其他检验专业相比，临床免疫学检验的室内质控在各级临床实验室不太受重视，可能的原因有：①质控物来源有限或价格因素；②检验人员对免疫学检验，尤其是定性的免疫学检验质控的重要性缺乏意识，以为只要有试剂盒提供的阴阳性对照即可；③对免疫学定性/定量检测如何正确实施室内质控缺乏认识。由于免疫学检验室内质控既有与其他检验亚专业（如临床生物化学检验）室内质控相似的一面，如定量检测时可采用相同的统计学质控规则；也有其特殊的方面，如定性检测的测定下限所致的质控物浓度的选择。对此，针对免疫学检验的特点，临床实验室对其日常免疫检验项目的室内质控，必须制定全面的室内质控计划。在实施过程中，应分析评价室内质控计划的有效性，并进行持续改进，从而使免疫学检验质量处于不断提高之中。

（二）室间质评方面

在临床免疫学检验室间质评的实际工作中仍存在一些问题，如未将质评的样本与常规样本一样处理，而是进行特殊对待；对室间质评样本行双份测定，然后报告平均值；在进行室间质评样本检测前先进行仪器的校准；实验室未参加室间质评项目或室间质量评价机构未设立室间质评项目，无法对实验室检测质量进行客观、公正的评价。

（三）加强与临床沟通方面

临床实验室与临床的良好沟通，是实现检验医学更好为临床和患者服务的基础。通过与临床沟通可以从循证医学的角度指导检验工作；可以了解临床对实验室的需求，开展临床迫切需要的检测项目；有助于建立临床与实验室交流平台；有助于检验新项目、新方法在临床上推广应用。同样，通过与临床沟通有助于临床免疫学检验结果解释。例如对于临床免疫学检验常规项目的乙肝血清学检测"两对半"，有定性和定量之分，前者用于明确患

者乙型肝炎病毒感染状态，后者则主要用于抗病毒药物疗效预测和评估。由于乙型肝炎病毒的分子生物学特点、分子变异、检测方法等因素，常使"两对半"出现不常见的模式，既让检验人员不知所措，也让临床医师感到困惑，直接影响检验结果的临床应用。因此，临床免疫学检验人员如何恰当的解释乙型肝炎病毒血清学标志物的检测结果，有助于临床医师正确地应用此免疫学项目。

另外，免疫学检验中的干扰因素是影响检验结果的重要因素之一，干扰因素导致的假阳性或假阴性结果，可对临床疾病诊治造成严重后果。只要临床情况与检验结果不符合，就应及时与临床沟通，判断是否存在某些干扰因素。免疫学检验中另一方面应该向临床说明实验室各免疫学检验结果的不确定性及检测方法的局限性。因此，加强检验与临床沟通，把免疫学检验项目、检验结果更好地应用到临床，也是实施全面质量管理的目的。

扫码"练一练"

扫码"学一学"

扫码"看一看"

第五节　临床微生物学检验的质量管理

临床微生物学是检验医学中重要的亚专业之一，它综合了临床医学、病原生物学和免疫学、临床抗菌药物学、医院感染和流行病学等多方面的知识和技能，对感染性疾病进行快速、准确的病原学诊断以及报告正确的药敏结果，为临床合理使用抗菌药物提供依据，防止病原微生物产生耐药性和医院感染的发生。在微生物学检验的过程中定性试验、手工操作、主观判断仍是主要的工作方式，容易导致错误的结果。因此为了保证检验结果准确客观，质量保证工作必须贯穿于实验室工作的整个过程，包括分析前（样本的正确采集、运送等）、分析中（培养、分离、鉴定和药敏试验等）和分析后（结果报告、解释、临床反馈等）的质量管理。临床微生物实验室应该依据国家规定和自身特点建立质量管理体系，对实验室的一切活动进行全程监控和管理。

一、分析前质量管理

准确的微生物检验结果是指导感染性疾病正确诊治的依据，而保障微生物检验结果准确性的前提是采集和送检合格的样本。微生物检验的分析前质量管理的难度较大，原因包括样本类型复杂、不同样本具有不同的采集要求、采集和运送涉及人员多等。微生物实验室应当增强临床咨询服务的能力和频率，开展标本采集的宣传、培训和考核，避免因样本的不合格，产生错误的微生物检验结果而误导临床诊治。

（一）检验项目的申请

临床医师应准确把握检验项目的适用范围，选择合理的检验项目和适当的样本送检，并正确书写检验申请单。申请单的内容应包括：患者姓名、年龄、性别、患者唯一编码、科室或病区、申请医生、临床诊断、标本类型、采集时间、采集部位、检验目的、是否已使用抗菌药物。每份标本上必须贴有清晰的标签。

（二）样本的采集和运送

微生物实验室应建立样本采集及运送指南，采取书面或电子化的方式提供给临床医护人员，以保证临床医护人员可以随时查阅。要制订计划，定期对临床医护人员进行培训。

1. 样本采集的基本原则

（1）在抗菌药物使用前采集微生物检验样本。

（2）无菌部位的样本临床价值更高，应多送检，尤其是血培养；有菌部位的样本不是最理想的微生物样本，在采集时应尽可能降低正常菌群或定植细菌的污染。

（3）严格无菌操作。采集全程应严格执行无菌操作防止样本被污染，使用无菌容器盛放。容器灭菌宜采用高压蒸汽灭菌，不得使用化学消毒剂。采集无菌部位标本时应严格进行局部及周围皮肤的消毒。如果使用消毒液进行皮肤消毒，必须作用一定时间，待其干燥后方可采样。

（4）注意生物安全防护。任何类型的样本，都应视为有潜在的生物危险，操作和处理时应采取标准防护措施。

2. 样本运送的基本原则

（1）样本采集后都应尽快送往实验室，常规细菌学检测样本应在2小时内送达，有些样本量少的以及厌氧培养的样本应在15~30分钟内送达实验室。

（2）保证必要的运送条件 不同种类的样本因检测的目标致病微生物不同，对标本保存和运送的环境条件有不同的要求（详见《临床微生物标本规范化采集和送检中国专家共识》）。对温度敏感的苛养菌如脑膜炎奈瑟菌、淋病奈瑟菌和流感嗜血杆菌等应保温并立即送检。

（3）安全送检 运送过程中应注意生物安全防护。

3. 不同部位样本的采集方法

（1）血培养 采集时机为寒战开始时或发热高峰前30~60分钟内，尽量在抗菌药物使用前，或在下一次用药前进行采集。穿刺前应当对皮肤和培养瓶口进行严格消毒，待消毒剂完全干燥后方可采集。

对于成人，应同时分别在2~3个部位采集血标本，每个部位应采集需氧和厌氧培养各1瓶（1套），每瓶采血量8~10ml。

对于儿童，应同时分别在2~3个部位采集血标本，分别注入儿童瓶，若无厌氧菌感染的高危因素可不采厌氧瓶。婴幼儿的采血总量根据体重来确定，一般不超过其自身血容量的1%，每儿童瓶采血1~4ml。

怀疑导管相关性血流感染时，如无需保留导管，可无菌操作剪取导管尖端5cm并采集2套外周血送检；如需要保留导管，则在5分钟内采集1套外周血和1套导管血培养送检。

怀疑急性感染性心内膜炎时应在30分钟内采集3套血培养；亚急性心内膜炎为持续性菌血症，间隔30~60分钟采集3套血培养；怀疑左心心内膜炎时，建议采集动脉血提高血培养阳性率。3套血培养如果在24小时内均为阴性，则再采集2套送检。

（2）痰标本 采集前，要判断患者是否有能力配合完成深部咳痰，并向患者提供口头及书面采样指导，以保证患者充分理解口腔清洁、深咳、避免口咽部菌群污染的意义和方法。患者应在医生或护士直视下留取痰液标本。采集时机：首剂抗菌药物治疗前或更换抗菌药物前，只要有可能得到合格的痰标本，应马上采集。用清水漱口2~3次，有假牙者应先取下假牙，再用力咳嗽将深部痰液直接咳入无菌杯内，盖好并拧紧杯盖。送检痰标本后三天内不推荐再次送检。痰标本质量通过直接涂片显微镜检判断，合格痰标本的标准为：鳞状上皮细胞<10个/低倍视野，白细胞>25个/低倍视野，或白细胞∶鳞状上皮细胞>2.5。

（3）肺泡灌洗液 通过纤维支气管镜对病灶所在支气管以下肺段或亚肺段水平，用无菌生理盐水多次灌洗，每次注入 20～60ml（常规进行 4～5 次），直到总共灌洗 100～300ml，并充分吸引回收，从回收液中取出 10ml 标本，放入无菌管中，旋紧盖子，即刻送达实验室。

（4）咽拭子　使用无菌拭子擦拭两侧腭弓和咽、扁桃体的分泌物，扁桃体有脓点时最好挤破脓点并采集脓性分泌物，然后将拭子置于运送管中送检。

（5）尿液　尽可能在未使用抗菌药物前送检，晨尿最佳。

①清洁中段尿：是最常用的采集方式，由患者自行留取。应向患者充分说明留取无污染中段尿的意义和具体采集方法。留取前用肥皂或者清洁剂清洗外阴，并用干净纱布擦干，在排出前段尿之后，用广口无菌尿杯直接留取中间段尿液半杯，盖好旋紧。

②临时插管尿标本：临时插尿管后，用夹子钳夹插管 30 分钟，消毒插管的取样端，用注射器抽吸尿标本，转至无菌尿杯中。应注意留置导尿管和导尿袋中的尿液易受到定植菌和环境微生物的污染，不能用于病原学检测。

③膀胱穿刺抽取尿标本：穿刺尿能有效避免污染，但由于其采集为有创操作，所以一般仅用于厌氧菌感染以及合格标本采集困难的患者。

（6）无菌体液　由临床医师严格执行无菌操作采集。消毒采集部位为皮肤，并局部麻醉后通过无菌穿刺获取。

①脑脊液：通常在第 3、4 腰椎或第 4、5 腰椎间隙插入带有管芯针的空针，进针至蛛网膜间隙，拔去管芯针，收集脑脊液 5～10ml，分别置于 3 支无菌试管中，第一管做化学或免疫学检查，第二管做细菌学检查，第三管做细胞学检查。脑脊液采集量不能少于 1ml。尽可能多收集脑脊液，可以提升培养的阳性检出率，尤其是针对真菌和分枝杆菌的培养，一般要求≥2ml。

②胸水：用中空孔针穿刺至胸膜腔内，抽取胸水样本，注入无菌管或血培养瓶送检，采集量分别为细菌培养≥1ml，真菌培养≥10ml，分枝杆菌培养≥10ml。

③腹水：可由超声辅助定位，用中空孔针穿刺抽取，注入无菌管或血培养瓶送检。

④关节液：用中空针头穿刺入关节腔，尽可能多地抽取，注入无菌管或血培养瓶送检。如果考虑厌氧菌培养，需要在厌氧条件下运送样本，或将样本注入厌氧血培养瓶中送检。

（7）开放性伤口或创面　用无菌生理盐水清洁创面后，采用无菌拭子用力刮取创面边缘和底部与新鲜组织交界处，置于运送培养基送检。如考虑厌氧培养，需采用注射器抽吸的方法采集伤口深部、创面边缘的标本，并在厌氧条件下送检。

（8）封闭脓肿　对脓肿处的皮肤消毒后，用注射器抽取脓液，置于入无菌容器内，同时送检需氧及厌氧培养。或将脓肿切开引流后，取脓肿壁的一部分送检。

（9）粪便

①自然排便法：避免使用坐式或蹲式马桶，在干燥清洁便盆内排便后，挑取有黏液、脓血的部分 2～3g，或取液体粪便中絮状物 1～3ml，置于无菌容器内送检。若粪便无明显异常则多点采集送检。

②直肠拭子法：用肥皂水清洗肛周后，将无菌生理盐水润湿的拭子插入肛门 4～5cm（儿童为 2～3cm）。轻轻旋转拭子与直肠黏膜表面接触，可明显在拭子上见到粪便。将拭子放入运送培养基送检。

（10）生殖道标本

①尿道分泌物：取样前至少 1 小时内不要排尿。采样前用无菌生理盐水清洗尿道口，

用灭菌纱布或棉球擦干。男性：用无菌拭子采集尿道口溢出的脓性分泌物或将男性拭子插入尿道内 2~4cm 取分泌物，置运送培养基送检。女性：经阴道内诊压迫尿道，从尿道的后面向前按摩，使分泌物溢出，用无菌拭子采样；若无肉眼可见的分泌物，可用无菌女性拭子轻轻深入前尿道内，转动并停留 10~20 秒，置入运送培养基送检。

②阴道分泌物：用扩阴器扩张阴道，用灭菌女性拭子采取阴道口内约 4cm 内侧壁或后穹隆处分泌物，置入运送培养基送检。

③宫颈分泌物：用扩阴器扩张阴道，先用无菌棉球擦除宫颈口分泌物，再用女性拭子插入宫颈管 2cm，轻轻转动，并停留 10~30 秒，退出时避免触及阴道壁，置入运送培养基送检。

4. 制定样本拒收标准　微生物实验室应按照样本质量管理要求，拒收质量不合格的标本，并通过培训和咨询让临床充分掌握相关要求。拒收标准包括：①标本采集至实验室接收过程间隔过长，或无标本采集时间，或保存的温度不当。②标本运送条件不正确：如厌氧培养标本却在有氧条件下送检。③容器不规范：如容器有裂缝或被打破导致标本泄露、容器非无菌等。④未贴标签或贴错标签：标本类型与检验目的不符合，如痰培养送检尿标本；患者信息与标本不符，如女性患者送检前列腺标本。⑤标本明显被污染，如痰标本中混有食物残渣等。⑥拭子上的标本已经干涸。⑦标本不符合检验要求，如痰标本以唾液为主。⑧标本使用了固定剂或防腐剂。⑨标本量太少。⑩一支拭子要求检验项目太多。⑪24小时内重复送检的标本（血培养除外）。实验室收到上述样本后，原则上都应拒收，但不应轻易将标本丢弃，应电话联系临床医生再决定标本的处置方式。如医生坚持继续检测，则应在报告中说明标本质量情况，并备注"应临床要求，完成检测"。对于珍贵样本如脑脊液、骨髓和活检组织等，可让步接收，但应在报告结果中加以备注。

二、分析中质量管理

分析中的质量管理是全面质量管理的重要部分，通过采取各种措施来确保检验结果的准确可靠，包括室内质量控制和室间质量评价。室内质量控制是由实验室内部制定并实施的，是质量保证的核心和基础。室间质量评价是由实验室外部的组织或机构对实验室进行的质量评价。

（一）人员组织与管理

微生物实验室内应至少配有一名经严格训练并长期从事微生物检验的技术人员，全面负责实验室的工作，保持与临床联系，随时了解微生物实验室的报告质量。临床微生物实验室工作人员必须是经过检验医学专业正式培训，特殊岗位的工作人员还需要经专门培训取得上岗证，如结核分枝杆菌、霍乱弧菌的检验。有颜色视觉障碍的人员不应从事涉及辨色的微生物学检验。应每年对各级工作人员制定培训计划并进行微生物专业技术及知识培训、质量保证/质量管理培训、客户服务培训、安全培训、继续教育培训。

上岗人员还要进行定期的考核，以测试他们的检验能力及操作熟练程度。实验室应制定员工能力评审的内容和方法，每年评审员工的工作能力。对新进员工在最初 6 个月内应至少进行 2 次能力评估，保存评审记录。当职责变更时，或离岗 6 个月以上再上岗时，或政策、程序、技术有变更时，应对员工进行再培训和再评审。没有通过评审的人员需经再培训和再评审，合格后才可继续上岗。

（二）操作手册

实验室应编制包括所有检验项目操作方法与质控方法的操作手册，不同级别的医院应根据各自实验室的条件与所开展项目，制定切合实际的操作手册。编写时尽可能参照国家标准、行业标准、国际标准、国内外参考文献中的相应部分，使方法规范化。操作手册至少应包括以下内容：①样本采集、运送与处理；②样本检验流程；③检验方法与质控方法（微生物分离、培养、鉴定与药物敏感试验）；④临床意义；⑤报告方式；⑥仪器操作手册；⑦试剂质量鉴定；⑧质量控制；⑨实验室管理各项规章制度（生物安全、内务管理与样本管理制度等）。

质量管理体系文件应至少每年一次由实验室负责人或其指定人员评估。新的制度、操作规程或原有文件的重要变更实施前，应由实验室负责人或其指定人员评估并批准。临床微生物实验室还应具备一些必要的技术资料和参考书籍，以指导质量保证工作。

（三）室内质控

1. 标准菌株　标准菌株是指具有典型的、稳定的生理生物化学特征，并被国际社会所认可的菌株。这些菌株可来源于专门的机构，如我国的中国食品药品检定研究院菌种保藏中心，美国菌种保藏中心（American Type Culture Collection，ATCC）等。实验室应根据质量管理的要求保存一定量的标准菌株。

2. 室内质控的内容

（1）培养基　培养基是分离培养微生物的必需品。培养基质量的好坏，直接关系到分离培养的成败。目前大多数实验室都使用干粉培养基配制或使用成品培养基。新批号及每一货次的商品培养基应检测相应的性能，包括无菌试验、生长试验或与旧批号平行试验、生长抑制试验（适用时）、生物化学反应（适用时）等。自制培养基（试剂）的制备过程应有记录，内容至少应包括：培养基名称和类型；配制日期和配制人员；培养基/溶液的类型、体积；分装体积；成分、每个成分物质的含量、制造商、批号；pH（最初和最终）；无菌措施，包括实施的方式、时间和温度。无论是商品培养基还是实验室自制培养基，都应经过以下几方面的检验并记录，才能证实其质量是否合格。

外观：培养基应外观良好，平滑、水分适宜、无污染、适当的颜色和厚度，试管培养基湿度适宜。

无菌试验：固体培养基随机抽取总数的3%～5%，在35℃的条件下培养1天，剩余的冷藏，平板上发现2个菌落，则认为已被污染。任何液体培养基都应取全部做无菌试验。

性能试验：每一批新配制的、新购入的培养基，无论是基础、分离、选择和鉴别培养基，均应用已知性质的标准菌株进行预测。观察能否达到预期目标，合格者方可使用。基础培养基不仅要求细菌能够生长，而且必须发育良好，并能使细菌充分表现典型的特征。选择性培养基必须包括应被抑制的菌种和应被选择生长的菌种。常用基础培养基和选择性培养基的质量控制标准见表14-4。生物化学反应试验培养基用来观察细菌是否具备某种生物化学反应能力，结果通常以阳性或阴性表示。用作质控的菌株，应包括该生物化学反应为阳性反应和阴性反应的菌种。

表 14-4　常用培养基的质量控制标准

培养基	孵育条件（小时）	质控菌株	预期结果
羊血琼脂平板	有氧环境，24	化脓链球菌	小菌落，β-溶血
		肺炎链球菌	中等菌落，α-溶血
巧克力平板	CO_2，24	流感嗜血杆菌	生长
		脑膜炎奈瑟菌	生长
麦康凯平板	有氧环境，24	大肠埃希菌	生长，粉红色菌落
		奇异变形杆菌	生长，无色菌落
		金黄色葡萄球菌	不生长
SS 平板	有氧环境，24	产气肠杆菌	生长，粉红色菌落
		鼠伤寒沙门菌	无色菌落，中心黑色
		金黄色葡萄球菌	不生长
中国蓝平板	有氧环境，24	大肠埃希菌	生长，蓝色菌落
		宋内志贺菌	生长，无色菌落
沙保平板	有氧环境，25℃ 24	白色念珠菌	生长
		大肠埃希菌	部分或全部受抑制
淋病选择性培养基	CO_2，24	淋病奈瑟菌	生长
		奇异变形杆菌	部分抑制
		表皮葡萄球菌	部分抑制
TCBS 平板	有氧环境，25℃ 24	霍乱弧菌	生长，黄色菌落
		副溶血弧菌	生长，蓝色菌落
		大肠埃希菌	部分或全部抑制

（2）试剂、染色液和抗血清　试剂和染色液的质量验证应符合如下要求：新批号及每一货次的试剂使用前，应通过直接分析参考物质、新旧批号平行实验或常规质控等方法进行验证，并记录；新批号及每一货次的试剂、纸片，如吲哚试剂，杆菌肽，奥普托辛，X、V、XV因子纸片等应使用阴性和阳性质控物进行验证；新批号及每一货次的染色剂（革兰染色、特殊染色和荧光染色），应用已知阳性和阴性（适用时）的质控菌株进行验证；使用中的染色剂（革兰染色、特殊染色和荧光染色），至少每周（若频率小于每周1次，则实验当日）用已知阳性和阴性（适用时）的质控菌株检测染色程序；凝固酶、过氧化氢酶、氧化酶、β-内酰胺酶，实验当日应做阴性和阳性质控，商业头孢菌素试剂的β-内酰胺酶试验可遵循制造商的建议；诊断性抗血清，实验当日至少应做多价血清阴性和阳性质控。定性试验试剂每次检测时至少应包括阳性和阴性质控菌株或样本。

（3）设备　细菌实验室使用的仪器设备主要有孵箱、冰箱、冰柜、高压灭菌器、二氧化碳培养箱、厌氧培养箱等。绝大多数设备都是长期运转，对其质量的要求是必须保持在运行过程中能维持技术指标的稳定，并要求定期维护。控制温度在整个细菌实验中很重要，控温设备在不间断的工作情况下难免受电压波动、老化等影响而发生变化。仪器设备温度条件的质量控制标准见表 14-5。

表 14 - 5 仪器设备质量控制标准

设备	控制标准	允许范围
高压灭菌器	121℃	≥121℃
孵育箱	35℃	±1℃
水温箱	37℃	±1℃
冰箱	4℃	±2℃
低温冰箱	-20℃	±5℃
CO_2	5%~10%	<10%

随着检验医学的不断发展，许多自动化仪器和微量生物化学反应系统相继进入实验室，对于这些仪器设备的质量控制，可根据厂商推荐的方法去做，确保测试系统的准确度和精密度。以病原菌鉴定药敏仪为例，室内质量控制至少每月做一次，但当出现如下情况时通常需要进行室内质量控制：①接收到新试条或不同批号的试剂；②新的技术人员刚开始使用仪器；③仪器维护保养或故障修复后；④软件升级后；⑤检测结果产生怀疑。质量控制应由每天进行常规工作的实验室工作人员完成，质控菌株应被当作常规样本对待，表 14 - 6 给出了各试条所需要的质控菌株。

表 14 - 6 病原菌鉴定药敏仪室内质控推荐参考菌株

检验卡/板条的种类	推荐的质控参考菌株
革兰阴性杆菌鉴定卡/板条	ATCC 700324 产酸克雷伯菌 ATCC 700323 阴沟肠杆菌 ATCC 17666 嗜麦芽窄食单胞菌
革兰阳性球菌鉴定卡/板条	ATCC 700327 铅黄肠球菌 ATCC 43079 马链球菌兽疫亚种
酵母菌鉴定卡/板条	ATCC 14053 白色念珠菌 ATCC 204094 黏状毛孢子菌
苛养菌鉴定卡/板条	ATCC 9007 流感嗜血杆菌
厌氧菌鉴定卡/板条	ATCC 8482 普通拟杆菌 ATCC 13124 产气荚膜梭菌
革兰阴性杆菌药敏卡/板条	ATCC 25922 大肠埃希菌 ATCC 27853 铜绿假单胞菌
革兰阳性球菌药敏卡/板条	ATCC 29212 粪肠球菌 ATCC 29213 金黄色葡萄球菌

目前，基质辅助激光解吸离子化时间飞行质谱（matrix assisted laser desorption/ionization time - of - flight mass spectrometry，MALDI - TOF - MS），简称质谱，已经越来越多地用于病原菌的快速鉴定。质谱仪的日常质量管理通常包括质量校准和室内质控，至少每周一次。质量校准是指采用标准样品对仪器进行标定校准，通常利用大肠埃希菌 ATCC8739 的特征峰或标准蛋白质试剂进行校准。室内质控采用标准菌株进行质谱鉴定，如产气肠杆菌 ATCC13048 和光滑念珠菌 ATCC MYA - 2950，同时应设立阴性对照，即只加基质液进行检测，如果阴性对照出现鉴定结果，应考虑靶板或基质液存在污染。质量管理的目的是评价和监测仪器是否处于正常的鉴定工作状态。

（4）抗菌药物敏感性试验 抗菌药物敏感性试验方法包括纸片扩散法、稀释法（琼脂稀释法、肉汤稀释法）、浓度梯度扩散法（E 试验）或自动化仪器检测。实验室应提供与服务相适应的抗菌药物敏感性试验方法，按标准操作程序操作。药敏试验方法及结果判断至少应遵循上一年度的 CLSI 标准。

抗菌药物敏感性试验的质量控制应以标准菌株连续检测 20～30 天，每一组药物/细菌超出参考范围（抑菌圈直径或 MIC）的频率应不超过 1/20 或 3/30。此后，应每周使用标准菌株进行质控。若检测频率小于每周 1 次，则每个检测日应进行质控。采用自动或半自动仪器检测 MIC 时，应按照制造商的要求进行质控。应保存抗菌药物敏感性试验资料，并至少每年向临床医师报告。

（四）能力验证/室间质量评价

目前，国内外广泛采用的方法是用模拟临床样本做质量评价，主要评价实验室在病原菌的分离、鉴定和药敏试验等方面的工作能力和水平情况。实验室应参加相应的能力验证/室间质评活动。实验室管理层应监控外部质量评审结果，应对"不满意"和"不合格"的能力验证/室间质评结果进行分析并采取纠正措施，并记录。

三、分析后质量管理

（一）检验结果的审核与报告

结果报告分为直接报告和分级报告，直接报告用于能较快获得检测结果的项目，如直接涂片染色镜检、抗原抗体检测、快速分子检测等。分级报告多用于血培养阳性等危急值的报告。分级报告的目的是帮助临床提高诊断速度，赢得治疗时机。根据是否使用 MALDI – TOF – MS 技术，血培养分级报告的内容有所不同。通常分为三级报告，其中一级报告为危急值报告，应在 60 分钟内发出，建议设置双人审核制。未使用 MALDI – TOF – MS 技术的实验室，一级报告内容为阳性血培养直接涂片革兰染色的结果；使用 MALDI – TOF – MS 技术的实验室，一级报告内容为直接涂片革兰染色的结果和阳性血培养液的直接质谱鉴定结果。二级报告为阳性血培养液的直接药敏结果。三级报告为培养菌落鉴定结果和标准药敏结果。

除血培养阳性结果外，微生物实验室的危急值还包括：无菌体液显微镜检查或培养阳性的结果、结核涂片阳性的结果、多重耐药结果、国家规定立即上报的法定传染病等。每个危急值报告应包括以下组成部分：发报告者的全名/工号、异常值的内容（需强调该结果为危急值）、报告的日期和时间（不论与负责患者的医护人员联系成功与否）、接收报告者的全名/工号、接收报告者"复述"或"回读"结果的记录。以上内容必须在实验室危急值记录中记载。危急值报告通常通过电话进行口头报告，随着实验室信息系统的进步，危急值报告和分级报告可借助信息系统的直接发送、提醒和反馈功能，实现更快速、简便、准确的报告。

为帮助临床采取诊治措施，在报告结果时建议给出提示性报告或解释性评论。涂片查见形态特征典型且对应菌种在该类标本中分离率高，可以给出菌种提示。例如，痰标本中查见革兰阳性双球菌，矛头相对，可提示性报告：疑似肺炎链球菌；男性生殖道分泌物中白细胞内查见革兰阴性肾形双球菌，可提示性报告：疑似淋病奈瑟菌；清洁中断尿培养检出三种以上细菌，可以作注解"疑样本采集时污染，建议复查"。

抗生素敏感性试验的结果必须明确无误、直观易懂，便于选择治疗。报告应给出检测细菌对药物的敏感（S）、中介（I）、耐药（R）的定性结果及定量结果（MIC 值或抑菌环直径）。药敏试验判断标准必须每年更新。抗菌药物敏感性试验结果在审核时需对少见和矛盾耐药进行复核与修正，并提示天然耐药，给出解释性评论和备注。如：检出耐甲氧西林金黄色葡萄球菌（MRSA），可以作注解"对头孢洛林以外的所有β-内酰胺类抗菌药物耐药"等。

临床微生物实验室应为临床提供实验结果的咨询服务，包括被动咨询和主动咨询。被动咨询是指临床医生对实验结果的解释请求帮助时，临床微生物专家应作出相应的解答并提供建议。主动咨询包括主动追踪患者病情、进行诊断性报告和整合性报告、参与临床MDT讨论和会诊等。临床微生物检验工作者应当不断增强主动咨询的能力和频率，更多地给临床提出建议，给予帮助。

（二）废弃物处置

实验室废弃物处置的管理应符合国家、地区或地方的相关要求。所有不再需要的样本、培养物和其他生物性材料应弃置于专用的和有标记的容器内。生物废弃物的容器的充满量不能超过其设计容量。利器（包括针头、小金属和玻璃等）应直接弃置于利器盒内。

处理危险废弃物人员应经过培训，并使用适当防护设备。不允许积存垃圾和实验室废弃物，已装满的容器应定期运走。实验室废弃物应置于适当的且防漏容器中安全运出实验室。在去污染或最终处理之前，应存放在指定的安全地方。

含有弃置的实验室生物样本、培养物和被污染的废弃物在从实验室中取走之前，应通过高压灭菌或其他无害化处理。有害气体、气溶胶、污水、废液等应符合相关的要求，经无害化处理后排放。动物尸体的处理和焚化应符合国家相关的要求。

（三）菌种保存和管理

微生物实验室应常规保留菌种以备质控、结果复核和科研使用。细菌菌种长期保存可采用冷冻干燥法和超低温冷冻法，短期保存可采用培养基保存法。冷冻干燥法是指将培养18~24小时的菌落与少量肉汤混匀，置于-70℃迅速冻结，再放入冷冻干燥机内抽真空16~24小时，封口置于-70℃以下低温冰箱保存。超低温冷冻法是指将培养18~24小时的菌落加入0.5~1ml无菌脱纤维羊血管中，封口后置于液氮或-70℃冰箱保存。培养基保存法一般用于日常使用的标准菌株的保存，非苛养菌保存于普通营养琼脂斜面或半固体中，于4℃可保存1个月，加无菌石蜡油覆盖则可保存3个月，苛养菌则应保存于巧克力琼脂上。每次使用前把菌株传代到相应的培养基上以获得新鲜单个菌落。厌氧菌的短期保存必须在留存菌株的培养基或肉汤表面覆盖一层1~2cm的无菌石蜡油以隔绝空气。

真菌菌种保存可选用冰冻保存法、石蜡油保存法、水保存法。冰冻保存法是指让真菌在沙氏琼脂上培养8~10天直至菌落几乎覆盖全部培养基表面时，将试管置于-20℃冰箱中保存。石蜡油保存法是将真菌在沙氏琼脂上培养成熟后（酵母菌2~4天，产孢丝状真菌至形成成熟的孢子，不产孢丝状真菌生长出健壮的菌丝），加2cm厚度的无菌石蜡油覆盖，封口置于室温，大多数真菌可保存数年。水保存法是将真菌接种于沙氏斜面上，待生长成熟后，将无菌蒸馏水注入试管冲洗下孢子和菌丝，转入无菌保存管中，封口室温或4℃保存，大多数真菌可保存数年。

实验室菌种的管理应由专人负责，严格管理。保存的菌种应配备详细的登记表格，包括菌名、分离时间、来源、保存方式、存放位置、存放时间、存放人等内容。保存菌株的冰箱或柜子应采用双人双锁制度进行管理。取用保存的菌种时，取用人需征得两位管理人员同意，并在专用的菌种使用登记表上进行登记和签名，菌株使用后需有销毁记录，取用和销毁需由菌种管理人员和安全管理员监督进行。有条件的实验室应在菌种保存冰箱前安装监控摄像头。

四、临床微生物学检验质量管理的主要问题

（一）样本采集、送检、处理不规范

各级医院微生物样本的采集主要由医护人员操作，由于实验室与临床的交流沟通不当或医护人员对于临床微生物样本的采集要求和注意事项不甚了解，样本采集前患者的准备、采集样本的时机、采样部位、采样量、采集部位消毒等各个环节都可能导致样本采集不合格，导致病原菌检出率降低或即使分离出某种细菌，但未必是致病菌。如痰样本合格率低，不规范采集血培养样本等。抗菌药物的经验应用会明显降低样本分离培养的阳性率。

当样本送检不及时，会造成许多假阴性或假阳性的结果，比如痰培养若接种不及时，会影响苛养菌如肺炎链球菌等的检出率；脑脊液中的脑膜炎奈瑟菌、粪便中的志贺菌均会因为样本运送不及时造成培养阴性，而假阴性结果可能威胁患者的生命。

（二）药敏试验的规范化

药敏试验对于临床选择适当的抗菌药物非常关键。目前我国抗菌药物敏感性试验通常遵循美国临床和实验室标准协会（CLSI）或欧洲药物敏感试验委员会（EUCAST）的文件进行。文件对各种细菌的药敏试验有严格的规定，如药敏方法、孵育条件、培养基和药物品种的选择、结果解释等，而且每年都会有更新。若实验室不能及时更新药敏试验的相关文件，技术人员对每种药敏试验的局限性不了解，随意组合细菌/药物品种，不严格按照文件的规定解释药敏结果等，都将导致错误结果并误导临床选择抗菌药物。

（三）微生物检测速度需要持续性提升

对感染性疾病进行准确、快速的病原学诊断，同时报告正确的药敏结果，是微生物实验室为临床服务的直接体现，也是实验室工作质量的重要指标。但是传统的病原微生物的培养周期比较长，对于一些危重患者可能会丧失最佳治疗时机。因此实验室应积极开展快速诊断新技术，如质谱鉴定技术、新一代测序技术、恒温扩增技术、PCR 结合微流控技术、核磁共振技术用于直接检测病原菌等，并严格执行分级报告制度，优化工作流程，持续性提升报告速度，真正为临床提供有效服务。

（四）实验设备和专业人员配备不足

近年来微生物检验的作用越来越受到临床和各级领导的关注，但在很多医院微生物室人员配备严重不足、仪器设备不能及时更新，这就极大制约了微生物检验质量的发展。

（五）微生物专业人员与临床医师缺乏交流

临床实践中，微生物检验与临床抗感染治疗之间的关系非常密切。因此，微生物检验人员与临床医生应该经常进行学术交流。从目前的情况来看，这方面的交流有了很大提高，但还远远不够。微生物实验室应加强与临床的联系，帮助理解报告的形式、内容和临床意义，使临床医务人员能正确理解和解读报告并用于临床诊治。

扫码"练一练"

扫码"学一学"

第六节　临床输血检验质量管理

　　输血医学实验室必须构建质量管理体系，建立、文件化、实施并维持质量管理体系，持续改进其有效性。输血医学实验室质量管理应涵盖输血相关检测所有必须过程，以符合质量方针和目标要求并满足用户的需求和要求，从人员，设施和环境，实验室设备、试剂和耗材，分析前过程，分析中过程，分析后过程，结果报告和发布，以及质量保证方法和措施等方面进行全面的质量控制，确保检测结果准确性。

　　临床输血检验的项目主要有 ABO 血型正定型、ABO 血型反定型、RhD 血型、不规则抗体筛查和交叉配血试验等 5 项，这些项目的组合统称为输血相容性检测，是临床输血检验的主要内容，是保障输血安全的重要检测手段。临床输血检验还包括新生儿溶血病检测、抗体效价检测、血小板抗体检测、组织配型和血栓弹力图检测等其他项目。临床输血检验质量管理的范围按照时间顺序，检验质量管理包括分析前、分析中及分析后质量控制。

一、分析前质量管理

　　分析前过程是指按时间顺序从医生申请到分析检验启动的过程，包括输血检验申请、患者准备和识别、原始样品采集、运送和实验室内传递等。在临床输血检验中，分析前质量控制尤其重要，是保证患者安全的重要环节，应该严格加以控制，避免差错事故的发生。

（一）输血检验申请

　　《输血申请单》是临床医生根据患者病情填写的重要医疗文书。常规输血申请应由主治医生逐项填写《输血申请单》并由上级医生核准签字，连同受血者血标本于预订输血日期前送往输血科（血库）备血。《输血申请单》应填写完整、字迹清晰。《输血申请单》应包含但不限于以下信息：申请日期，患者姓名、年龄、性别、血型（ABO + Rh 血型）、病案号（或 ID 号）、科室、临床诊断、输血理由、输血目的、血液品种和数量、紧急程度、特殊要求，申请人和审核人的签名。此外，最好能提供下述信息：既往输血史、既往输血不良反应史、女性患者既往妊娠次数、既往母婴血型不合新生儿溶血病等相关病史。这些信息对输血科（血库）准确快速选择最合适的血液进行交叉配血有重要参考意义。

　　电子输血申请时，经治医生应仔细核对患者姓名、血型、临床诊断、输血史、孕产史以及相关检验项目，且明确申请成分、血量、特殊事项及输注时间等。在输血治疗前，临床医师应当向患者或者其近亲属说明输血目的、方式和风险，征得患者或其亲属同意并签署临床输血治疗知情同意书。在患者无法履行知情同意手续又无法与家属联系或无法在短时间内到达，病情可能危及患者生命安全时，应紧急请示报告科主任、医务处、院医疗总值班，由医务处领导或医疗总值班签字批准。

　　凡申请少量血（如 50ml）、特殊血液品种（如洗涤红细胞、配型血小板、Rh 阴性血等），最迟于输血前 1~2 天递交输血申请单，以便向血液中心（中心血站）预约（急诊例外）。

　　临床用血申请审核是输血科（血库）的重要工作职责。符合输血指征的患者，应由中级以上专业技术职务任职的医生提出输血申请，上级医生核准签发，方可备血。同一患者一天申请备血量达到或超过 1600ml 的（或红细胞 8U 以上），由具有中级以上专业技术职务任职资格的医生提出申请，科室主任核准签发后，经输血科（血库）医生会诊同意，报医务部门批准，方可备血（急诊用血例外，用血后应补办审批手续）。临床经治医生提出输血申请后，输血科（血库）根据其用血的必要性（输血指征）、替代措施、紧急程度和血液库存等进行审核评估。

（二）患者准备

为了使检验结果有效地用于临床，临床医护人员和检验人员应了解样品收集前影响结果的非病理性因素，如饮食、样品采集时间、体位和体力活动、患者用药等对检验结果的影响。提出要求患者予以配合和遵循的内容，采取切实措施，保证采集的样品符合患者的实际情况。

输血检验样本在采样前应了解患者是否正在大量输液，是否溶血性疾病，以及患者是否使用了对检测方法有影响的药物，如肝素、右旋糖酐、代血浆和丙种球蛋白等药物，患者应尽量避免上述情况，如确因病情紧急，在上述情况无法避免时，采样后应在输血申请单上注明，以供输血科（血库）参考。输血检验样本尽量避免从留置管留取，如确实无法避免的，则应严格按留置管采样要求留取。

（三）样本采集

确定输血后，医护人员持输血申请单和贴好标签的试管，当面核对患者姓名、性别、年龄、病案号、病室/门诊、床号、血型和诊断，采集血样。

（四）样本运送

由医护人员或专门人员将受血者血样与输血申请单送交输血科（血库），双方逐项核对签收。

（五）样本接收和处理

输血科（血库）应对送达的临床输血检验样本进行审核，审核主要内容有以下几项。

（1）接收患者标本时应检查、核对标本与申请单上的姓名、ID 号、申请单号、血型是否一致，标本容器是否符合相关检查要求。

（2）检查标本有无凝块、严重乳糜、溶血、渗漏等。

（3）试管标签需条码清晰、信息完整，粘贴规范、牢固，易于条形码阅读器识别。

（4）患者试管标本留样量应≥2ml，试管应加盖。手工操作的须适当增加样本量。

标本接收时，标本运送人员在电脑上登陆并扫描标本条码，输血科（血库）与运送人员共同核对标本与申请单信息；对不符合要求的患者申请单和标本可以拒收，在申请单上注明原因后要求运送人员退回科室并按要求重新申请或抽取标本。

（六）样本保存

受血者配血试验的血标本必须是输血前 3 天之内的。1 份受血者标本连续使用最好不要超过 48 小时；血液发出后，受血者标本应在 2~6℃冰箱至少保存 7 天，以便发生输血不良反应时追查原因。

二、分析中质量管理

分析中质量管理涉及人、机、料、法、环等过程控制，对这些关键过程进行控制才能保证检测结果的有效性和准确性。

（一）人员资质

应针对不同级别的员工制定年度培训计划，工作人员每人每年参加各类培训须有一定的学时，培训内容包括各种短期学术交流和学习班，医院和科室组织的专业培训和业务学习，所有培训记录存档。

应制定员工能力评估的内容和方法，每年评估员工的工作能力；对新进员工培训结束后在6个月内应至少进行2次能力评估，保存评估记录。当职责变更时，或离岗6个月以上再上岗时，或政策、程序、技术有变更时，应对员工进行再培训和再评估，合格后才可继续上岗，并记录。

医疗机构输血科（血库）负责人应具有中级及以上技术职称，所有专业技术人员应有本专业的教育经历，或相关专业背景经过医学检验培训、从事相关工作至少3年。负责对疑难血型血清学试验检测结果进行审核和专业判断的人员应至少具有5年本岗位工作经验和中级及以上技术职称。

（二）建立标准操作规程

临床输血检验程序应文件化，并应用实验室员工通常理解的语言书写，且在适当的地点可以获取。任何简要形式文件（如卡片文件或类似应用的系统）的内容应与文件化程序对应。应有程序文件的全文供参考，工作台处备有可快速参考程序的作业指导书、卡片文件或总结关键信息的类似系统。临床输血检验程序可参考所用产品的说明书。根据输血科（血库）的工作流程和环节质量控制点的内容，建立各项工作制度，编写实验室标准操作程序（SOP），设立相应的质量记录。

（三）检测系统的建立

输血医学实验室必须要有检测系统的概念，实验室对未加修改而使用的已确认的检验程序（配套检测系统）进行独立验证。正式厂家所声明的各项性能是真实可靠的。实验室应从制造商或方法开发者获得相关信息，以确定检验程序的性能特征。实验室进行的独立验证，应通过获取客观证据（以性能特征形式）证实检验程序的性能与其声明相符。验证过程证实的检验程序的性能指标，应与检验结果的预期用途相关。实验室应将验证程序文件化，并记录验证结果。

输血医学实验室常见的配套检测系统组合要素：某个进口品牌专用全自动血型分析系统，该厂原装微柱凝胶卡、试剂红细胞、稀释液等。生产厂家在出厂时已对配套检测系统的各项性能进行了检测，该检测系统在使用前，实验室须对厂家声明的各项性能参数进行验证。须验证的检测性能包括正确度、重复性、干扰试验、携带污染，必要时对检测限进行验证。

实验室应对以下来源的非配套（自建）检验程序进行方法确认和评价：①非标准方法；②实验室设计或制定的方法；③超出预定范围使用的标准方法；④修改过的确认方法。

上述非配套检测系统方法确认后，应对其进行性能评价，检验程序的性能评价根据其特性和特征宜包括：测量正确度、测量准确度、测量精密度（含测量重复性和测量中间精密度）、测量不确定度、分析特异性（含干扰物）、分析灵敏度、检出限和定量限、测量区间、诊断特异性和诊断灵敏度。严格遵从既定的检测程序，当对确认过的检验程序进行变更时，应将改变所引起的影响文件化，适当时，应重新进行确认。

输血医学实验室常见的非配套检测（自建）系统组合要素：某个进口品牌专用全自动血型分析系统，使用该厂原装微柱凝胶卡，但国内实验室常见的做法是试剂红细胞使用国产的，和/或者稀释液使用国产的，甚至有些实验室使用生理盐水替代等。生产厂家在出厂时已对配套检测系统的各项性能进行了检测，如果实验室对其中的关键成分进行了改变，实验室须对该非配套检测（自建）系统进行方法确认，至少包括细胞浓度、抗血清效价、加样量等须进行确认，然后还须进行系统的性能评价，至少包括准确性、重复性、干扰试验、携带污染，必要时对检测限进行评价。

须特别注意方法的性能验证和性能评价的区别，性能验证是指使用有限的试验或样本去验证厂家声明的各项参数是真实可靠的，而性能评价往往是详细评价改变或自建检测系统的各项性能是否满足实验室要求。

用于疑难血型鉴定和疑难交叉配血试验的血清学检测方法也适用于检测系统的概念，该类试验常见的检测系统组合：样本离心机、移液器、抗血清试剂、试剂红细胞、稀释液、血型血清学离心机、判读格局表等。上述组合一旦确定，不应随意改变，否则会对结果将产生影响。如不同的血型血清学离心机因离心力的不同会对凝集强度产生影响，随意改变抗血清的厂家会因抗血清的效价和亲和力的不同而影响格局的判断。但血型血清学检查系统往往是非配套检测（自建）系统，抗血清和试剂红细胞来自不同的厂家，特别是稀有血型抗血清来源极其困难，有时又会因罕见亚型或特殊表型细胞的不易获得造成该非配套检测（自建）系统变动较大，影响结果的准确性和可靠性。

（四）实验室设施与环境要求

输血科（血库）应有与检测业务相适应的空间，除了要注意物理分区外，还要注意生物分区和流向。应建立对环境温湿度的控制程序文件，应依据所用分析设备和实验过程的要求，制定环境温湿度控制要求并记录。应有温湿度失控时的处理措施并记录，应有证据表明所有试剂和血液样品的储存设备的温度有连续的记录，确保温度变化不会超出可接受的温度范围（自动温控记录或人工记录，实验室应规定温度人工记录频次）。如果使用自动除霜冰箱保存样品、试剂，实验室应确保其在制冷过程中的温度波动在允许范围内。

必要时，输血科（血库）可配置不间断电源（UPS）和/或双路电源以保证关键设备（如需要控制温度和连续监测的分析仪、培养箱、冰箱等）的正常工作。输血医学实验室属于生物安全二级实验室，应有冲淋装置、洗眼器和个人防护装备。

（五）实验室设备、试剂和耗材

1. 实验室设备　实验室的仪器设备直接用于提供检测结果或辅助检测的进行，是实验室的重要资产，也是重要检验工具，对保证检测结果的准确可靠起到至关重要的作用。应建立仪器设备档案，实行仪器日常维护、使用及定期校准的规范化管理。所有仪器设备均应进行标识，且每台仪器设备的标识必须是唯一的。仪器设备应有明显的标识表明其"检定/校准"状态，使仪器的状态一目了然，便于管理。

在仪器设备完成安装调试、使用前功能测试后，专业组应组织所属人员对其组内新购进大型仪器设备编写SOP，对小型仪器编制简明操作卡，所有作业指导书须由科室技术管理小组审批后方可投入使用；只有经过严格培训并获得实验室负责人授权的工作人员才可以使用相关仪器设备；任何操作人员必须按照SOP进行相关操作；对于大型仪器设备，要对一般使用人员的使用权限进行限制，不得随意更改仪器设置或参数；使用人员在使用仪器过程中必须检查仪器的状态和环境条件，做好室内质控和日常保养、维护工作。确保仪器设备处于良好状态。输血科（血库）使用的检测设备均需定期进行维护保养以确保正常使用。

设备发生故障时，应立即停止使用，查找故障原因，对于原因明确的轻微故障，可以经过操作人员按照提示进行简单处理即可消除，例如全血样本中的血凝块堵塞加样针，操作人员可以通过反复多次冲洗去除凝块；对于操作人员无法处理的严重故障，应立即报告设备管理人员和实验室负责人，及时通知工程技术人员进行处理。对于短时间内无法消除故障的仪器设备，实验室设备管理员应做好清晰标记后妥善存放，直至修复。大型专业仪器设备应由生产厂商或供货商授权工程师负责维修，小型仪器可以由医院设备维修部门具备相应资格的人员进行维修。维修人员应与仪器操作人员共同做好维修记录，记录内容至少包括：维修仪器的名称、型号、编号、维修日期、维修内容、维修结果等。

2. 试剂和耗材　试剂和耗材是输血科（血库）质控工作中的重要组成部分，建立完善的质量管理制度不仅是输血科（血库）体系管理的要求，也是对加强质量管理的必然要求。试剂采购不是简单的购买行为，它是一项系统化的工作。采购的过程不仅包括制定采购方针、策略及目标，建立对供应商的审核、考核与评估等内容。也包括拟定采购程序、确定采购方法、履行采购责任、满足本单位需求等内容。采购不仅要达到质量保证、及时供应也要达到降低成本的目的。

试剂、耗材到达科室后由专人对试剂、耗材进行验收，验收是一道重要的关口，也是控制购进试剂、耗材质量的保证。验收入库是根据购货的清单，对物品的品名、规格、数量、批号等内容进行核对的过程。物品的外包装应无破损、受潮、水渍、霉变、鼠咬、虫蛀等痕迹。物品的外包装应完好、标识内容规范齐全。对验收合格的物品要填写《耗材试剂入库验收记录》和《耗材试剂入库单》。

试剂耗材入库时先将试剂、耗材按条件分区存放，试剂类由质控人员随机抽样进行规定项目的检验。检验结果合格符合要求、质控人员发出检验报告，由专人负责将试剂移至合格区。耗材类由质控人员随机开箱验货进行理学检验，内包装应完整，封口严密，标签清晰；有详细的使用说明书，医疗器械注册证号，生产日期，有效期和保存条件。验收合格后放置合格区。

应开展试剂质量控制，监控试剂盒和非商品化试剂检测结果的精密性和试剂的批间变异，证明检测结果的可追溯性，并及时发现实验室的常见误差，从而采取纠正和补救措施，促进实施质量保证和质量管理，提供实验室检测结果一致性的证据。新购入的试剂在使用前必须进行检测，以验证其是否符合使用标准。如 ABO、RhD 分型试剂要进行亲和力、效价、特异性及外观等测试，符合标准后方可使用，任何不符合标准的项目都必须查找原因并予以纠正，同时应做好相应记录。工作人员在开始进行 ABO 血型鉴定及交叉配血之前，应对其进行质控以保证结果有效。（如抗 A、抗 B、抗 D 标准血清，A1 细胞、B 细胞、O 细胞、抗体筛选细胞机凝胶卡等）试剂在使用前必须进行质控，合格后方能使用。输血科（血库）不得使用过期试剂，对于开瓶后试剂应对其有效期进行评价，以保证开瓶后的试剂持续有效。

室内质量控制所使用的质控品可由实验室自制或购买商品化的质控品。质量控制是一个过程，在检测时要注意一下质量环节，血清和红细胞的比例，抗体种类、红细胞悬液浓度、检测介质、温度和孵育时间、适当的离心条件以及准确的判断并解释凝集反应。

（六）临床输血检验室内质量控制

《医疗机构临床实验室管理办法》第二十五条明确规定："医疗机构临床实验室应当对开展的临床检验项目进行室内质量控制，绘制质量控制质控图。出现质量失控现象时，应当及时查找原因，采取纠正措施，并详细记录。"医院输血科（血库）所开展的输血相容性检测项目也应该进行严格的室内质量控制。

室内质控检测项目及方法质控项目：ABO 正反定型、RhD 血型鉴定、不规则抗体筛选、交叉配血试验。检测方法：试管法、微柱凝胶卡式法。质控品来源：商品化质控品、自制质控品。质控品必须具备的特性之一就是瓶间（或管间）差异尽可能小，理想状态下是无差异。自制质控品，必须经本实验室鉴定，获得明确的抗原或抗体特异性表达结果。排除冷凝集、自身抗体、异常蛋白干扰等情况。常规试验应该在每天的试验开始前（或试剂更换新批号首次实验时）进行，试验中途更换试剂批号后应重做质控试验，特殊试验应在每次试验前进行。常规检测前将质控品恢复至室温后使用，所用质控标本类型应与试验项目要求相一致，检测操作人员必须具备上岗资质，仪器设备及室内环境温度均应符合实验要求。

输血相容性检测为定性试验，采用双区定性质控模式：阴性结果在阴性区域内，阳性结果在阳性区域内；凝集强度不相差 ±1 级差为在控，如在控可判断试验有效，失控判断为无效，应查找并分析原因，建议设定每年在控率要大于 95% 为合格。

操作人员应严格按照《输血相容性检测室内质控记录表》上的内容要求认真填写质控结果；质量监督员每天对质控结果审核后严格按照《输血相容性检测室内质控审核表》上的内容要求认真填写审核结果。

对于在控结果与失控结果，操作人员都应该认真填写室内质控登记表，所以质控数据应该按照实验室文件管理程序要求归档保存。失控时应进行失控原因分析，采取相应的纠正/纠正措施。

（七）临床输血检验能力验证与室间质量评价

能力验证是指利用实验室间比对，按照预先制定的准则评价参加者的能力。能力验证计划：在检测、测量、校准或检验的某个特定领域，设计和运作的一轮或多轮次能力验证。室间质量评价（以下简称室间质评）是临床实验室保证和改进检验质量的重要手段，也是医疗机构临床实验室行政管理和实验室认可的基本要求，是多家实验室分析同一样本并由外部独立机构收集和反馈实验室上报结果以评价实验室操作的过程。输血科（血库）要求参加相应的能力验证/室间质评。应保留参加能力验证/室间质评的结果和证书。实验室负责人或指定人员应监控室间质评活动的结果，并在结果报告上签字。

国家卫生健康委员会临床检验中心组织的全国临床输血相容性检测室间质量评价计划每年开展 3 次，分别为 3 月份、6 月份、9 月份。开展的项目包括：ABO 正定型、ABO 反定型、RhD 血型、抗体筛检、交叉配血五个检测项目。这些项目国家卫生健康委员会临床检验中心已通过 ISO 17043（CNAS－CL03：2010《能力验证提供者认可准则》）评审，因此，输血相容性检测 5 项均为能力验证项目。

（八）实验室间比对与内部比对

目前，国家卫生健康委员会临床检验中心可提供输血相容性检测 5 项的室间质量评价，且均为 PT 项目，此外各省市一般也开展有室间质量评价。因此，实验室一般不须进行外部实验室间比对，但在怀疑检测系统存在系统误差，进行方法评价时可能会进行外部实验室间比对。通过与其他实验室（如已获认可的实验室、使用相同检测方法的实验室、使用配套系统的实验室）比对的方式确定检验结果的可接受性时，应满足如下要求。

（1）规定比对实验室的选择原则。

（2）样品数量：至少 5 份，包括正常和异常水平；

（3）频率：至少每年 2 次；

（4）判定标准：预期阴、阳性结果的性质不能错，凝集强度在一个极差范围内应有 ≥ 80% 的结果符合要求。

当实验室间比对不可行或不适用时，实验室应制定评价检验结果与临床诊断一致性的方法，判断检验结果的可接受性。每年评价不少于 2 次，并记录。应至少每年 1 次进行实验室内部比对，包括人员和不同方法/检测系统间的比对，至少选择 2 份阴性、2 份弱阳性、1 份阳性样品进行比对，评价比对结果的可接受性。

三、分析后质量管理

分析后过程包括结果复核、临床材料保留和储存、样品（和废物）处置，以及检验结果的格式化、发布、报告和留存等。

（一）检验结果的审核和发放

1. **结果审核**　检测结果审核通常指在检测者根据检测结果形成初步报告后，由审核者进行形式和内容的审核确认并据此发出最终报告。审核时应注意以下几点。

（1）形式审查，报告审核者核查检验项目是否遗漏。

（2）内容审查，报告审核者核对结果与患者诊断或预期是否相符，报告结果与实验结果是否一致。

（3）应结合患者该检验指标的动态变化综合判断结果，必要时进行进一步实验验证。

（4）对审核有异议时，应与检测者/患者/申请医生进行必要的沟通，解决存在的问题。

（5）报告审核者可在报告中对检验结果作出适当的解释。审核无误后发布报告。

2. **检验结果报告**　输血医学检验项目结果直接影响临床决策并关系到输血安全，因此应规范和检验统一输血检测结果的内容和形式，保证输血安全、有效。根据 CNAS－CL02《医学实验室质量和能力认可准则》（等同于 ISO 15189：2012）》和 CNAS－CL02－A006：2018《医学实验室质量和能力认可准则在输血医学领域的应用说明》，每一项输血检验结果均应准确、清晰、明确并依据检验程序的特定说明报告。

输血医学实验室应规定报告的格式和介质（即电子或纸质）及从实验室发出的方式（通过网络发布至申请医生或患者客户端、患者本人现场取回或通过邮寄方式发出等）。对于委托检验项目的结果，输血实验室应制定程序以保证检验结果正确转录并及时发出。检验报告应包括解释检验结果所必需的信息，必要时给出临床建议。当检验延误可能影响患者医疗时，实验室应确保及时通知检验申请者并沟通解决办法。对可能影响检验结果的样品质量进行评估，如对溶血标本应标明其对检验可能的干扰。对危急值（适用时）项目应有有效的表述并给出明确的建议。输血医学实验室应与临床用血申请者共同负责，保证不同种类的临床用血申请者在规定的时间内获得所指定的血液。

3. 结果发放 输血医学实验室应制定发布检验报告的程序。结果正确、清晰、完整、转录无误并报告给患者、申请医生或授权接收人（通常为相关医务人员）。对所有出现血型定型困难、疑难配血的样品需建立立即报告程序并作好记录（记录内容包括但不限于日期、时间、负责通知的实验室人员、被通知的相关医务人员、报告主要内容、未能通知到位原因及解决办法）。

稀有血型、不规则抗体阳性及配血不相合等应及时报告。输血医学实验室应保留报告/记录10年以上。

（二）检验后样本保存与处理

输血科（血库）工作人员将到保存期限的标本严格包装，执行医疗废物（液）处置管理规定，传染病检测阳性标本须高压消毒灭菌后方能出实验室，之后才能交医疗废物处理接收人员处理。

（三）咨询服务

输血科（血库）应建立沟通咨询程序，保证输血科（血库）内部，输血科（血库）与院内各科室、各部门之间以及和患者等服务方的沟通交流顺畅，确保信息共享，传达及时有效，收集关于输血科（血库）建设的意见与建议，提高服务质量，构建和谐的医疗关系。

输血科（血库）应积极参与临床会诊，在日常工作中要积极主动与临床沟通，消除误解，保证输血安全。在日常临床输血检验中，遇到疑难血型鉴定，疑难交叉配血试验，稀有血型，前后血型不一致，存在溶血、脂血、黄疸，以及使用了干扰配血试验的药物等情况时，要及时告知临床，以便主治医师评估病情，为临床输血检验赢得时间，保证患者的抢救需要和输血安全。

四、临床输血检验质量管理的主要问题

（一）仪器设备检定和校准问题

检定和校准是实现量值传递和计量溯源的有效手段，实验室应对关键仪器设备和可能影响检测结果的仪器设备实施定期的鉴定和/或校准。有些输血科（血库）工作人员对检定和校准的概念不清，没有建立检定/校准程序，没有校准计划，没有定期对关键仪器设备实施有效检定/校准，没有审核和保有检定/校准报告，存在偏离时没有使用校准因子等问题。

（二）检测系统问题

部分输血科（血库）工作人员缺乏对检测系统的概念，没有建立和评价检测系统，组合比较随意。输血医学实验室必须要有检测系统的概念，实验室对未加修改而使用的已确认的检验程序（配套检测系统）进行独立验证，证实厂家所声明的各项性能是真实可靠的。实验室应对非配套（自建）检验程序进行方法确认和评价，严格遵从既定的检测程序，当对确认过的检验程序进行变更时，应将改变所引起的影响文件化，适当时，应重新进行确认。

输血医学实验室较常见的非配套（自建）检测系统模式有使用仪器和试剂卡是同一个厂家，而反定细胞和/或抗筛细胞使用另一个厂家的产品；或者是仪器、试剂卡和细胞使用同一个厂家，但用生理盐水代替稀释液；有些实验室使用完全开放的检测系统。但不管是

使用何厂家或非配套（自建）检测，均应评价该检测系统，证实该检测系统的性能是否满足实验室的检测要求。

（三）室内质控方面问题

输血相容性检测项目均属于定性项目，质控品不易获得，价格昂贵，有效期短，很多输血医学实验室尚未开展室内质量控制。但根据相关规定，这是不允许的，不管是购买商品化的质控品，使用第三方质控品，还是自制质控品，输血医学实验室均应该开展室内质量控制，建立质控规则，并记录质控结果，对失控情况进行原因分析，采取纠正和/或纠正措施。

（四）能力验证和室间质量评价方面

部分输血科（血库）工作人员尚不能明确能力验证和室间质量评价异同点，对能力验证和/或室间质评的提供者缺乏评价机制，对能力验证提供者和/或室间质评的选择顺序不清楚。目前，输血相容性检测 5 项均有多家能力验证提供者可选。原则上，实验室应首选能力验证，如实验室因各种原因，只参加各自省市组织的室间质评，至少参加的室间质评项目应涵盖实验室所有的输血相容性检测 5 项。

扫码"练一练"

扫码"学一学"

第七节 分子生物学检验的质量管理

临床实验室的分子生物学检验是近年以基因扩增技术为核心发展起来的新兴学科。目前应用于临床检验的主要领域有病原微生物检验（包括以艾滋病病毒、肝炎病毒为代表的各种病毒检测，细菌分型及耐药基因检测，真菌、结核分枝杆菌，衣原体、支原体、立克次体、寄生虫等基因检验），遗传病检验，肿瘤的基因及分型以个性化治疗及与疾病诊断治疗相关的多种分子生物学项目。本节重点介绍在检验过程中对分析前、中、后过程实行全面质量管理的要点，其中较重要内容将举例说明。

分子生物学作为一门新兴学科，自 20 世纪 90 年代以来得到了迅猛发展，其应用范围也日益广泛和深入。在学科发展初期曾出现过一哄而上、临床应用混乱的阶段。为了规范该专业的工作，原卫生部先后印发了《临床基因扩增检验实验室管理暂行办法》（卫医发〔2002〕10 号）（2010 年废止）、《医疗机构临床基因扩增检验实验室管理办法》（卫办医政发〔2010〕194 号）（以下简称《管理办法》）及其附件《医疗机构临床基因扩增检验实验室工作导则》有关规定。文件中提出开展临床核酸扩增检测的前提条件要求，以及分析前、中、后的质量管理。另外，随着越来越多的医学分子实验室申请参加医学实验室认可，中国合格评定国家认可委员会（英文缩写为 CNAS）2012 年发布了《医学实验室质量和能力认可准则在分子诊断领域的应用说明》（CNAS - CL36），2018 年更新版本为 CNAS - CL02 - A009，本文件与 CNAS - CL02：2012《医学实验室质量和能力认可准则》同时使用，对很多细节有了明确的规定和说明。本节将重点介绍《管理办法》的主要内容，以及分析前、中、后质量管理要点。CNAS 应用说明等文件的具体内容可参考上述文件。近年来二代测序技术（NGS）快速发展，尤其在遗传疾病、肿瘤、感染性疾病及非侵袭性产前筛查等领域应用逐渐扩大，虽有相关学会等出台了一些指南及共识等，但是 NGS 在质量管理（包括结果解读、数据分析等）、行政监管、医学伦理等多方面仍然需要进一步规范。

一、《医疗机构临床基因扩增检验实验室管理办法》的主要内容

《医疗机构临床基因扩增检验实验室管理办法》为原卫生部 2010 年颁发的文件，文本共五章二十一条内容和一个附件。

第一章总则（5 条）。主要是制定本办法依据；实验室实行集中设置，统一管理原则；本办法适用范围；各级卫生部门负责监管；科研实验室不得出具临床报告及收费。第二章实验室审核和设置（6 条）。说明申请实验室建立应提交的材料；技术审核的行政要求；技术审核实施依据和人员组成；备案制度；项目登记；实验室生物安全要求。第三章实验室质量管理（4 条）。实验室登记后方能工作；按附件《工作导则》开展工作；人员培训；室内、室间质评要求。第四章实验室监督管理（5 条）。质量行政管理职责；现场检查；室间质评不合格处理；对非法开展项目的处理；停止实验室工作的 8 项规定。第五章附则（1条及附件）本法实施时间及废止旧法规定。另有附件《医疗机构临床基因扩增检验实验室工作导则》详细规定并说明文件所涉及条款的具体实施要求及办法。

整个《管理办法》的核心内容就是在人员、实验室设置及试剂审批方面均实施准入制度，以便为分子生物学全面质量管理和监管做好充分准备，然后才能正式开展分子生物学临床检验。

二、医学分子生物学实验室质量管理的基本条件

医学分子生物学实验室要有严格的管理，必须在人员，设施和环境条件，实验室设备、试剂及耗材等三个方面做好充分的准备。下面以最常见的临床基因扩增实验室为例进行说明。

（一）人员

实验室一般要求不得少于 2 名检验人员。需经指定机构培训合格后方可上岗，同时每年需要评估其工作能力，对新进员工在最初 6 个月内应进行 2 次能力评估。评估要有记录保存。职责变更要再培训、再评估。

操作人员考核内容应系统、全面，应包括：样本接受和处理；试剂耗材质检；核酸提取原理及技术要领；防污染；质量控制；结果分析判断等各项内容。

考核频率应至少每年一次，并据工作要求定性及定量实验有不同考核内容。

除此之外，对实验室技术人员的学历或工作经验也要有一定规定要求，对出具分子诊断报告的实验室应有执业医师；对于实验室负责人的职称、实验室技术负责人的学历及工作经验都要符合当地卫生行政部门对临床核酸扩增实验室相应的要求。

（二）设施及环境条件

1. 安全风险评估 分子生物学实验室应独立进行安全风险评估。因为它具有不同的控制区域，应制定有针对性的防护措施及合适的警告。

2. 工作的独立分区及要求 PCR 实验室原则上分四个独立空间：试剂贮存及准备区；样本制备区；扩增区；扩增产物分析区。如果使用自动分析仪一体机等，区域可适当合并。

所有各分区要有充足空间以保证：

（1）样本处理符合前、后样本分区放置。

（2）仪器放置符合操作和维修要求。

（3）样本制备区放置二级生物安全柜、离心机和冰箱等仪器设备。

（4）打印检验报告时有防交叉污染控制。

此外，还需注意：

（1）各分区有固定和移动紫外线灯。

（2）实验室内应有洗眼器，附近有喷淋设备。

（3）分子病理室均应设置独立样本前处理室。

（4）实验室应有可控温、湿度装置。

（5）不同实验室有独立清洁用具。

（6）不同工作区使用的工服、书写用具、小型器具（如加样器）均应有特殊标记，不得混用。

（7）有独立水质标准。

（8）由于 PCR 实验室需单一行进方向，故应标出行进路线。

（三）实验室设备、试剂及关键耗材

1. 设备

（1）从事 RNA 检测，宜备 −70℃ 低温冰箱的设备。需要时备高速冷冻离心机。样本制备时用的加样吸头应为一次性的，吸头应带有滤芯。PCR 试验用的仪器应可密闭，设备及物品不能混用。组织样本前处理通常应包括切片机、切片刀、电热恒温箱、脱蜡缸、水化缸及 HE 染色缸。

（2）强检设备定期检定。以 PCR 实验室为例，应对 PCR 仪、加样器、温度计、恒温设备、离心机及生物安全柜进行校准。其校准程序可依制造商校准程序进行。

（3）设备故障发生后，应分析原因，修复，并进行相关检测及验证：可校准的项目实施校准验证，必要时需校准，方法可以使用质控物检验；可与其他仪器方法比对；既往样本再检验。总体评估对已发报告的影响，并采取必要措施。

2. 试剂及关键耗材

（1）设立验收程序　对试剂及关键耗材（指离心管、带滤芯吸头等）程序中应明确判断符合性的方法和质量标准。

（2）质检时间规定　实验室应对新批号或同一批号不同货号运号进行验收，验收时注意外观完成批间比对，运次比对的实验，验证其性能一致性。

（3）试剂　注意批间差。强调采用患者样本进行试剂质检以对 PCR 两个关键步骤：核酸提取、核酸扩增实施质量控制。特别注意定性试剂检验选择阴性及弱阳性样本；定量试剂应做新旧批间差异验证。

（4）关键耗材应检测是否存在核酸扩增抑制物。

（5）需要强调的是，在实验开展之前，针对有注册证的试剂应对试剂盒说明书所声称的性能进行验证实验，包括：定量检测方法和程序的分析性能验证内容至少应包括精密度、正确度、线性、测量和/或可报告范围、抗干扰能力等；定性检测项目验证内容至少应包括测定下限、特异性、准确度（方法学比较或与金标准比较）、抗干扰能力等。针对实验室自行研发使用的试剂，则应完成更加完善的性能确认实验。

三、分析前质量管理

在分子生物学检验进行中，与其他专业一样，分析前是特指从临床医生开出化验单、

患者准备、原始样本采集、运送至实验室、实验室接收的整个过程。

（一）检验申请及患者准备

临床分子生物学检验项目与其他专业项目一样，将由卫生行政部门正式规定可用于临床开展并可收费的检验项目。临床应了解检验项目的实验原理、基本方法、影响因素等方面，特别是对项目的临床意义更应有深入的了解，以便在使用中合理地结合病史、体检及其他辅检验结果或治疗所需选择能直接、合理、有效且经济的项目开出申请单。举例如下：例一，患者主诉乏力、恶心。查体：无黄疸，但肝区扣痛，肝肋下可及；脾区扣浊，但肋下未及。化验发现 ALT、AST 均中度升高，HBsAg 阳性。此患者初步诊断为乙型肝炎。为了决定治疗方案，应开出定量检测 HBV - DNA 申请。例二，无明显的消化道症状，但患者近几周无原因乏力，4 年前因溃疡病出血有输血史，2 次共 800ml。临床未发现阳性体征。ALT 及 AST 先后两次检查均为 100～150，HBsAg 阴性，抗 HBc 阳性，抗 HCV 弱阳性。为了确定患者是否感染了输血后肝炎，可开出 HBV - DNA 定性及 HCV - RNA 定性检测。对其中核酸检测定性阳性者应进一步做定量核酸检测，以决定治疗方案。一般在采集样本之前应对采集部位进行清洁消毒，但消毒要适度，以不破坏靶微生物为原则。但对特殊部位应告知患者才能取得合格样本。取泌尿生殖道沙眼衣原体样本，一般使用生理盐水清洁外阴后，应将拭子探入泌尿道或阴道口内 2～3cm 处，并用力在泌尿生殖道壁上转 1～2 圈以取上皮细胞才可能有靶微生物存在。这会给患者造成一些痛苦，应事先告知这种操作的必要性。

因此检验申请一定要根据临床需求选择。患者如为住院者应在取样本前一日由医护告知，门诊患者应由申请医生告知。检验科分子生物学实验室有责任向临床提供检验项目的详细介绍。

（二）样本采集、运送及分析前保存

实验室应制定分子生物学样本采集的作业指导书，即《临床护理操作常规——采血流程》及《分子生物学样本的采集及处理总程序》，该手册可分医护版及患者版。医护版重点写清样本申请单填写要求、医生向患者应交代的事宜，护士取血及采集各类样本的规范的无菌技术要求。患者版应强调患者在采血前应进行的准备，特别应注意的事项，具体的采血时间、地点及流程。书面文件制定应参考 GB/T 22576 - 2008 5.4.3 所要求内容制定且应在控。《临床护理操作常规——采血流程》的内容与第一节相似，本节不再赘述。

1. 样本运送 样本运送应有专门流程，写明送检人员、送检签收、送检条件、送检地点、送检到达验收、不合格样本拒收程序。

（1）样本运输人员 无论门诊或病房的样本均应有专人送至检验科，送检人员应知运送地点和送达时间（一般建议 DNA 样本于 8 小时内送达，RNA 样本 4 小时内送达）。运送条件合格的送检人（包括患者本人及家属）均应有送检签收。特别急诊样本不管任何人运送均应有签收。

（2）送检签收 离开取血处的样本如果无 LIS 系统控制，应有送检签收，即登记样本唯一编号、取走时间，运送人签字。

（3）送检 分子生物学样本采集后应尽早送检，不能立即送检的血及痰样本，靶核酸为 DNA 者可临时在 2～8℃下保存 3 天，而靶核酸为 RNA 者尽快送到实验室，一旦样本送达实验室应尽快冻存于 -20℃冰箱并尽快处理。

（4）送检条件　所有样本均应该密封运输，避免洒出及标本污染。

（5）送检地点　医院有多处可进行检验地点的应问明开单者，取样本后直达检测实验室，不要多次交接传递，以免条件不适，影响样本质量。

（6）送检到达签收　样本送达实验室后必须有接收签收，接受人应检查样本是否合格，如严重溶血等应立即退回重取。留在实验室的样本应有交接登记。

（7）样本拒收及拒收后处理　①拒收原因申明及拒收条件。分子生物学样本与其他样本一样事先应告知医护人员及患者对样本拒收的条件，尽可能少拒收。一般下列情况可拒收：ⓐ样本缺乏唯一识别标志；ⓑ未标记样本采集时间；ⓒ样本量过少；ⓓ肉眼下样本质量明显不合格（如严重溶血、乳糜等）或污染；ⓔ未在规定时间内送检。以上各项应书面告知医护人员并张贴于取血处告知患者。②拒收后的处理。拒收样本后检验科接收样本处应通知开单科室及医生，告知拒收原因，由医生重新开单再留样本。如样本特别宝贵或患者危重，应医生要求先操作，样本接收人应通知检验科负责人并登记。结果出来后应将样本情况标注于报告单上，以便由医生结合临床选择性地参考。

2. 分析前保存

（1）原始样本的保存　靶核酸易受核酸酶作用降解，RNA 样本更甚。因此一般用于 DNA 检测的样本 2~8℃下保存不超过 72 小时。用于 RNA 检测的样本送达实验室后应立即放 –20℃ 保存并尽快检测。如为血液样本；应及时分离血浆。有时由于工作需要需延长保存时间，可使用稳定剂（如 chemotropic 物质）使样本中核酸酶失活。较常用的为 4mmol/L 异硫氰酸胍加入二硫基乙醇。使用的终浓度一般不小于 4mmol/L。加入稳定剂后靶核酸为 RNA 的原始样本可室温下稳定 7 天。

（2）提取核酸后样本的保存　用于 DNA 扩增的样本提取后可放于 pH 7.5~8.0 的 Tris – EDTA 缓冲液中 4℃下保存。用于 RNA 扩增的样本可应用上述缓冲液保存于 –80℃ 或液氮中。必要时测定核酸的浓度及纯度，评估核酸质量。

（3）核酸的乙醇沉淀物保存　可放于 –20℃ 保存。

（4）滤纸上的各种样本保存　临床样本为了方便保存和运输，常可先置于经过特殊处理的滤纸上。样本可为全血、血浆、血清、体液和分泌物等。靶核酸为 DNA 的样本可室温保存数月甚至数年，靶核酸为 RNA 的样本仅可保存数周。

（三）举例说明常见样本的采取 SOP

1. 血样本

（1）由病房或门诊护士站取血室按无菌操作后，专用 2ml 紫盖试管取血（EDTA 抗凝）不得使用肝素抗凝。送至 PCR 样本接收处，核对清点，特别注意是否合格。

（2）如特殊情况需本室取血，按《临床护理操作常规》进行消毒、无菌取血。取血后依项填好申请单。

（3）所取血样如可当日实验即核对、编号、分离血浆后，按实验规程进行检测。如特殊情况暂需存留，提出血浆置 –20℃ 冰箱内保存，72 小时内完成实验。

2. 痰液样本

（1）患者清晨清水或生理盐水刷牙，漱口 3 次。

（2）用力咳出气管深部痰，置第一口痰于清洁干燥无菌容器内。

（3）及时送检。

（4）对无痰少痰者，用45℃加温的100g NaCl雾化吸入或改变体位引流使痰易咳出。

（5）小儿可轻压胸骨柄上方诱导咳嗽或消毒棉拭子刺激喉至引起咳嗽反射，用棉拭子采集样本。

（6）确定痰液质量。

（7）–20℃保存，72小时内处理样本。

3. 阴道分泌物

（1）采样本前应避免性生活3日（医生交代）。

（2）应予各种治疗，检查前采集样本。避免阴道冲洗和上药。

（3）取膀胱截石位，以阴道窥镜扩张暴露宫颈，以消毒棉球擦拭过多分泌物。将干燥消毒棉签伸宫颈管内0.5～2cm转动2周，然后装在有生理盐水或保存液的无菌管内。

（注：以上由妇科医生执行，实验室应将要求讲清）

（4）一般样本当日处理，48小时内处理可放4℃，长期保存放–20℃。

4. 男性尿道拭子

（1）尿道感染患者采集样本应在至少2小时不排尿才能进行。

（2）患者站立暴露尿道口。

（3）生理盐水湿润拭子，由尿道口轻插入1～2cm，轻旋30秒后拔出。

（4）有明显溃疡或疣状物，可取溃疡或排破疣状物取分泌物。

（5）将拭子置于灭菌生理盐水试管内，或样本保存管内。

（注：以上由泌尿科医生完成，实验室应说明要求）

5. 组织等　可用于肿瘤靶向药物治疗相关基因检测的标本类型。

（1）组织切片　经病理确诊的癌组织，使用一次性刀片，切5～10μm厚的5～10张白片，放入有分隔的切片盒，同时送检一张HE染色的切片同时送检，确定肿瘤细胞范围及所占比例。使用的福尔马林最好为中性，并且注意避免标本之间的交叉污染及核酸降解。

（2）新鲜组织　取1～2g放入无菌瓶，不加防腐剂，立即送检，或放入标本保存液中暂放2～8℃保存＜24小时，（同时送病理确认为癌再检测，与病理报告使用的标本来自同一组织部位）；–20℃、–80℃可长期，注意避免RNA降解。

（3）含有癌细胞的胸腹水　取5～10ml，为防止凝固可使用紫帽采血管（EDTA抗凝），采集后混匀，需立即送检，或2～8℃存放＜24小时。注意避免标本之间的交叉污染及核酸降解。

（4）血浆游离DNA的采集　需采用所含的添加剂能稳定有核血细胞，防止细胞破裂释放基因组DNA，抑制血浆游离DNA的核酸酶介导降解，有助于血浆游离DNA的整体稳定。采集在血浆游离DNA采集保存管中的样本，在提取核酸前可具有相对长时间的保存时间，常温运输可达72小时。但仍建议尽快提取核酸，避免核酸降解，同时避免标本之间的交叉污染。

在分析前各个环节均可影响检测的质量。因此针对分子生物学特点有几点应特别注意。①样本应注意类型和采集量。在某些疾病中病原体的量往往与存在部位关系较大。如HBV、HCV和HIV等感染多取血液做核酸扩增。临床怀疑呼吸道结核多取痰液测结核分枝杆菌核酸；而肾结核多做尿沉渣检测；结核脑膜炎则以脑脊液检测阳性率高；如果怀疑播散结核则应测血液，一般无发热无血流播散的测血液多得不到有价值的结果。而泌尿生殖道感染考虑有衣原体、淋球菌感染时则一定要用拉网拭子取泌尿生殖道样本。取样本时对病原微生物含量低的样本必要时要加大样本的采集量。②对采样质量有些样本需要评价。方法可显微镜观察。例：用于测沙眼衣原体的泌尿道样本应镜下见到上皮细胞；用于结核分枝杆菌的痰液镜下见到足够量的白细胞而不是上皮细胞，才可能证明采到真正的痰而非唾液。③采样及运输容器。样本采样材料如拭子等均为一次性、消毒后的。运送容器为一次性无菌容器，其中的抗凝剂、防腐剂、其他添加剂均不能干扰核酸检测。特别对 RNA 检测容器一定要注意高压后使用或直接使用商品的无核酸酶容器。④样本采取中防污染。采样操作者及患者的表皮细胞、唾液、痰液、头发等均不允许污染样本，故采样时不应说话、咳嗽、打喷嚏。

四、分析中质量管理

分析中指样本经前处理后进入仪器或手工检验程序开始到分析结束的全过程，应包括操作人员的准备，《检验程序》的编制；检测系统的建立和评估（性能验证）；质量保证活动；不同体系的比对及评价。

（一）操作人员的准备

1. 岗前培训及证书获取　从事分子生物学工作应对从业人员进行系统培训。根据《临床基因扩增检验实验室管理暂行办法》文件，培训由临检中心组织或授权有资质的单位进行。一般培训有理论和操作两个内容。培训后经考核合格者可获得培训者颁发的合格证书。操作人员凭合格培训证书上岗。

2. 工作权限及授权　按照 GB/T 22576 - 2008 中 5.1.7 条，实验室管理者应对专人从事特定工作授权。分子生物学实验室工作人员已由政府指定部门进行培训，但从事医学分子生物学检验的工作人员有些工作内容与传染病或其他病原微生物有关，因此应接受生物安全有关知识和《中华人民共和国传染病法》等培训并由实验室授权在一定范围内工作。另因使用仪器操作时，大部分与计算机相连，再连接到工作单位的网络上，对于网络的使用及修改权限也应有具体明确的授权。

（二）项目《检验程序》的编制

分子生物学的检验与其他专业一样应对每个从事的项目有详细可操作的标准规范性工作指导书（项目 SOP），SOP 的要求及内容可参考 GB/T 22576 - 2008 / ISO 15189：2007 5.5 的文件要求逐条书写。在编写 SOP 时还应特别注意该专业特点。

1. 注意事项

（1）SOP 应包括样本到达后的靶核酸的提取过程，因靶核酸分为 DNA 及 RNA，又分为外源核酸（病原体等）及自身核酸（人组织或血液等），且注意事项不完全相同；另外不同类型样本虽然检测同一靶核酸但由于样本来源不同，其提取过程也不完全一致，因此在书写 SOP 时可以项目为单位，将最常见样本类型写出详细过程。而对其他来源样本针对特点予以补充。例如测 HBV - DNA 的 SOP 最常见为血液，可详细写出。对肝组织样本、唾液、汗液、精液样本则依不同样本来源写出提取 DNA 前的特色处理即可，既不影响工作又使 SOP 简明扼要。

（2）对于检验程序 SOP 验证应只使用经确认的程序进行。验证范围以满足临床需要为依据，并应对可选用的实验方法及程序予以评估，指定人员对评估结果评审其是否符合临床要求。对于检验程序的性能验证，在实验室正式开展临床检测之前，需要完成一套全面的性能验证报告。在随后开展临床检测之后，需要定期对重要性能指标进行评估，实验结果及评估记录需做归档。

（3）全部 SOP 及作用指导书均应形成文件并利于查阅。另为工作方便设立台卡，以便工作人员更迅捷查到关键信息。全部文件不管以何种形式存在均应受控。

2. 检验程序部分示例（未包括样本处理和提取）

（1）结核分枝杆菌核酸 PCR 荧光检测流程

结核分枝杆菌核酸 PCR 荧光检测流程

[**目的**] 定性测定痰、肺泡灌洗液等标本中结核分枝杆菌。

[**适用范围**] 适用于对该项目进行检测的人员，指导检验人员正确检验。

[**方法与原理**]

实验方法：实时荧光聚合酶链式反应（Real – time PCR）。

实验原理：略。

[**仪器和试剂**]

仪器：Roche480 实时荧光定量 PCR 仪。

试剂及配套品：略。

自备试剂：4% NaOH、无菌生理盐水。

贮存条件和有效期：试剂盒应在 –20℃ 及以下温度避光保存，有效期 12 个月。采用冰壶加冰或泡沫盒加冰密封进行运输。

[**分区原则**]

工作场所要求：严格执行分区操作原则。一区为试剂准备区，二区为样本处理区，三区为扩增和检测分析区。

实验物品要求：各区物品专用，不得交叉，避免污染，实验后立即清理工作区并处理污物。

[**标本要求**]

样本采集：痰液：以清晨第一口痰为宜，先用清水漱口、用力咳出深部痰于无菌样本瓶中，密封，送检。待测样本在 2℃ ~8℃ 保存不超过 72 小时，–20℃ 保存不超过 3 个月，–70℃ 以下可长期保存，应避免反复冻融。采用冰壶加冰袋或泡沫箱加冰袋密封进行运输。

样本接收：略。

标本处理：略。

[**操作步骤**]

一、试剂制备

（试剂准备区）从 –20℃ 试剂盒中取出试剂，完全融化后震荡混匀，低速离心数秒。设所需要的 PCR 反应管管数为 n（n = 样本数 +1 管阴性质控 +1 管强阳性质控 +1 管临界阳性质控），反应体系配制如表 14 – 7 所示。

表 14 – 7 我国城市区域环境噪声标准（平均声级分贝）

试剂名称	TB PCR 反应液	Taq 酶	UNG
用量	35.8μl	n x 0.2μl	n x 0.06μl

根据标本数量，计算好各试剂用量（由于损耗，可以配置），加入适当体积离心管中，混匀，向 n 个反应管内加 36.0μl 液体。然后转移至样品处理区。

二、样本处理及加样

1. 质控品。取不同浓度质控品，强阳性、临界阳性以及阴性质控品，各500μl于1.5ml离心管中，与样本同时处理。

2. 痰标本。提取核酸（具体步骤略）。

3. 在所设定的已经加过试剂的 n 个反应管中分别加入处理过的样本上清液以及阴性质控、强阳性质控及临界阳质控各4μl，盖紧管盖，低速离心10秒。

三、扩增

1. 打开稳压电源，再打开计算机电源，打开PCR仪电源。

2. 反应管置于定量荧光PCR仪上，记录样本摆放顺序。推荐循环参数设置如下：Roche Light Cycler 480：37℃，3min；93℃，1min；95℃，5s；60℃，30s，40个循环，反应体系为40μl。单点荧光检测在60℃，收集设为"SINGLE"。荧光通道检测选择：检测选用FAM通道。检测通道，参比荧光（Passive Reference）设置为None。

3. 检查反应管盖是否盖严，观察管壁不要有液体遗漏，位置是否摆放正确，关好扩增仪盖子，按照程序开始运行。

[结果报告]

一、结果分析条件的设定

扩增结束后，进行基线和阈值设定：阈值设定原则以阈值线刚好超过阴性对照正常扩增曲线（无规则的噪音线）的最高点，且Ct值不出现任何数值为准。Light Cycler 480一般基线定在0.001~0.05范围内，也可根据仪器本身的实际情况加以调整。

二、质控标准

1. 阴性对照Ct值不出任何数值，或者Ct＝40。

2. 强阳性对照的Ct值应＜25.0。

3. 临界阳性对照Ct值应＜35.0，且临界阳性对照的Ct值应大于强阳性的Ct值。

上述3项中任何一项不符，则此次检测结果无效。

检测结束后，将质控品的Ct值填在《分子生物学组室内质控记录表（核酸定性)》中。

三、结果条件的设定

1. Ct值无数值者为阴性（检测样本低于检测限，报告为阴性）。

2. Ct≤37为阳性。

3. Ct＞37建议重做。重做后无数值者为阴性。否则为阳性。

四、结果解释

1. 阳性结果判定。当样本Ct值≤37，且扩增曲线呈典型的S型，则实验结果为阳性。

2. 阴性结果判定。当样本Ct值＝40或无Ct值，则实验结果为阴性。

3. 灰区确定。当样本Ct值＞37，则视为灰区，灰区样本进行复检，若重复实验结果Ct值＜40，且扩增曲线呈典型的S型，实验结果为阳性，否则判为阴性。

4. 检测完毕后，记录检测结果，并将结果填写在Lis系统内。

SOP文件其他内容还可包括：注意事项、安全防护措施、支持性文件、参考文献等。

（2）HCV RNA PCR荧光定量扩增的标准操作

HCV RNA PCR 荧光定量扩增的标准操作

目的：正确使用Light Cycler进行HCV RNA PCR扩增。

范围：罗氏 Light Cycler、PCR 仪。

标准操作：①打开电脑及显示器；②打开扩增仪电源，按仪器操作规程进入扩增循环条件设定；③设定的循环条件见表 14－8，反应体系应为 25μl；④仪器检测通道选择 Light Cycler 选择 F1 通道，设定为 5 个扩增程序，在 60℃ 时荧光信号收集方式设为 "SINGLE"；⑤检查反应管是否盖紧，以免荧光物质泄漏污染仪器；⑥将待反应的 PCR 反应管放入扩增仪中，并根据实际情况和仪器操作规程在程序中设定好样孔位置；⑦关好扩增仪盖，按仪器操作规程开始循环；⑧扩增结束后关闭扩增仪电源，取出 PCR 反应管，密封放入黄色的医疗废物桶内，按照医院规定统一销毁；⑨分析数据，填写检验记录，关闭计算机；⑩填好仪器使用记录，操作人员签字。

表 14－8 HCV RNA PCR 荧光定量扩增循环条件

Program	cycles	Temperature (℃)	Incubation Time (min：s)	Temperature Transition Rate (℃/s)	Acquisiton Mode	Analysis Mode
1	1	50	30：0	20	None	None
2	1	95	15：0	20	None	None
3	45	95	5	20	None	
		50	30	20	Singie	Quantification
		72	20	10	None	

以上是对 DNA 和 RNA 检测各举一例 SOP 说明要合理制订工作流程。但在目前检测系统中总体应注意区分封闭系统及不封闭系统两种。虽然目前用于病原检测特别对肝炎和艾滋病检测时基本使用封闭系统，防污染问题相对易于控制。但对于较基层地区，或一些遗传病或使用不太广泛的项目，有时是使用开放系统，即最后对扩增产物还需要通过电泳或其他杂交等确认产物特异性时，应特别注意防止气溶胶的污染。除了操作人员应带全防护用品，在不同区域换衣物、鞋子走单向流程外，第四区的样本分析区应使用室内正压空气，防止模板扩散。全部使用一次性物品，工作完毕后应使用稀盐酸擦拭桌面、试管架、所用仪器（电泳仪或酶标仪等）外壳，使落下的气溶胶断裂，不再能成为污染其他试验的模板。工作人员只能单向流动，工作完毕后对工作室进行紫外线消毒。

（三）检测系统的建立

检测系统应包括方法学评估、仪器校准、建立体系（包括性能验证）及参考范围、危急值报告等内容。由于分子生物学发展较迅速，该学科不断有新方法、新项目诞生，因此检测系统的建立显得尤为重要。以上检测系统建立应实时关注网络上各种专利及专业书籍的最新信息并及时在工作中修正。此处，将普通关注检测分析性能验证举例如下。

PCR 检测方法和分析的性能验证：①定性检验项目验证内容至少包括测定下限、特异性、准确度（方法学比较或与金标准比较）、抗干扰能力等。②定量检测项目验证内容至少包括精密度、正确度、线性、测量和（或）可报告范围、抗干扰能力等。③验证结果应经过授权人审核。④此验证所使用的核酸抽提和纯化方法应为经过方法学验证的方法。必要时需核酸定量。

（四）检验程序的质量保证

质量保证是一个系统工程，其重点是室内、室间质量保证两个重点，前者主要解决实验结果的稳定性即可重复性，而后者主要保证其精密性。为此应注意：建立室内质控体系，正确认识本室的测量不确定度，溯源性保证，室间质评，对未开展室间质评的外部比对。

1. 建立室内质控体系　室内质控体系应考虑分子生物学检验的特点，注意以下三方面问题。

（1）靶核酸提取有效性质控　在进行核酸扩增、杂交及其他分析前需从样本中提取靶核酸，即将样本中的蛋白、脂类、其他干扰物质去除。这种提取需要保持待测物质在所限定区域内的完整性。另外必须去除影响检测的干扰物，如 0.8μmol/L 的血红素为 DNA 聚合酶抑制物。

质控的有效方法是在体系中带一份弱阳性样本至检测体系中同时操作，应注意该样本应与待测物置相同基质中，检测的结果有利于核酸提取的有效性评估。另至少应带一份已知同基质阴性样本于体系中，以质控在提取过程中有否污染。

（2）检测程序的质控　任何用于质控的样本必须置于被检测临床样本系统中（包括仪器、试剂、环境、人员等）同步完成。不应单独进行。①阳性质控物：阳性质控物的选择应注意以下条件。ⓐ基质与待测物相同。ⓑ所含待测物浓度应接近试验的临床决定性水平。定性检测可分高、中、低三种，实验室选用何种可视检测灵敏性要求而定；定量检测的质控物最好有预测已知靶值或预期结果。ⓒ有较好的稳定性。ⓓ生物安全性有保证。质控物如有商品供应可购买。也可由实验室制备，如自己制备要有相应的文件如制备 SOP，稳定性评估等。②阴性质控物：最重要一点应注意使用与临床样本相同基质而不含靶核酸的样本。

（3）质控结果的及时评估及预防措施制度　每次实验的室内质控结果要及时评估，特别是失控时一定做出失控报告，寻找原因。如阳性质控失控应分析核酸提取误差；检测系统中仪器误差、试剂问题、操作失误等原因。阴性质控测出阳性结果则要特别查找"污染"的来源。出现失控并分析原因后应有针对性定出预防措施。如阳性质控失控，分析为核酸纯化过程有问题，应重新选择纯化方法并有效避免去垢剂或有机溶剂的混入。

2. 正确认识测量不确定度　实验室应正确认识和考虑重要的不确定分量。不确定度的来源应包括：采样、样本状态、样本部分的选择、样本制备；环境条件；可用设备及状态；检测校准品、参考物质、试剂来源；操作人员状态及变更等诸方面因素。形成文件，在检测的质量保证中注意测量的不确定度。

3. 标准物质和检测溯源性保证　由于分子生物学检测已应用于临床，但该检测易受到基质效应、样本自身特点（如病毒核酸临床过程中本身易发生变异）使在不同实验室间应用相同或不同方法在量值、特异性、灵敏度方面均有较大差异，因此为临床结果使用的需要，不同实验室或不同方法间具有可比性需要检测标准化。应使用标准物质达到这一目的。

在核酸测量中的标准物质目前可分为国际标准物质、国家或地区标准物质、实验室内部的工作制剂三级。目前甲肝、乙肝、丙肝、艾滋病、B19 病毒已有国际标准物质，我国有乙肝和丙肝国家标准物质，另外更多的是各实验室根据工作需要所制定的室内工作用标准品。一般来说国家或地区标准物质可溯源到国际标准物质。原则上用于校准、测量用具标化的工作标准及二级三级标准物质均应逐级上传溯源，才能使这些物质的质量在临床测量质量活动的应用中得到保证。

4. 室间质评　实验室所开展的检测项目应尽量参加各级获得行政授权机构（如临床检验中心）所组织的室间质评计划，如有条件可参加国际组织（如 CAP、CNAS 等）的室间质评。室间质评将在更大范围内监测实验室的检测活动，而不仅限于室内质评的意义。室间质评对实验室从样本收集、检测全过程至结果报告的分析和解释的整体过程可以做出评价，有助于实验室工作质量保证在患者治疗上发挥更好作用。

5. **室间比对**　对尚未开展室间质评的项目，又确有临床工作需要，实验室应建立室间比对机制以加强对检测质量控制。比对计划应详细说明比对项目，参加比对的实验室，比对的样本数、频率及比对结果的评估，以利于实验室质量改进。

（五）不同检测体系比对

同一检测项目应用不同设备或程序，或不同地点，或以上所提全部或部分不同时，应该有明确文件规定判断在整个临床适用区间内检测结果的可比性。该体系比对应形成文件，详细，有记录，应定期举行，并对比对结果有评估，必要时根据比对结果提出问题并有改进措施。

例如：定性检验项目定期比对包括实验室使用两套及以上检测系统（设备等）检测同一项目时、不同操作人员检测同一项目，应拥有比对数据表明其检测结果的一致性。检验项目的不定期比对包括：①试剂更换新批号前必须进行旧批号试剂和新批号试剂的比对实验；②设备发生故障，须在设备维修后先通过校准或质控等确定设备性能合格，再对之前检测的样品进行比对实验；③质控结果失控，如失控之前已进行患者样品检测，则须进行比对实验，以评估失控对之前结果的影响；④实验室检查时，按照要求进行人员、方法或设备间的比对实验。

五、分析后质量管理

1. **检测结果的系统评审并及时结果报告**　实验室管理者应授权专门人员对检测结果系统评审。根据申请单要求是否对样本进行根据 SOP 所规定的全程操作。该次操作中的质控系统是否显示体系在正常可控范围内运转。总之，结果的评审应注意实验室在人、机、料、法、环等环节上的可控性。

2. **检测结果与相关临床信息的符合性**　申请单在前面已提出对所提供临床信息的要求，特别应注意结果与性别、年龄、临床拟诊的关系。如有可疑建议有条件者可从 LIS 系统调出既往结果以做参考。如仍有疑问应及时主动联系临床核实情况，以利于检测结果与临床符合性的分析。

经过以上审查应及时发布检测结果。

3. **实验室内定期横向结果自查**　由于分子生物学检测的特点，定期（时间自定，如1周或2周）对结果进行横向检查可及时发现污染（阳性结果过多）或试剂失活（定量结果均偏低或阴性结果过多）。发生以上情况时，室内质控应选择离 Cut-Off 值较远，尚未能发现明显变化。但经常适时横向自查可发现质量控制中某些不利变化，杜绝较严重问题发生。

4. **实验后样本的保存及处置**　实验室应做出对原始样本及其他实验室样本（此处靶核酸提取后的样本扩增前、后均更重要）明确规定，包括保存条件、保存时间及地点，并应有专人管理专门登记。不再用于检验的样本的处置应符合废弃物处置法规及其他规定。

5. **报告单**　除了通用的格式要求外，使用时，分子诊断报告内容还应包括检测方法的局限性、基因检测结果的解读、进一步检测的建议、相关咨询人员姓名及联系方式等。

六、安全管理

1. 生物安全 由于分子生物学临床检测目前主要涉及病原微生物及遗传性疾病较多，在病原微生物检测中有些涉及传染病法管辖内容，其他病原也许由于认识不足尚未能对其生物安全性全面评估。但实验室从对环境、从业人员及其他人安全出发，应有较翔实可行的规定。

2. 信息化建设 分子生物学是检验学科中发展较晚的学科，信息化建设尚在进行中，因此应特别注意建立有关文件，完善该实验室的信息管理。因为有对艾滋病检测项目及涉及人类基因组项目等敏感话题，故应对信息的保密、管理和权限做出更明确规定。随着国家人类遗传资源管理条例的出台，基因信息安全应符合相关规定。

第八节　POCT 质量管理

即时检验（point of care testing，POCT）是在采样现场即刻进行分析，省去样本在实验室检验时的复杂处理程序，快速得到检验结果的一类方法。POCT 通常不一定是临床检验师来进行，医生、护士、患者或患者家属等均可操作。POCT 具有复杂的含义，与它类同的词有 bedside testing（床旁检验）、near - patient testing（患者身边检验）、physician's office testing（医师诊所检验）、extralaboratory testing（检验科外的检验）、decentralized testing（分散检验）、ancillary testing（辅助检验）、alternative site testing（替代现场检验）和 home use testing（家用检验）等。

POCT 常常脱离检验科控制和管理，且由非检验人员进行操作。因此，如何避免 POCT 检验报告的结果与检验科报告结果的差异造成的矛盾、如何确保 POCT 的每批产品的检测质量都做到有效控制，保证患者检测结果的准确性和可靠性是临床医生和检验工作者越来越关心的焦点。医院应该把 POCT 纳入全面质量管理体系之中，提高 POCT 的准确性，有效实现 POCT 的全面质量控制。

一、分析前质量管理

1. 选择合适的 POCT 项目 采用或接受 POCT 项目应以提高患者的医疗护理水平、医疗结果的改进、医疗费用下降为出发点。选择时不仅应考虑速度快，更应考虑所在医疗机构的临床需求，适合临床实践应用。

不适当的 POCT 项目有可能给临床提供一些没有价值的信息，无谓地增加费用，甚至可能误导临床。

2. 医嘱申请和患者准备 患者真实身份的正确识别是保证 POCT 安全的重要程序。其目的是要确定这个患者作为要被提供服务或治疗的对象是真实可靠的；给予的服务或治疗是符合要求的。至少用 2 种唯一性的方法确认患者身份，如患者的住院号或就诊号、患者的姓名等。

3. 样本采集与处理 POCT 对测试样本都有专门的要求，特别是样本类型、抗凝剂种类等。操作者必须明确患者在受检前要注意或禁忌的事项，这是保证检验合理性的前提。首先要了解在检验原理上对样本有哪些具体要求，如光学法检测的仪器多数会受到样本中溶血和乳糜的干扰，化学显色法会受到外源性氧化还原物质的影响。采血对象要处于空腹

扫码"练一练"

扫码"学一学"

平静的状态，饱食和油腻食物会干扰血小板因子和纤溶成分的测定；情绪紧张、激烈运动也将导致测量的偏差；必须保证样本新鲜，并核实患者是否服用药物，利尿剂可导致亚硝酸盐检验试验出现假阳性，尿液中污染甲醛等可使白细胞检验出现假阳性。血细胞比积高低的不同可能导致全血葡萄糖含量测定的差异，试剂中酶（氧化酶、脱氢酶、己糖激酶）的差异可能在方法学之间被进一步反映出来，甚至毛细血管、静脉和动脉之间的含氧量差异也可能影响某些仪器的检测结果。

二、分析中质量管理

1. **建立 POCT 设备的档案**　包括仪器的三证、生产使用日期、使用的部门、序列号等。按照要求应对 POCT 检测系统进行性能评估，内容包括精密度、准确度（与生物化学仪比对）、分析测定范围（最低检测限、最高检测限）等，同时包括仪器设备的定期校准、维护保养记录等。

2. **试剂（带）质量有保证**　试剂、试纸、质控物必须按要求储存，必须在有效期内使用，开瓶使用后需写明开瓶日期和重新定义有效期，血糖床旁检验仪更换新电池后需重做质控物。试纸包装上的标签内容需确保完整（如试纸名称、主要成分、保存条件、有效期等）。

应特别注意试剂（带）的储存和使用。基于免疫层析、色谱和干化学技术的各种试剂条和仪器都会因温度、湿度和 pH 的不同而影响反应基质中微蛋白的活性，进而影响结果。特别要注意保持试剂条的干燥，试纸应随取随用，不要长时间地暴露在空气中，以防试纸带受潮或污染。基于磁场变化的分析仪应避免反应卡中的铁粉被磁化，以试管作为检测载体的实验要注意管中激活剂或抗凝剂等的活性和有效期。

3. **检测过程按 SOP 操作**　制订 POCT 操作的 SOP 文件，严格按照 SOP 文件进行相关检验项目的测定。

4. **坚持室内质控和定期与检验科进行比对**　只要当天有患者检测，就必须做 2 个或多个水平质控，并对质控结果记录分析。如有失控，必须有纠正措施并记录，纠正后才可对患者样本进行检测。

每台 POCT 仪器需要定期与检验科生物化学分析仪、免疫分析仪等仪器进行比对试验。例如血糖需要每半年一次进行对比试验。

5. **操作人员的培训**　由于 POCT 可以发生在床旁、门诊、患者家中、救护车或事故现场等不同场所，因此，操作者包括医护人员、患者和其家属必须进行专业而严格的培训。培训内容应包括了解仪器的技术参数和基本性能，以及熟练操作仪器等，考核通过后对其资格和能力予以确认。

在家中自行检测的患者使用的主要是简单的试剂（带）类分析仪，实现了取样与分析同步进行，检验过程进一步简化。艾滋病监测及口服抗凝剂检测等在国外已经相当普遍，妊娠检测在国内也已普及。如果没有专业的解释说明，或者缺乏相关的专业知识，很可能会产生错误的检验结果或者对结果的曲解。因此，对普通患者进行普及教育是必需的，患者也应该与指定的专业人员保持联系，以便在需要时得到必要的咨询服务。

对于相对复杂的床旁检验，专业机构要对使用者进行相关培训来保证分析仪的正确使用。在国外，已经有正规的培训机构对口服抗凝剂患者进行 PT 分析仪的相关培训。培训内容包括理论部分和实践部分。学员将学到凝血检验的基本理论、仪器的使用和相关问题的处理方法，以及食物和其他疾病等对口服抗凝药物效果的影响。最后会对学员使用凝血仪的情况进行测试。培训时间为 6 个小时，分两次进行。研究显示，学员均能在指定的时间内完成指定的学习任务。培训以后在使用过程中遇到问题可以向专业咨询机构进行咨询。呼吸道感染疾病床旁检验也有类似培训。

三、分析后质量管理

1. **检测结果的审核和报告**　检测结束后立刻记录检测结果，记录内容包括检测日期、检测时间、患者姓名、性别、住院号（或就诊号等唯一标识）、检测结果、检测者。对于POCT，同样需要建立危急值报告制度。

2. **检验结果应该进行比对**　标准统一的结果不仅是临床科室与检验科室互信的基石，更是救治患者的需要。比如检测 PT 的 POCT 仪器，WHO 建议对凝血活酶试剂的 ISI 值予以校正，使全血和血浆试验的 ISI 值保持一致，尽量减少床旁 PT 检测结果偏低的影响。现代医学的发展使医务人员的分工不断细化，因此实验室不仅要加强与临床的信息交流，而且承担着解读检测信息的责任，检验结果差异的产生与消除以及背景知识的介绍都要求实验室工作人员树立高度的临床意识，这也是实验室质量管理对人员的基本要求。

不仅床旁分析仪与实验室仪器的数据在一定程度上存在差异，而且床旁检测的系统特异性也增加了结果处理的难度，干扰了临床决策。因此，需要床旁检测能够对患者的检验数据加以储存、回放、分析甚至生成质控图表。近年来，在追求床旁仪器小型化的同时，部分厂家推出的配套数据管理系统就包括上述功能。这既方便了调试人员，也赋予 POCT仪器一定的质量保证功能。

四、POCT 质量管理的主要问题

1. **正确评价 POCT 的准确性和灵敏度**　一般来说 POCT 主要关注的是简单、快速和价廉，其检测结果的准确性和灵敏度比临床实验室的要求要低。例如 cTnI 或 cTnT 是诊断心肌损伤的重要标志物，检测的灵敏度对早期诊断意义重大。目前临床实验室采用免疫分析仪检测 cTn 时最低可检测到 1ng/L 的 cTnI，或 3ng/L 的 cTnT，而采用 POCT 方法最低只能检测到 50ng/L 的 cTnI，或 30ng/L 的 cTnT，即 POCT 检测 cTn 在临床应用时的检测灵敏度明显不能满足早期诊断的需求。因此，在 POCT 用于心肌损伤的早期诊断时应该慎重。

2. **质量控制的方式**　无论是样本采集、加样方式，还是检测方式，POCT 均不等同于传统的临床实验室，因此，质量控制方式也不能完全照搬临床实验室的模式。例如，对便携式血糖仪的质控管理，有些文献报道采用静脉全血或血浆样本作为质控物，通过定量加样的方式检测，以观察判定检测结果是否准确可靠，而这种方式与患者检测的实际方式（采用外周毛细血管血、非定量加样）有较大不同。因此，传统的质量控制方式难以真正达到控制 POCT 检测质量的目的。

3. **POCT 操作的不标准**　POCT 操作人员大多数都不是专业的检验人员，使用 POCT 检测的分析误差在相当程度上是由操作人员引起的。因此，使用者在操作 POCT 之前应得到良好的操作培训。

4. **POCT 装置的校准和维护**　POCT 装置的定期校准十分重要，尤其是操作者为非检验专业人员时。应该认识到不准确的检测结果比没有结果对临床诊治的影响更坏。而校准和定期维护对保证检测结果的准确性至关重要。校准和维护要有一定的专业化知识，要严格按照生产厂商规定的要求和操作程序进行，有疑问时应请相关检验专业人员协助解决。

5. 完善 POCT 的法律和法规　美国早在 1988 年制订的《临床实验室检查改进修正案》中就已经明确规定所有实验室检查都要符合同样的质量标准，并且要受联邦管理部门的监督。虽然我国的法律法规中对 POCT 还没有很明确的规定，但《中华人民共和国执业医师法》及《中华人民共和国护士管理办法》中有规定：医师或护士从事医师执业活动或护理工作必须通过"资格考试"及"执业注册"。随着法律法规制度的健全和质量管理的加强，对检验工作包括 POCT 将有更高的要求，同时需要学习国外的先进经验。

医院应成立专门的 POCT 委员会，委员会应该包括检验人员、医师、护理人员、管理人员等。委员会的作用是制定该学科的政策，选择和评价 POCT 的仪器和试剂，实施并监督 POCT 工作，协调各方面的矛盾，制定医院床旁检验项目。由委员会制定 POCT 的规章制度，应对委员会的职责、POCT 操作人员的配置、质控程序、结果的影响因素、样本取材、仪器操作、结果分析、报告发放、数据保存、仪器校准和维护保养等做出详细的规定。随着移动互联网终端和可穿戴智能设备的飞速发展，POCT 的应用将越来越普遍，加强对POCT 的质量管理任重而道远。

扫码"练一练"

本 章 小 结

随着检验医学的飞速发展，检验医学各个专业采用了许多新技术，也提供了许多具有较高临床价值的新指标，实验室应从人员、仪器、样本、操作规程等多方面加以质量管理，并紧密结合临床，让检验报告的使用者充分了解这些检查的临床意义，使申请检验项目更具针对性、解释结果更具合理性、临床诊断更具准确性，真正做到全面质量管理。

（邓新立　万腊根　陈　鸣　李永哲　应斌武　周华友　张　正　徐克前）